救急検査指針

救急検査認定技師テキスト

監修
日本救急検査技師認定機構
一般社団法人 日本臨床救急医学会

編集
日本救急検査技師認定機構テキスト編集委員会

へるす出版

監修にあたって

　日本臨床救急医学会は，医師をはじめ救急医療に関与するさまざまな職種の方が一堂に会して救急医学を論じ，より質の高い救急医療が提供できるよういろいろな活動を行っています。一例として，関係団体との連携により，各種テキストを作成し，研修コースの開発・運営を行い，各職種の救急認定事業を支援しています。

　救急認定事業では，日本病院薬剤師会と協力して本会が直接，救急認定薬剤師認定業務を行っています。診療放射線技師については，本会が救急撮影技師認定を行う日本救急撮影技師認定機構を支援し，救急診療に長けた技師の育成を支援しています。各医療職が専門性を目指し，より安全で質の高い診療を展開するには，医師によるメディカルコントロールとチーム医療体制が欠かせません。標準となる救急情報の共有化が必要であり，これらの職域では『薬剤師のための救急・集中治療領域標準テキスト』や『救急撮影ガイドライン：救急撮影認定技師標準テキスト』の編集に協力してきました。

　このたび，臨床検査技師が救急診療における検査技術力の向上と質の保証を目指し，救急検査技師の専門認定を行う日本救急検査技師認定機構が設立されました。本学会では多職種連携委員会を通して，長年，認定技師のあり方につき議論してきた経緯から，同機構の活動を支援しています。救急検査技師の育成には，他の職種と同様，セミナーや標準化されたテキストが不可欠であり，本学会が監修してここに『救急検査指針：救急検査認定技師テキスト』を上梓しました。

　本書が救急検査認定技師を目指す臨床検査技師だけでなく，関係者によって十分に活用されることを切に祈念する次第です。

2013年7月

一般社団法人 日本臨床救急医学会　代表理事

横田順一朗

序

　近年，医療の進歩は目覚ましく，臨床検査の領域においても技術革新が進み，より多くの検査がより早く行えるようになり，検査の適応や検査結果の理解についてもさまざまな検討がなされています。今後はさらに，症候や緊急度だけではなく，災害や事故などにより多くの傷病者が発生するような状況にもあわせて，必要な検査が系統的に整理されるものと思われます。それに伴い，診断精度の向上に加えて救命率の向上にいかに寄与するかという方向に研究が進み，臨床検査の重要性が増し，臨床検査技師の活躍の場は，ますます広がっていくことでしょう。

　ところで，「救急はチーム医療」といわれて久しいですが，昨今，医師や看護師のみならず多くの医療関係者に救急医学を学ぶ機運が高まってきました。これはとても喜ばしいことです。多職種が集う学会である日本臨床救急医学会は，チーム医療の進展に前向きに取り組んでいます。医療職の一つである臨床検査技師にも，この流れが生まれました。これは多くの臨床検査技師の情熱と，それを支える関連職種のチームワークの賜物です。臨床検査技師の救急現場におけるいっそうの活躍を目指して，2012年5月に「日本救急検査技師認定機構」が設立されました。本機構は，救急医療において臨床検査のもつ重要性や役割を十二分に発揮できる体制の構築を目的としており，その結果として救急チーム医療の質の向上，臨床検査技師の地位向上およびわが国における臨床検査技師の公衆衛生上の役割を啓発することにもつながると思われます。

　本書は，臨床検査技師が救急現場で活躍し，エキスパートとなるためのエッセンスを盛り込むべく編纂されました。救急（急性病態）を専門とする臨床検査技師に，現時点で望まれる知識を各分野の専門の方々に整理していただきました。今後，いろいろな場で議論されコンセンサスを得ながら，これぞ救急検査技師のバイブルといえる内容にブラッシュアップされ，また，今後集積されていくであろうエビデンスを反映して，さらに充実したものにしていくためにも，より多くのご意見をいただきたいと考えています。

　より多くの臨床検査技師の方々が本テキストを手にされ，救急医学・医療に興味をもっていただくことを望みます。

2013年7月

一般社団法人　日本臨床救急医学会　理事
日本救急検査技師認定機構　監事
東京医科大学救急医学講座　教授

太田　祥一

（日本救急検査技師認定機構テキスト編集委員会委員）

刊行にあたって

　積年の願いでありました『救急検査指針』を発刊できましたことは，長年，救急医療において臨床検査に携わってきた者として嬉しい限りです。

　わが国の救急医療は急速な進歩を遂げて来ましたが，その背景には日本救急医学会や日本臨床救急医学会などを中心とした救急医学の進歩があります。救急医学の進歩は，救急認定医や救急認定看護師などの専門職の育成に繋がりました。近年では，救急撮影認定技師，救急認定薬剤師などの認定制度も発足し，救急医療におけるチーム医療の質の向上に貢献しています。臨床検査においても救急検査認定技師の育成は急務であり，2012年5月に日本救急検査技師認定機構の設立に至りました。認定制度の目的は，救急医療における臨床検査の質を担保するために必要な知識や技術に基づき行動できる臨床検査技師の育成にあります。したがって，本書では認定技師に必要な知識・技術のほか行動がともなうことを目的に構成しました。

　第Ⅰ章では救急医療の特殊性とそこでの臨床検査のかかわりについて解説しています。救急医療ではすべての医行為において，"速さ"が質の向上に繋がることなどがまとめられており，われわれ臨床検査技師が，何を考え，どのように行動すれば良いのかが示されています。第Ⅱ章では，われわれが患者情報としてよく耳にする意識障害や胸痛などの，いわゆる"症候"を取り上げ，救急診療において頻度の高い症候について，疾患分類・鑑別診断・緊急度から必要な検査に至るまで診療手順に沿って解説しています。このように症候は，初期診療における臨床検査を構築するうえで必要な検査項目の選択や優先順位の決定など重要な役割を果たします。さらに第Ⅲ章では，症候から絞り込まれた疾患について，臨床検査と関連付けさらに詳しく解説しています。そして第ⅩⅠ章では，本書発刊を機に"救急検査"という新しい概念を取り入れました。これは，われわれが実施してきた"緊急検査"とほぼ同義語ですが，救急検査は救急診療（急性期患者）に特化した検査であるとして緊急検査と区別しました。本書で誕生した"救急検査"が，読者のみなさまとともに今後救急医療の中で成長していくことを期待するところです。

　このように本書は，救急医療に従事する臨床検査技師に必要な知識・技術・行動を，系統的かつ理解しやすいように構成した一冊であると言えます。2014年春には，わが国初の救急検査認定技師が誕生し，本書で学び得たものを余すところなく臨床現場で発揮してくれることと思います。

　最後になりましたがお忙しい勤務の中，短い期間にもかかわらず，ここまでわれわれ臨床検査技師の立場をご理解のうえご執筆の労をお執り下さいました先生方と株式会社へるす出版事業部様に，心より御礼を申し上げるとともに，本書が，救急医療で活きる臨床検査技師の愛読書となることを願っています。

2013年7月

日本救急検査技師認定機構　代表理事
地方独立行政法人りんくう総合医療センター中央検査科　参事

福田　篤久

（日本救急検査技師認定機構テキスト編集委員会委員長）

『救急検査指針』

監 修
日本救急検査技師認定機構
一般社団法人 日本臨床救急医学会

編 集
日本救急検査技師認定機構テキスト編集委員会

編集委員長
福田　篤久　　りんくう総合医療センター

編集委員
太田　祥一　　東京医科大学救急医学
櫛引　健一　　岸和田徳洲会病院臨床検査科
久保田芽里　　りんくう総合医療センター
末廣　吉男　　愛知医科大学病院中央臨床検査部
髙橋　伯夫　　関西医科大学臨床検査医学科
竹下　　仁　　大阪府三島救命救急センター検査科
津田　喜裕　　大阪府立中河内救命救急センター検査室
通山　　薫　　川崎医科大学検査診断学
増田　詩織　　近畿大学医学部附属病院中央臨床検査部
溝端　康光　　大阪市立大学大学院医学研究科救急医学

執筆者一覧（執筆順）

横田 順一朗	市立堺病院		石川 和男	りんくう総合医療センター
田中 秀治	国士舘大学		久志本 成樹	東北大学
櫻井 淳	日本大学		柳川 洋一	順天堂大学
三島 史朗	東京医科大学		上條 吉人	北里大学
天野 景裕	東京医科大学		嶋津 岳士	大阪大学
松田 潔	日本医科大学武蔵小杉病院		六車 崇	国立成育医療研究センター
黒田 泰弘	香川大学		西村 奈穂	国立成育医療研究センター
太田 祥一	東京医科大学		当麻 美樹	兵庫県立加古川医療センター
木下 順弘	熊本大学		末廣 吉男	愛知医科大学病院
田代 貴大	熊本大学		山崎 正之	大阪府済生会中津病院
橘高 弘忠	大阪府三島救命救急センター		竹下 仁	大阪府三島救命救急センター
秋元 寛	大阪府三島救命救急センター		堀田 真希	大阪大学医学部附属病院
田代 圭太郎	大阪府三島救命救急センター		増田 詩織	近畿大学医学部附属病院
山本 啓雄	大阪市立大学		櫛引 健一	岸和田徳洲会病院
溝端 康光	大阪市立大学		河口 豊	川崎医科大学附属病院
奥寺 敬	富山大学		福田 篤久	りんくう総合医療センター
若杉 雅浩	富山大学		久保田 芽里	りんくう総合医療センター
橋本 真由美	富山大学		織田 順	東京医科大学
小野 雄一	北海道大学		坂下 惠治	りんくう総合医療センター
丸藤 哲	北海道大学		浅香 えみ子	獨協医科大学越谷病院
高橋 伯夫	関西医科大学		峯村 純子	昭和大学病院
畠 二郎	川崎医科大学		山内 尚也	獨協医科大学越谷病院
今村 祐志	川崎医科大学		関根 和弘	京都橘大学
永井 敦	川崎医科大学		大塚 喜人	亀田総合病院
宮地 禎幸	川崎医科大学		野村 俊郎	亀田総合病院
日高 洋	大阪大学		津田 喜裕	大阪府立中河内救命救急センター
通山 薫	川崎医科大学			

目　次

I．救急医療概論　　1

1-1　救急医療の特徴と救急医学　1
1. 救急医学とは　1
2. 救急医療の質　1
3. 救急診療の特徴　1
4. 救急医療のシステム化　2
5. 研究と修練　2

1-2　救急医療体制　3
1. 病院前から病院までの救急医療体制　3
2. 市民による疾病の認知と応急手当・救命手当の実践　3
3. 消防への119番の通報システムと電話によるトリアージ　4
4. 救急搬送の現状と現場活動　4
5. ドクターカーやドクターヘリを用いた病院前救急医療体制の進歩　5
6. 救急現場での処置と重症度のトリアージ　5
7. 一・二次医療機関と三次救急医療体制　6
    1）救急医療体制／2）ER（北米型救急医療体制）／3）看護師による救急外来のトリアージ
8. おわりに　7

1-3　生命維持と蘇生　8
1. 心肺蘇生　8
2. 救命の連鎖：第一の輪　8
3. 救命の連鎖：第二の輪　9
4. 救命の連鎖：第三の輪　9
5. 救命の連鎖：第四の輪　10

1-4　救急初期診療　11
1. 緊急度・重症度　11
2. 初期診療の手順　11
3. 救急診療と臨床検査技師　12

1-5　根本治療　13
1. 救急医療の特徴　13
2. 救急医療と時間　13
3. 検査結果と時間経過　13
4. 検査と治療の相互作用　13
5. 代償限界とダメージコントロール　14
6. 代償限界の評価　14

1-6　集中治療　15
1. モニタリング　15
2. 臓器機能の補助　15
3. ABCアプローチ　15
    1）A：気道確保／2）B：呼吸補助／3）C：循環管理

1-7　院内連携　17
1. チーム医療とは　17
2. 救急医療における各職種のかかわり　17
    1）救急隊（救急救命士）／2）薬剤師／3）診療放射線技師／4）臨床工学技士／5）リハビリ関係職種／6）管理栄養士／7）医療ソーシャルワーカー（社会福祉士）／8）臨床心理士／9）医事課職員（診療情報管理士）
3. 臨床検査技師と救急医療　18
4. 院内救急対応のためのrapid response system（RRS）　18

II．救急の症候と診療　19

2-1　意識障害　19
1. 概　要　19
2. 緊急度判定　19
3. 原因疾患　20
4. 診療に必要な検査　21
5. 臨床検査に求めること　22

2-2　頭痛・めまい　23
1. 概　要　23
    1）頭　痛／2）めまい
2. 緊急度判定　23
    1）頭　痛／2）めまい
3. 原因疾患　23
    1）頭　痛／2）めまい
4. 診療に必要な検査　24
    1）頭　痛／2）めまい
5. 臨床検査に求めること　25

　　　　1）頭　痛／2）めまい

2-3　痙　攣　26
1．概　要　26
　　　　1）局所性発作／2）全身性発作
2．緊急度判定　27
3．原因疾患　27
　　　　1）特発性（真性）てんかん／2）症候性てんかん／3）脳以外の全身的な異常／4）心因性非てんかん発作
4．鑑別診断の進め方　28
　　　　1）問　診／2）種類の判断／3）随伴症状／4）初期対応
5．診療に必要な検査　29
6．臨床検査に求めること　29

2-4　運動麻痺，感覚消失・鈍麻　30
1．概　要　30
2．緊急度判定　30
　　　　1）運動麻痺／2）感覚消失・鈍麻
3．鑑別診断の進め方　30
　　　　1）運動麻痺／2）感覚消失・鈍麻
4．診療に必要な検査　33
5．臨床検査に求めること　33

2-5　胸　痛　34
1．概　要　34
2．緊急度判定　34
3．鑑別診断の進め方　34
4．診療に必要な検査　34
5．臨床検査に求めること　34

2-6　動　悸　36
1．概　要　36
2．緊急度判定　36
3．鑑別診断の進め方　36
4．診療に必要な検査　36
5．臨床検査に求めること　36

2-7　呼吸困難　38
1．概　要　38
2．緊急度判定　38
3．原因疾患　40

4．診療に必要な検査　40
　　　　1）血液ガス分析／2）緊急検査／3）感染症検査／4）生理検査／5）凝固線溶検査／6）生化学検査／7）画像検査／8）呼吸機能検査
5．臨床検査に求めること　41

2-8　咳・痰，喀血　42
1．概　要　42
　　　　1）咳嗽反応（反射）／2）喀　痰／3）喀　血
2．緊急度判定　42
3．鑑別診断の進め方　43
　　　　1）病歴聴取／2）身体所見
4．診療に必要な検査　44
　　　　1）喀痰検査／2）血液検査／3）尿検査／4）肺機能検査／5）画像検査／6）気管支鏡検査
5．臨床検査に求めること　45

2-9　吐血・下血　46
1．概　要　46
2．緊急度判定　47
3．鑑別診断の進め方　47
　　　　1）病歴聴取／2）身体診察
4．診療に必要な検査　47
　　　　1）血液検査／2）血液ガス分析／3）心電図検査／4）超音波検査／5）腹部X線検査／6）腹部CT検査／7）内視鏡検査／8）血管造影検査／9）出血シンチグラフィー

2-10　腹　痛　50
1．概　要　50
2．緊急度判定　50
3．鑑別診断の進め方　50
　　　　1）病歴聴取／2）身体所見
4．診療に必要な検査　53
　　　　1）血液ガス分析／2）血液検査／3）心電図検査／4）超音波検査／5）腹部X線検査／6）腹部CT検査／7）内視鏡検査／8）腹部血管造影検査
5．臨床検査に求めること　54

2-11　悪心・嘔吐，下痢　55
1．概　要　55
2．緊急度判定　55
　　　　1）嘔気・嘔吐の原因による緊急度／2）下

　　　　痢の緊急度
　3．鑑別診断の進め方　　　　　　　　56
　　　1）問診による鑑別／2）症状に基づく鑑別
　4．診療に必要な検査　　　　　　　　57
　　　1）悪心・嘔吐に対する検査／2）下痢に対する検査

2-12　腰痛・背部痛　　　　　　　　59
　1．概　要　　　　　　　　　　　　　59
　2．緊急度判定　　　　　　　　　　　59
　3．原因疾患　　　　　　　　　　　　60
　　　1）機械的腰背部痛／2）非機械的脊椎由来腰背部痛／3）内臓疾患由来腰背部痛
　4．鑑別診断の進め方　　　　　　　　61
　　　1）問　診／2）身体診察
　5．診療に必要な検査　　　　　　　　62
　　　1）血液検査／2）尿検査／3）単純X線検査／4）MRI検査／5）CT検査／6）脊髄腔造影検査／7）骨シンチグラフィー

2-13　乏尿・無尿　　　　　　　　　64
　1．概　要　　　　　　　　　　　　　64
　2．緊急度判定　　　　　　　　　　　64
　3．原因疾患と鑑別診断の進め方　　　65
　　　1）尿閉の確認／2）腎後性乏尿の確認／3）腎前性乏尿の確認／4）腎性乏尿
　4．診療に必要な検査　　　　　　　　66
　　　1）全身状態の評価に必要な検査／2）原因検索に必要な検査

2-14　血　尿　　　　　　　　　　　68
　1．概　要　　　　　　　　　　　　　68
　2．緊急度判定　　　　　　　　　　　68
　3．原因疾患と鑑別診断の進め方　　　68
　4．診療に必要な検査　　　　　　　　69
　　　1）出血量の評価に必要な検査／2）原因検索に必要な検査

2-15　発　熱　　　　　　　　　　　70
　1．概　要　　　　　　　　　　　　　70
　2．緊急度判定　　　　　　　　　　　70
　3．鑑別診断の進め方　　　　　　　　70
　4．診療に必要な検査　　　　　　　　71
　5．発熱患者への対応の注意点　　　　71

2-16　発疹・発赤・腫脹・疼痛　　　72
　1．概　要　　　　　　　　　　　　　72
　2．緊急度判定　　　　　　　　　　　72
　3．鑑別診断の進め方　　　　　　　　73
　　　1）発　疹／2）発赤・腫脹・疼痛
　4．診療に必要な検査　　　　　　　　74

2-17　ショック　　　　　　　　　　75
　1．概　要　　　　　　　　　　　　　75
　　　1）ショックとは／2）ショックの分類
　2．鑑別診断の進め方　　　　　　　　75
　　　1）循環血液量減少性ショック／2）心原性ショック／3）心外閉塞・拘束性ショック／4）血液分布異常性ショック
　3．臨床検査に求めること　　　　　　78

III．救急医療における内因性疾患　　79

3-1　内因性疾患とは　　　　　　　　79
　1．総　論　　　　　　　　　　　　　79
　2．内因性疾患診療のためのバイタルサインおよびそのモニタリング　　　　81

3-2　中枢神経系疾患　　　　　　　　83
　1．総　論　　　　　　　　　　　　　83
　2．中枢神経系疾患診療のためのバイタルサインおよび病歴　　　　　　　　83
　3．代表的な中枢神経系疾患　　　　　84
　　　1）虚血性脳血管障害（脳梗塞・脳塞栓・一過性脳虚血発作）／2）脳内出血／3）くも膜下出血

3-3　循環器系疾患　　　　　　　　　87
　1．総　論　　　　　　　　　　　　　87
　2．代表的な循環器系疾患　　　　　　87
　　　1）高血圧緊急症／2）偽性高血圧緊急症／3）感染性心内膜炎／4）急性冠症候群／5）不整脈／6）心不全／7）心原性ショック／8）急性大動脈解離

3-4　呼吸器系疾患　　　　　　　　　92
　1．総　論　　　　　　　　　　　　　92
　2．代表的な呼吸器系疾患　　　　　　92
　　　1）風邪症候群／2）アナフィラキシー／3）

慢性閉塞性肺疾患／4）過呼吸（換気）症候群／5）急性気管支炎／6）気管支喘息／7）肺炎／8）気　胸／9）急性呼吸窮迫症候群

3-5　消化器系疾患　97

1. 腹痛を主症状とする消化管疾患　97

   1）急性虫垂炎／2）消化管穿孔／3）腸閉塞（イレウス）／4）腸管虚血／5）大腸憩室炎／6）Meckel憩室炎／7）S状結腸軸捻転／8）アニサキス症／9）消化性潰瘍／10）急性胃粘膜病変

2. 腹痛を主症状とする肝胆膵疾患　99

   1）急性膵炎／2）急性胆囊炎／3）急性胆管炎／4）肝腫瘍破裂／5）肝膿瘍／6）急性肝炎／7）脾梗塞／8）脾破裂

3. 吐血，下血，血便を主症状とする疾患　101

   1）食道・胃静脈瘤破裂／2）食道裂傷（Mallory-Weiss症候群）／3）出血性胃・十二指腸潰瘍／4）大腸憩室出血／5）急性出血性直腸潰瘍／6）血管拡張症／7）腸炎／8）炎症性腸疾患

3-6　泌尿器・生殖器系疾患　103

1. 尿路の閉塞，尿流停滞による疾患　103

   1）尿路結石症／2）腎梗塞／3）尿　閉／4）膀胱タンポナーデ

2. 有熱性感染症　104

   1）急性腎盂腎炎／2）急性前立腺炎／3）急性精巣上体炎／4）ムンプス精巣炎

3. 思春期に多い疾患　106

   1）精索捻転症

3-7　内分泌・代謝系疾患　107

1. 高血糖緊急症　107
2. 低血糖性昏睡　107
3. 甲状腺クリーゼ　107
4. 粘液水腫性昏睡　108
5. 高カルシウム血症性クリーゼ　108
6. 副腎クリーゼ（急性副腎不全）　109
7. 褐色細胞腫クリーゼ　109

3-8　その他：膠原病・免疫系疾患，血液疾患　110

1. 膠原病・免疫系疾患　110

   1）全身性エリテマトーデス／2）血管炎症候群

2. 血液疾患　111

   1）無顆粒球症／2）急性白血病／3）血球貪食症候群／4）特発性血小板減少性紫斑病／5）血栓性微小血管障害症／6）血友病と後天性血友病／7）血栓性疾患

IV. 救急医療における外因性疾患　115

1. 外因性疾患とは　115
2. 外傷の分類　115
3. 環境障害　116

   1）熱　傷／2）凍　傷／3）熱中症，偶発性低体温症

4. 受傷機転　117
5. 外傷初期診療と臨床検査　118

   1）プレホスピタルケア：JPTEC™／2）外傷初期診療：JATEC™

V. 侵襲と生体反応　121

1. 侵襲と生体反応　121

   1）神経・内分泌反応／2）免疫・炎症反応／3）凝固・線溶反応

2. 全身性炎症反応症候群の概念と敗血症　122
3. 感染に起因しない全身性炎症反応症候群　123

   1）PAMPs, alarmins, DAMPs, PRRsとは／2）概念としての代償性抗炎症反応症候群

4. 侵襲病態における臓器不全発現のメカニズム　124
5. Sepsisの定義と診断　124

   1）定　義／2）診断基準／3）Sepsisの重症度分類としてのsevere sepsis, septic shock

VI. 救急医療における特殊感染症　129

1. 感染症の起因菌と症状　129
2. 特殊感染症　130

   1）破傷風／2）壊死性軟部組織感染症／3）電撃性紫斑病／4）輸入感染症

VII. 救急医療における薬毒物中毒疾患　133

1. 起因物質　133
   1）血中濃度の測定／2）アニオンギャップと浸透圧ギャップ／3）代表的な起因物質
2. 症状・病態　135
   1）向精神薬／2）その他の処方薬／3）市販薬／4）乱用薬物／5）農　薬／6）工業用品・化学製品／7）ガ　ス
3. 中毒の標準治療　136
   1）全身管理／2）吸収の阻害／3）排泄の促進／4）解毒薬・拮抗薬

VIII. 災害医療　137

1. 災害とは　137
   1）災害の定義／2）災害の分類と種類
2. 災害医療と救急医療　137
3. 災害時の活動　138
   1）災害対応の原則／2）指揮と統制（Command and Control）／3）安全（Safety）／4）情報伝達（Communication）／5）評価（Assessment）／6）トリアージ（Triage）／7）治療（Treatment）／8）搬送（Transport）
4. 災害医療体制について　140
5. おわりに　140

IX. 小児救急　141

1. 小児救急の特徴　141
   1）解剖学的特徴／2）生理学的特徴／3）疫学的特徴／4）その他の特徴
2. 評価と初期治療　141
3. 各種検査の小児における留意点　142
   1）検体検査／2）血液型・輸血関連検査／3）生理検査／4）画像検査／5）鎮　静
4. おわりに　145

X. 高齢者救急　147

1. 救急搬送からみた高齢者救急の現状　147
2. 加齢による身体機能・生理機能の減退　147
3. 高齢者救急受診の特徴と診療上の注意点　148
   1）医療面接の困難性／2）身体所見把握の困難性（典型的疾患が非典型的な症状で発症）／3）内服薬剤の影響／4）基礎疾患の影響を受け合併症をきたしやすい／5）チーム医療の重要性
4. 初期評価における注意点　148
   1）意識障害・意識変容／2）急性冠症候群／3）消化器疾患／4）感染症／5）外　傷
5. 血液検査値からみた緊急度と重症度の判定　149
   1）血清クレアチニン値／2）貧　血
6. 必要な検査と優先順位　150
7. おわりに　150

XI. 救急医療における臨床検査　151

11-1 臨床検査のあり方　151

1. 概　念　151
2. 目　的　151
3. 理　念　151
   1）診療の流れの中に救急検査を組み入れる／2）無駄な検査を省く／3）検査目的の明確化／4）検査結果の評価
4. 条　件　151
   1）迅速性／2）簡便性／3）随時測定／4）反復性
5. 患者情報　152
6. 救急検査の優先順位　152
7. Therapeutic turn around time（TTAT）　153

11-2 生理検査　154

1. 心電図検査　154
   1）心電図波形の意味と判読のしかた／2）異常心電図
2. 循環器領域超音波検査　157
   1）基本断面／2）超音波検査が有用な疾患
3. 腹部領域超音波検査　161
   1）FAST／2）急性虫垂炎／3）急性胆管炎・胆嚢炎／4）急性膵炎／5）尿路結石／6）腹部大動脈瘤／7）肝膿瘍／8）急性胃粘膜病変／9）胃潰瘍・十二指腸潰瘍・消化管穿孔／10）大腸憩室炎／11）腸閉塞／12）虚血性大腸炎

11-3 血液ガス　164

1. 血液ガス分析の目的　164
   1）ガス分析／2）酸塩基平衡

2．記号・基準値　164
　1）血液ガス分析で使われる記号／2）基準値

3．ガス代謝　164
　1）酸素の流れと運搬量／2）酸素解離曲線／3）酸素化の評価／4）換気の評価

4．酸塩基平衡障害　166
　1）酸塩基平衡障害の病態／2）酸塩基平衡障害へのアプローチ／3）代償作用

5．血液ガス分析装置で測定できるその他の項目　168
　1）血　糖／2）クレアチニン／3）電解質（Na^+, K^+, Cl^-, Ca^{2+}）／4）ヘモグロビン（Hb）

6．動脈血の採取と測定までの注意事項　168
　1）採血部位／2）採血シリンジ／3）動脈ライン採血／4）ヘパリン添加量／5）空気の影響／6）検体の冷却／7）検体の撹拌／8）測定時の注意

11-4　一般検査　170

1．尿検査　170
　1）定性検査／2）尿沈渣

2．髄液検査　171
　1）検体採取法／2）髄液の保存法，検査の進め方／3）臨床的意義と注意点

3．穿刺液検査　172
　1）穿刺液の種類／2）外　観／3）細胞数，細胞分類

4．便潜血（ヒトHb）　174

11-5　生化学検査・免疫検査　175

1．検査データを判読するために必要なこと　175
　1）基準範囲（reference interval）／2）臨床判断値（clinical decision limit）／3）パニック値（panic value）／4）データの分布と極異常値／5）項目間の関係／6）診断効率（感度，特異度）／7）時系列／8）変動機序・メカニズム／9）生理的変動

2．測定技術変動・測定過誤を判断するために必要なこと　177
　1）測定法／2）分析装置／3）検査前工程／4）救急検査のマネジメント

11-6　血液検査　182

1．血球算定　182
　1）血液学自動分析装置／2）白血球／3）赤血球／4）血小板

2．凝固検査　183
　1）救急検査によく用いられる検査／2）凝固検査を行ううえで留意すべき病態

3．血液検査のマネジメント　186

11-7　輸血検査と関連業務　190

1．大量出血・危機的出血　190
　1）大量出血・危機的出血の要因／2）出血性ショック

2．緊急輸血　191
　1）緊急輸血（赤血球製剤）／2）大量輸血（赤血球製剤）／3）凝固因子の補充（血漿製剤）／4）血小板の補充（血小板製剤）

3．安全性　193
　1）輸血過誤の要因／2）ダブルチェック／3）検査の意義

4．大量輸血に伴う副作用・合併症　194

5．輸血拒否への対応　194

11-8　感染症検査　196

1．検体の採取と保存　196
　1）適切な検体採取の重要性／2）採取のタイミングと方法／3）常在菌や消毒薬を混入させない／4）検体を乾燥させない／5）嫌気性菌を疑う場合／6）検体保存

2．検査材料　196
　1）血　液／2）尿／3）糞　便／4）喀　痰／5）髄液，胸水，腹水などの穿刺液／6）膿・分泌物／7）胃　液／8）IVH，CVPなどの血管内カテーテル先端

3．グラム染色　197
　1）グラム染色の意義／2）塗抹標本の作製／3）鏡検と結果の解釈／4）グラム染色のピットフォール

4．抗酸菌染色　199
　1）抗酸菌染色法／2）抗酸菌染色を行うべき場面

5．培養・同定・感受性　200
　1）培養検査の有用性／2）院内感染対策／3）感染管理情報／4）結核を疑った時の対応

6．迅速検査　200
　1）プロカルシトニン／2）プレセプシン／3）エンドトキシン／4）β-D-グルカン

7．まとめ　201

11-9　POCT　202
1. 必要条件　202
2. 救急医療で重要性の高いPOCT項目　202
   1）全身状態の把握／2）心筋マーカー／3）凝固・線溶系検査／4）感染症マーカー／5）薬毒物検査
3. 運用上の注意　203
   1）精度管理とメンテナンス／2）トラブル対応／3）データ収集と管理
4. まとめ　203

11-10　迅速検査法による薬毒物検査　204
1. 薬毒物検査における迅速検査法　204
2. 有機リン系農薬　204
   1）検査方法／2）操作法
3. パラコート　205
   1）検査方法／2）操作方法
4. 乱用薬物（違法薬物）　206
   1）トライエージ／2）INSTANT-VIEW／3）Monitect
5. 違法ドラッグ　207
6. 硫化水素　208
   1）検査方法／2）操作方法
7. 急性アルコール（エタノール）中毒　209
8. まとめ　209

11-11　脳死判定　210
1. 脳死の病態　210
2. 改正臓器移植法　210
3. 脳死の診断　210
   1）日常診療で行われる脳機能診断／2）法的脳死判定
4. 法的脳死判定の実際　211
   1）前提条件と除外例／2）脳死判定にかかわるプロセス／3）判　定
5. 法的脳死判定の記録　213

XII. 救急医療における画像検査　215
1. 血液ガス分析検査と画像検査　215
2. 末梢血液検査と画像検査　217
3. 電解質検査と画像検査　218
4. 生化学検査と画像検査　218
   1）血　糖／2）尿素窒素，クレアチニン／3）ビリルビン／4）血清トランスアミナーゼ（AST，ALT）／5）アミラーゼ／6）乳酸脱水素酵素（LDH）／7）検尿・妊娠検査

XIII. 多職種連携　221
1. 看護師との連携　221
2. 薬剤師との連携　221
3. 診療放射線技師との連携　222
   1）搬入初期の連携／2）救急診療における多職種連携
4. 臨床工学技士との連携　222
5. 救急救命士との連携　223
   1）救急隊が医師に連絡する患者情報／2）救急隊が知り得る患者の生活環境／3）患者を中心とした，情報の共有の重要
6. 院内チームとの連携　224
   1）ICT：infection control team（感染制御チーム）／2）NST：nutrition support team（栄養サポートチーム）／3）RST：respiratory support team（呼吸療法サポートチーム）／4）糖尿病療養指導チーム／5）RRS：rapid response system（院内救急対応システム）

Appendix　227
1　疫　学　227
1. 死因別にみた死亡状況　227
2. 年齢階級別にみた死因順位　227
3. 主要死因　228
   1）悪性新生物／2）心疾患／3）脳血管疾患／4）肺　炎／5）外因死

2　届出を必要とするもの　229
1. 感染症　229
2. 麻薬・向精神薬　229

3　乱用薬物　230
1. 合成カンナビノイド　230
2. 中枢神経興奮物質　231
3. 幻覚性物質　231

4　欧文略語一覧　231

索　引　236

I. 救急医療概論

1-1 救急医療の特徴と救急医学

1. 救急医学とは

　救急患者とは健康状態が急変したものであり，何らかの医学的介入なくしては病態の悪化を阻止できない人を指す。救急患者を診察し，医学的な介入や施術をもって病態の悪化を阻止し，健康状態の回復を図ることが救急診療である。心肺停止，急激なショックの進行，意識障害などの診療がその例である。日常の診察にあっても疼痛や麻痺といった自覚的な訴えの中にも急変例があり，その一方で精神的要素や社会的な事情から愁訴が過大に表現される例もあり，一般診療との境界は必ずしも明確でない。しかし，救急診療を特徴づけるものは時間的制約であり，緊急度・重症度，さらには病態に応じた迅速な医療サービスの提供が不可欠となる。この医療サービス提供には医療機関や傷病者の情報伝達，傷病者の搬送・病院選定および院内での救急診療がすべて関連し，包括して救急医療といわれる。救急診療の質は，対象となる傷病や病態の研究だけでなく救急医療体制の整備・充実を含めて保証されるものであり，これら全体を研究する学術領域が救急医学である（表Ⅰ-1）。

2. 救急医療の質

　救急診療が一般診療との相違を明確にさせる要素は時間である。救急医学では，状態の悪化する速度が早ければ緊急度が高いと呼び，適切な医療介入を行っても死亡したり，重篤な後遺症を残したりする傷病を重症度が高いという。病態の悪化は迅速な医学的介入により阻止できる可能性が高いため，救急診療では緊急度を重視する。したがって，救急の傷病者を救うには診療の質の向上とともに時間軸に焦点を当てたシステム化が不可欠である（図Ⅰ-1）。

表Ⅰ-1　救急医療関連の用語

- 救急患者：健康状態が急変し，何らかの医学的介入なくしては病態の悪化を阻止できない状態にある者
- 救急診療：救急患者を診察し，医学的な介入や施術をもって病態の悪化を阻止し，健康状態の回復を図ること
- 救急医療：救急診療を支援する人的，財政的資源を含めた仕組み。そのシステム化が救急医療体制。病院前救護を含む。経済，文化，伝統や医療制度によって大きく左右され，国際的にはかなりの格差がある
- 救急医学：救急に関する診療および体制を研究する学問

$$救命率向上、良好な転帰 = \frac{f(質) \times f(量)}{時間}$$

図Ⅰ-1　救命率の向上や良好な転帰を求める救急医療の方程式

時間を短くする工夫としては，ドクターカーやドクターヘリなどによる一刻も早い診療行為開始の例がある。さらに，救急搬送と医療機関の受け入れにおけるミスマッチを回避することも大切である。一方，診療の質については，エビデンスなどを基本にした標準診療の実施，診療スタッフの修練，安全医療への取り組みなど，一般診療における取り組みと同様の努力が必要である。救急では，これに一度に費やせる医療設備やマンパワーといった医療資源の豊富さも診療の質を左右する。

3. 救急診療の特徴

　救急医療の特異性を診療の手順から眺めてみると，日常の一般診療との相違がよくわかる。日常診療では，問題指向型診療録（problem-oriented medical record：POMR）で代表されるように，主観的，客観的な情報収集後，評価・分析をして診療の計画を立て，治療など介入を行う。一方，急変した患者を目前にした場合，情報量が乏しく，生命危

1

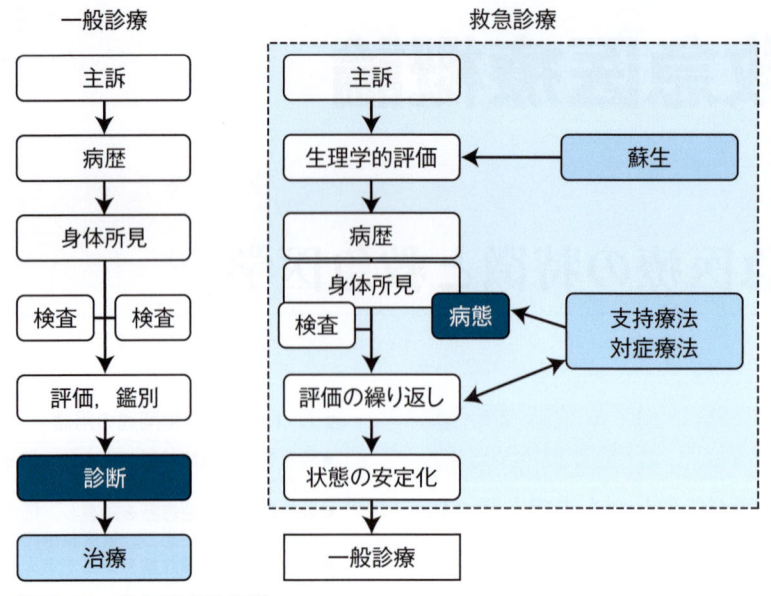

図 I-2　救急診療の特徴

機の差し迫っていることが多い。このような場合，蘇生要否の判断から始まり，状態に応じ，蘇生や生命維持に対する支持療法を優先する。さらに，状態の安定を図るための各種介入（処置，手術等）により，その反応を評価し，介入の仕方を調整する。確かに根本治療による状態の安定化は理想的であるが，確定診断への固執は患者を失うことがある。したがって，介入の仕方は原因疾患に対してより，現状の病態に対してなされるという特徴がある（図 I-2）。

同様に，臨床検査の選択，そのタイミングも一般診療とは異なる流れの中で構築される。

4. 救急医療のシステム化

救急患者が診療を受けるには診療可能な医療機関の存在と移動手段の獲得が不可欠である。自力で受診する場合でも救急車を利用する場合でも，病態や傷病に応じた応需可能な医療機関の情報が必要である。このようなことから，救急医療は，①搬送（移動），②救急医療機関，および③救急医療情報の3つの要素が柱となる。搬送（①）は主として消防機関が担っているが，病院に至るまで救急救命処置や応急手当を合わせて行うことから「救急業務」，さらには「病院前救護」として体制整備が論じられる。また，救急医療機関（②）は診療を提供する側の制度として整備される。救急医療機関を初期，二次，三次に階層化しているのがその例である。

5. 研究と修練

診療の質向上にevidence-based medicine（EBM, 根拠に基づく医療），が重視されるようになった。動物実験などの基礎医学より，人を対象にした行為の包括的な成果，すなわち臨床医学を重視する研究手法は救急医学においても重要である。その中で質が高いとされる介入研究がRCTである。しかし，救急医療や外科系診療ではすでに実践されている処置についてはいまさらRCTして検証する意義を見いだせなかったり，あるいはRCTするほど症例数を経験できなかったり，また，目前の救命処置のためにそもそもRCTによる介入が不可能であったりする。エビデンスが少なくても，病態がダイナミックに変化する救急患者や手術では経験豊富な熟練者の技能と意思決定（decision making）が重視される。症例数の不足や経験頻度の少ない状況ではこれを補完するためのoff-the-job trainingや研修といった臨床修練が注目を集めるのはこのためである。

救急医療における臨床検査についても臨床研究を行うべきであり，同時に指導的立場にある施設から技能や手順を習得することも重要である。

（横田順一朗）

1-2 救急医療体制

1. 病院前から病院までの救急医療体制

　日本では1970年代の交通戦争の悪化による交通事故の受け入れが社会問題化され，1980年代より三次救急医療体制の整備がされてきた。しかし現在では，救急車による搬送件数は，平成23年度では517万8862人と増加しつづけている。人口の高齢化，疾病構造の変化などにより，高齢者や弱者の搬送が増えるなど救急医療体制は新たな時代に突入したといえる。

　一方で，二次救急医療体制の不足，不応需による病院収容の遅れ，病院に着く前に現場あるいは救急車の中で心停止となるケースなどが報告されている。

　本節では，救急医療体制を構築するコンポーネント，とくに病院前から病院のERでの観察処置判断など，①住民による疾病の認知と応急処置，②119番通報と救急隊の活動と重症度の判断，③現場による重症度の判断（フィールドトリアージ）と搬送，④救急病院における受け入れと救急専門看護師による院内トリアージと治療について，現状と問題点に関する解説を加える（図I-3）。

2. 市民による疾病の認知と応急手当・救命手当の実践

　応急手当（first aid）は，一般市民が負傷者や急病人を医療従事者に引き渡すまでの間に症状を悪化させないための一時的な手当を意味する。応急手当は，公的資格や医療資格の有無等は関係なく実施できる。いわば人として誰もが知っておかなければならない基本的な知識・手当である。広い意味では，応急処置（手当）に止血法と心肺蘇生法も含まれるが，止血法と心肺蘇生法に関しては緊急性が高いため現在は救命手当として区別されている。

　2004年より一般市民に自動体外式除細動器（automated external defibrillator；AED）の使用が認められ，救急車の到着以前にAEDを使用した場合には，医療従事者が駆けつけてからAEDを使用する場合よりも救命できる率が9倍も高いことなどの報告から，全国におけるAEDの普及はめざましく40万台以上が設置されているといわれている。このAEDの波及効果によって，1年間で380万人近

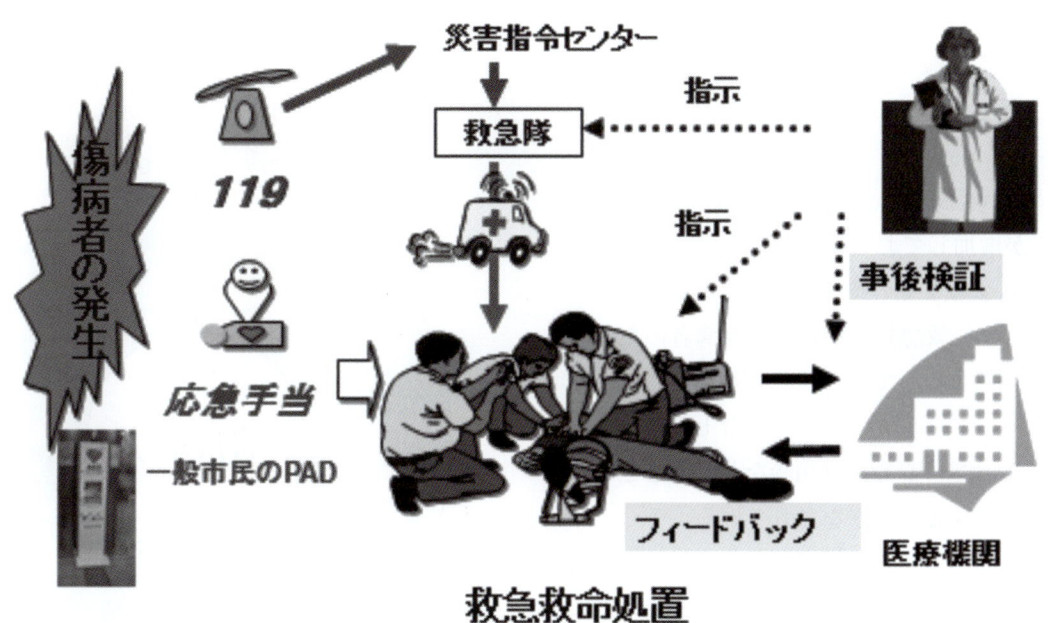

図I-3　救急医療体制（病院前）の現状

I．救急医療概論

くの市民に対しAEDを含む心肺蘇生法のトレーニングが行われている。

しかし全国的にみると，市民への応急手当・救命手当の普及教育は十分とはいえない。その理由は，米国でいう善きサマリア人の法に相当する刑法第37条の緊急避難行為や民法第698条の緊急事務管理といった免責規定が存在することが知られていないからである。

こうしたことから，今後AEDを効果的に配置するとともに，学校や自動車教習所などで一人でも多くの住民が応急手当に関する知識を有するべく普及が続けられている。

3. 消防への119番の通報システムと電話によるトリアージ

日本では，救急業務が消防の任務とされた1963年以降，地方自治体，市，区，村が主体となり消防組織の一業務として救急サービスを展開してきた。いわゆる自治体消防といわれるゆえんである。

119番は消防組織を運営する消防機関への緊急通報用電話番号であり，救急ならずとも火災の場合や，事故などの救急が必要な場合に使われるものである。119番に電話すると，各消防本部の通信指令室や消防指令情報センターなどの指令台に接続される仕組みとなっている。そしてこの指令室では，各医療機関の患者の収容状況や診療情報などの救急医療機関に関する情報を収集しており，都道府県単位において設置されている救急医療情報センターとも連携を図っている。

近年，緊急性が低いと考えられる傷病者からの119番通報が増加しており，救急隊が到着，傷病者を病院へ搬送するまでの時間が長くなる傾向や，本当に1秒でも早い救急対応が必要な傷病者のための救急出動が困難になっている。その対策として，家庭におけるトリアージの実施や，指令センターにおけるコールトリアージや医療相談などのさまざまな救急需要を抑制する試みがなされている。

一般にトリアージとは，災害時など多数の傷病者が発生したときに，救命の順序を決めて，効率的に医療機関に搬送する行為をいう。病院前や救急車搬送にトリアージを取り入れた場合，通報者によるトリアージや，119番受信時に患者の状況を聞き取る「コールトリアージ」と，現場で救急隊が状態を見て判別する「フィールドトリアージ」がある。

横浜市では2008年10月から横浜市救急条例により，119番通報時に緊急・重症度を識別する「コールトリアージ」を運用している。これは救急搬送に際し司令室員がトリアージを取り入れる方法である。

一方，「フィールドトリアージ」に関しては，東京消防庁が2007年から導入しているが，救急車は緊急に病院に搬送しなければならない傷病者のためのものであり，緊急性の低い件に用いてしまうと対処が遅れる原因となる。病気や怪我の場合でも，緊急性が低いと判断される場合は，状況を勘案して民間救急車やタクシーなどの手段で病院へ受診することがのぞまれる。しかし現場で緊急性がないと判断しても通報者の希望を拒否できないために，実際は搬送するケースも少なくない。

4. 救急搬送の現状と現場活動

現在の517万件の救急要請のうち，病院到着時に医師によって重症と判断される傷病者はわずか10％程度であり，残り40％が中等症，さらに50％は軽症である（図Ⅰ-4，表Ⅰ-2）。自治体消防としては，地域住民からの救急要請があれば断ることはできないという理由で，消防職員である救急救命士が対応をしている。また消防法により救急指定病

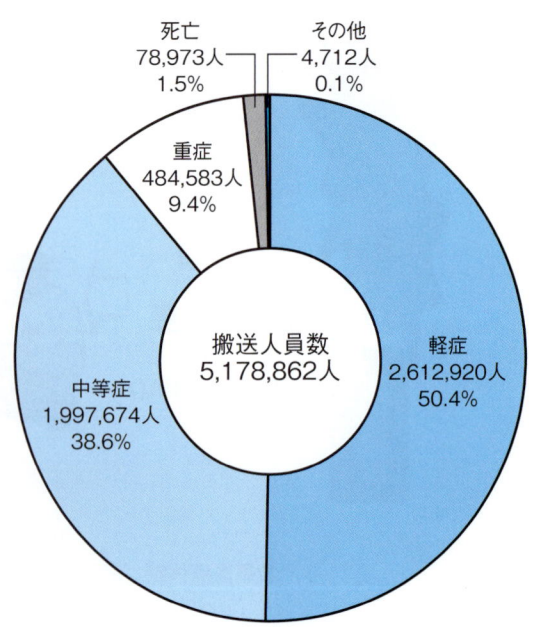

図Ⅰ-4　搬送人員の重症度

表Ⅰ-2 搬送人員の年齢区分・事故種別

事故種別 年齢区分	急病	交通事故	一般負傷	その他 (左記以外)	合計	(参考) 平成22年 国勢調査人口 (構成比)
新生児 (構成比：%)	1,924 (0.1)	80 (0.0)	411 (0.1)	10,633 (1.6)	13,048 (0.3)	7,454,093 (5.9)
乳幼児 (構成比：%)	150,130 (4.6)	17,850 (3.2)	64,274 (8.7)	16,026 (2.4)	248,280 (4.8)	
少年 (構成比：%)	76,594 (2.4)	59,439 (10.7)	33,563 (4.5)	33,174 (5.1)	202,770 (3.9)	12,996,668 (10.2)
成人 (構成比：%)	1,172,194 (36.3)	366,451 (66.2)	202,258 (27.3)	281,280 (42.7)	2,022,183 (39.0)	77,384,483 (60.9)
高齢者 (構成比：%)	1,826,171 (56.6)	109,821 (19.9)	439,111 (59.4)	317,478 (48.2)	2,692,581 (52.0)	29,245,685 (23.0)
合計 (構成比：%)	3,227,013 (100.0)	553,641 (100.0)	739,617 (100.0)	658,591 (100.0)	5,178,862 (100.0)	127,080,929 (100.0)

(総務省消防庁：平成23年版 救急・救助の現況.2011.より引用)

院へ搬送することが定められていることから，本来は搬送すべきではない軽症者でも，何らかの医療施設へ搬送しなければならない。このことが，近年の軽症者の搬送，高齢化に伴う救急搬送増加につながっている。一・二次救急医療機関では収容しきれない患者の受け入れを地域の救命センターが担っていることから，重症患者の受け入れが不可能な状況に陥ることも少なくない。

救急車の出動件数は年々増加しており，あらゆる方策を用いても減少させることが難しい。このため救急車の到着時間，病院収容までの時間が延びているが，その背景に「夜間のタクシー代わり」「どこの病院に行っていいかわからないから」「救急車を使えば優先的に診てもらえるから」という利用者側の問題も少なくない。今後，社会全体として病院前救護体制や救急医療体制を確保していかなければならず，これらの救急医療体制が地域のライフラインであるとの認識が国民全体に欠けているといえる。

5. ドクターカーやドクターヘリを用いた病院前救急医療体制の進歩

ドクターカーとは，心電図モニターや除細動器，人工呼吸器などの高度医療機械を搭載し，医師，看護師などが同乗し，搬送途上へ出動する救急車である。一方，医師派遣用自動車，患者搬送機能のないラピッド・レスポンス・カーもある。救急現場に一刻も早く医師が駆けつけて初期診療を行い，救命率を向上させることを目的としている。

日本では，ほとんどの地域に消防本部が設置され，救急車により救急医療機関に搬送して医師の診察を受ける救急医療体制が敷かれているが，これだけでは治療開始までの時間が長くなり救命率の低下を招くことになるとの指摘もある。一部の救命センターでは，常駐する救急ヘリに医師を搭乗させて現場に派遣しているが，交通事故などの外傷で救出に時間がかかるようなケースでは，初期治療のうえで必要性が高いといえる。

一方，ヘリが飛べない悪天候時やヘリの降りる場所が近くにない場合，少しでも早く傷病者が医師と接触できる手段の一つとして，救急現場に医師や看護師を運ぶドクターカーが導入されるようになった。救急現場や搬送途中から救命治療を開始する体制を整備し，治療開始までの時間をほぼ半減させることで救命率の向上を図ろうとしている。

6. 救急現場での処置と重症度のトリアージ

消防組織は，地域住民からの救急要請があれば救急車が本当に必要な緊急性の高い傷病者に対しては迅速に現場に急行し処置を行う。依頼に対して出動を断ることはできない。また消防法により救急指定病院へ搬送することが定められていることから，119番通報を受けて出動した救急現場から必ず病院や医院への搬送が必要とされる。

救急隊は3名より構成され，うち1名は隊長として現場で活動や重症度の判断「フィールドトリアージ」や，病院への搬送判断を行うことになっている。

このフィールドトリアージには，傷病者の初期観察（意識レベル・呼吸・顔色の確認→緊急性・専門性・特殊性などの客観的判断）や事故や傷病の発生状況の聞き取り（本人が会話できる場合には氏名・住所・生年月日．具合が悪くなったときの状況確認や既往歴の確認），（本人が会話できない場合には関係者（家族・同伴者）・目撃者からの傷病者情報の確認），全身観察（傷病者の容態把握：血圧測定・脈拍測定・体温測定・血中酸素飽和度測定など），傷病者の状況に応じては心電図・瞳孔・呼吸音の測定・心音の聴診・四肢の麻痺確認などを行う．これらの情報は，傷病者を搬送する適切な病院選定と医師に引き継ぐ大事な情報である．また，観察結果に応じて，応急処置の実施を行う．基本的には体位管理や保温の実施，傷病者によっては，酸素投与，止血，被覆，固定，さらには特定行為といわれる蘇生のための二次救命処置（薬剤投与・気管挿管・除細動）などを実施する．観察・処置の結果から受け入れ病院の選定や搬送を行う．当然，搬送途中も傷病者の観察と容態変化に伴う応急処置は継続され，傷病者の容態によっては，車内でも処置や観察が続けられる．

明らかに緊急性が認められない場合には，自身での医療機関受診（自力受診）を要請することもあるが，通報者の希望を拒否できないために，実際は搬送される場合が多い．

7. 一・二次医療機関と三次救急医療体制

1）救急医療体制

現在の日本における救急医療体制は，都道府県が作成する医療計画に基づいており，二次医療圏内で対応するように考えられている．初期救急（一次救急）とは，入院や手術を伴わない医療であり，休日夜間急患センターや在宅当番医などによって行われる．二次救急とは，入院や手術を要する症例に対する医療であり，地域の医師会などが主体となって，病院が当番日を決めて救急医療を行う病院群輪番制や，共同利用型病院方式がある．三次救急とは，二次救急まででは対応できない重篤な疾患や多発外傷に対する医療であり，救命救急センターや高度救命救急センターがこれにあたる．

従来の救急搬送の基準は，救急隊の行う重症度の判断に応じて一・二次と三次救急医療体制で対応することとなっている．しかし，こうした重症度に応じた体制には現場における的確なフィールドトリアージができることが前提であるが，現場の救急隊員の観察・判断には限界があり，必然的にオーバートリアージやアンダートリアージが発生する．

このため初期（一次）から三次救急まですべての救急を包括して診療する北米型のERシステムを採用する救急指定病院も増えてきている．救急指定病院とは，消防法第2条第9項，救急病院等を定める省令，昭和39年2月20日厚生省令第8号に基づき，都道府県知事が告示し指定する病院で，一・二次，三次ともに救急指定病院を所得しなければ救急診療を行うことができない．

最も基本的な救急指定病院としては，①相当の知識及び経験を有する医師が常時診療に従事していること，②エックス線装置，心電計，輸血及び輸液のための設備・その他救急医療を行うために必要な施設及び設備を有すること，③救急隊による傷病者の搬送に容易な場所に所在し，かつ，傷病者の搬入に適した構造設備を有すること，④救急医療を要する傷病者のための専用病床又は当該傷病者のために，優先的に使用される病床を有すること，などが要件となっている．

一方，救命救急センターは，より高度な三次救急患者を収容するために都道府県が運営，もしくは都道府県が医療機関の開設者に要請して設置するものであり，緊急度の高い，心筋梗塞や脳卒中，頭部損傷など，重篤な患者に対する救急医療を行う施設である．このため，24時間救急医療に対応できる医師や看護師などの医療従事者を確保しておくことが必要である．

さらに救命救急センターのうち，とくに高度な診療機能を有するものとして厚生労働大臣が定めるものが，高度救命救急センターであり，広範囲熱傷，指肢切断，急性中毒などの特殊疾病患者に対する救急医療が提供されている．

2）ER（北米型救急医療体制）

ERとはEmergency Roomの略で，救急救命室という診療スペースを意味する言葉だが，一般的には北米型のERシステムのことを意味する．北米型ERシステムの特徴は，24時間・365日すべての救急患者（救急車来院および独歩来院）を受け入れる

ERドクター（ER専門医）によってすべての科の診断および初期治療（advanced triage）を行い，必要があれば各専門科にコンサルトするというシステムである。また独歩来院の患者にはトリアージナースが対応し，緊急性があるかないかの判断を行い，緊急性があると判断されれば救急車来院の患者同様，ERドクターの診療を緊急に受けることとなる。

前述したように，従来一次・二次・三次と重症度に応じた医療機関が設定されており，重症度に応じて救急隊が搬送するというシステムがとられていた。日本の救急医療は1980年代以降，三次救急医療を中心に発展してきたが，救急患者のニーズに答えるためには一次，二次救急医療の整備が指摘されていた。そこで独歩来院する一次，救急車による二次救急医療をもこなせる救急医療システムおよび救急医を育成するという方向転換が図られ始めたのがER型診療体制である。

これまでにも三次救急医療を担う各地の高度救命救急センターでは，原則として救急車来院を診察し，時間外における独歩来院は別部門が診察するところもあった。救急車来院だけでなく，独歩来院の中にも重症患者が潜んでいることがある。そこで，こうした諸問題を解決するために北米型ERシステムを採用する病院が現れはじめているのが現状である。

3）看護師による救急外来のトリアージ

近年の，疾病構造の変化，住民ニーズの多様化により，救急患者の受け入れが困難な事例が発生することが問題となっている。近年の救急部門の受診患者数増加の背景には，高齢化に伴う内因性救急患者の増加といった要因のみでなく，比較的緊急度・重症度の低い時間外診療患者の増加も大きな要因となっている。救急医療体制の中での時間外診療への需要が増加する一方で，医療サイドで準備する従来型の救急医療システムと患者側で期待する時間外診療のニーズがかみ合っていないことが原因といわれている。

そこで，救急外来で医師の診察を受ける前に緊急度の高い患者をピックアップし，重症化を予測し対応する仕組みが考えられた。看護師による院内トリアージの実施である。

いままで院内におけるトリアージは，緊急度・重症度の高い患者を優先して治療にあたり，比較的軽症の方には順番を待ってもらうか，経過を見ながら応対しているが，さまざまな緊急度の患者を診療するにあたり国際標準の緊急度を同一尺度で導入することは喫緊の課題であった。

そこで日本救急看護学会は，日本救急医学会，日本臨床救急医学会，日本小児救急医学会とともにガイドラインとなる緊急度判定支援システム「JTAS（Japan Triage and Acuity Scale）」を作成し，看護師による緊急度判定が始められた。この「JTAS」は，カナダで10年以上の実績をもつ重篤度判定システム「CTAS（Canadian Triage and Acuity Scale）」をもとに，熱中症など日本で多い症状を加えて修正したもので，「呼吸器」「心血管」「消化器」など17カテゴリー，また「めまい」「動悸」など165の症状から，一般の救急医療，救急外来において5段階の緊急度判定ができるようになっている。

さらに，平成24年度には診療報酬の改定により，「院内トリアージ実施料」が新設された。加算の算定ポイントとなる施設基準は大きく3つあり，①専任の医師または救急領域の経験年数3年以上の看護師を配置していること，②院内でトリアージ基準を定期的に見直していること，③患者に対し院内トリアージの実施について説明を行い，院内の目立つところへ掲示等により周知を行っていることが要求されている。

8．おわりに

救急車による搬送件数が増加し続けている一方で二次救急医療体制の不足，不応需による病院収容の遅れでは救急車の中で心停止となるケースなどが報告された。

しかし，救急需要は右肩上がりに伸びており，救急車の出動件数に対して消防の対応には限界がきている。結果，救急車の要請先への到着時間が年々伸びている。人口高齢化によって救急件数が増加しているばかりか，救急施設の救急医師や看護師不足など，救急医療環境の悪化は社会問題ともなっている。今後，救急医療体制を構築するコンポーネントの改善，とくに病院前から病院でのERでの観察処置判断などについて大きな変革が期待されている。

（田中　秀治）

I. 救急医療概論

1-3 生命維持と蘇生

1. 心肺蘇生

心停止をきたした患者が社会復帰するためには一連の行為が必要であり，これを救命の連鎖と呼ぶ（図I-5）。心停止患者に対し蘇生を開始しないで経過観察した場合，きわめて短い時間で転帰が悪くなるため（図I-6），その場にいた人間が蘇生を開始する必要があり，医療従事者である臨床検査技師は蘇生の手順を知っておく必要がある。

2. 救命の連鎖：第一の輪

救命の連鎖の1つ目の輪は心停止の予防であり，重篤な症状が起こっている可能性がある場合は，それを認識し早期に対応することが大切である。臨床検査技師として勤務中に胸痛，ショック，突発頭痛，意識障害，麻痺等の重篤な病態である可能性がある患者に遭遇したら，素早く認識し，病状が悪化する前に緊急の体制をとることが大切である。

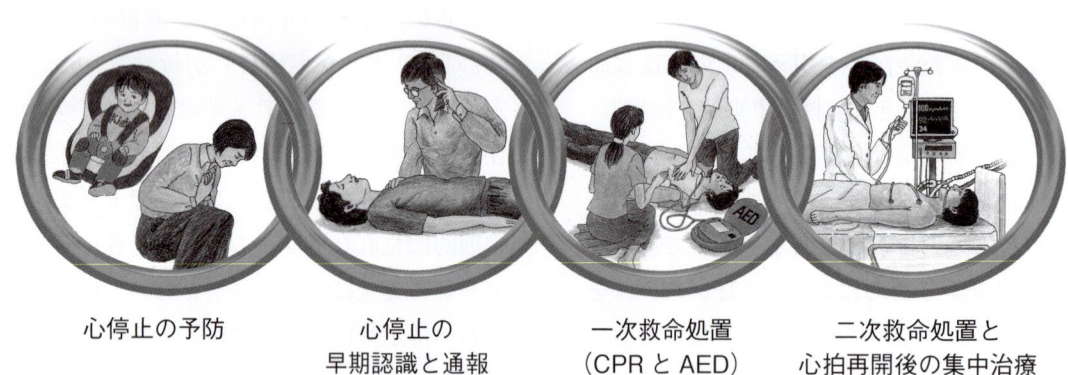

心停止の予防　　心停止の早期認識と通報　　一次救命処置（CPRとAED）　　二次救命処置と心拍再開後の集中治療

〔日本救急医療財団心肺蘇生委員会監修：救急蘇生法の指針2010（医療従事者用）．改訂4版，へるす出版，東京，2012, p8. より引用〕

図I-5　救命の連鎖

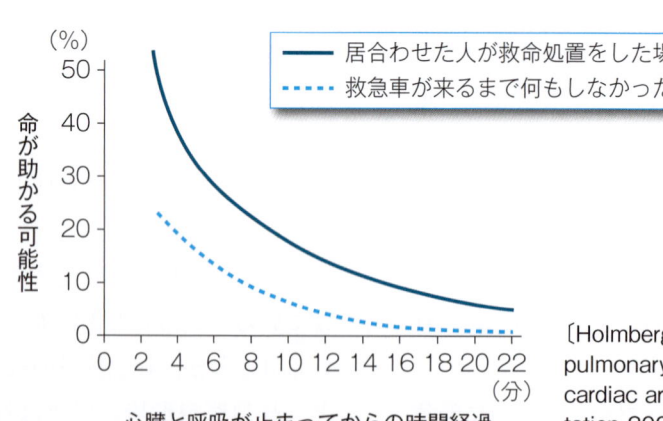

〔Holmberg M：Effect of bystander cardiopulmonary resuscitation in out-of-hospital cardiac arrest patients in Sweden. Resuscitation 2000；47(1)：59-70. より引用・改変〕

図I-6　救命の可能性と時間経過
生命が助かる可能性は，救急隊の到着までの短時間であっても救命処置をすることで高くなる。

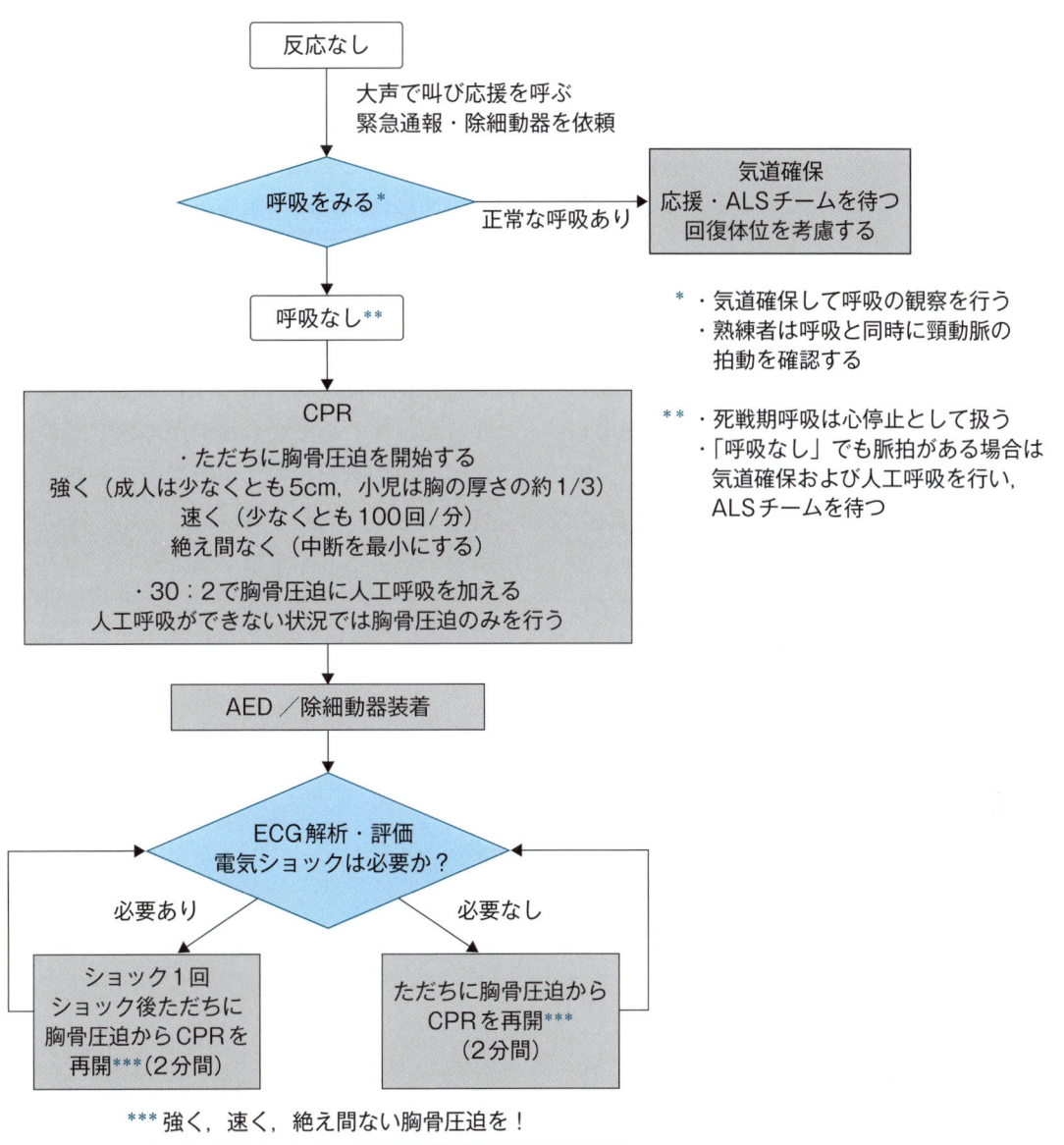

〔日本救急医療財団心肺蘇生委員会監修:救急蘇生法の指針2010(医療従事者用).改訂4版,へるす出版,東京,2012,p13.より引用〕

図Ⅰ-7 一次救命処置

3. 救命の連鎖:第二の輪

2つ目の輪は心停止の早期認識と通報である。突然倒れた人や、反応のない人を見たら直ちに心停止を疑う。大声で応援を呼び、すぐに救急の体制をとる。病院内の心停止に遭遇した場合、院内であらかじめ決まった急変時のコール(例:コードブルー)があったら、そのコールで人を集める。救急カートと除細動器(AEDでもよい)もその際に依頼する。また、自分が救急カートやAEDを持ってくるように依頼されたときにはすぐ対応できるよう、これらの物品が病院内のどこにあるかを知っておく必要がある。

4. 救命の連鎖:第三の輪

3つ目の輪は一次救命処置(basic life support; BLS)である。BLSは胸骨圧迫、人工呼吸、AEDによって行われる救命処置である(図Ⅰ-7)。ここまでは医療従事者であれば誰でもできなければならない手技であるため、身につけておく必要がある。BLSにおいては近年、とくに胸骨圧迫の重要性が報

告されている（日本各地でBLSとしての，胸骨圧迫や人工呼吸のやり方，AEDの使用法の講習会が開かれており，こういった講習会を積極的に受講して欲しい）。

5. 救命の連鎖：第四の輪

4つめの輪は二次救命処置（advanced life support：ALS）と心拍再開後の集中治療である。ALSは専門的知識をもった医師が，器具や薬品を使用しながらチーム医療として心肺蘇生を行う。ALSを施行する際には，心停止の原因として，低酸素血症，高・低カリウム血症，急性薬物中毒などを検索する必要がある。これらのデータは，心肺蘇生が終了し患者が亡くなってから結果が出ても臨床上意味をなさない。このため，心肺蘇生時にはこれらの結果がすぐに必要であると認識し，院内の検査体制を構築する必要がある。また，自己心拍再開後は心停止の原因を検索しその疾患の治療にあたること，循環・呼吸の維持，蘇生後脳障害に対する低体温療法の施行が必要となり，この際にすばやい検査結果が求められることがあることを理解する。

心停止した症例に対しては上述の4つの輪がつながって，はじめて社会復帰が可能である。心停止症例の診療にあたって，医療従事者として，臨床検査技師として，それぞれの輪において適切なアプローチができることが重要である。

（櫻井　淳）

1-4 救急初期診療

1. 緊急度・重症度

"急いで救う"と書いて「救急」というように，救急医療においては時間をかけると救命できない状況があり得る。よって，救急の初期診療においては，生命に危機を及ぼす病態を診断しながら同時に治療を行うことが必要である。このとき，救急患者の診療を考えるにあたり，緊急度と重症度の2つの軸を用いることが必要である（図Ⅰ-8）。診断や治療において，緊急度の高い病態や患者から治療するのが，救命することにとって大切な場合がある。

2. 初期診療の手順

従来の医療ではバイタルサイン（血圧，脈拍，呼吸数，体温）と意識状態で，緊急度の判断を行っていた。救急初期診療では，緊急度の高い病態を見分けて診断を行いながら治療をしていく過程を確立した。外傷初期診療ではこれを"primary surveyと蘇生"と呼んでいる。これはABCDEアプローチ法とも呼ばれ，まずは生理学的徴候を重要視して酸素の通り道に従い気道（A：air way），呼吸（B：breathing），循環（C：circulation）の評価と蘇生を行い，その他に最も重要な臓器である脳の障害（D：dysfunction of central nervous system）と，全身観察や体温などの環境因子（E：exposure and environmental control）の評価や治療を行うものである（図Ⅰ-9）。

同様のアプローチ法は，救急医学において普遍的にみられるモチーフとして発展してきた。ABCDアプローチ法（Eが入っていない）は，災害医療におけるSTART式トリアージ，東京都をはじめとした各都市で行われている電話救急相談事業（#7119など）でのプロトコール，院内トリアージとしての緊急度判定支援システムJTASの一次捕捉因子の第一段階において使用されている。これは，生理学的徴候を観察することにより最優先に診るべき症例を決定する緊急度判定を行っている。

実際の診療においては，自らの五感を用いて脳の活動やABCの評価を行い（表Ⅰ-3），重症と診断できれば，まずは酸素投与，モニター監視，静脈路確保を行う。その後，ABCDの順番に診察を進め，病態の異常に合わせて気道確保や循環・呼吸の安定化を行う。そして，その異常病態をきたしている疾

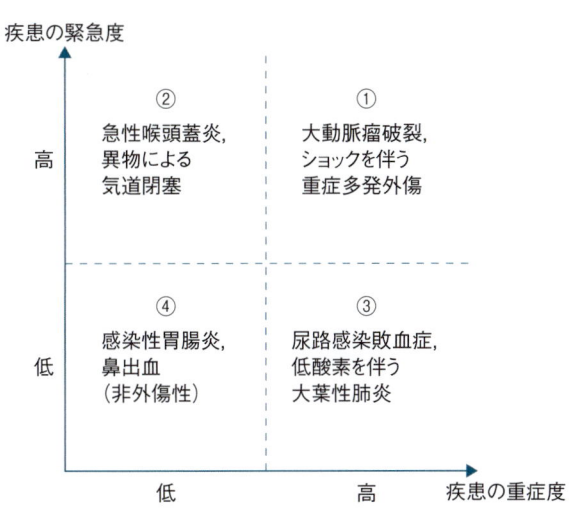

〔日本救急医学会監修, 日本救急医学会専門医認定委員会編：救急診療指針. 改訂第4版, へるす出版, 東京, 2011, p87. より引用〕
図Ⅰ-8　緊急度と重症度
診療の優先順位は①→②→③→④となる。

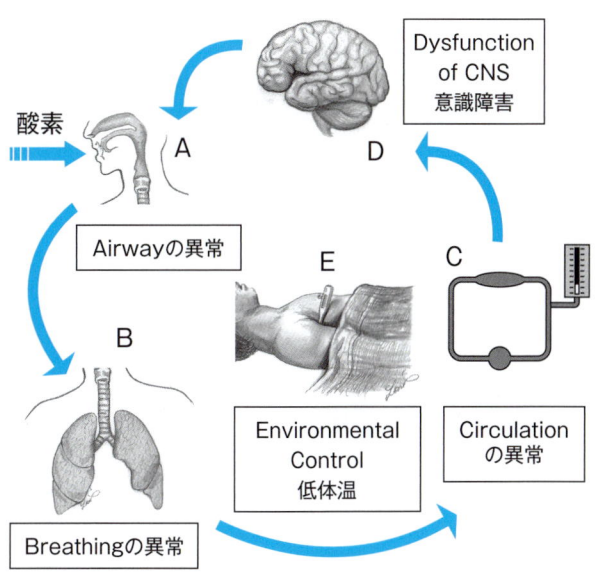

〔日本外傷学会,日本救急医学会監修,日本外傷学会外傷初期診療ガイドライン改訂第4版編集委員会編：外傷初期診療ガイドラインJATEC. 改訂第4版, へるす出版, 東京, 2012, p2. より引用〕
図Ⅰ-9　ABCDEアプローチ法

I. 救急医療概論

表 I-3　脳の活動＋ABCの初期評価

【刺激への対応】
　呼びかけて返答があれば，脳の高次機能が確認されたことになる。生命徴候のサイクルは基本的に保たれている。呼びかけに反応がなければ痛み刺激を与えて評価する。
【気道（A：airway）の評価】
　呼びかけて発語があれば，気道は開通し，空気が出入りしていることの確認になる。高度意識障害時には気道の開通状況を「聞く」。異物の確認のため口腔内を「見る」ことも必要。
【呼吸（B：breathing）の評価】
　目で「見て」，胸郭に「触れて」，呼吸の速さや呼吸様式を観察する。呼吸回数について，ここでは正確な回数の測定よりも呼吸が速いか遅いかと，有効な呼吸の有無を評価する。
【循環（C：circulation）の評価】
　まず「触れて」，皮膚の状態，脈の速さや強さを観察する。ここでは正確な脈拍数の測定よりも脈が速いか遅いかと，強弱を評価する。同時に皮膚の状態や外出血の有無を「見る」。

〔日本救急医学会監修, 日本救急医学会専門医認定委員会編：救急診療指針. 改訂第4版, へるす出版, 東京, 2011, p89. より引用〕

患の病名診断を行っていく。

3. 救急診療と臨床検査技師

　通常診療では，患者は来院順に診察を行う。検査も届いた順番で施行するのが通常である。しかし，救急に携わる臨床検査技師は，救急初期診療においては緊急度が存在し，症例によって診察する順番を変更する必要があることを理解する必要がある。急性心筋梗塞や脳梗塞など，治療の時間が遅れるほど転帰が悪化する状況があるため，救急現場からの依頼に耳を傾け，最優先の緊急度疾患の検査がきた場合は何よりも早く結果が出せるようなシステムを考えることを日頃から行う必要がある。

（櫻井　淳）

1-5　根本治療

1. 救急医療の特徴

　根本治療とは原因療法である。前節が述べる蘇生や初期診療が，患者の生命危機に対する応急処置であったのに対し，根本治療はその原因除去や解消を目指す，決定的な医療行為である。したがって，これは救急に限らず，あらゆる医療に共通の「診断して治療する」過程そのものであるが，しかし救急医療独自の一般診療と異なる特徴もある。

　そこで本節では，その特徴について「進行する時間軸」と「代償限界」の2つをキーワードに解説する。

2. 救急医療と時間

　まず，救急医療が時間経過と不可分である関係について述べよう。一般診療で，例えば術前カンファレンスでは，すべての検査結果が一堂に会する。検体検査，画像診断，生理機能検査が陳列されて総合的な吟味がなされる。しかし，これらの検査は同時に行われたものではない。当然何日間か，場合によっては一週間以上を使って集められる。その間，患者の状態が変わりなく，原疾患の進行が止まっている保証はない。それでもカンファレンスでは，時を止められた剝製のように，検査期間に進行した時の流れを無視して患者と疾病が評価される。もちろん，通常診療でその無視は問題にならないが，この時間経過が重要となるのが救急の現場である。

3. 検査結果と時間経過

　いつ行った検査なのか，救急では時間のタグが付いていない検査結果は，評価できないとすらいってよい。ここで大事なのは，何時何分という時刻の正確さではなく，診療の流れの中で占める位置である。例えば，出血の急性期に貧血は観察されない。時間が経って間質の水分が血管内に移行する，あるいは輸液によって血液が希釈されると，ヘモグロビン濃度やヘマトクリット値が低下する。だから，救急の現場で血算のデータは，輸血する直前の値であるとか，何リットルの輸液を何分程度で入れた後であるとか，時間軸情報がなければよいとも悪いともいいきれないのである。

　救急の場ではまた，検査と治療が時間軸の中で相互に影響し合う。確診がつくのを待つのではなく治療を先行させ，それに対する反応を診断にフィードバックする。治療が病態理解を生み，病態理解が次の治療につながっていくのが，救急医療の特徴といえる。例えば体液量を評価するとき，細胞外液補充液を急速投与し，前後で心臓の1回拍出量を測定する。1回拍出量が増えれば体液量は不足していると判断できるし，増えなければ体液量は十分であると考える。治療に対する反応性の観察が，実践的かつ信頼性の高い評価となる一例である。

4. 検査と治療の相互作用

　また，気胸にはドレナージ治療を行うが，昔は事前にX線撮影で，しぼんだ肺の証拠写真を残すことが好まれた。ただ，循環動態を悪化させる緊張性気胸では，現像を待っていては手遅れになる。そこで，身体診察でこれを疑えば，検査より治療を優先する。壁側胸膜を鉗子が破るとき，プシュと音がして陽圧の空気が吹き出せば，緊張性気胸であった可能性が高まる。治療で得られた徴候が，診断を強化する例である。ここでは時間軸の中で，診断と検査が逆転している。そして，現場の時間は決して止まらない。

　中央検査室からパニック値の報告が入るとき，すでに現場は次の課題に向かっている。この診療への即応性の要求が，POCT（point of care testing）を産んだといえるだろう。POCTは便利だが，現場の医療者がその扱いに習熟する必要がある。

　ベッドサイドの簡易血糖測定器を例にあげよう。測定にグルコース酸化酵素を用いると，検体中の酸素分圧に血糖値が影響を受ける。一般病棟で糖尿病患者の血糖測定には問題ないが，酸素投与される救急患者で測ると，思わぬ低血糖が表示されることになる。このように，救急医療の根本治療は，進行す

る時間軸の中で検査と治療の相互作用を意識し，また検査の評価において中検とは異なる特別な配慮を払いながら行う必要がある。

5. 代償限界とダメージコントロール

次に，救急医療の根本治療では，患者の代償限界を強く意識しなければならない。救急で疾病の重症度が高いと，とくに外科的な処置はそれ自体が患者の身体に負担となる。原疾患と治療侵襲の総和が，患者の耐えられる限界を超えれば，病気は治せても患者は死亡する。そこで加わる侵襲の総和を，患者が耐え得る範囲内に制御するのがダメージコントロールである。

ダメージコントロールでは，長時間で侵襲性の高い処置を避け，短時間で患者に負担の少ない治療に切り替える。例えば肝損傷では，定型的肝切除を行えば出血量が増え手術時間も長くなる。そこで，ガーゼを腹腔内に詰め，パッキングで一時的な止血を得る。そして手術を短時間で終え，集中治療室に戻って全身状態を安定化し，二期的に根本治療を行うのである。このとき重要なのは，追い込まれてからダメージコントロールに「切り替える」のではなく，必要なときに最初から積極的にこの戦略を採用することである。この判断の助けとなるのが，術中の凝固障害・低体温・アシドーシスと，いわゆる「外傷死の三徴」であり，これらの徴候が患者に見られれば，一期的な根本治療からダメージコントロールへと，遅滞なく舵を切る必要がある。

6. 代償限界の評価

根本治療を行うには患者の代償状態を評価しなければならない。例えば，循環血液から患者が平時に摂取する酸素量は，酸素運搬量の3割程度に過ぎない。ショックなどで酸素運搬量が下がれば，酸素摂取量を維持するために，この3割程度の酸素摂取率（＝酸素摂取量÷酸素運搬量）を高める。これがショックに対する生体の代償機転になる。

蘇生や初期診療では，まずバイタルサインの安定化を目指す。応急処置にはこれが重要であるが，根本治療では不十分といえる。バイタルが安定化しても，患者が背景で代償作用を働かせていれば，いずれ破綻するからである。

そこで根本治療において，代償機転の評価が必要である。代償が解消するまで治療を続けるためである。そのため酸素摂取率を評価する。酸素摂取率は，肺の酸素化が正常の場合，100－中心静脈血酸素飽和度（$ScvO_2$）％で求められる。敗血症性ショックのガイドラインでは，$ScvO_2$を治療目標として根本治療をするのが推奨されている。

このように，救急医療の根本治療は，患者の代償機転を評価し，代償の限界を超えぬよう意識しながら行う必要がある。

〔三島　史朗〕

1-6 集中治療

1. モニタリング

　集中治療は臓器不全の治療であり、臓器機能の監視と代替を行う。原疾患への治療が功を奏する前に、臓器不全が生命を奪うのを防ぎ、根本治療に患者が耐えられるよう、その働きを見張り・肩代わりする。集中治療には2つの柱がある。モニタリングと臓器機能補助である。

　まずモニタリングであるが、生命徴候である呼吸数、心拍数、血圧、体温に加え、神経・呼吸・循環・代謝動態を、専用の機器で経時的に測定する。モニタリングは医療者の手間を省いて見落としを防止し、履歴を参照して経過を振り返り、遠隔操作で患者の集中管理を可能とする。このように、居ながらにして患者が手に取るようにわかるモニタリングであるが、しかし万能ではない。これが示すのは生理機能の一側面に過ぎず、その利用には背後の病態理解が不可欠である。モニタリングの数値にのみとらわれると、いつしか患者の診療が異常値の治療にすり替わってしまう。例えば、時間尿量が少ないといっては輸液を負荷し、多くなれば抗利尿ホルモンを投与するという具合に、検査値の走狗と化して患者を見失うことになるだろう。

2. 臓器機能の補助

　一方、臓器機能の補助は、気道確保のための気管チューブ、呼吸を助ける人工呼吸器、昇圧や強心などの薬理作用をもつ循環作動薬、人工心肺などの補助循環機器、血液の濾過透析や除水を行う人工腎臓、高カロリー輸液を行う中心静脈栄養などで行う。これらは生理機能の一部を代用する。しかし、臓器の治療を行うわけではない。例えば人工呼吸器は、ポンプの陽圧が肺に空気を送り込み、酸素化や換気といった働きを補助するが、肺自体は治療しない。むしろ、強制的に肺を膨らませることで、これに圧損傷を起こす。原疾患の治療と錯覚せずに、臓器の一時的な肩代わりと理解すべきであろう。また、人工臓器は生理機能のごく一部しか代用しない。例えば血液濾過透析装置は、余分な体液を体外に除去するが、最適な体液量を判断し、体液の恒常性維持を行うことはできない。そのため、医原性に患者の状態が悪化することもあり得る。重症患者を救う現代医療に集中治療は不可欠であるが、その発達は治る見込みのない患者に対して、生命維持の試みだけが当てもなく続けられる可能性を生んだ。これを「延命」と呼ぶ。集中治療は重症患者の診療を可能にしたが、命の尊厳に対する配慮が今日の社会的課題である。

3. ABCアプローチ

　救急医療はABCアプローチで患者を診療する。そこで、本節でもその項目ごとに、モニタリングと臓器機能補助について説明する。

1) A：気道確保

　まず、ABCのA（気道確保）であるが、気道のモニタリングとは何だろうか。気道を健全に維持するために、必要な監視対象は意識レベルである。意識障害患者が命を落とすのは、第一に窒息など気道のトラブルによる。意識障害こそ気道確保の適応であり、意識レベルの評価が気道のモニタリングといえる。意識レベルの評価は、もっぱら身体診察で行うが、麻酔深度の評価に用いるBISモニタは、脳波で大脳の活動性をリアルタイムに表示するため、集中治療領域での応用が期待される。また光学的に脳組織の酸素化状態をモニタリングするNIROやINVOSも注目されている。そして、気道狭窄・閉塞の危険性が高ければ、気管挿管や気管切開で気道にチューブを留置する。しかし人工物の留置によって、口腔や咽頭で雑菌が繁殖し、人工呼吸関連肺炎（VAP：ventilator-associated pneumonia）の主たる感染源となる。口腔内の衛生管理や、口腔咽頭への非吸収性抗菌薬塗布（SDD：selective digestive decontamination）を行って、これを防止する必要がある。

2）B：呼吸補助

次にB（呼吸補助）では，パルスオキシメータが代表的なモニタリングである。指や耳介にクリップ状の測定器を挟み，光学的に動脈血の酸素飽和度SpO_2を測定する。簡便で非侵襲的だが欠点もある。呼吸機能は酸素化と換気に大別できるが，パルスオキシメータは換気を評価できない。そのためには動脈血ガス分析で$PaCO_2$を測定するか，呼気終末炭酸ガス分圧$EtCO_2$をモニタリングする。パルスオキシメータはまた，末梢循環が悪化すると測定が不安定になり，SaO_2が正常でも低値を示すことがある。機器の限界を理解した使用が必要である。酸素化が悪ければ，酸素投与と呼気終末陽圧（PEEP：positive end-expiratory pressure）でこれを補助する。酸素投与は吸入酸素濃度を上げて酸素化を改善する。一方PEEPは，呼気の終わりに圧を加え，末梢気道の虚脱や閉塞を防いで酸素化を改善する。ここで重要なのは，酸素投与やPEEPは換気に影響しない点にある。二酸化炭素を排泄するには換気を行うしかない。これを補助するのが人工呼吸である。人工呼吸はおもに陽圧換気で行うが，加圧により肺胞とその周囲の血管との間に「ずれ」の力（剪力）が生じる。この剪力が，人工呼吸の副作用である肺障害を引き起こすとされている。

3）C：循環管理

そしてC（循環管理）は，循環血液量の評価と心拍出量の測定が主たるモニタリングである。循環は血圧によってなされるが，この血圧は循環血液量と心収縮特性，および全身血管抵抗で決まる。これらを評価することで，血圧安定化の戦術が立てられる。循環血液量の評価は，中心静脈圧や肺動脈楔入圧がゴールドスタンダードであるが，これらは静的指標であり信頼性に不安がある。下大静脈虚脱率や一回拍出量変動など動的な指標の併用が試みられている。心拍出量測定は，肺動脈カテーテルを用いた熱稀釈法が標準であるが，侵襲性が高く近年は敬遠される傾向にある。経肺熱稀釈法（PiCCO）や動脈圧心拍出量測定（APCO）など，比較的低侵襲なモニタリングが普及しつつある。循環に対する機能補助は，薬剤と器械の両者で行う。薬剤は，例えばドパミンやアドレナリンなどのカテコールアミン類が多用される。即効性があり調節性にも富むが，心筋の酸素消費量を上げるなど心臓への負担も大きい。これに対して，大動脈内バルーンパンピング（IABP：intra-aortic balloon pumping）は，心臓の後負荷を減らし冠血流を増すことで，心臓に対する保護効果が期待できる。一方，経皮的心肺補助装置（PCPS：percutaneous cardiopulmonary support）は心肺機能の代替が直接の目的であり，心臓に対する治療効果はない。

（三島　史朗）

1-7　院内連携

　厚生労働省は医政発0430第1号「医療スタッフの協働・連携によるチーム医療の推進について」（平成22年4月30日）において，各種医療スタッフの高い専門性を活かし「チーム医療」を推進するように通達している。チーム医療によって，①疾病の早期発見・回復促進・重症化予防など医療・生活の質の向上，②医療の効率性の向上による医療従事者の負担の軽減，③医療の標準化・組織化を通じた医療安全の向上などが期待されている。チーム医療を実践するためには，院内における効率的な連携が必須となる。

1. チーム医療とは

　チームとは，ある共通の使命・価値観・信念をもち，望ましい将来像・実現したい世界観を共有した集団を意味し，ただ単に集合を意味するグループではない。チーム医療は，患者やその家族もチームの一員と考え医療に参加し，医療にかかわるすべての職種がそれぞれの専門性を発揮することで，患者の満足度をより高めることを目指した医療を指す。従来の医療は医師を頂点とした指示体制に基づく診療活動であったが，チーム医療は各職種が平等な関係にあり，それぞれの職種がもつ専門的な意見をもとに，そこで得られたチームのコンセンサスに基づき協働しながら行う医療である。さらに，チーム医療では，状況に応じてそれぞれの職種がリーダーシップを発揮し，相互尊重することが求められる。例えば，適切な栄養管理を行い，全身状態の改善，合併症の予防を目指す Nutrition Support Team（NST）や医療施設内の感染症に関する予防，教育，医薬品の管理を担当する Infection Control Team（ICT）などは多職種の連携にて，多くの医療機関で実施されている。その他，代表的なチーム医療を表Ⅰ-4に示す。

2. 救急医療における各職種のかかわり

　救急医療においては，救急担当医と他の診療科専門医との医師間の連携は当然として，救急隊（救急救命士），看護師，薬剤師，臨床検査技師，診療放射線技師，臨床工学技士，リハビリ関係職種（理学療法士，作業療法士，言語聴覚士），管理栄養士，医療ソーシャルワーカー（社会福祉士），臨床心理士，医事課職員（診療情報管理士）など，ほぼすべての病院関係者がかかわりをもつことになる。直接的に患者にかかわる医師・看護師以外の職種それぞれの救急医療における役割を簡単に紹介する。

1）救急隊（救急救命士）

　救急の現場へ救急車で駆けつけ，患者の「重症度」を判断し適切な救急病院へ搬送する。必要があれば医師の指示のもとに早期の蘇生処置を開始する。

2）薬剤師

　救命蘇生治療に不可欠な医薬品を医師が的確，かつ，安全に使用できるよう管理し，薬剤相互作用，TDM（therapeutic drug monitoring）などの情報提供を行う。

3）診療放射線技師

　病状診断のために必要な画像検査について，適切な条件設定のもと迅速に画像情報提供を行う。

4）臨床工学技士

　手術関連機器，補助循環装置，人工呼吸器，各種モニターなど多数の医療機器の操作や管理を担当する。

5）リハビリ関係職種

（1）理学療法士

　早期からの身体機能維持・回復のためのリハビリテーションを行う。また，呼吸機能が低下した患者に対する呼吸リハにも重要な役割を果たしている。

（2）作業療法士

　移動，食事摂取，排泄，入浴，家事など患者の日常生活動作（ADL：activities of daily living）能力の維持・改善のみならず，高次脳機能障害の評価にもかかわる。

Ⅰ．救急医療概論

表Ⅰ-4　代表的なチーム医療と関係する職種

代表的なチーム医療	関係する職種の例
栄養サポートチーム （Nutrition Support Team；NST）	医師，看護師，管理栄養士，救急救命士，臨床検査技師，理学療法士，作業療法士，言語聴覚士，歯科衛生士，薬剤師，臨床工学技士，医療ソーシャルワーカー
呼吸ケアサポートチーム （Respiration care Support Team；RST）	医師，看護師，理学療法士，作業療法士，言語聴覚士，臨床工学技士，薬剤師，管理栄養士
リハビリテーションチーム	医師，看護師，理学療法士，作業療法士，言語聴覚士，臨床心理士，管理栄養士，医療ソーシャルワーカー
褥瘡管理チーム	医師，看護師，管理栄養士，理学療法士，作業療法士，医療ソーシャルワーカー
糖尿病チーム	医師，看護師，薬剤師，管理栄養士，臨床検査技師，理学療法士，作業療法士，医療ソーシャルワーカー
感染症対策チーム （Infection Control Team；ICT）	医師，看護師，臨床検査技師，薬剤師，理学療法士，救急救命士
緩和ケアチーム	医師，医療ソーシャルワーカー，看護師，管理栄養士，救急救命士，言語聴覚士，作業療法士，歯科衛生士，診療放射線技師，薬剤師，理学療法士，臨床心理士，臨床検査技師

（3）言語聴覚士

嚥下訓練など経口摂取の開始による早期回復に貢献する。

6）管理栄養士

高度侵襲による低栄養の改善のために適切な栄養管理を行う。

7）医療ソーシャルワーカー（社会福祉士）

患者の身元確認や医療費に関する制度の活用，行政機関との連絡など療養環境をサポートする。

8）臨床心理士

患者のみならず，患者家族の心理的なダメージをケアする。

9）医事課職員（診療情報管理士）

速やかに患者診療情報が活用できるよう，その情報精度を高めることで，一刻を争う救急の現場をサポートする。

3. 臨床検査技師と救急医療

病態の把握のために各種臨床検査は欠かせない。救急医療においては24時間実施可能な緊急検査室の設置が重要であるのはいうまでもない。そして，臨床検査技師は，検査室の中だけでなく患者に直面する救急医療の現場に赴き初期治療に直接関与することが，より重要である。

4. 院内救急対応のための rapid response system（RRS）

院内では死亡する必要がない患者が死亡している事実があるといわれている。それを防ぐためには円滑で迅速な院内連携としてのRRSが必要となる。RRSの目的は，重症化する前に徴候を発見し，介入することで，予後を改善することである。RRSを導入するためには，まず医師・看護師を中心としたrapid response team（RRT）を院内で組織する必要がある。RRTとは患者のベッドサイド（または必要とされるあらゆる場所）に出向く集中治療専門のチームのことである。RRTを有効に働かせるためには，早期警告スコアリングシステムの設定が重要である。収縮期血圧，呼吸数，心拍数，酸素飽和度，尿量，意識レベルなど生理学的な測定と観察により危機的な状況にある患者を見つけ，速やかにRRTを起動させることである。RRSを確立すれば，先にあげたチーム医療にかかわる各々が高度な専門家として「患者が何かおかしい」というRRT起動につなげることができるようになると考えられる。臨床検査技師にとっては，異常な検査値を認識したときに，ただ単に結果を至急報告するのみでなく，「RRT起動につながるものかどうか？」「その判断のために追加の検査は必要ではないか？」などを具体的に臨床現場にフィードバックしていくことでRRSの一翼を担うことができると考えられる。

（天野　景裕）

II. 救急の症候と診療

2-1 意識障害

1. 概要

　意識障害とは，周囲に対して正しい認識をもち清明な意識状態を保てない状態をいう。このうち突然発症し，一過性の意識障害で，後遺症状なく短時間で意識が回復する場合を失神と呼ぶ。

　意識障害は，脳幹部の網様体賦活系と大脳皮質の連係が障害されて生じるとされているが，障害の原因は多岐にわたっている。脳幹部や大脳を含めて脳の疾患により意識障害を呈する一方，気道，呼吸，循環といったいわゆる救急のABCにかかわる全身状態の異常により意識障害を呈することも多い。さらには，薬物中毒や精神疾患でも意識障害は発生し，身体の器質的障害がない例もある。また，失神例では，受診時に異常な症状が見出されないこともある。このため，意識障害の診断には，各種検体検査や生理検査が有用なことが多く，意識障害の病態を臨床検査技師も理解する必要がある。

2. 緊急度判定

　意識障害の評価は，Japan Coma Scale（JCS, 3-3-9度法）やGlasgow Coma Scale（GCS）を用いて行われる。昏睡，混迷，傾眠といったような表現を用いることもあるが，客観的なスケールを用いて記録したほうが緊急度や経時的変化を把握しやすい。

　JCSは日本独自の指標であり，全国の救急隊員が一般に用いており，医療機関でも汎用されている。刺激しないでも開眼していればI桁，刺激により開眼すればII桁，刺激でも開眼しなければIII桁と評価し，各桁でさらに3段階に分け，合計9段階で評価する（表II-1）。不穏なときはR，失禁があればI，自発性喪失があればAを付し，III-100-Iのように表記する。清明なときをI-0と表記することもある。

　GCSは国際的に使用されている指標で，国内の医療機関でも広く使用されている。開眼（E：eye opening）について1～4の4段階，発語（V：verbal）について1～5の5段階，運動機能（M：motor）について1～6の6段階で評価し，各3つの評価を合計する（表II-2）。15が最善，3が最悪の意識状態である。E1V2M4のように表記する。

　JCSでIII桁，GCSで8点以下は重度の意識障害と考えられ，原因にかかわらず重症と考える必要がある。この場合，舌根沈下を伴い気道閉塞することがあり，

表II-1　Japan Coma Scale

I	刺激しなくても覚醒している
1	ほぼ意識清明だが，今ひとつはっきりせず，清明とはいえない
2	時，場所または人物がわからない
3	自分の名前または生年月日がわからない
II	刺激すると覚醒する
10	普通の呼びかけで容易に開眼する
20	大きな声または身体を揺さぶることにより開眼する
30	痛み刺激を加えつつ呼びかけを繰り返すと，かろうじて開眼する
III	刺激しても覚醒しない
100	痛み刺激に対し，払いのけるような動作をする
200	痛み刺激に対し，手足を動かしたり，顔をしかめる
300	痛み刺激に反応せず，動かない

Ⅱ．救急の症候と診療

表Ⅱ-2　Glasgow Coma Scale

評価項目	分　類	スコア
E：開眼	自発的に	4
	言葉により	3
	痛み刺激により	2
	開眼しない	1
V：発語	見当識あり	5
	混乱した会話（文章）	4
	不適当な単語	3
	無意味な発声	2
	発声なし	1
M：運動機能	指示に従命	6
	痛み刺激部位に手足をもってくる	5
	痛み刺激に手足を引っ込める（逃避）	4
	痛み刺激に上肢を異常屈曲させる（除皮質肢位）	3
	痛み刺激に四肢を異常伸展させる（除脳肢位）	2
	全く動かさない	1

表Ⅱ-3　内因性ロード＆ゴーの判断基準と処置

判断基準
1. Aの異常 ①気道閉塞，または高度狭窄を伴う ②JCS Ⅲ行で気道確保が困難である
2. Bの異常：呼吸様式，または呼吸数の異常を伴う ①呼吸様式の異常（チェーン・ストークス呼吸，中枢性過換気，クスマウル呼吸など） ②呼吸数が10/分未満，または30/分以上
3. Cの異常：皮膚冷汗，湿潤，頻脈を伴う，または脈拍を触知しない
4. Dの異常：脳ヘルニア徴候を認める ①JCS300で両側瞳孔散大，JCS200で異常肢位（除脳肢位，除皮質肢位） ②JCS Ⅱ桁，またはⅢ桁で瞳孔異常を伴う ③GCS8以下で瞳孔異常を伴う
必要な処置
1. 気道確保 2. 補助呼吸 3. 口腔内異物・分泌物吸引 4. 酸素投与 5. 側臥位，または回復体位 6. 保温（時に冷却）

緊急処置として気道確保に留意する必要がある。
　気道閉塞による意識障害が考えられれば，気管挿管など気道確保を緊急に行う必要がある。同様に，呼吸障害による意識障害に対しては，酸素投与，補助呼吸を緊急処置として行う。循環障害，ショックがあれば，原因の検索とともに輸液，止血，昇圧剤投与などを行い，緊急に循環の改善を図る必要がある。
　意識障害病院前救護の標準プログラムであるPCEC（Prehospital Coma Evaluation and Care）の初期評価では，救急隊員が現場でABCD（A：気道，B：呼吸，C：循環，D：中枢神経障害）の評価を行い，緊急搬送を行うべき症例を「内因性ロード＆ゴー」と呼んでいる（表Ⅱ-3）。医療機関における初期診療でも，これに準じて緊急処置を開始するべきである。

3. 原因疾患

　意識障害の原因は多岐にわたる検討が必要であり，鑑別すべき疾患を想起することが重要である。英国でCarpenterの分類（AEIOUTIPS）として鑑別すべき原因がまとめられていたが，国内では1976年に亀山正邦（京都大学）によって，Carpenterの分類を一部改編したAIUEOTIPSが提唱され，汎用されている（表Ⅱ-4）。AIUEOTIPSの語呂合

表Ⅱ-4　AIUEOTIPS

A：	Alcohol	急性アルコール中毒，Wernicke脳症
I：	Insulin	低血糖性昏睡，糖尿病性昏睡
U：	Uremia	尿毒症
E：	Encephalopathy	脳炎（髄膜炎），肝性脳症
	Electrolytis	電解質異常
O：	O₂	低酸素血症，高二酸化炭素血症（CO₂ナルコーシス），一酸化炭素中毒
	Overdose	薬物過量摂取
T：	Trauma	頭部外傷
	Temperature	体温異常（低体温，高体温）
I：	Infection	感染症（敗血症）
P：	Psychogenic	精神疾患
S：	Seizure	痙攣発作（てんかん）
	Shock	血圧低下（心不全，出血）
	Stroke	脳卒中（脳梗塞，脳出血，くも膜下出血）

わせには，アイウエオは意識障害のTIPS（秘訣）という意味が含まれている。

4. 診療に必要な検査

AIUEOTIPSに沿って診療に必要な検査を述べる。

A：急性アルコール中毒，Wernicke脳症

急性アルコール中毒は，血中エタノール濃度の測定を行うことによって定量的評価が可能になるが，意識障害の程度は個人差が大きい。また急性アルコール中毒と，睡眠薬の服用や頭部外傷を合併した場合，個々の程度が軽くても相乗効果で意識障害が重篤となることがある。

アルコールの習慣的多飲がある場合，ビタミンB_1の摂取不足からWernicke脳症を生じることがある。ビタミン製剤投与前の採血検体を用いて血中ビタミンB_1の定量分析を行うことは，結果を得るのが治療後であったとしても確定診断のために重要である。

I：低血糖性昏睡，糖尿病性昏睡

低血糖は血糖値を測定することによって容易に診断できる。診断がつけば，ブドウ糖液静注によって迅速に治療できるが，診断・治療が遅延し低血糖が遷延すると意識障害が不可逆になる危険がある。

また，高血糖を呈し，動脈血液ガス分析でアシドーシスを認めた場合，尿中ケトン体定性反応陽性ならばケトン性アシドーシス，陰性ならば非ケトン性アシドーシスが考えられる。

U：尿毒症

尿素窒素，クレアチニンが高値を示せば，腎不全を考え，意識障害の原因として尿毒症を疑う。

E：脳炎（髄膜炎），肝性脳症，電解質異常

腰椎穿刺をして得られた脳脊髄液検査により髄膜炎の診断が得られる。また，採取した脳脊髄液の培養により原因菌の鑑別が行える。

血中ビリルビンが高値を示せば，肝不全を考え，血中アンモニア濃度が高値ならば肝性昏睡が考えられる。脳波検査にて三相波が肝性昏睡に特徴的とされるが，他の代謝異常でもみられる。

血中ナトリウムを測定し，低ナトリウム血症が認められれば，その原因として副腎機能不全も念頭において血中コルチゾール値や尿中OHCS値の測定を検討する。

O：低酸素血症，高二酸化炭素血症，一酸化炭素中毒，薬物過量摂取

動脈血液ガス分析で，酸素分圧が低ければ低酸素血症，二酸化炭素分圧が高ければ高二酸化炭素血症（CO₂ナルコーシス）を意識障害の原因として考える。COヘモグロビン値が3％以上あれば一酸化炭素中毒を疑う。酸素投与によりCOヘモグロビン値は漸次低下するが，酸素投与開始前の値を推測して30％以上であれば意識障害が遷延することがある。

睡眠薬服薬や麻薬，覚醒剤の摂取が疑われた場合，尿中薬物定性反応は簡便な検査である。トライエージ® DOAという簡易キットが市販されており，微量の尿を用いてベッドサイドで迅速に検査できるが，検出できる薬剤が限られていること，かぜ薬や漢方薬の中に服薬すると麻薬や覚醒剤の反応が出るものがあることに留意する必要がある。不明服薬物

を測定するために，高速液体クロマトグラフィーやガスクロマトグラフィーを用いてスクリーニングを行うシステムが救命救急センターなど一部の施設で配備されている。

T：頭部外傷，体温異常（低体温，高体温）

頭部外傷は，頭部CTで診断する。頭蓋内に血腫があれば緊急開頭手術を念頭に術前検査を行う。

体温異常では，低体温では震えに伴って，高体温では横紋筋融解により筋由来の酵素（CPK，AST，ALT）が高値を示す。

I：感染症（敗血症）

全身の感染・炎症所見として白血球数，血中プロカルシトニン，血中CRPが測定される。感染源と思われる部位から採取された検体の細菌培養により感染源，原因菌の特定が可能になる。意識障害を伴う感染症は敗血症が疑われるので，血液培養とともに，合併するDIC診断のために凝固系検査が行われる。

P：精神疾患

安易に精神疾患の症状と考えずに，原因となり得る他の原因を鑑別し否定する必要があり，そのために各検査を要する。

S：痙攣発作（てんかん），血圧低下（心不全，出血），脳卒中（脳梗塞，脳出血，くも膜下出血）

痙攣を起こした後は，筋由来の酵素（CPK，AST，ALT）の上昇を認める。来院時は痙攣がすでに治まっていることが多いので，血液検査結果の異常は診断の一助になる。てんかんの診断には脳波検査で棘波などの異常波がみられることが有用である。てんかん患者は服用している抗てんかん薬の血中濃度が低くて発作が誘発されることがあるので，血中濃度のチェックは欠かせない。電解質異常で痙攣発作が起こることもあり，チェックを要する。

血圧が低下しショックを呈していれば，ショックの原因を鑑別するために検査が必要である。心原性ショックが考えられれば，心電図，超音波検査にて心機能を評価する。循環血液減少性ショックが考えられれば，脱水，出血を考える。脱水の場合，血中ナトリウム値の上昇，腎前性腎不全に伴う血中尿素窒素，血中クレアチニン値の上昇がみられることがある。慢性出血があれば，血算で赤血球数，ヘモグロビン，ヘマトクリットの低下といった貧血所見が得られる。消化管出血があれば尿素窒素上昇がみられる。しかし，急性出血の初期には貧血所見を生じ

ないことを念頭におかなければならない。また，出血性ショックであれば緊急輸血の可能性があるので，血液型判定，不規則抗体測定，血液交差試験といった輸血に関連する検査が必要になる。

発症4時間30分以内の脳梗塞患者にはアルテプラーゼ（tPA）の投与による血栓溶解療法が検討される。禁忌項目に該当し出血性梗塞を合併する危険があれば，アルテプラーゼ投与は見送られるので，凝固系検査，血糖検査が不可欠である。

くも膜下出血の診断には頭部CTが使われるが，CT画像上診断困難な例では，腰椎穿刺し採取した脳脊髄液の検査を行う。くも膜下出血や脳出血で血管造影，開頭手術の実施が考えられれば，術前検査として全身評価のために諸検査が実施される。

5. 臨床検査に求めること

意識障害の原因疾患を早期に突き止めることは，意識障害患者の治療を行ううえできわめて重要である。意識障害の遷延は予後の悪化につながる。迅速に原因を鑑別し治療を早期に開始することによって，患者の予後を改善することができる。そのために診療現場では，検査結果が早急に求められる。臨床検査技師は，患者の重症度，救急度についての情報を把握し，必要に応じて可及的速やかに検査結果を診療している医師に届けるべきである。このため，日頃から意識障害の重症度，緊急度に応じた検査指示の方法，診療医師と検査技師の連絡方法について協議し，システム構築を行っておくべきである。

文献

1) 箕輪良行：意識障害．日本救急医学会監修，日本救急医学会専門医認定委員会編，救急診療指針，改訂第4版，へるす出版，東京，2011，pp272-275.
2) 鈴木昌：失神．日本救急医学会監修，日本救急医学会専門医認定委員会編，救急診療指針，改訂第4版，へるす出版，東京，2011，pp276-280.
3) 京都市消防局，大阪市消防局，高知市消防局，横浜市安全管理局，鯖江・丹生消防組合，PCEC委員会：PCECプロトコール．日本臨床救急医学会監修，意識障害に関する病院前救護の標準化委員会編，PCECコースガイドブック，へるす出版，東京，2008，pp33-57.

（松田　潔）

2-2 頭痛・めまい

1. 概要

1）頭痛

頭痛とは頭部の一部あるいは全体の痛みをいう。原因は頭蓋内にあるばかりではなく，眼や頸部など頭部に近接する部位や，全身疾患の症状として現れることもある。

頭痛を主訴として医療施設を訪れる患者の多くは，慢性的な頭痛に悩んでいる患者や感冒などの発熱に随伴して生じる頭痛の患者で，緊急性はないことが多い。その一方，急性に発症した頭痛の中には，緊急性の高い疾患が存在し，対応を誤ると死亡に至ることもまれではない。

2）めまい

めまいとは，クラクラする，フワフワする，気持ちが悪いといった感覚の総称である。症状の表現や原因は多岐にわたっているが，性状的には以下のように分けられる。

- 回転性めまい（vertigo）：自分の身体や周囲が回転しているように感じる。バランスを失って，立っていられないこともある。
- 浮動性めまい（dizziness）：よろめくような，非回転性のふらつき感。ふわふわした感覚。
- 立ちくらみ（faintness）：目の前が真っ暗になるような気がして，非回転性の意識が遠のく感覚。実際に失神することもある。

2. 緊急度判定

1）頭痛

急に起こった頭痛で，これまでに経験したことのない強い頭痛を自覚しているような場合には，脳の検査が必要である。急速に致命的な転帰となり得る危険な原因疾患として，くも膜下出血，脳出血，脳動脈解離，髄膜炎があげられる。頭痛に意識障害を合併している症例や高血圧を呈している症例は，症状が切迫していると考えるべきである。

以前から同じような頭痛を繰り返している場合は，生命の危険はないことが多い。慢性頭痛でも，頭痛が経過とともに徐々に悪化してくるような場合には脳腫瘍や慢性硬膜下血腫などの可能性もあり，注意を要する。

2）めまい

全身状態の悪化に伴うめまいは，生命の危険を生じることがある。血圧の低下している症例や逆に異常高血圧を呈する症例，高度の徐脈症例に対しては，緊急に対応する必要がある。

また，急に発症しためまいで難聴を伴うときは，突発性難聴が疑われ，発症から48時間以内に治療を開始できれば治癒例が多いとされている。

3. 原因疾患

1）頭痛

頭痛の分類と原因疾患の診断は国際頭痛分類第2版に沿って行われている（表Ⅱ-5）。頭痛を繰り返すのに，器質的な病変は存在しない慢性頭痛症（一次性頭痛）と脳腫瘍，髄膜炎，脳炎，くも膜下出血

表Ⅱ-5 頭痛の分類

国際頭痛分類第2版（ICHD-Ⅱ）の大分類（2004年）
Ⅰ 一次性頭痛
 1. 片頭痛
 2. 緊張型頭痛
 3. 群発頭痛およびその他の三叉神経・自律神経性頭痛
 4. その他の一次性頭痛
Ⅱ 二次性頭痛
 5. 頭頸部外傷による頭痛
 6. 頭頸部血管障害による頭痛
 7. 非血管性頭蓋内疾患による頭痛
 8. 物質またはその離脱による頭痛
 9. 感染症による頭痛
 10. ホメオスターシスの障害による頭痛
 11. 頭蓋骨，頸，眼，耳，鼻，副鼻腔，歯，口あるいはその他の顔面・頭蓋の構成組織の障害に起因する頭痛あるいは顔面痛
 12. 精神疾患による頭痛
Ⅲ 頭部神経痛，中枢性・一次性顔面痛およびその他の頭痛
 13. 頭部神経痛および中枢性顔面痛
 14. その他の頭痛，頭部神経痛，中枢性あるいは原発性顔面痛

表Ⅱ-6 めまいの分類と症状

	末梢性めまい	中枢性めまい	全身性疾患関連めまい
めまいの性状	回転性	浮動性（非回転性）	立ちくらみ（非回転性）
めまいの程度	重度	軽度	軽度
めまいの時間性	突発性，周期性	持続性	持続性
めまいと頭位，体位との関係	あり	なし（例外あり）	なし
耳鳴，難聴	あり	なし	なし
脳神経障害	なし	あり	なし
眼振	一側方注視眼振，回旋性眼振，水平性眼振	両側方注視眼振，垂直性眼振	異常眼振なし

など脳の病気の症状として出てくる頭痛（二次性頭痛，症候性頭痛）とに大別される。

一次性頭痛は，さらに片頭痛，緊張型頭痛，群発頭痛などに分けられる。

二次性頭痛には，頭頸部外傷による頭痛（例：外傷性頭蓋内血腫），頭頸部血管障害による頭痛（例：くも膜下出血），非血管性頭蓋内疾患による頭痛（例：脳腫瘍），物質またはその離脱による頭痛（例：薬物乱用頭痛），感染症による頭痛（例：髄膜炎），ホメオスターシスの障害による頭痛（例：高血圧），頭蓋骨，頸，眼，耳，鼻，副鼻腔，歯，口あるいはその他の顔面・頭蓋の構成組織の障害に起因する頭痛あるいは顔面痛，精神疾患による頭痛がある。

2）めまい

めまいの原因となる病変部としては，神経系と神経系以外に大別される。神経系は，さらに病変部が前庭神経核より中枢か末梢かで，中枢性めまいと末梢性めまいに分けられる。神経系以外では，循環器系の異常など全身性疾患に関連して発症する。

回転性めまい（vertigo）は，末梢性めまいに特徴的症状で，多くは内耳の障害で生じる。

浮動性めまい（dizziness）は，回転性めまいの回復期や中枢性めまい，高血圧などで生じる。多くは中枢神経の障害や高血圧で生じる。

立ちくらみ（faintness）は，起立性低血圧の代表的な症状であるほか，アダムス・ストークス発作，出血性ショック，器質的心疾患など全身状態の悪化にともなって発症することもある（表Ⅱ-6）。

中枢性めまいは脳神経外科または神経内科，末梢性めまいは耳鼻咽喉科，全身性疾患に関連するめまいは内科（総合内科または原因疾患により個々の専門内科）で診療を受ける体制の医療機関が多い。たらい回しとせずに各科が連携して原因疾患を診断することが重要である。

4. 診療に必要な検査

1）頭痛

頭痛の診断には病歴や経過といった問診が最も重要である。二次性頭痛のうち頭蓋内病変が疑われれば，CT，MRI，脳血管造影検査などの画像検査が実施される。一方，検体検査や生理検査はあまり重要視されないが，全身疾患に伴う頭痛を鑑別するために実施されることがある。

一次性頭痛の中には，抗てんかん薬で症状が軽快することがあることが知られている。脳波検査で異常が認められれば，てんかんとの関連を考える。

また，一次性頭痛を呈する患者の中で，マグネシウム欠乏症，貧血，血糖異常などが検体検査で指摘され，その治療によって症状が軽快することがある。ヘルペスウイルス抗体価が上昇している例では，潜在感染しているヘルペスが神経痛を介して頭痛を引き起こしていることがある。

2）めまい

診察の一環として，直立検査，足踏み検査，歩行検査，書字検査などの平衡機能障害がないかどうかの検査，また中枢神経疾患の鑑別のためにCT，MRIといった画像検査が行われる。この他に生理検査として以下のような検査が行われる。

(1) 眼振検査

　めまい診療においては，めまいの原因が神経系にあるか否か，神経系と考えられても末梢性めまいか中枢性めまいかを的確に鑑別診断するうえで，眼振の観察は重要である。末梢性めまいでは，左右いずれか病巣側から対側方向に流れるような眼振（水平回旋混合性眼振）が多く認められる。一方，左か右を注視させると注視した方向に，眼振が認められる（注視眼振）場合や，上下方向に眼振（垂直性眼振）が認められる場合は中枢性めまいが疑われる。全身性疾患に関連するめまいでは，病的な眼振は認めない。目が拡大されて眼振を見やすくするフレンツェルの眼鏡を患者に装着し観察するが，この眼振を記録に残す方法が，ENG（electronystagmogram，電気眼振図検査）である。めまいの経過を追って比較検討が可能となることから有用である。ENGの他に，眼振を観察記録する検査法としてCCDカメラで眼球を撮影記録する方法もある。

(2) 温度刺激検査

　正常人の外耳に温水または冷水を注入すると眼振が誘発される。これを観察する検査を温度刺激検査（カロリックテスト）という。前庭神経に異常があると眼振は起きないことから，めまいの原因鑑別に役立つ。温度刺激検査の際の眼振の記録にENGが使われる。

(3) 聴力検査

　突発性難聴など末梢性めまいの中には聴力障害を示すものがあり，聴力検査は原因鑑別に有用である。オーディオメーターを使用して，5～7段階の周波数の音源を用いた純音聴力検査が一般的である。

(4) 重心動揺検査

　重心動揺計の平らな台の上に，開眼で1分間，閉眼で1分間，患者を立たせる。その間の重心の移動が自動計測され，経時的な動揺パターンから中枢性めまいか末梢性めまいか鑑別できる。

5. 臨床検査に求めること

1）頭痛

　頭痛の原因は決して頭蓋内にあるとは限らないので，頭部の画像検査の他に，いろいろな臨床検査が行われることを理解するべきである。

　頭痛を主訴として来院した患者に限らず，臨床検査中に突然の頭痛を訴える患者もいる。このようなときには，突然発症する頭痛の中には危険な病態があることに留意し，慎重に対応するべきである。

2）めまい

　めまいの診療において，かつては外来で診察医が診察の一環として検査を行ってきたが，職能分担効率化の考えから，臨床検査技師によりめまいの検査が行われることが増えてきた。

　今後，診療において臨床検査技師の役割はさらに増してくることが予想される。検査時に患者が転倒する事故を予防する配慮は臨床検査の場で必要である。また，めまいは複数科の医師により診療されることが多く，臨床検査技師は複数科の医師と連携しながら検査を進めていくことが重要である。

文　献

1) 永山正雄：頭痛．日本救急医学会監修，日本救急医学会専門医認定委員会編，救急診療指針，改訂第4版，へるす出版，東京，2011，pp286-289.
2) 国際頭痛学会頭痛分類委員会，厚生労働科学研究「慢性頭痛の診療ガイドライン作成に関する研究班」訳：国際頭痛分類第2版．日本頭痛学会誌　31：13-188，2004.
3) 黒川顕：めまい．日本救急医学会監修，日本救急医学会専門医認定委員会編，救急診療指針，改訂第4版，へるす出版，東京，2011，pp281-285.

（松田　潔）

2-3 痙攣

1. 概要

痙攣は，全身または一部の骨格筋に発作性に起こる不随意な収縮である。狭義には，大脳皮質運動領野の神経細胞の病的な異常興奮により全身または一部の筋肉が急激に収縮する状態で，てんかん発作のうち運動症状を伴うもの（＝てんかん性痙攣）を意味する。広い意味では，筋肉の不随意収縮も痙攣に含まれ，これは痛みを伴わない攣縮（スパスム），および痛みを伴う攣縮（クランプ，こむら返り）に分けられる。

てんかんは，種々の病因により大脳皮質の神経細胞が過剰，無秩序，局所性に興奮する「常同性で反復するつまり慢性の発作」（てんかん発作）を主徴とする。てんかん発作の症状は，上述した運動症状のほかに，知覚症状・自律神経症状・精神症状，意識障害がある。これは大脳のどの場所で発火しているかに依存する。したがって，てんかん発作の中には，発火する部位によって，幻覚などの精神症状を示すのみで痙攣を伴わない場合もある。また，痙攣があっても急性で，反復していない場合はてんかんとはいわない。

てんかん発作は，その症状の及ぶ範囲から局所性発作と全身性発作に分けられる。

1）局所性発作

単純型（＝意識障害なし）には，運動症状（身体の一部から痙攣が起こる），知覚症状（異常感覚），自律神経症状（心窩部不快感，悪心など），精神症状（恐怖・不安など）のいずれかを伴う。運動症状のなかにはジャクソン発作があり，大脳皮質の局所の電気的興奮が隣在している部位へ広がるのと同期して，通常顔面や手から痙攣が始まり同側の上下肢に増大する。

複雑型（＝意識障害あり）は，単純型で始まったのち意識障害が起こる場合と，最初から意識障害を呈する場合がある。自動症を伴う場合では，つばを飲み込む，顔をなで回す，戸を開けたり叩いたりする，家の中を歩き回る，などの動作を繰り返す。

局所性発作の重積状態が非痙攣性てんかん重積状態（nonconvulsive status epilepticus；NCSE）である。

2）全身性発作

両側大脳半球の皮質が広範囲に異常放電を起こし全身広範囲に症状が発現する。意識障害を伴うことが多い。持続時間は1～2分間である。全身性発作の重積状態が全身痙攣重積状態（generalized convulsive status epilepticus；GCSE）である。

（1）強直性発作

体幹や四肢の筋肉の持続的な収縮が起こる。左右対称に症状が出現する。眼球上転，上下肢の伸展，全身が弓なりに反るような姿勢をとり，呼吸停止もあり得る。

（2）間代性発作

拮抗筋との間で筋の収縮と弛緩を繰り返し震える。

（3）強直性間代性発作

典型的には，突然の意識消失の後，強直性発作が数十秒ないし1分程度続いて，間代性発作へと移行する。やがて痙攣は消失し混乱状態を経て，数十分間の発作後昏睡と呼ばれる状態に移行する。

（4）欠神発作

10秒以下の持続時間で急に意識を失い行動を停止する。

（5）ミオクローヌス発作

不規則に局在性に筋収縮が起こる。典型的には急に両上下肢や顔面の筋肉が短時間収縮する。

（6）脱力発作

急に全身の筋肉に脱力が生じて転倒する。

2. 緊急度判定

痙攣重積とは，痙攣発作が30分以上続く，あるいは発作と発作の間欠期に意識が回復することなく発作を繰り返す状態である。GCSEは最も重症かつ緊急性が高く，集中治療室での管理が必要となることがある。痙攣重積状態では，本態性よりも症候性の発作が強く疑われ，なかでも頭蓋内の器質的病変によることが多い。もちろん，運転中や入浴中に発作が起きると生命危機に陥る可能性が高い。したがって痙攣重積状態では，誤嚥や窒息による低酸素血症および脳虚血が問題となる。表Ⅱ-7に，痙攣の緊急度判定について示す。

表Ⅱ-7 痙攣の緊急度判定

最重症：	痙攣重積状態，痙攣が継続している
重　症：	意識障害（JCS 100以上）が継続している SpO_2が低下している 収縮期血圧＜90mmHg 収縮期血圧≧200mmHg 瞳孔不同あるいは麻痺など脳血管障害の症状を伴う
中等症：	痙攣発作後で呼吸循環が安定している

3. 原因疾患

1）特発性（真性）てんかん

脳や全身に原因となる所見がない。10歳代に初発することが多い。通常全身性発作となる。18歳までの若年者で初発する痙攣では特発性てんかんのことが多い。高齢者で初発することは希である。

2）症候性てんかん

脳の器質的異常により発生する。30～40歳代以降で初発することが多い。

（1）頭部外傷・脳血管障害

頭蓋内占拠病変あるいは脳室が拡大することにより発作が起こる。大脳皮質を巻き込む脳挫傷や脳梗塞が既往にあれば，そこが焦点となる。

（2）脳腫瘍

とくに悪性腫瘍の既往のある傷病者では，転移性脳腫瘍の可能性がある。

（3）髄膜炎，脳炎，脳膿瘍

重症髄膜炎では脳へ及ぶと痙攣を起こす可能性がある。頭痛，発熱などの随伴症状により診断する。感染症がなくても，痙攣そのものによって熱産生が高まる結果，高体温を呈する症例がある。

3）脳以外の全身的な異常

（1）急性脳循環不全

急性心不全や致死性不整脈（心室細動，Adams-Stokes症候群など）では急性の脳循環の低下による低酸素脳症により痙攣を起こす場合がある。これは重要である。

（2）電解質・水異常

水中毒に伴う低ナトリウム血症や，新生児の痙攣の原因として低カルシウム血症，ビタミンB_6欠乏症がある。頻度は低い。

（3）代謝性疾患

低血糖，高血糖，尿毒症，肝性脳症などがある。既往歴より判断する。

（4）薬物中毒

多くの薬物が，可能性は低くても痙攣を起こす。向精神薬，抗うつ薬など神経系に主に作用する薬物のほかにも，抗菌薬（ペニシリン系，カルバペネム系），抗腫瘍薬，気管支拡張薬など痙攣を起こす薬物は多岐にわたる。ある種の抗菌薬（ニューキノロン系）と解熱鎮痛薬（NSAIDs）を併用すると，副作用で痙攣発作を誘発するためこれらは禁忌とされている。アルコール中毒，アルコール離脱症候群（離脱せん妄），一酸化炭素中毒，鉛中毒も痙攣を起こす。

（5）熱性痙攣

乳幼児の痙攣はこのように呼称することが多い。とくに初発の痙攣や，通常の痙攣発作より持続時間が長いなどの相違がある場合は注意が必要である。

（6）子　癇

妊娠高血圧症候群を背景とし，妊娠後期ないし産褥期まで起こる。既往歴に非妊娠時の痙攣があるか

尋ねることが必要である。多くの症例は妊娠高血圧症候群による高血圧を伴い，子癇の1/4には高血圧性脳出血を伴う。したがって，脳出血による症候性てんかんとの鑑別が必要である。

4）心因性非てんかん発作

器質的に異常のない場合にも起こるが，すでに本態性または器質性てんかんの診断がついている傷病者においてもみられる。真の全身性発作と違った特徴（頭を左右に振る，腰の前方突き出し，四肢がバラバラに動く，痙攣後昏睡を伴わない，瞳孔反射は保たれる，発作中の意識がある，舌咬傷は希，便失禁も希）を認識しておくことが必要である。

4. 鑑別診断の進め方

1）問　診

多くの場合，発作を起こした患者は発作中の記憶がなく，たとえ発作は停止していても会話のつじつまが合わないなど病歴の聴取は難しい。

（1）既往歴

特発性（真性）てんかんや症候性てんかんと診断されていれば，診断された時期および状況，現在の薬剤内服や医療機関受診の有無の把握が重要である。抗てんかん薬の投薬を受けているときは，内服が不十分か，または自己判断で中止したことによる発作が多い。てんかんの診断がされてなければ，以前に同様の痙攣発作があったかどうかを把握する。頭部外傷や脳神経外科手術の既往は痙攣発作と強く関連する。

（2）現病歴

発症の誘因として，情動的ストレスや点滅する光・大きな音などの刺激が関連することがある。すでにあった発熱・感冒様症状などの感染徴候が誘因になることもある。

（3）内服薬

抗痙攣薬の減量・中止や精神科薬剤の内服の急な中止も原因となる。

（4）職業・環境

暑熱環境下での作業中の発症は熱中症を考える。鉛に曝露される可能性のあるバッテリーあるいはガラス製造業では痙攣が多い可能性がある。さび止め塗料にも鉛が含まれていることがある。

（5）家族歴

特発性（真性）てんかんは家族性のことがある。

2）種類の判断

痙攣が続いている場合，局所性発作か全身性発作か，発作がどこから始まりどのように進展したか，発作に左右差はあるか，発作の持続時間が重要である。全身性痙攣が長時間継続しているときはGCSEの可能性が高く，緊急に蘇生が必要である。局所性発作の多くは症候性であり，全身性発作の多くは特発性である。

多くの痙攣発作は短時間で治まる。一時的な意識消失だけではなく，その前に痙攣を起こしていたかどうかは重要である。二次的損傷の所見を得る。頭部・顔面外傷のある場合や頸部の痛みの訴えがある場合は，頸椎損傷もあり得る。

3）随伴症状

発作前に，悪心，嘔吐，胸苦しさ，異臭，幻視，幻聴，幻覚，つまり「不快な臭いを感じた」「目がチカチカした」がみられることがある。また，頭部の回転，チアノーゼ，意識障害を呈することがある。

痙攣が止まっても意識障害がしばらく残ることがあり，痙攣後昏睡，あるいはもうろう状態と呼ばれ，この場合，再発作を起こす可能性がある。全身的な異常が背景にある痙攣では，原因が取り除かれない限り意識障害が持続することも多い。

痙攣後に半身麻痺や失語を伴う場合は，まず脳血管障害の可能性があるものとして対処する必要がある。また，脳血管障害がなくても痙攣発作の後に片麻痺（トッド麻痺）を生じることがある。トッド麻痺は通常48時間以内に麻痺を残すことなく改善する。

発作後，尿失禁・便失禁，咬舌・口泡，発作後頭痛がみられることがある。

4）初期対応

まず痙攣かどうかをチェックする。痙攣であれば直ちにこれを止めなくてはならない。痙攣が止まったら，今度はその原因を検索する。それから予防をするにはどうしたらよいかを考える。

痙攣時には，筋肉の酸素消費が増えるにもかかわらず，呼吸筋の運動制限により低酸素となる。胸郭の動きは制限され，バッグ・バルブ・マスクによる人工呼吸は困難となりうる。確実な気道確保と酸素投与を行う。舌を咬むことを防ぐためにタオルなどを口腔内に挿入する処置は，手を咬まれ，患者が窒息する可能性があり推奨されない。低酸素は防止する。

痙攣が続いている場合は，周囲の物を移動させ頭の下にタオルを敷いて痙攣による二次的損傷を防止する。衣服を緩め，無理に押さえこまない。

痙攣後に意識障害がある場合，気道を確保し酸素投与を行い，回復体位をとらせる。嘔吐に対して，顔を横に向けて吐物の排出を促し，窒息や誤嚥を防ぐ。唾液の貯留など，必要があれば口腔内を吸引する。

痙攣後で意識障害のない場合には仰臥位とする。異常な呼吸や呼吸困難感の訴え，SpO_2の低下などがあれば，必要に応じて酸素を投与する。発熱があれば頭部を冷却し汗を拭く。

不整脈による発作などが原因で痙攣が起こったかもしれないので，心電図，SpO_2のモニターおよびバイタルサインの観察を行う。全身性硬直性痙攣が続いている状態では人工呼吸管理を行う。

ヒステリーや過換気が背景にあるとき，初発の痙攣自体により，あるいは，急な出来事に不安を感じ，二次的に過換気に陥ることもある。傷病者を安心させるよう努める。

5．診療に必要な検査

緊急検査として，末梢血，電解質，血液生化学，凝固線溶系検査に加えて，血中アンモニア，ビタミンB_1・B_6，薬物血中濃度（抗てんかん薬など），副腎機能，甲状腺機能，尿トライエージ（急性中毒スクリーニング）を行う。施行禁忌でなければ腰椎穿刺を行って髄膜炎を否定しておく。

痙攣に関して見逃してはならない状態として，心停止のうちで心室細動（ventricular fibrillation；VF），低血糖，それから痙攣重積状態がある。

心電図をモニターし，あるいはAEDを装着し，VFであれば除細動を行う。SpO_2モニタリングで低酸素血症を把握し，酸素投与を行う。血液ガス検査を行い，低酸素血症，高二酸化炭素血症，高乳酸血症，代謝性アシドーシスを早期に認識し是正する。血糖値を測定し必要であれば補正する。

痙攣重積においては，上述した蘇生処置に加えて，電解質異常検査，脳障害状態を把握するための脳CT検査，脳MRI検査が必要である。脳波検査あるいは持続脳波モニタリングを施行してNCSEを鑑別する。抗けいれん薬を投与した直後においては呼吸循環動態変化に注意する。

6．臨床検査に求めること

脳波測定が重要である。非痙攣性てんかん重積状態という概念が示すように，見た目では把握できないてんかんがある。救急外来において，簡易型でも良いので脳波検査機器を備え，いつでも稼働できるようにして，脳波の測定，診断ができる体制を構築する必要がある。

（黒田　泰弘）

2-4 運動麻痺，感覚消失・鈍麻

1. 概要

運動障害とは，運動麻痺，不随意運動，運動失調，協調運動障害，自動運動障害などの総称である。中枢神経（大脳，脊髄，小脳），末梢神経（遠心性運動維持），筋肉の収縮活動のいずれかの部位に障害が発生することによって生じる。

感覚障害は，皮膚や関節などからの感覚が大脳（感覚野）に伝わるまでの神経路の障害によって生じる。また，感覚障害の訴えは，感覚消失・鈍麻，感覚過敏，異常感覚，神経痛に分類される。

運動障害や感覚障害は神経症候の一部なので，おかしいと思ったら，まずバイタルサイン（意識レベルを含む）を確認する。そして，運動麻痺や感覚障害が認められたら，病変の存在部位を推定し，病歴などから原因を診断することになる。

2. 緊急度判定

1）運動麻痺

重症度・緊急度が高いのは，意識障害，嘔吐，瞳孔異常，ショック，呼吸障害を呈する場合である。脊髄損傷などを疑う例で，対麻痺あるいは四肢麻痺で，呼吸様式が異常である場合も緊急性が高い。脳卒中とくに小脳出血や小脳梗塞においては，高齢者で突然，歩行障害，めまい，構音障害，嘔吐，後頭部痛を訴え，急速に脳浮腫などから脳ヘルニアに至ることもある。

2）感覚消失・鈍麻

運動障害を伴わず，感覚障害だけが顕著であっても運動障害と同様に観察，対応を行う。

3. 鑑別診断の進め方

1）運動麻痺

（1）運動麻痺の種類

a. 単麻痺

下位運動ニューロンの障害（末梢神経障害）による上下肢のうちの一肢に限局した麻痺である。まれに腫瘍や脳血管障害による上位ニューロン障害（大脳皮質運動領野障害）で起こることもある。

b. 片麻痺

内包付近の出血や梗塞により，その反対側の片麻痺（＝片側の上下肢の麻痺）が起こる。麻痺としての頻度は多い。大脳皮質，大脳白質，脳幹の病変でも出現する。バレー徴候陽性（上肢が水平に維持できず，落下してくる）や第5（手）指徴候（麻痺側の小指が外側に開く）をみれば軽微な麻痺でもみつけることができる。顔面麻痺を伴う場合は，脳幹より上位の障害，顔面麻痺を伴わなければ脊髄障害である。

c. 交叉性片麻痺

一側の片麻痺と反対側の脳神経麻痺を伴う。脳幹部の障害で起こる。

d. 対麻痺

脊髄障害によることが多い両下肢の麻痺で，多くは感覚麻痺を伴う。救急疾患としては，脊髄損傷，脊髄血管障害を考えねばならない。ゆっくりとした経過で対麻痺になるのは，Guillain-Barré症候群，感染性脊髄炎，脱髄性疾患（多発性硬化症，急性散在性脳脊髄炎など），慢性経過で対麻痺になる疾患は，脳性麻痺，脊髄腫瘍，椎間板ヘルニア，慢性脊髄硬膜外膿瘍，脊髄空洞症，筋萎縮性側索硬化症である。両側の運動領の下肢領域（前頭葉内側）が障害されて起こることもある。

e. 四肢麻痺

大脳・脳幹・頸髄病変（頸髄損傷，椎間板ヘルニア，後縦靱帯骨化症，多発性硬化症など），末梢神経・神経筋接合部。筋肉の病変（Guillain-Barré症

候群，周期性四肢麻痺など）に起因する四肢の運動麻痺である。

f. 横隔膜麻痺

外傷，手術，肺癌，縦隔腫瘍などに起因する横隔神経障害により麻痺側の横隔膜が挙上する。高位頸髄損傷，Guillain-Barré 症候群，重症筋無力症，帯状疱疹，脳炎，ジフテリア，ボツリヌスなどの毒素，筋ジストロフィーなどの場合は両側性に起こる。

g. 脳神経の運動障害

脳幹障害の位置によっては，Ⅲ～Ⅻの脳神経障害の症状を呈する。

動眼神経麻痺：眼瞼下垂，外眼筋麻痺，散瞳，対光反射消失，調節反射消失

滑車神経麻痺：内下方を見ることができない

三叉神経麻痺：感覚神経障害が多い

外転神経麻痺：外転神経は脳底と頭蓋底の間を長く走行するため損傷を受けやすい。外転ができず，眼位は内斜視となる

顔面神経麻痺：ベル麻痺は，急性発症，特発性で表情筋や咀嚼筋が麻痺するが症状は自然消失する

球麻痺：Ⅸ，Ⅹ，Ⅻ運動神経核あるいはその下位ニューロンの障害による発声，発語，呼吸，嚥下，循環障害

仮性（偽性）球麻痺：大脳皮質の両側性障害による構音，嚥下障害

反回神経麻痺：大動脈瘤，縦隔腫瘍，頸部外傷，多発神経炎，重金属中毒などによる嗄声，呼吸困難

(2) 問 診

a. 自覚症状

症状の発現方法，その時期を把握する。時間変動の把握で疾患が推定できることが多い。急激発症では脳出血や外傷，数分～数時間では脳梗塞，数日以上では感染性疾患，変性疾患を疑う。

b. 既往歴

高血圧，心血管疾患，糖尿病の既往，および処方されている薬物内容を把握する。家族にも同じ疾患の既往があることがある。

c. 随伴症状

意識障害，発熱，嘔吐，瞳孔異常などの有無を把握する。

表Ⅱ-8 徒手筋力テスト

5	強い抵抗を加えても完全に動かせる
4	かなりの抵抗を加えても完全に動かせる
3	抵抗を加えなければ，重力に抗して完全に動かせる
2	重力を除けば動かせる
1	関節は動かず，筋の収縮のみが認められる
0	筋の収縮もまったく認められない

(3) 局在診断

筋の動きがみられないものが完全麻痺，少しでもみられるものが不全麻痺である。局在診断は筋力の評価で行う。中枢性麻痺では，通常一肢全体の筋力が低下する。脳血管障害においては中枢性麻痺の定量的評価のために，いろいろな評価方法が用いられる。簡単な脳卒中評価方法では，顔面の運動（歯を見せてください），上肢（閉眼して両上肢を10秒間伸ばしてください＝バレー徴候の検査），言葉（何か話して下さい）の3つの評価で行う（シンシナティ病院前脳卒中スケール）。病院内の脳卒中評価ではNIHSS（米国立衛生研究所脳卒中スケール）が代表的であり，11項目（意識障害，注視，視野，顔面麻痺，上肢運動，下肢運動，運動失調，感覚，言語，構音障害，注意障害）で評価する。

末梢神経障害や神経根障害など局所症候が明瞭な場合，あるいは神経筋接合部・筋疾患の場合に，個々の筋について運動麻痺の程度を評価する。個々の筋の強さは徒手筋力テスト（manual muscle testing；MMT）（表Ⅱ-8）を用いる。

(4) 原因の判断

内因性疾患では，まず脳血管障害を考慮する。多くは高血圧や糖尿病を基礎疾患とし意識障害を伴う。部位の特定はCTおよびMRIで判断する。くも膜下出血や脳腫瘍以外では，頭痛を伴うことは少ない。

外因性は現病歴でそれと判断できる。転倒では，その原因および転倒してから症状が出現したのかどうかを把握することが重要である。

2）感覚消失・鈍麻

（1）おもな疾患

a. 脳神経障害

嗅神経麻痺：前頭蓋底骨折による。嗅覚消失

視神経麻痺：視力障害および視野障害

三叉神経障害：顔面の皮膚感覚障害，舌の前2／3の知覚麻痺，角膜・結膜・鼻腔・口腔などの知覚異常

聴神経麻痺：外傷，腫瘍，炎症に起因する聴覚障害

b. 末梢神経損傷

腕神経叢麻痺：（原因）交通外傷による「引き抜き損傷」，つまり神経根が頸髄から引き抜かれて障害，新生児の分娩時損傷

橈骨神経麻痺：（原因）外傷（上腕骨骨折合併），不自然な姿勢での就寝，（症状）肘および手関節の伸展，母指伸展および外転不能，前腕後面および手背の橈骨側の感覚障害

正中神経麻痺：（症状）母指球筋の萎縮，手関節の屈曲時に尺側偏位，第1，2，3指と第4指母指側の感覚低下

尺骨神経麻痺：（症状）手内筋の麻痺，小指と環指尺側の知覚障害

腓骨神経麻痺：（原因）膝窩，腓骨頭への外部からの圧迫，（症状）足関節・足趾の背屈不能，足背から下肢外側での感覚障害

脛骨神経麻痺：（症状）足背屈曲位保持，足底屈曲不能

閉鎖神経麻痺：（原因）骨盤骨折や異常分娩，（症状）大腿を閉じることができない，大腿内側や股部の疼痛

（2）観　察

損傷末梢神経の支配領域の運動麻痺や感覚障害が起こる。交感神経の支配がなくなるため血管拡張，皮膚温上昇，発汗抑制，皮膚乾燥が起こる。末梢神経切断後には神経が再生延長し，その先端部は接触により激しい放散痛を生じる。また四肢を切断された場合でも，しばらくは失った四肢が残存しているような感覚が残ることがある。

随伴症状としては，意識障害，発熱，嘔吐，瞳孔異常などの有無を観察する。

（3）局在診断

筋肉を動かすには感覚器からの情報が必要であり，反射もこの情報伝達に関連しているので，運動と感覚は相互に関連している。感覚障害の代表は「しびれ」である。実際には，筋力低下，筋萎縮，運動麻痺，筋緊張亢進などの運動機能障害がしびれ感として訴えられる。

感覚障害の検査は，表在感覚（温度覚，痛覚，触覚），深部感覚（振動覚，位置覚など），複合感覚（二点識別感覚，皮膚書字覚など）の3つについて評価する。局在診断は，感覚神経の分布により行う。

救急医療では，感覚消失・鈍麻の有無，程度，分布をおおまかに評価する。というのは，感覚低下・鈍麻が患者の主観によって表現されるため評価しにくいためである。意識障害があるときは，痛み刺激による逃避反応で評価する。

（4）原因診断

感覚障害の分布により病因を推測する。

単一末梢神経障害：支配領域の感覚障害や運動障害。外傷が多い

多発神経障害：手袋靴下型の障害。下肢の症状が先行し程度も強い。糖尿病，膠原病，中毒などが原因

脊髄後根障害：デルマトームに一致する痛み。感覚鈍麻や異常感覚

脊髄障害：横断面における障害範囲に依存した感覚障害

延髄・橋下部障害：感覚解離（ある種の感覚のみ障害）

延髄・橋下部より中枢障害：障害部位の反対側の感覚障害

視床障害：全感覚消失・鈍麻，とくに深部感覚が強く障害

視床や頭頂葉の一部の障害：一側の手掌と口周辺の感覚障害

頭頂葉障害：複合感覚の障害

外傷は機序的に明確である。発症時期では，中枢神経障害では発症から短時間内に症状が発現する。末梢神経障害では，数日以内（外因性），数週から数か月（内因性）で症状が顕著になる。

注意すべきは，感覚障害があるといっても身体表現性障害の鑑別が必要になる場合がある。感覚障害

の範囲が解剖学的に不一致，痛覚脱失が完全で正常部位との境界が明瞭，運動能力が高い，暗示による影響が大きいなどの特徴がある感覚障害の場合，身体表現性障害も考慮して除外診断を行う。

4. 診療に必要な検査

　ショックかどうかをまず判断する。必要に応じてショック体位とする。ショックにはなっていないが悪心・嘔吐が激しい症例では，昏睡体位とする。低酸素症が疑われれば酸素投与を行い，呼吸抑制であれば必要に応じてバッグ・バルブ・マスク換気を行う。外傷患者で頸椎損傷を否定できなければ，あるいは頸椎頸髄損傷が評価できていない場合は，頸椎カラーを装着していても患者移動時などには頸椎保持を行う。呼吸・循環動態の変動に注意する。

　頭部CT，脊椎（頸椎，胸椎，腰椎）CTを施行し，脳出血，頭部外傷，脊椎骨折などの診断を行う。骨折が同定できない場合には，頭部あるいは脊髄のMRI検査を行う必要がある。また横隔神経麻痺を疑う場合には，胸部単純X線，胸部CTにおける横隔膜の位置の確認が有用である。一般血液検査（末梢血，血液生化学，凝固線溶系）に加えて髄液検査が必要になることがある。

5. 臨床検査に求めること

　外傷では凝固線溶系がダイナミックに変動し，1日数回の検査でそのフォローを行い，例えば新鮮凍結血漿の投与など必要な処置を行う。血液ガス検査においても，代謝性アシドーシス，乳酸上昇はショック状態の反映であり，検査が繰り返し必要になる。脳梗塞の場合は時間との戦いであり，t-PA投与には1分を争って，血液検査などから投与除外規定の確認が必要となる。臨床検査技師は，救急外来で起こっていることを想像し，医師や看護師と一体となって対応する感覚を身につける必要がある。

（黒田　泰弘）

2-5 胸痛

1. 概要

胸痛は虚血性心疾患や大動脈疾患に代表される，緊急度の高い疾患によって起こることが多い。そのため，限られた時間軸の中で迅速に対応することが望まれる。

2. 緊急度判定

緊急度が高い症候である。ショックや意識消失を伴う，内臓痛で，突然発症，冷汗を伴う，強い痛み，今まで経験がない痛みはとくに緊急度が高い。痛みは10段階で評価されることが多い。緊急度が高い疾患としては，急性冠症候群（急性心筋梗塞／不安定狭心症），急性大動脈解離，大動脈瘤破裂（切迫破裂），肺血栓塞栓症，不安定な頻脈・徐脈，うっ血性心不全などの心大血管系の疾患が多い。

虚血性心疾患の胸痛は前胸部の圧迫，痛み，重苦しさなどがあり，数分以上持続する。安静時や繰り返す場合には不安定狭心症，心筋梗塞が多く，これらの場合には左肩，下顎，上肢，心窩部，背部への放散痛が特徴である。高齢者，糖尿病，女性は強い痛みを訴えないことも多いので注意する。

その他には，心膜炎，肺炎，胸膜炎，縦隔炎，急性膵炎・胆囊炎・胆石症，食道破裂，心臓神経症，過換気症候群，帯状疱疹，肋間神経痛，乳腺炎などがある。これらで胸壁痛の場合には，緊急度は高くないことが多い。

3. 鑑別診断の進め方

鑑別には，表Ⅱ-9に示す痛みの特徴，随伴症状，病歴から各種検査を進める。急性冠症候群を疑った場合には，モニター，静脈路確保はもちろん，鎮痛（モルヒネ），酸素投与，冠動脈拡張（ニトログリセリン：ミオコールスプレー口腔内噴霧），アスピリン投与を全例に行ってもかまわない。また，急性大動脈解離を疑った場合には，降圧を心がけて診断を進める。

4. 診療に必要な検査

12誘導心電図，超音波，胸部単純X線，造影CTなどの検査が有用である。蘇生のガイドラインでの初期診療のアルゴリズムを図Ⅱ-1に示す。各種心筋マーカーも有用であるが，発症からの時期によってその評価が異なる（詳しくはP.175「生化学検査・免疫検査」を参照）。D-dimerは，深部静脈血栓症（deep vein thrombosis；DVT）や肺塞栓（pulmonary embolism；PE）で陰性的中率が高く，大動脈解離でも<0.5μg/mLでは否定的とされている。

5. 臨床検査に求めること

緊急度が高いことが多く，急性冠症候群では発症からカテーテル治療までの時間が予後に影響するので，図Ⅱ-1に沿って必要な検査を必要なときに迅速に行うことを心がける。

表Ⅱ-9　症状から推定される疾患

症状	随伴症状・病歴聴取	推定される疾患
胸痛・肋部圧迫感	呼吸困難，冷汗，悪心，労作と関係，危険因子の有無	虚血性心疾患
胸背部痛	移動する痛み，引き裂かれるような痛み 他臓器虚血症状（脳梗塞ほか神経所見） 脈・血圧の左右差	大動脈疾患
呼吸性変動を伴う持続性胸痛	突然発症，呼吸困難，頻呼吸・脈，低酸素，長期臥床（安静） 呼吸器症状，発熱，呼吸音減弱，摩擦音，体位変化	肺動脈疾患 肺・胸膜・心膜疾患
心窩部痛	食事との関係，消化器症状	上部消化管 肝胆膵疾患
表在痛	圧痛，運動痛，打撲 水疱，発赤	神経・筋・骨格疾患 帯状疱疹

文 献

1) 日本救急医学会監修, 日本救急医学会専門医認定委員会編：救急診療指針. 改訂第4版, へるす出版, 東京, 2011.
2) 日本蘇生協議会, 日本救急医療財団監修：JRC蘇生ガイドライン2010. へるす出版, 東京, 2011.

（太田 祥一）

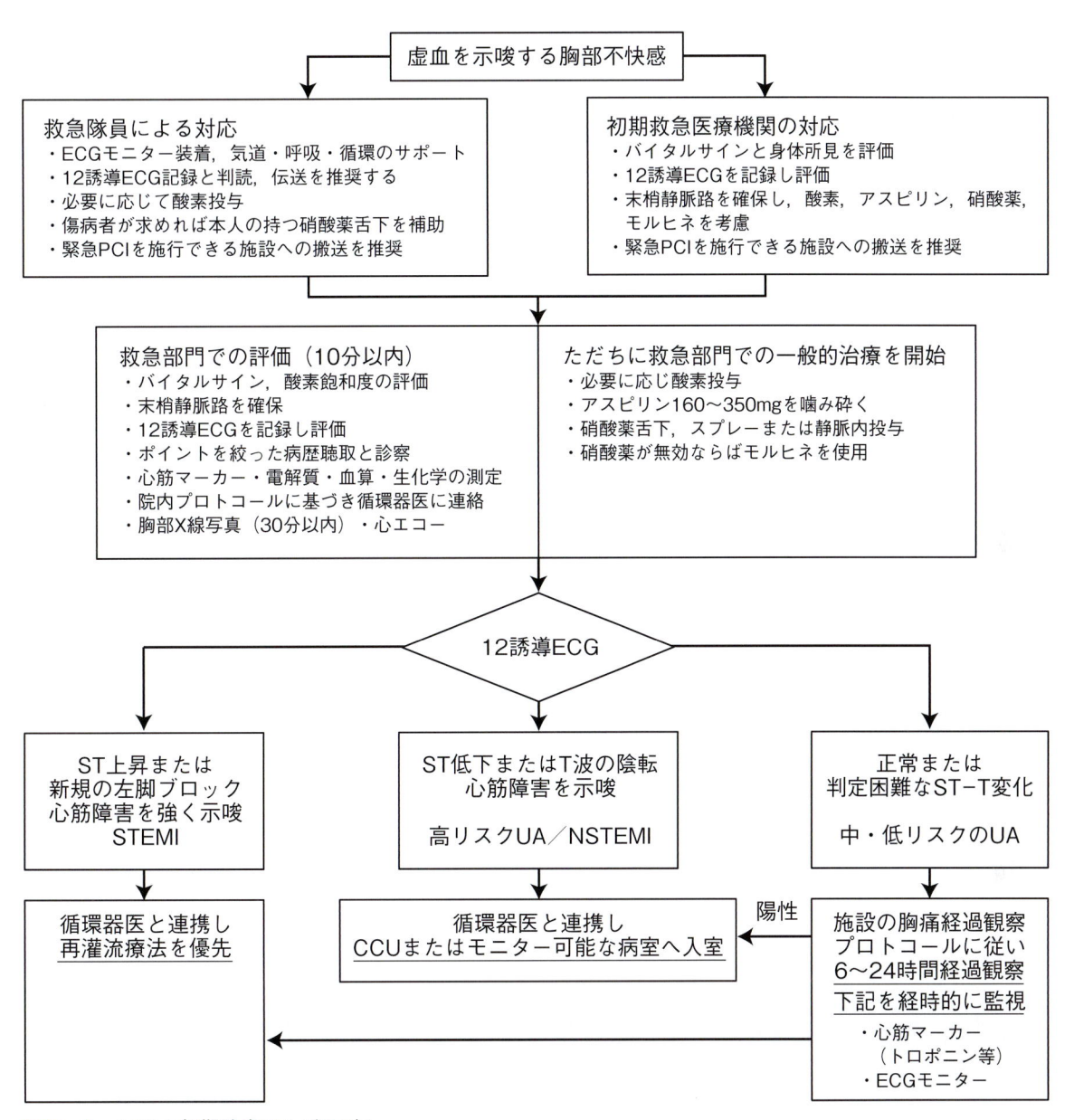

```
              虚血を示唆する胸部不快感
              ┌──────────┴──────────┐
┌─────────────────────────┐   ┌─────────────────────────┐
│ 救急隊員による対応              │   │ 初期救急医療機関の対応           │
│ ・ECGモニター装着，気道・呼吸・循環のサポート │   │ ・バイタルサインと身体所見を評価       │
│ ・12誘導ECG記録と判読，伝送を推奨する      │   │ ・12誘導ECGを記録し評価           │
│ ・必要に応じて酸素投与              │   │ ・末梢静脈路を確保し，酸素，アスピリン，硝酸薬， │
│ ・傷病者が求めれば本人の持つ硝酸薬舌下を補助   │   │  モルヒネを考慮                │
│ ・緊急PCIを施行できる施設への搬送を推奨     │   │ ・緊急PCIを施行できる施設への搬送を推奨    │
└─────────────────────────┘   └─────────────────────────┘

┌─────────────────────────┐   ┌─────────────────────────┐
│ 救急部門での評価（10分以内）          │   │ ただちに救急部門での一般的治療を開始      │
│ ・バイタルサイン，酸素飽和度の評価       │   │ ・必要に応じ酸素投与              │
│ ・末梢静脈路を確保                │   │ ・アスピリン160～350mgを噛み砕く      │
│ ・12誘導ECGを記録し評価            │   │ ・硝酸薬舌下，スプレーまたは静脈内投与     │
│ ・ポイントを絞った病歴聴取と診察         │   │ ・硝酸薬が無効ならばモルヒネを使用       │
│ ・心筋マーカー・電解質・血算・生化学の測定    │   └─────────────────────────┘
│ ・院内プロトコールに基づき循環器医に連絡     │
│ ・胸部X線写真（30分以内）・心エコー       │
└─────────────────────────┘

                  ◇ 12誘導ECG ◇
   ┌──────────────┼──────────────┐
┌──────────┐  ┌──────────┐  ┌──────────┐
│ ST上昇または    │  │ ST低下またはT波の陰転 │  │ 正常または     │
│ 新規の左脚ブロック │  │ 心筋障害を示唆    │  │ 判定困難なST-T変化 │
│ 心筋障害を強く示唆 │  │           │  │           │
│ STEMI       │  │ 高リスクUA／NSTEMI │  │ 中・低リスクのUA  │
└──────────┘  └──────────┘  └──────────┘
      │             │        陽性  │
┌──────────┐  ┌──────────┐  ┌──────────┐
│ 循環器医と連携し  │  │ 循環器医と連携し   │←─│ 施設の胸痛経過観察  │
│ 再灌流療法を優先  │  │ CCUまたはモニター │   │ プロトコルに従い   │
└──────────┘  │ 可能な病室へ入室   │   │ 6～24時間経過観察  │
               └──────────┘   │ 下記を経時的に監視  │
                              │ ・心筋マーカー    │
                              │  （トロポニン等）  │
                              │ ・ECGモニター    │
                              └──────────┘
```

図Ⅱ-1　ACSの初期診療アルゴリズム

Ⅱ. 救急の症候と診療

2-6 動 悸

1. 概 要

　動悸とは，普段自覚しない心臓の拍動やその乱れを不快な症状として自覚することである。運動後やストレスなどによる生理的なものもあるが，病的な原因は不整脈が多い。

2. 緊急度判定

　意識障害，失神，持続する胸痛，呼吸困難（起坐呼吸，会話困難，チアノーゼ），血圧低下（頸動脈触知不良），ショック（冷汗など5Ps）などを伴うような不安定な場合は緊急度が高い。このような場合には救急診療の原則に則り，まず，気道，呼吸，循環を評価し，異常があれば必要に応じて安定化させる。

3. 鑑別診断の進め方

　動悸の診断は図Ⅱ-2のように進める。

4. 診療に必要な検査

　心拍数＜60／分の徐脈（拍）のアルゴリズムを図Ⅱ-3に示す。房室ブロックでも洞性徐脈でも不安定な場合は電気的治療（ペーシング）が第一選択となる。P波とQRS波が無関係なⅢ度房室ブロックや高度房室ブロックは，症候の有無にかかわらず速やかにペーシングを施行する。一過性の房室ブロックで，3つ以上のP波に対して，QRS波が1つの場合を高度房室ブロックという。MobitzⅡ型2度房室ブロックと同様，PR間隔の延長は認めず，Ⅲ度房室ブロックは含まれない。心拍数＞100／分の不安定な頻拍(脈)のアルゴリズムを図Ⅱ-4に示す。

5. 臨床検査に求めること

　心電図モニターや12誘導心電図を速やかに正しく評価することが重要であるが，その間も身体所見をおろそかにしないようにする。

文 献

1）日本救急医学会監修，日本救急医学会専門医認定委員会編：救急診療指針．改訂第4版，へるす出版，東京，2011.

（太田　祥一）

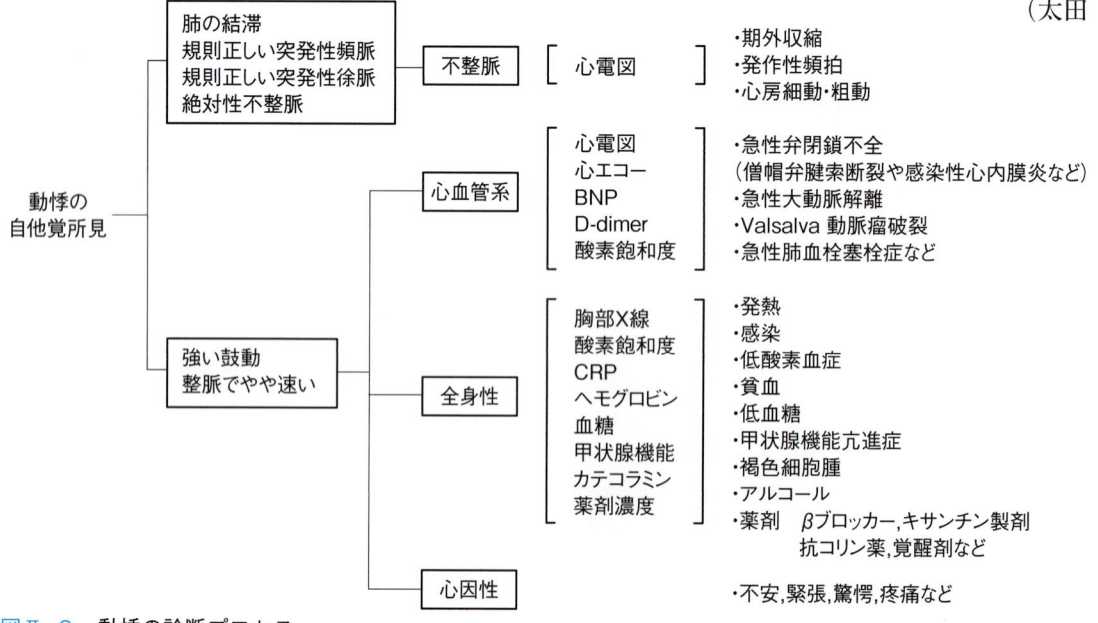

図Ⅱ-2　動悸の診断プロセス

〔笠貫宏，相澤義房，木村一雄，他：循環器医のための心肺蘇生・心血管救急に関するガイドライン．Circ J 2009；73（SupplⅢ）：1361-456(http://www.j-circ.or.jp/guideline/pdf/JCS2010kasanuki_h.pdf)．より引用〕

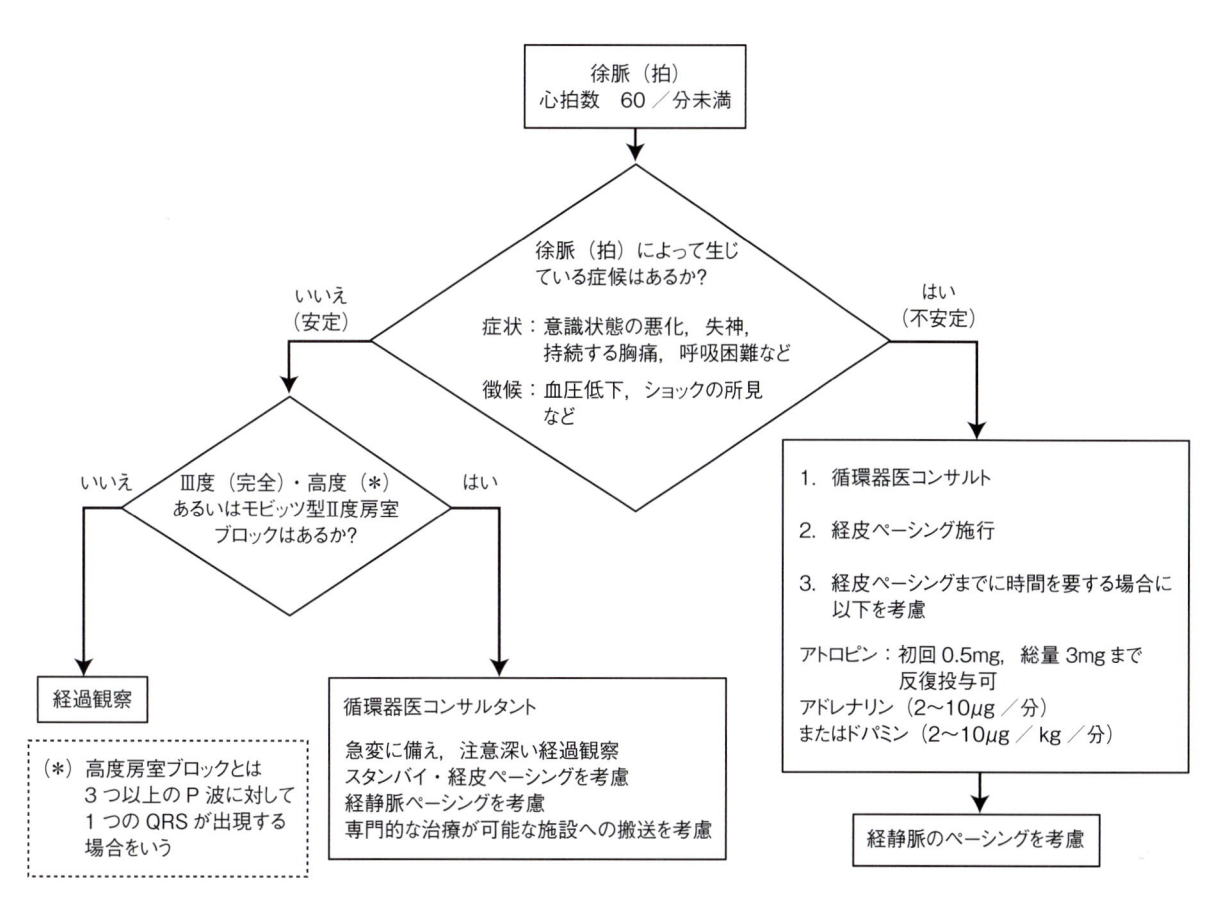

```
                    徐脈（拍）
                    心拍数 60／分未満
                         │
                         ▼
                徐脈（拍）によって生
                じている症候はあるか？
    いいえ                                    はい
    （安定）      症状：意識状態の悪化，失神，    （不安定）
                     持続する胸痛，呼吸困難など
                 徴候：血圧低下，ショックの所見
                     など
```

```
              Ⅲ度（完全）・高度（＊）
    いいえ     あるいはモビッツ型Ⅱ度房室    はい
              ブロックはあるか？
```

    1. 循環器医コンサルト
    2. 経皮ペーシング施行
    3. 経皮ペーシングまでに時間を要する場合に以下を考慮

    アトロピン：初回 0.5mg，総量 3mg まで反復投与可
    アドレナリン（2～10μg／分）
    またはドパミン（2～10μg／kg／分）

経過観察

循環器医コンサルタント
急変に備え，注意深い経過観察
スタンバイ・経皮ペーシングを考慮
経静脈ペーシングを考慮
専門的な治療が可能な施設への搬送を考慮

（＊）高度房室ブロックとは
３つ以上のＰ波に対して
１つのQRSが出現する
場合をいう

経静脈のペーシングを考慮

〔日本蘇生協議会，日本救急医療財団監修：JRC蘇生ガイドライン2010．へるす出版，東京，2011，p71．より引用〕

図Ⅱ-3　徐脈（拍）のアルゴリズム

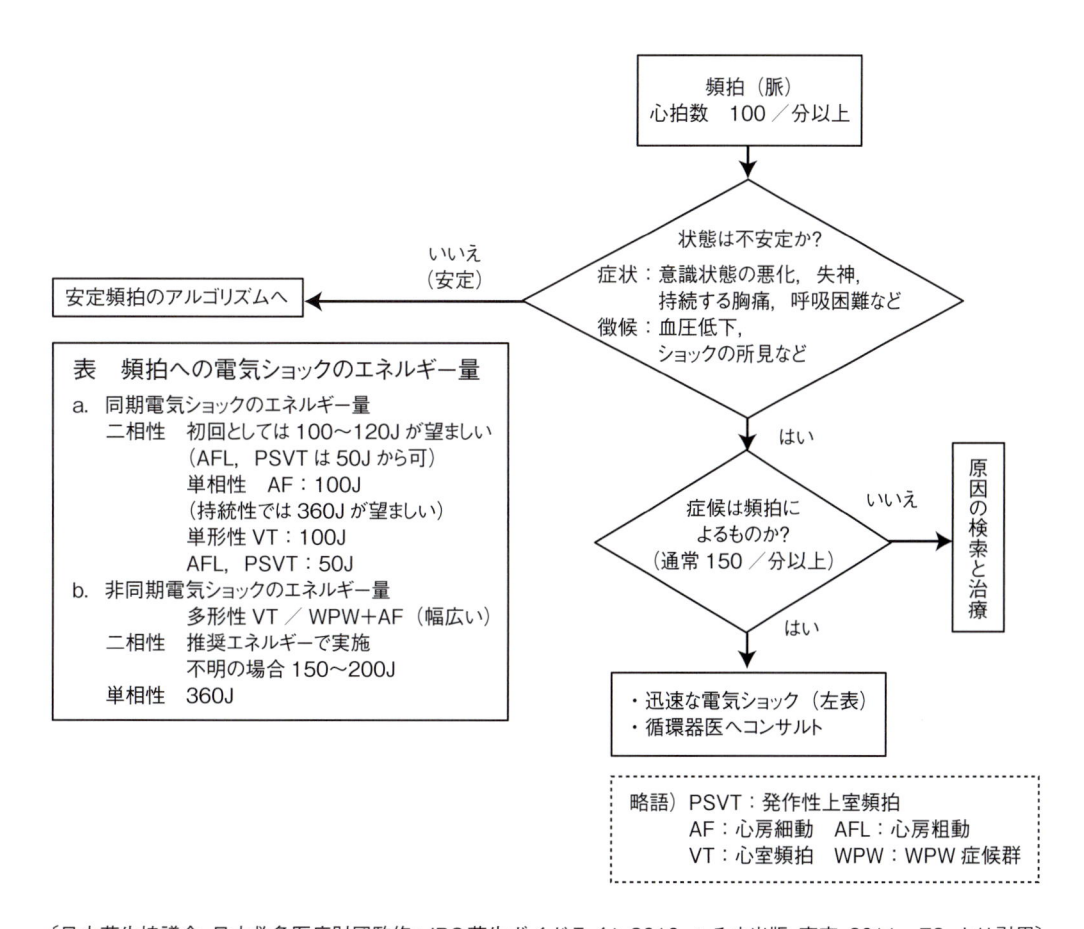

```
                    頻拍（脈）
                    心拍数 100／分以上
                         │
                         ▼
                    状態は不安定か？
    いいえ                                    はい
    （安定）      症状：意識状態の悪化，失神，
                     持続する胸痛，呼吸困難など
                 徴候：血圧低下，
                     ショックの所見など
```

安定頻拍のアルゴリズムへ

表　頻拍への電気ショックのエネルギー量
　a．同期電気ショックのエネルギー量
　　二相性　初回としては 100～120J が望ましい
　　　　　　（AFL，PSVT は 50J から可）
　　単相性　AF：100J
　　　　　　（持続性では 360J が望ましい）
　　　　　　単形性 VT：100J
　　　　　　AFL，PSVT：50J
　b．非同期電気ショックのエネルギー量
　　　　　　多形性 VT／WPW+AF（幅広い）
　　二相性　推奨エネルギーで実施
　　　　　　不明の場合 150～200J
　　単相性　360J

症候は頻拍によるものか？
（通常 150／分以上）

原因の検索と治療

・迅速な電気ショック（左表）
・循環器医へコンサルト

略語）PSVT：発作性上室頻拍
　　　AF：心房細動　AFL：心房粗動
　　　VT：心室頻拍　WPW：WPW症候群

〔日本蘇生協議会，日本救急医療財団監修：JRC蘇生ガイドライン2010．へるす出版，東京，2011，p73．より引用〕

図Ⅱ-4　不安定頻拍（脈）のアルゴリズム

2-7 呼吸困難

1. 概要

　呼吸困難は，自覚症状としての呼吸のしにくさや息苦しさと，客観所見としての呼吸不全，酸素化障害，換気障害とがある．原因の如何にかかわらず，呼吸のトラブルは死に直結する恐れがあり，問題点をすばやく把握し，必要な緊急対応や緊急処置を実施する．

　呼吸中枢は延髄に存在し，そこからの下降刺激が呼吸筋や横隔膜などに吸気運動を促す．胸腔内の容積が増加し，気道内圧が大気圧より低くなる（陰圧）と空気が気道を通って肺に充満する．

　呼吸中枢が正常に活動しているにもかかわらず，十分な酸素化や換気が得られないときには，化学受容体など，いくつかの生体センサーから，「酸素分圧が低下している」「二酸化炭素分圧が上昇している」「血液がアシドーシスに傾いている」といった警告信号が脳の呼吸中枢に求心性に伝わり，呼吸の不足感や不快を感じるのが自覚的な"呼吸困難感"と考えられる．

　急激に生じた呼吸の異常に対する警告は正常な呼吸中枢で鋭く感じられ，慢性的な呼吸不全にさらされ続けると，呼吸の異常に対する呼吸困難感は鈍くなると考えられる．したがって，慢性呼吸不全の患者で，訴えが軽いからといって甘くみてはいけない．逆に，呼吸状態に何ら障害がなくても，不安感や精神的ストレスなどがきっかけとなり，パニック状態に陥ると，呼吸困難感が増し，いわゆる過換気症候群に陥る．呼吸数は意図的に，また交感神経系の亢進により増加するが，アルカローシスや低二酸化炭素血症なのに，なぜ呼吸困難を感じるのかは明らかではない．

2. 緊急度判定

　呼吸状態の評価には，まず気道の開通を確認する．上気道は鼻腔・口腔から気管あたりまでと考え，発声が問題なくできるかをみる．努力様の呼吸運動や呼吸補助筋を動員した呼吸，吸気での鎖骨上窩や肋間の陥没，シーソー呼吸や気管牽引は上気道閉塞や狭窄のサインである．意識障害による舌根沈下が原因であれば，まずは用手的に気道を開放する．食物片，吐物，凝血，粘稠痰などが原因であれば，咽頭・喉頭の吸引による清浄化，喉頭鏡やマギール鉗子での摘除，声帯よりさらに末梢であれば，気管支ファイバーで吸引するか，気管挿管後気管内吸引などで除去する．アナフィラキシーや急性喉頭蓋炎，咽頭後壁の血腫，気道熱傷など，気道粘膜の腫脹や気管壁外からの圧迫であれば，気管支ファイバー補助下に，細めの気管挿管を行う．挿管困難と判断したら，輪状甲状靱帯穿刺または切開の適応となる．自発呼吸停止の前に，気道が開通できれば高濃度酸素吸入で危機を回避する．呼吸停止後は，陽圧人工呼吸を行う．部分的な気道開通であっても見かけ上の動脈血ガスデータは正常範囲であり得るので，PaO_2や酸素飽和度を過信してはならない．また換気努力に見合わない$PaCO_2$の上昇は危険なサインである．

　次に呼吸数を数えるが，年齢によって呼吸数の評価は異なる．JTAS（Japan Triage and Acuity Scale，緊急度判定支援システム）によれば，呼吸数をもとに，成人の場合，呼吸の症状をモディファイアとし，蘇生もしくは超緊急（トリアージ青），緊急（トリアージ赤），準緊急（トリアージ黄）となっている（表Ⅱ-10）．

　小児の場合も，呼吸のモディファイアがあり，さらに年齢別の呼吸数からも，緊急度を定めている（表Ⅱ-11，Ⅱ-12）．

　冷汗をかいている場合や苦しくて横になれない場合，血圧が上昇し，頻脈を認める場合などは，呼吸・循環に問題があることが疑わしい．心タンポナーデや緊張性気胸などの緊急事態では，外頸静脈の怒張がみられる．一見呼吸に何ら問題がないのに，頻呼吸である場合には，過換気症候群も疑うが，見逃せない肺疾患（例えば肺血栓塞栓症）や何らかの原因による代謝性アシドーシスに対する呼吸性の代償であることもある．

　吸気時間と呼気時間は，正常ではほぼ1:1である．

表Ⅱ-10　成人：呼吸からみた緊急度

緊急度レベル	呼吸障害のレベル	O₂SAT	予測最大呼気流量
1	重度：過度の呼吸努力のため疲労した状態，チアノーゼ，単語のみ話せる状態，会話できない状態，上気道閉塞，傾眠または不穏状態	<90%	―
2	中等度：呼吸努力が増加した状態，文節単位の会話，とぎれとぎれの会話，気道は確保されているが重度または増悪する吸気性喘鳴(stridol)を認める	<92%	<40%
3	軽度：呼吸苦，頻呼吸，労作時息切れ，あきらかな呼吸の努力は認めない，文章単位での会話が可能，吸気性喘鳴(stridol)はあっても明らかな上気道閉塞は認めない	92‐94%	40‐60%

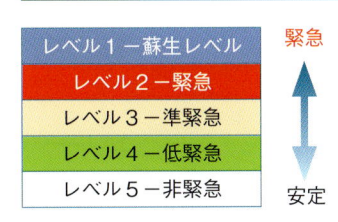

レベル1－蘇生レベル
レベル2－緊急
レベル3－準緊急
レベル4－低緊急
レベル5－非緊急

緊急 ↑↓ 安定

表Ⅱ-11　小児：呼吸からみた緊急度

緊急度レベル	小児：呼吸障害のレベル	O₂SAT	予測最大呼気流量
1	重度：過度の呼吸努力のため疲労した状態，チアノーゼ，傾眠傾向，不穏状態，保護者を認識できない状態，痛み刺激に対する反応が低下，単語のみ話せる状態，会話できない状態，頻脈または徐脈，頻呼吸または呼吸回数減少，無呼吸，不規則な呼吸，大きな陥没呼吸，鼻翼呼吸，呻吟，呼吸音の消失または減弱，上気道閉塞（嚥下障害，流涎，弱弱しい声，努力性呼吸および吸気性喘鳴），気道が保護されていない状態（咳嗽反射・嘔吐反射の減弱または消失），筋緊張の低下	<90%	―
2	中等度：呼吸努力の増加，落ち着きのない状態，不安状態または闘争的状態，頻呼吸，過呼吸，呼吸補助筋の軽度使用増加，陥没呼吸，鼻翼呼吸，文節単位の会話，とぎれとぎれの会話，吸気性喘鳴(stridol)はあっても気道は確保されている状態，呼気相の遷延	<92%	<40%
3	軽度：呼吸苦，頻呼吸，労作時息切れ，あきらかな呼吸の努力は認めない，文章単位での会話が可能，吸気性喘鳴(stridol)はあっても明らかな上気道閉塞は認めない，軽度の労作時息切れ，頻回の咳嗽	92‐94%	40‐60%

表Ⅱ-12　（年齢別）呼吸数と緊急度

年齢/緊急度	1	2	3	4, 5	3	2	1
0～3か月	<10	10‐20	20‐30	30‐60	60‐70	70‐80	>80
3～6か月	<10	10‐20	20‐30	30‐60	60‐70	70‐80	>80
6～12か月	<10	10‐17	17‐25	25‐45	45‐55	55‐60	>60
1～3歳	<10	10‐15	15‐20	20‐30	30‐35	35‐40	>40
3～6歳	<8	8‐12	12‐16	16‐24	24‐28	28‐32	>32
6～10歳	<8	8‐10	10‐14	14‐20	20‐24	24‐26	>26

気道狭窄では吸気時間が長めになるが，明らかに呼気時間が延長しているときは末梢肺からの呼出困難と判断する。気管支喘息発作や心臓喘息の患者にみられる。自己PEEPをかけて，呼出を補助するために，口すぼめ呼吸もする。このような患者が危機的な状態になると，しゃべることも横になることもできなくなる。酸素吸入と気管支拡張薬の緊急使用が必要になる。

チアノーゼは低酸素状態の古典的なサインである。酸素化されていないヘモグロビン（Hb）が4～5g/dL以上で観察される。PaO₂<40mmHg以下と考えてよい。だだし，貧血患者では低酸素でもチアノーゼがみられない。急性中毒などで，メトヘモグロビンが多くなると，チアノーゼがみられる。一酸

II. 救急の症候と診療

表 II-13 呼吸困難や頻呼吸をきたすおもな急性疾患

原因や病態	疾患
気道の開通性に問題がある	気道異物（吐物，喀痰，喀血），気道熱傷，急性喉頭蓋炎，アナフィラキシー，仮性クループ，咽後膿瘍，咽頭後壁血腫など
肺の酸素化や換気に問題がある	肺水腫，ARDS，肺炎，気管支喘息，無気肺，肺血栓塞栓症，気胸，肺挫傷など
心臓，循環に原因がある	急性左心不全，心臓喘息，慢性腎不全，体液過剰，脱水，大量出血など
胸郭（呼吸）運動に問題がある	頸髄損傷，脊髄疾患，末梢神経障害，重症筋無力症など
中枢性，精神疾患	頭蓋内圧亢進，過換気症候群，パニック障害，ヒステリー，高熱など
代謝性アシドーシスの影響	乳酸アシドーシス，糖尿病性ケトアシドーシス，腎不全，肝不全など
中毒，環境要因	CO中毒，シアン中毒，農薬や除草剤中毒，医薬品中毒，熱中症，高山病，減圧症など

化炭素中毒では，紅潮な皮膚色にもかかわらず，結合力の強い一酸化炭素ヘモグロビン（CO-Hb）がPaO_2を低下させ，深刻な低酸素状態に陥っている。多くのパルスオキシメータはCO-HbをO_2-Hbと区別できないので，見かけ上の酸素飽和度をあてにはできない。

呼吸状態の評価において，呼吸音の聴診は最も基本的かつ重要である。両側の上肺野，中・下肺野，背側からの聴診だけでなく，前頸部で気管の開通を確認する。呼吸音の左右差とラ音などの呼吸性雑音は重要な所見である。

呼吸音の左右差と頸部や胸壁の皮下気腫，胸部X線で縦隔気腫を認めると，ガス壊疽でなければ気道または肺損傷である。自然気胸，外傷性気胸，人工呼吸による肺損傷が考えられる。陽圧換気中の気胸は，容易に緊張性気胸となり循環不全から心停止につながるので，緊急で胸腔穿刺，胸腔ドレナージが必要である。

気管内吸引が血性である場合，肺挫傷，喀血，肺水腫，肺胞出血などが考えられる。いずれも重篤な病態であるが，とにかく酸素化と換気が保たれるよう呼吸管理を工夫する。出血源が片側性なら，分離換気も検討する。

3. 原因疾患

呼吸困難をきたす疾患は，気道，肺，心臓，筋肉，神経，内分泌，精神疾患などに加え，外傷，アレルギー，急性中毒も見逃せない（表II-13）。救急の基本は，生命を安定化させつつ，病歴，バイタルサイン，理学所見をていねいに評価することから始まる。緊急的治療が必要ではない場合や，症状が落ち着いていると判断すれば，内科にゆだねてもよい。

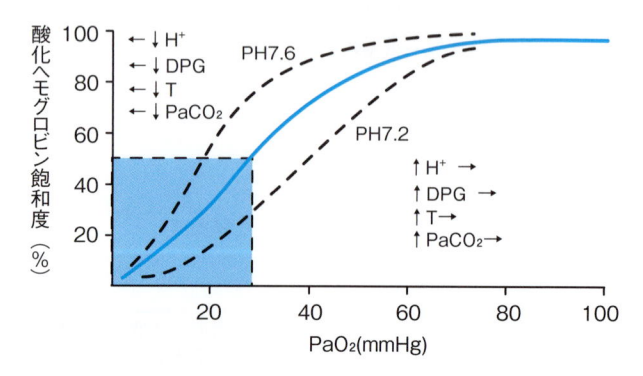

図II-5 酸素解離曲線

4. 診療に必要な検査

1）血液ガス分析

呼吸困難の救急患者を診療するにあたり，臨床検査技師として重要なことは，さしあたり動脈血ガスの測定である。救急処置室には血液ガス分析装置が常備され，いつでも測定できるはずであるが，医師が治療で手いっぱいのときに，データを手際よく医師にフィードバックし，その際に異常データを察知して医師に向かって警鐘を鳴らす。医師が気づきにくい，PaO_2とSaO_2の乖離や，pHの変化，体温の変化による酸素解離曲線の移動も理解しておく（図II-5）。

2）緊急検査

とくに指示がなくても，重症患者であれば，血糖，電解質，血算，CO-Hbの測定は必ず行う。

3）感染症検査

肺炎を含む重症感染症や敗血症では，病原体，原因菌の推定が重要になる。インフルエンザ抗原迅速判定キット，肺炎球菌抗原やレジオネラ抗原のスク

リーニングが求められる。医師と協力して，培養に先立ちグラム染色と顕鏡により，気道分泌物，膿汁，血液などから細菌の種類を推定することが重要である。血液培養などは，抗菌薬の投与開始前に検体の採取を促す。好気，嫌気ボトルにそれぞれ分け，培養開始までは適切に保管する。

4) 生理検査

超音波検査，心電図などの生理検査は，医師が行うことも，臨床検査技師が行うこともある。呼吸困難の患者では，心疾患の診断と心臓画像診断とその評価が重要である。

5) 凝固線溶検査

肺血栓塞栓症では，線溶マーカーの測定が重要である。FDPとD-dimerは必ず検査する。体外循環を必要とする患者では，APTTやACT，ワルファリン服用患者ではPT測定が必要である。

6) 生化学検査

CRPは炎症の程度を反映，プロカルシトニンは細菌感染の有無と重症度，クレアチンキナーゼ分画，心筋トロポニン，BNP（ナトリウム利尿ペプチド）は心疾患で測定。

7) 画像検査

臨床検査技師の範囲外ではあるが，胸部X線，胸部CT（ときに造影CT）を行う。

8) 呼吸機能検査

気管支喘息患者では，ピークフロー（PEF）測定や1秒量（FEV_1）で重症度をみる。

5. 臨床検査に求めること

呼吸困難にかかわらず，血液ガス分析は救急診療に欠かせない検査である。結果を早く知らせることは重要であるが，医師が血液ガスの結果を表面的にしか解釈していない場合，臨床検査技師としての専門的知識から助言する。酸素投与や人工呼吸管理が始まると，条件変更のたびに頻繁に血液ガスを測定することになる。検査の必要性を理解し，医師に協力するとともに，無駄な検査については行わないよう助言する。

文献

1) 日本救急医学会，日本救急看護学会，日本臨床救急医学会監修：緊急度判定支援システム―CTAS 2008日本語版／JTASプロトタイプ．へるす出版，東京，2010，pp12-14.
2) 野口宏：呼吸困難．日本救急医学会監修，島崎修次，浅井康文，有賀徹，他編，救急研修標準テキスト，医学書院，東京，2005，pp219-221.
3) 瀧健治：呼吸器感染症に関するガイドライン―成人市中肺炎診療の基本的考え方．救急医学 2008；32：1345-1350.
4) 上笹貫俊郎，池上敬一：呼吸器疾患．日本救急医学会監修，日本救急医学会専門医認定委員会編，救急診療指針，改訂第4版，へるす出版，東京，2011，pp386-392.

（木下　順弘，田代　貴大）

Ⅱ. 救急の症候と診療

2-8 咳・痰，喀血

1. 概　要

1）咳嗽反応（反射）

　咳嗽反応（反射）は，気道内異物を気道外に喀出除去するための生体防御反応によるものと，咳受容体に対する物理的・化学的な刺激によるものに分かれる。痰を伴う咳である湿性咳嗽は，痰とともに異物を喀出しようとする生体防御反応が関与している。一方，痰を伴わない咳である乾性咳嗽は，気道への刺激のほか，気道以外の鼻腔，胸膜，心膜，食道，外耳道などに分布する咳受容体への刺激が原因となっている。このため，咳は呼吸器系疾患以外にもさまざまな病態において認められる。発症3週間以内の咳は急性咳嗽，3週間から8週間持続するものを遷延性咳嗽，8週間以上持続するものを慢性咳嗽と分類する。急性咳嗽は感染性のことが多く，慢性咳嗽では非感染性のことが多い。慢性咳嗽では表Ⅱ-14に示すようなさまざまな原因が報告されている。諸外国と比較して，わが国では咳喘息/喘息によるものが多く，胃食道逆流症の頻度が比較的少ないのが特徴的である。

2）喀　痰

　喀痰は，慢性閉塞性肺疾患（chronic obstructive pulmonary disease；COPD）や呼吸器感染症，肺癌，循環器疾患などさまざまな病態により生じる。発生機序によって，色調，性状，量などが異なるため，これらに関する情報は病態の解析と診断治療にきわめて重要である。無色透明痰は毛細血管からの漏出や気管支腺からの過分泌によるもので，気管支喘息や肺水腫などでみられる。血痰は気道や肺からの出血が痰に混じたものである。血痰の中でも黒色調が強い場合には少し古い出血であったことが考えられる。黄色痰は，細菌感染が加わり好中球など，多くの細胞成分が混じて膿性となったものである。鉄さび色の痰は，成人市中肺炎のおもな原因菌である肺炎球菌感染が推測される。

3）喀　血

　喀血は下気道（口腔以外，声帯よりも末梢の気道）からの出血と定義されているが，いわゆる痰に血液が混入する血痰までを含めた原因となる疾患・病態を表Ⅱ-15に示す。頻度としては感染症，気管支拡張症，肺癌などが原因であることが多い。大量喀血の定義は，24時間で100mL以上から48時間で600mL以上ともされており，明確なものはない。原因疾患や喀血量の如何を問わず，気道の閉塞や肺胞腔まで血液で満たされて，ガス交換に障害を及ぼす場合には，生命を脅かす状態となる。大量喀血は緊急性の高い状況と判断し，原因疾患の診断よりも治療を優先して行う必要がある。

2. 緊急度判定

　咳・痰を伴う疾患のうち，気胸や気管支喘息発作，

表Ⅱ-14　慢性咳嗽の原因疾患の頻度

著者 （報告年/国）	症例数	咳喘息/喘息	鼻炎/後鼻漏	胃食道逆流症	COPD	アトピー咳嗽	感染後咳嗽	副鼻腔気管支症候群	不明
Poe RH（1989/米国）	n=139	28%	21%	4%	6%		9%		12%
O'Connell F（1994/米国）	n=87	10%	34%	32%			10%		27%
Niimi A（2004/英国）	n=50	26%	14%	10%					40%
Fujimura M（2005/日本）	n=248	36%		2%		29%		17%	
Matsumoto H（2009/日本）	n=112	55%	7%			15%	6%	8%	4%
Yamasaki A（2010/日本）	n=54	54%		5%	15%		11%	7%	9%

〔文献2）より引用・改変〕

表Ⅱ-15 血痰・喀血の出血部位別の原因

上気道以外からの出血部位
上気道(鼻腔・咽頭)出血
消化管出血
気管・気管支からの出血
気管支炎
気管支拡張症
悪性腫瘍
気道外傷
気道異物
肺実質からの出血
感染性疾患
肺炎・肺結核・肺膿瘍・真菌感染症
自己免疫性疾患
Goodpasture症候群
Wegener肉芽腫
全身性エリテマトーデス(SLE)
ANCA関連肺腎症候群
肺挫傷
血管由来の出血
胸部大動脈瘤
肺動静脈奇形
肺血栓塞栓症
気管支血管瘻
その他の原因
DIC
出血傾向
凝固異常
血小板異常
僧帽弁狭窄症(肺静脈圧上昇による)
薬剤(抗凝固薬，抗血小板薬)

〔文献1〕より引用・改変〕

表Ⅱ-16　咳・痰の鑑別診断

疾患	備考	湿性・乾性咳嗽
呼吸器感染症		
普通感冒	急性咳嗽中最も多い	乾性
細菌性肺炎		湿性
ウイルス性肺炎	RSウイルス，インフルエンザなど	湿性・乾性
肺真菌症	アスペルギルス，クリプトコッカスなど	湿性・血痰
ニューモシスチス肺炎		乾性
非定型肺炎	マイコプラズマ，レジオネラなど	乾性・湿性
肺結核・気管支結核		湿性・血痰
非定型抗酸菌症		湿性・血痰
クループ	犬吠様咳嗽が特徴	乾性
百日咳		湿性・乾性
COPD		湿性
間質性肺炎		乾性
感染後咳嗽		乾性
胸膜炎		乾性
肺血栓塞栓症		乾性・血痰
うっ血性心不全		湿性・血痰
肺癌		湿性・乾性・血痰
気胸		乾性
アレルギー性疾患		
気管支喘息		乾性
咳喘息	喘鳴（－）だが気管支拡張薬有効	乾性
アトピー咳嗽	喘鳴（－）だが抗ヒスタミン薬有効	乾性
アナフィラキシー		乾性
過敏性肺臓炎		乾性
副鼻腔気管支症候群	遷延性・慢性咳嗽として頻度高い	湿性

〔文献1〕より引用・改変〕

うっ血性心不全，アレルギーや感染に伴う喉頭浮腫，気道異物などは急速にバイタルサインが悪化することがある．対応が遅れると致死的となり得るため，緊急度が高く注意すべき疾患・病態である．

喀血を伴う疾患のうち，胸部大動脈瘤と気道の穿通，肺血栓塞栓症，気管支-動脈瘻などは出血による気道閉塞や換気障害をきたすため，緊急度が高い．このような状態の場合には，原因疾患の診断に優先して救命のための応急処置を行う．喀血の程度にもよるが，片側性の場合には，患側を下にした側臥位（左肺が患側の場合は左側臥位）をとることで健側肺への血液の流れ込みをある程度防止することが可能である．さらに，出血量が多い場合には，①健側への片肺挿管，②ダブルルーメンチューブなどによる気管挿管と左右分離した人工呼吸管理が必要となる．出血性病変に対する直接的なアプローチとしては，気管支鏡的止血術と動脈塞栓術がある．気管支鏡的止血術の場合，直視による処置ができる反面，内視鏡による刺激が患者の咳嗽反射や怒責を誘発し，出血を助長する危険もあるため，呼吸循環のモニター管理を行い，十分な鎮静下での実施が必要である．

3. 鑑別診断の進め方

原因疾患の診断は病歴聴取，身体所見，検査結果などから総合的に行う（表Ⅱ-16）．

1) 病歴聴取

詳しい病歴を聴取することで咳・痰，喀血の原因疾患をある程度推定することができる．①咳の持続期間や好発時間帯（就寝時や早朝，食事中もしくは食後など），②痰の有無と性状，③発熱，胸痛，下肢の浮腫などの随伴症状，④既往歴，服薬歴，嗜好歴（喫煙），海外渡航歴，動物飼育歴，既感染者との接触などがポイントとなる．

2）身体所見

（1）視　診
意識レベル，顔色（チアノーゼの有無，貧血），皮疹・発疹の有無，発熱・発汗の有無，呼吸様式（起坐呼吸，胸鎖乳突筋などの呼吸補助筋使用による努力様呼吸）などを観察する。

（2）触　診
頸部リンパ節の触知，頸部や胸部の握雪感から皮下気腫の有無を確認する。

（3）聴　診
頸部気道で吸気時に狭窄音（stridor）を聴取する場合には，異物もしくは喉頭浮腫や腫瘍などによる気道閉塞，窒息につながる緊急度の高い疾患・病態が考えられる。肺野の聴診では吸気時，とくに吸気終末にかけて増強する捻髪音（fine crackle）を聴取した場合は，間質性肺炎による咳嗽が考えられる。

呼気終末にかけて聴取する喘鳴（wheeze）を聴取した場合には，気管支喘息やCOPDなどの閉塞性肺疾患が考えられる。

呼吸音が聴取しにくい場合，それが片側性であれば気胸や気管支の閉塞（異物，腫瘍など）が考えられ，両側性であれば重症気管支喘息発作（サイレント・チェストという）が考えられる。

4．診療に必要な検査

1）喀痰検査
痰を伴う咳（湿性咳嗽）や血痰，喀血の場合，喀痰を調べることで原因疾患の診断が得られることがある。グラム染色では細菌の有無や，原因菌推定，抗酸菌塗抹ではとくに結核菌の有無を調べることができる。また，喀痰の細胞診は真菌感染の有無や肺癌などの悪性腫瘍の鑑別に有用となる。喀痰の鏡検により感染の原因が早期に判明することで，迅速な抗菌薬の投与や患者の隔離による感染拡大の防止などの医療安全にも反映することができる。

2）血液検査
プロカルシトニンは重症細菌感染症の有無，CRPは炎症の有無を反映する。いずれの項目も高値なほど，重症度も高いことが示唆される。特定の感染症を定性的に示す検査としてはクオンティフェロンによる結核菌感染症，アスペルギルス抗原によるアスペルギルス感染症，クリプトコッカス抗原によるクリプトコッカス感染症，サイトメガロウイルスアンチゲネミアによるサイトメガロウイルス感染症，β-Dグルカンによる真菌感染症などがある。ただしβ-Dグルカンは真菌の細胞壁に豊富に含まれるβ-Dグルカンの血中濃度を測定している。このためβ-Dグルカンを元来もっていないクリプトコッカスや一部のアスペルギルス感染では，上昇を認めないため注意が必要である。

凝固線溶系検査ではFDP，D-dimerの高値は血栓症を疑い，上昇を認めなければ肺血栓塞栓症の可能性は低くなる。

肺癌のマーカーとしてはCEAやPro-GRP，CYFRA，SCC，CA19-9などが用いられている。

3）尿検査
近年，尿中肺炎球菌抗原と尿中レジオネラ抗原を測定することが可能となった。これらの検査は随時尿を用い，ベットサイドで簡便に，短時間で判定が可能である。結果は治療方針に直結する可能性が高い検査であるため，院内で実施可能であることが望ましい。もし周知されていない場合には臨床検査技師の側から，検査キットの存在について情報提供することも重要と思われる。尿中肺炎球菌抗原検査では，いったん陽性になると数週間にわたり陽性が持続することが報告されている。そのほか鼻咽頭に肺炎球菌が定着している健常小児や肺炎球菌抗原ワクチン接種後5日以内の症例では偽陽性となる。レジオネラ肺炎患者において尿中抗原陽性となるのは発症1～3日とされる。その後，約1か月にわたり陽性となるが，7～10日間で陰性化した症例や3～6カ月陽性が持続することもある。いずれの検査も臨床症状とあわせての判断が必要である。

4）肺機能検査
気管支喘息や慢性閉塞性肺疾患（COPD），時に気管支拡張症においては閉塞性障害（1秒率＜70％）を認める。また，1秒量（FEV1.0）測定値／FEV1.0予測値の計算から算出される％FEV1.0の

表Ⅱ-17 未治療の臨床所見による喘息重症度

重症度		軽症間欠型	軽症持続型	中等症持続型	重症持続型
喘息症状の特徴	頻度	週1回未満	週1回以上だが毎日ではない	毎日	毎日
	強度	症状は軽度で短い	月1回以上日常生活や睡眠が妨げられる	週1回以上日常生活や睡眠が妨げられる	日常生活に制限
	夜間症状	月2回未満	月2回以上	週1回以上	しばしば
FEV1.0	%FEV1.0	80%以上	80%以上	60%以上80%未満	60%未満
	変動	20%未満	20〜30%	30%を越える	30%を越える

〔文献6)より引用・改変〕

値により，喘息の重症度を分類することも可能である（表Ⅱ-17）。間質性肺炎では拘束性障害（% VC＜80%）を認めるのが典型的であるが，いずれにおいても病状が軽症の場合には正常範囲内の所見を呈することもあり，その評価には熟練した医師があたるのが望ましい。

5) 画像検査

診療放射線技師の領域ではあるが，胸部X線撮影や胸部CTなどを行う。肺野条件でのCTでは肺炎や急性呼吸促迫症候群（acute respiratory distress syndrome；ARDS）などの器質的肺疾患の精査のほか，気管支内の異物や肺癌などを診断することも可能となる。造影CTは肺血栓塞栓症などの血管病変や喀血の鑑別診断に非常に有用である。

6) 気管支鏡検査

咳・痰，血痰・喀血を呈するほとんどの疾患を診断するうえで，非常に有用な検査である。侵襲を伴うため局所麻酔や鎮静下に行う。気管支鏡を気管支へ挿入し，病巣部を生理食塩水100〜150mLで洗浄し，その洗浄液を回収する「気管支肺胞洗浄液（bronchoalveolar lavage fluid；BALF）」は診断を行ううえで重要な検査である。肉眼所見として徐々に血性が強くなる場合には肺胞出血が考えられる。BALFの細胞診やグラム染色などから真菌感染や細菌感染症の原因菌の同定，肺癌などの診断ができる。とくに白血球数と分画において好中球優位の場合には細菌感染を疑う。一方，リンパ球や好酸球の割合が高い場合には，通常の細菌性肺炎は否定的で，器質化肺炎や好酸球性肺炎を疑い，ステロイド投与などの治療を行う強い根拠となるため，結果判明が早いほど有効な治療の開始も早くなる。

5. 臨床検査に求めること

重症呼吸不全やショック状態などバイタルサインに影響が出ている状態では，診断が迅速に行われ，早期からの治療を開始できることが最も望ましい。また，飛沫感染や空気感染をする感染症（インフルエンザや肺結核など）は院内感染の原因となるため，これらが疑われるとき，もしくは検査にて陽性が認められた場合には，可及的速やかに適切な感染予防策を講じる必要がある。このため，正確かつ迅速に検査結果を判定し，検査依頼医師に電話などによって積極的に情報提供を行う。

文 献

1) 日本救急医学会監修，日本救急医学会専門医認定委員会編：救急診療指針，改訂第4版，へるす出版，東京，2011，pp318-322.
2) 日本呼吸器学会咳嗽に関するガイドライン第2版作成委員会編：咳嗽に関するガイドライン，第2版，日本呼吸器学会，2012，pp4-8.
3) 橋本信也監修・編，日本医師会，石井裕正，渡辺清明，北原光夫，他編：最新 臨床検査のABC．日本医師会，東京，2007，pp354-358.
4) 工藤翔二監修・編，日本医師会，相澤久道，大田健，川崎一輝，他編：呼吸器疾患診療マニュアル．日本医師会，東京，2008，pp70-73.
5) 泉孝英，他：びまん性肺疾患の臨床―診断・管理・治療と症例．第3版，金芳堂，京都，2003，pp36-40.
6) 日本アレルギー学会喘息ガイドライン専門部会：喘息予防・管理ガイドライン2012．協和企画，2012，pp3-9.

（田代 貴大，木下 順弘）

2-9 吐血・下血

1. 概　要

　吐血・下血は消化管出血を意味するもので，救急診療の現場で遭遇することが多く，また短時間のうちにショックに陥る症例もあり，緊急度の高い病態ともいえる。

　一般的に，吐血は上部消化管（食道・胃・十二指腸）からの出血が原因となることが多く，その性状は出血部位，出血速度，胃内停滞時間などによって新鮮血からコーヒー残渣様と変化する。下血はすべての消化管出血でみられ，肛門に近い左側結腸（下行結腸・S状結腸），直腸からの出血や大量の小腸・右側結腸（盲腸・上行結腸）の出血では新鮮血便として，上部消化管出血や少量の小腸出血では黒色便（タール便）がみられる（図Ⅱ-6）。

　消化管出血の原因は多岐にわたるが，これら疾患

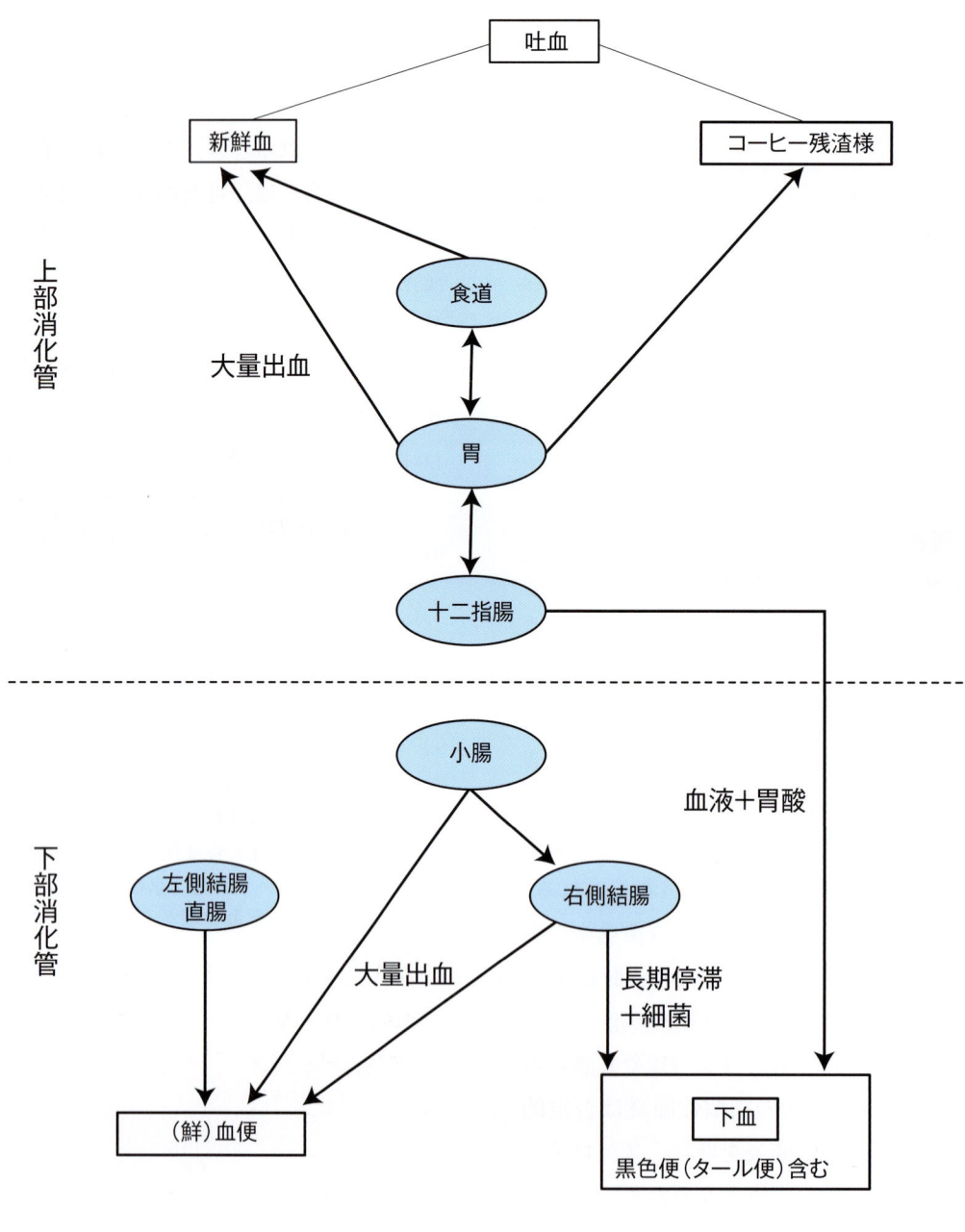

図Ⅱ-6　消化管出血の症状

〔文献1）より引用・改変〕

を大別すると，潰瘍性病変，腫瘍性病変，血管性病変，炎症性病変がある。出血性胃・十二指腸潰瘍，食道・胃静脈瘤破裂，Mallory-Weiss症候群，大腸憩室出血などは，消化管出血の原因として頻度の高い疾患である。

2. 緊急度判定

バイタルサインを確認するとともに，吐下血の性状・量をチェックし，身体所見を併せてショックの有無やショックに陥る可能性を速やかに予測する。血液検査では，貧血の程度，代謝性アシドーシスの有無を把握するとともに，ショック症例，高度ヘモグロビン低下症例では，輸血の準備を急ぐ。とくに上部消化管出血では，短時間で一気に出血して急激な血圧低下をきたすことがあるので，下部消化管出血に比べて緊急度の高い症例が多い。

3. 鑑別診断の進め方

原因疾患の診断は，病歴聴取・身体所見・血液検査・画像検査を用いて総合的に行う。

1）病歴聴取

（1）自覚症状
吐下血の性状，回数と量・発症様式（突然の吐下血，嘔吐後の吐血など），貧血症状（めまい，立ちくらみ，皮膚冷感，冷汗など）の有無を確認する。

（2）随伴症状
腹痛，下痢，嘔気・嘔吐，発熱，黄疸などの有無を確認する。肝硬変患者では，門脈圧亢進に伴い，胃食道静脈瘤の発生率が高い。

（3）既往歴
消化性潰瘍，肝機能障害，感染症，心房細動などの不整脈，脳梗塞，炎症性腸疾患（潰瘍性大腸炎，Crohn病など）の既往の有無や検診受診歴を確認する。

（4）生活歴
飲酒とその量，喫煙の有無，食生活，体重の増減，精神的ストレスの有無などを聴取する。

（5）薬剤内服歴
経口ステロイド薬，非ステロイド性鎮痛解熱薬（NSAIDs），抗凝固薬，抗血小板薬などは消化性潰瘍のリスク因子であり，重要な確認項目である。

2）身体診察

（1）視　診
吐下血の性状，意識レベル，顔色，眼球結膜，四肢末梢の色，黄疸，冷汗の有無，呼吸様式，浮腫の有無，くも状血管腫・手掌紅斑の有無を確認する。腹部は膨隆や腹壁静脈怒張の有無を確認し，肛門視診で外痔核の有無を確認する。

（2）聴　診
腸蠕動音の亢進や減弱を確認する。

（3）触　診
腹部の圧痛，反跳痛，筋性防御の有無や肝脾腫の有無，腹水の有無を確認する。直腸診では，便の性状，腫瘍性病変の有無を確認する。

（4）打　診
鼓温，濁音，叩打痛の有無を確認する。

4. 診療に必要な検査

吐下血患者は，出血に伴う血圧低下や血液誤嚥による窒息など，急激にバイタルサインが悪化することがあるので，全身状態を十分把握したうえで，迅速かつ安全に検査を行う必要がある。重症症例では，血液型確認やクロスマッチ用の血液をあらかじめ採取しておくことが望ましい（図Ⅱ-7）。

1）血液検査

血液一般検査により貧血の程度を調べるが，出血直後ではヘモグロビン（Hb）値の低下がみられないことや血液濃縮によりヘマトクリット（Ht）値が上昇することもあるので，身体所見と併せて総合的に評価しなければならない。なお，Hb 1g/dLの低下は約300mL，Ht 1％の低下は約100mLの出血に相当するといわれている。また，肝機能評価に必要な項目（総ビリルビン値，アルブミン値，PT活

Ⅱ．救急の症候と診療

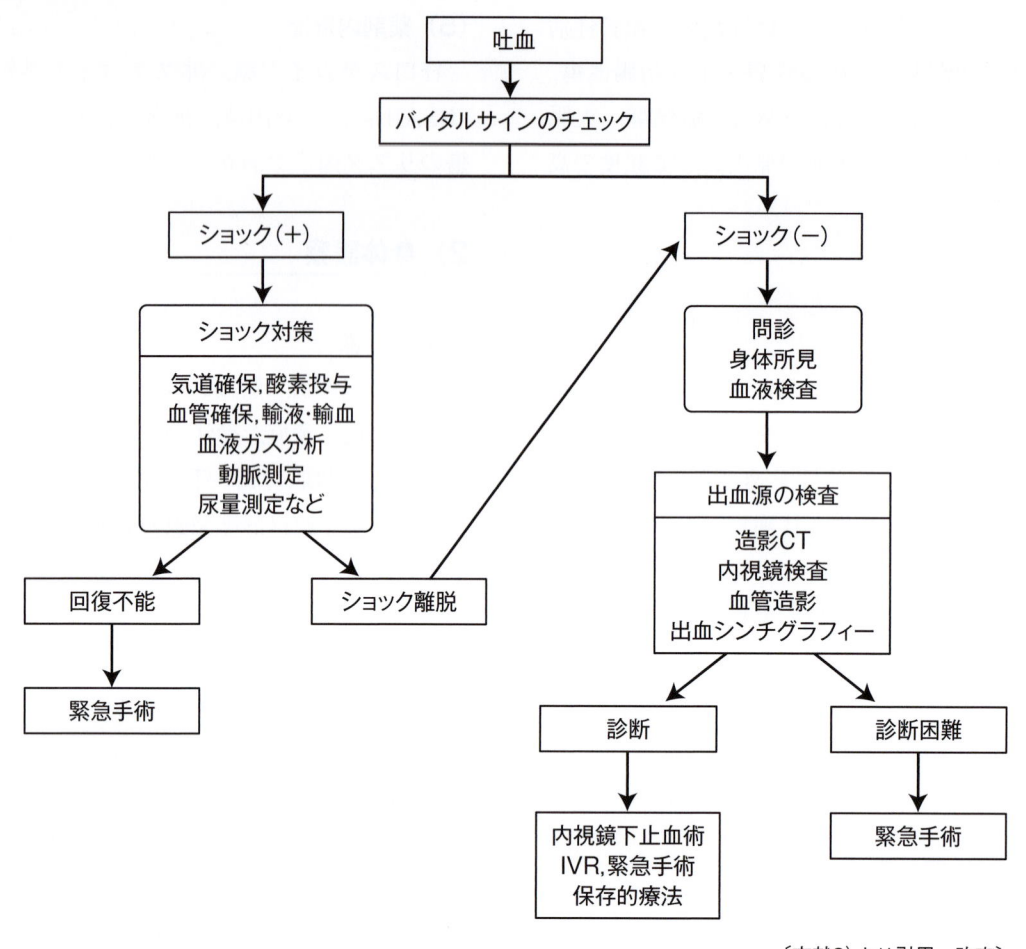

```
                    ┌─────┐
                    │ 吐血 │
                    └──┬──┘
                       ↓
              ┌──────────────┐
              │バイタルサインのチェック│
              └───────┬──────┘
              ┌───────┴────────┐
              ↓                ↓
        ┌─────────┐      ┌─────────┐
        │ショック(+)│      │ショック(−)│
        └────┬────┘      └────┬────┘
             ↓                ↓
      ┌──────────┐      ┌──────────┐
      │ショック対策│      │  問診    │
      ├──────────┤      │ 身体所見  │
      │気道確保,酸素投与│  │ 血液検査  │
      │血管確保,輸液・輸血│ └────┬─────┘
      │血液ガス分析│           ↓
      │動脈測定  │      ┌──────────┐
      │尿量測定など│    │出血源の検査│
      └──┬────┬──┘     ├──────────┤
         ↓    ↓        │ 造影CT   │
     ┌─────┐┌───────┐  │ 内視鏡検査│
     │回復不能││ショック離脱│ │ 血管造影 │
     └──┬──┘└───────┘  │出血シンチグラフィー│
        ↓                └────┬─────┘
     ┌──────┐          ┌──────┴────┐
     │緊急手術│          ↓          ↓
     └──────┘        ┌─────┐  ┌────────┐
                     │ 診断 │  │ 診断困難│
                     └──┬──┘  └────┬───┘
                        ↓          ↓
                  ┌──────────┐ ┌──────┐
                  │内視鏡下止血術│ │緊急手術│
                  │IVR,緊急手術│ └──────┘
                  │ 保存的療法 │
                  └──────────┘
```

〔文献2〕より引用・改変〕

図Ⅱ-7　吐下血患者に対する治療と診断の流れ

性値）や腎機能の確認は必須である。胃・十二指腸潰瘍からの出血であれば，ヘリコバクターピロリ菌抗体（血中・尿中）の確認が必要となる。

> **メモ：Child-Pugh（チャイルド・ピュー）分類**
> 肝機能の指標となる分類。腹水の有無，肝性脳症の有無，総ビリルビン値，アルブミン値，PT活性値の5項目を点数化してA，B，Cの3段階で評価する。

2）血液ガス分析

乳酸値やHCO$_3^-$，base excessは，循環動態を鋭敏に反映するため重症度の把握には必須である。呼吸状態把握のため，可能な限り動脈血採取が望ましいが，静脈血でもアシドーシスの評価に支障はない。

3）心電図検査

内服薬の内容が不明な患者で心房細動などの不整脈を認めた場合，抗凝固薬内服の可能性を疑う。

4）超音波検査

腹水の有無，肝硬変の有無をチェックするとともに，脾腫や脾静脈・左胃静脈など門脈に流入する血管の拡張を検索し，門脈圧亢進を示唆する所見の有無を確認する。

5）腹部X線検査

胸部（可能であれば立位で，患者状態が悪ければ臥位でも可）・腹部とも撮影を行う。吐血の場合は血液誤嚥のリスクがあるため，胸部X線でその評価を行う。

6）腹部CT検査

出血源検索のためには造影CTが望ましいが，アレルギーや腎機能，妊娠の有無などによって撮影可

能かどうか判断する．動脈からの活動性出血がある場合にみられる造影剤の漏出像（extravasation）は，出血源の同定に有用であるが，出血量が少量の場合では認められないこともある．肝硬変・脾腫の有無をチェックするとともに，門脈に流入する静脈（脾静脈，左胃静脈，下腸間膜静脈）の怒張の有無を確認し，食道胃静脈瘤の有無を検索する．大腸では，腫瘍性病変や憩室が出血源になることが多く，それらの有無を確認する．稀ではあるが，小腸の血管奇形による出血も経験する．

7）内視鏡検査

消化管出血の診断・治療で最も一般的な検査である．上部消化管内視鏡（胃カメラ）では，十二指腸までの検索が可能である．食道胃静脈瘤，胃・十二指腸潰瘍，食道・胃腫瘍などからの出血が上部消化管出血の大部分を占める．出血源が同定できれば，引き続き内視鏡下に止血処置（静脈瘤結紮術，焼灼止血，クリップによる止血，エタノール注入による止血など）を行うが，凝血塊が多く貯留している場合は視野が悪くなり，操作に難渋することも少なくない．また，止血操作中に出血の勢いが増すこともあり，処置を始める前に輸血の準備を整えておくほうが望ましい．

下部消化管内視鏡（大腸カメラ）は，肛門より挿入し逆行性に進め盲腸まで先進させた後，ゆっくり引き抜きながら出血源を検索していく．大腸憩室症は，下部消化管出血の原因となることが多いが，日本人の場合，右側結腸（盲腸・上行結腸）に存在することが多い．憩室多発症例や観察時には自然止血している症例では，出血部位の同定が困難になる．また，便や血液が多量に貯留している場合は視界が悪くなり，検査自体を断念せざるを得ない場合もある．出血源が同定できれば，止血操作（クリップによる止血，焼灼による止血など）を引き続き行う．

8）血管造影検査

内視鏡検査で出血源が同定できない症例に対して行うことが多い．胃の栄養血管の幹となる腹腔動脈や，小腸・大腸の栄養血管の幹である上腸間膜動脈を造影し，出血源を検索する．出血源が同定できれば，続いてコイルなどを用いた動脈塞栓術を行って止血を図る．この操作によって腸管虚血・壊死の原因となるため，処置後の腹部症状のフォローは欠かせない．

9）出血シンチグラフィー

CTや内視鏡検査で出血源が不明な場合に行う．0.1mL／分以上の出血であれば検出できるとされる．

文　献

1) 篠澤洋太郎：吐下血．日本救急医学会監修，日本救急医学会専門医認定委員会編，救急診療指針，改訂第3版，へるす出版，東京，2008，pp153-155．
2) 長嶺伸彦：緊急度の高い消化管出血．救急医学　2012；36：1488-1491．
3) 岡崎和一，樫田博史，田村智：緊急内視鏡ガイドライン．消化器内視鏡ガイドライン，第3版，医学書院，東京，2006，pp134-141．

（橘高　弘忠）

Ⅱ. 救急の症候と診療

2-10 腹 痛

1. 概 要

腹痛は救急患者全体の5〜7％を占める頻度の高い主訴の一つである。原因を大別すると腹腔内臓器疾患（消化器系，泌尿器系，婦人科系，血管系），腹腔外臓器疾患（心筋梗塞，大動脈解離など），原因不明の3つに分けられる。つまり原因が多岐にわたるため，鑑別診断には種々の検査が必要となる。

2. 緊急度判定

初期対応はショックの有無を確認し，ショックがあればその処置と併せて血液ガス分析を速やかに行い，代謝性アシドーシスの程度を把握する。次に手術を必要とする疾患か内科的保存療法が良いのかを判断する（図Ⅱ-8）。緊急手術が想定される疾患では，血液検査と超音波検査を迅速に行い，次にX線撮影，単純CT，造影CTを実施する。心窩部痛を訴える患者では，心筋梗塞を鑑別するために心電図検査も行う（表Ⅱ-18）。

3. 鑑別診断の進め方

原因疾患の鑑別は病歴聴取と身体所見および検査所見により総合的に行う。

1）病歴聴取

（1）性別・年齢
年齢・性別に特有な疾患を表Ⅱ-19に示す。

（2）発症様式
腹痛の発症様式とその代表的疾患を表Ⅱ-20にあげる。

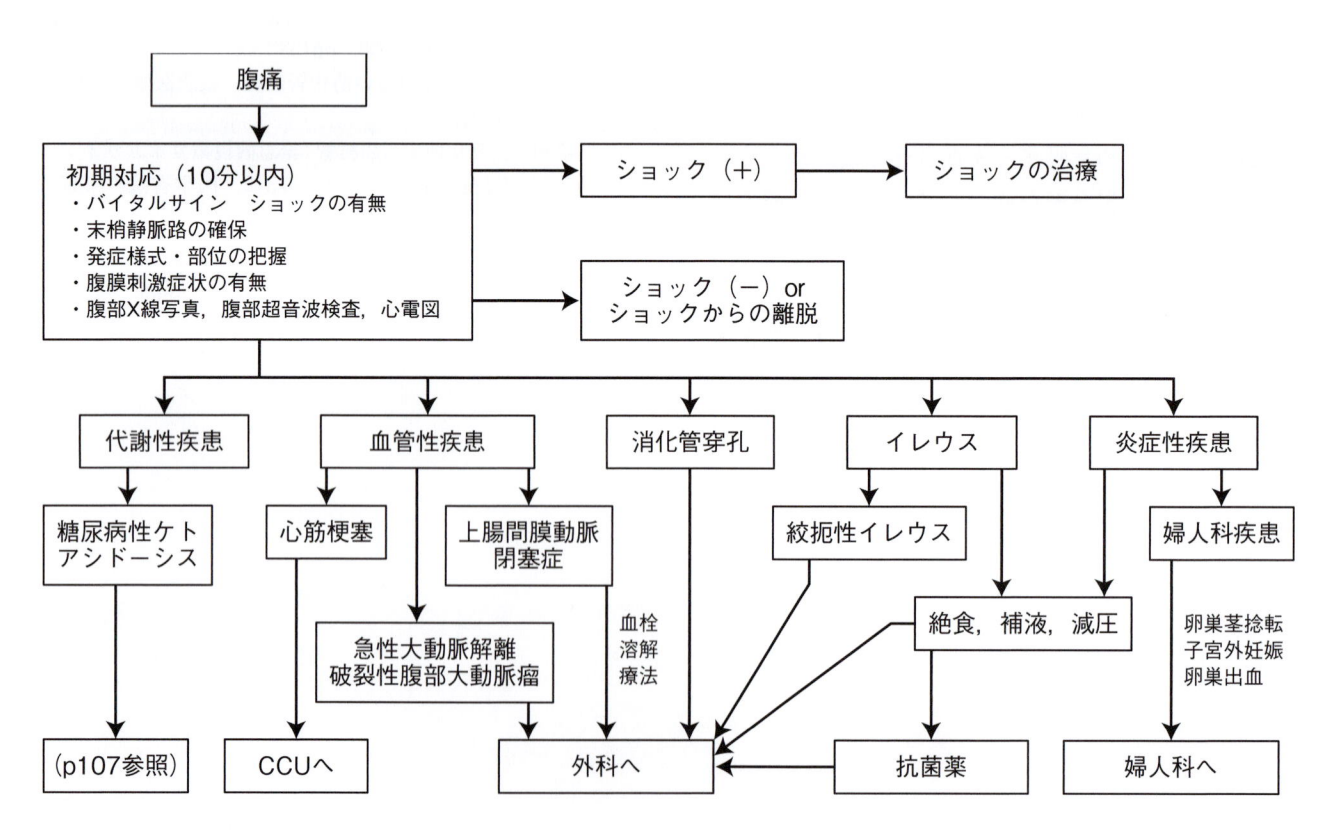

図Ⅱ-8 腹痛疾患の初期対応アルゴリズム

〔文献1）より引用・改変〕

表Ⅱ-18　緊急度による疾患分類

1. 直ちに緊急処置や手術を要する疾患	
	心筋梗塞，急性大動脈解離，破裂性腹部大動脈瘤，腹部実質臓器損傷（肝臓，脾臓），異所性妊娠破裂（子宮外妊娠破裂）
2. 緊急処置・手術（1～2時間程度の余裕があるもの）を要する疾患	
	消化管穿孔・破裂（胃・十二指腸，大腸，食道破裂など），絞扼性イレウス，消化管捻転，卵巣・精巣捻転，腸管虚血（上腸間膜動脈閉塞症），消化管出血，急性虫垂炎
3. 手術の可能性はあるが，12～48時間の余裕がある疾患	
	急性膵炎，急性胆嚢炎，急性化膿性胆管炎，総胆管結石，単純イレウス，大腸憩室炎，虚血性腸炎（非閉塞性腸管虚血，虚血性大腸炎），膿瘍形成（肝膿瘍，急性腎盂腎炎），炎症性腸疾患（潰瘍性大腸炎，クローン病）
4. 内科的（保存的）治療が主体となる疾患	
	アルコール性肝炎，全身性エリテマトーデス，胃腸炎，糖尿病性ケトアシドーシス，急性副腎不全，尿管結石，骨盤内腹膜炎，急性胃腸炎，尿路感染症

〔文献2）より引用・改変〕

表Ⅱ-19　年齢・性別に特有な疾患

小児～中高校生	生殖能力のある女性	高齢者
腸重積（1～5歳） 幽門狭窄 ヘノッホ・シェーンライン紫斑病 先天性疾患 精巣捻転（10～20歳代）	子宮外妊娠 卵巣嚢腫 流産・陣痛 卵巣出血 骨盤内腹膜炎	破裂性腹部大動脈瘤 腸間膜動脈閉塞症 大腸癌 閉鎖孔ヘルニア（70歳以上の女性）

〔文献3）より引用・改変〕

（3）随伴症状

嘔吐，吐血，下痢，便通異常，下血，尿の色調，排尿障害，月経障害，発熱の有無を確認する。

（4）腹痛の部位と疾患（図Ⅱ-9）。

①心窩部痛

ⅰ）急性胃炎が多いが，疼痛が持続・再発する場合は，消化性潰瘍（胃・十二指腸潰瘍），急性胃粘膜病変を疑い内視鏡検査を行う。

ⅱ）腹膜炎疾患として重要なものは消化管穿孔（胃・十二指腸潰瘍に起因）であり，大部分で筋性防御が出現する典型的な疾患である。疑った場合は，立位の胸部X線検査や腹部CT検査を行う。

ⅲ）胃アニサキス症はサバやイカなどの生食後に強い痛みを訴える。病歴聴取が大切であり，疑った場合は内視鏡検査を行う。

ⅳ）急性心筋梗塞では放散痛が心窩部に及ぶ場合があり，心電図・超音波検査や心筋マーカーにより鑑別する。

表Ⅱ-20　腹痛の発症様式と代表的疾患

突然の腹痛	消化管穿孔，S状結腸捻転，胆石，尿管結石，絞扼性イレウス，上腸間膜動脈閉塞症，破裂性腹部大動脈瘤，子宮外妊娠破裂，卵巣捻転，虚血性心疾患，排卵痛，腸重積
増強する腹痛	虫垂炎，憩室炎，胆嚢炎，単純性イレウス，上腸間膜動脈虚血，腹部大動脈瘤切迫破裂，子宮内膜症，急性胃炎，急性膵炎，腎盂腎炎，糖尿病性ケトアシドーシス
間欠的腹痛	消化性潰瘍，胃腸炎，逆流性食道炎，胆石症，Crohn病，憩室炎，尿管結石，骨盤腹膜炎

〔文献4）より引用・改変〕

＜用語の解説＞

・腹膜刺激症状：腹膜に炎症などの異常が起こると認められる特有の症状で，圧痛，筋性防御，反跳痛をいう。

・筋性防御（デファンス＝デフェンス）：腹腔内の急性炎症により腹壁が緊張して硬くなった状態。腹腔内の炎症が腹膜に及ばないときは現れない。

・反跳痛（ブルンベルグ徴候）：内臓の炎症が腹壁に波及した際にみられる。腹壁を徐々に圧迫した後，急に手を離すと病変部に疼痛が出現する。

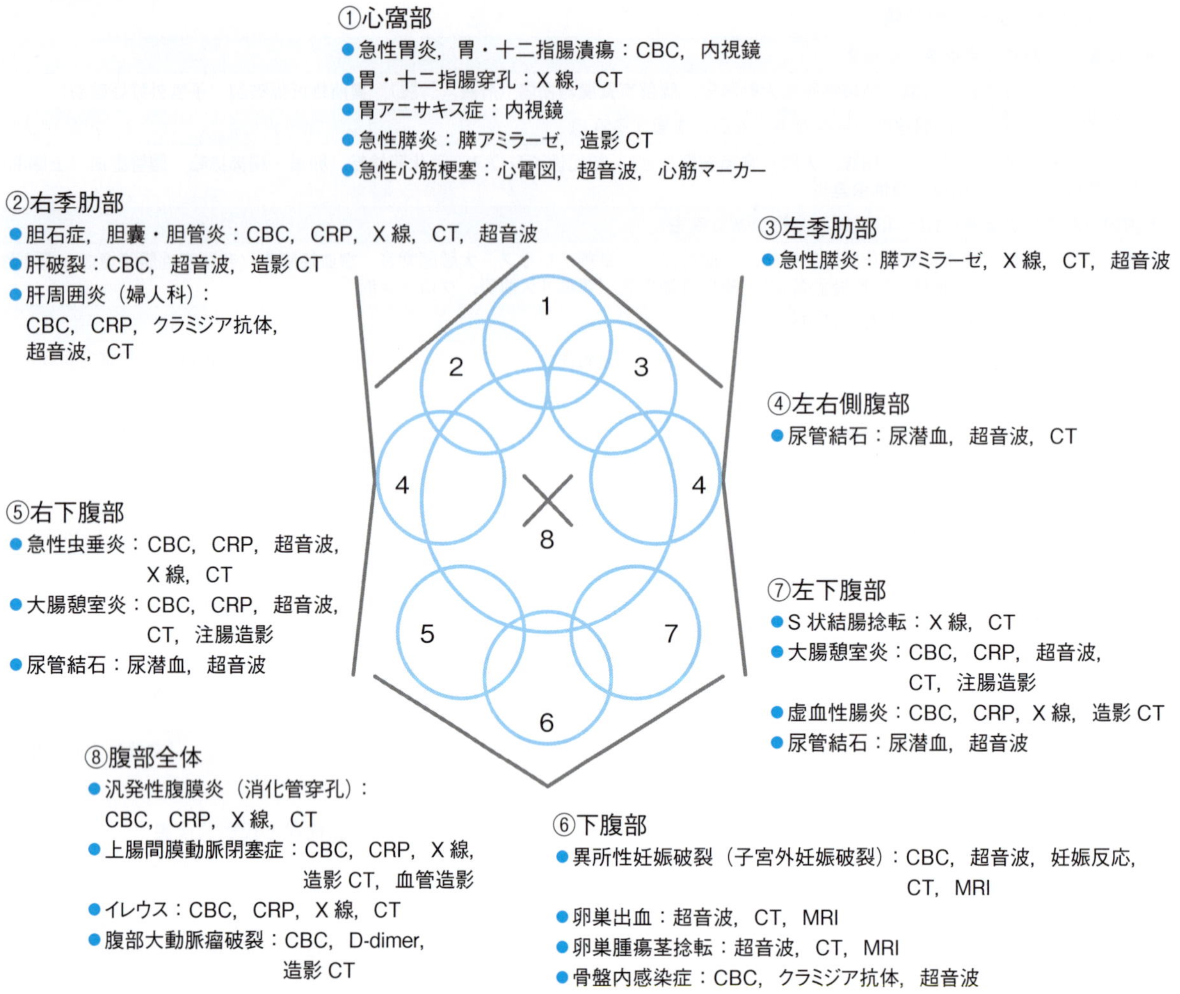

Ⅱ．救急の症候と診療

①心窩部
- 急性胃炎，胃・十二指腸潰瘍：CBC，内視鏡
- 胃・十二指腸穿孔：X線，CT
- 胃アニサキス症：内視鏡
- 急性膵炎：膵アミラーゼ，造影CT
- 急性心筋梗塞：心電図，超音波，心筋マーカー

②右季肋部
- 胆石症，胆囊・胆管炎：CBC，CRP，X線，CT，超音波
- 肝破裂：CBC，超音波，造影CT
- 肝周囲炎（婦人科）：CBC，CRP，クラミジア抗体，超音波，CT

③左季肋部
- 急性膵炎：膵アミラーゼ，X線，CT，超音波

④左右側腹部
- 尿管結石：尿潜血，超音波，CT

⑤右下腹部
- 急性虫垂炎：CBC，CRP，超音波，X線，CT
- 大腸憩室炎：CBC，CRP，超音波，CT，注腸造影
- 尿管結石：尿潜血，超音波

⑦左下腹部
- S状結腸捻転：X線，CT
- 大腸憩室炎：CBC，CRP，超音波，CT，注腸造影
- 虚血性腸炎：CBC，CRP，X線，造影CT
- 尿管結石：尿潜血，超音波

⑧腹部全体
- 汎発性腹膜炎（消化管穿孔）：CBC，CRP，X線，CT
- 上腸間膜動脈閉塞症：CBC，CRP，X線，造影CT，血管造影
- イレウス：CBC，CRP，X線，CT
- 腹部大動脈瘤破裂：CBC，D-dimer，造影CT

⑥下腹部
- 異所性妊娠破裂（子宮外妊娠破裂）：CBC，超音波，妊娠反応，CT，MRI
- 卵巣出血：超音波，CT，MRI
- 卵巣腫瘍茎捻転：超音波，CT，MRI
- 骨盤内感染症：CBC，クラミジア抗体，超音波

〔文献4）より引用・改変〕

図Ⅱ-9　腹痛部位とおもな原因疾患

②右／③左季肋部痛
ⅰ）大部分が胆石症か胆囊・胆管炎であり，超音波検査，腹部X線／CT検査，炎症マーカー，肝胆道系酵素により鑑別する。
ⅱ）心窩部から左季肋部痛を訴える場合は急性膵炎の可能性が高く，膵酵素（アミラーゼ，リパーゼ）の上昇や腹部超音波検査，腹部CT検査で鑑別する。

④右／左側腹部痛
ⅰ）典型的な原因疾患は尿管結石であり，右または左腹部痛や側腰部痛を訴える場合も多い。診断は，側腰部の叩打痛，尿潜血反応陽性，腹部超音波検査での水腎症などの所見が指標となる。

⑤右／⑦左下腹部痛
ⅰ）右側で最も多いのは虫垂炎であるが，非典型例も多く大腸憩室炎や婦人科疾患との鑑別が重要である。

ⅱ）尿管結石，虚血性腸炎，便秘，大腸穿孔などでも左下腹部痛がみられる場合がある。
ⅲ）鑑別には，血液検査（炎症反応），尿潜血反応，腹部超音波・CT検査が有用である。

⑥下腹部痛
ⅰ）ほとんどは産婦人科疾患であり，診断には妊娠反応，腹部超音波・CT検査またはMRI検査などが有用である。
ⅱ）女性で腹腔内出血がみられる場合は，異所性妊娠破裂（子宮外妊娠破裂）と卵巣出血を疑う。異所性妊娠は妊娠反応陽性で診断できる。卵巣出血は，最終月経から2〜3週間後の卵巣が破裂しやすい時期に性交渉のような刺激が加わって起こることが一般的である。
ⅲ）腹部超音波検査で腫瘍を認めれば卵巣腫瘍茎捻転を疑い，腹部CT検査を行う。
ⅳ）骨盤内感染症の多くはクラミジア感染症（性行

為感染症，STD）であり，性交渉の有無が有用な判断材料になる。この疾患を疑えば必ず産婦人科受診を勧めなければならない。

v）月経痛は前述の疾患の除外と月経痛の病歴からおおむね診断できる。

> メモ：妊娠患者では放射線被曝の影響があるため，妊娠反応の結果はCT検査前に報告すべきである。

⑧腹部全体痛

i）最も多い原因疾患は急性腸炎である。

ii）消化管穿孔などで汎発性腹膜炎になれば腹部全体に強い疼痛を認める。そのなかでも，上部消化管穿孔（胃・十二指腸）では上腹部を中心に，下部消化管穿孔（大腸・直腸）では下腹部を中心に症状が強いことが多い。

iii）心房細動があれば上腸間膜動脈閉塞症を疑い腹部造影CT検査を行う。

iv）イレウスや腹部大動脈瘤破裂を疑えば，腹部超音波検査，腹部造影CT検査を行う。

v）糖尿病性ケトアシドーシスの症状として腹痛がみられることがある。

> メモ：造影剤の排泄は腎機能に影響されるため，造影CT検査前にBUN，クレアチニンの結果を報告すべきである。

> メモ：上部消化管穿孔に比べ，大腸穿孔は重症化〔細菌性腹膜炎→敗血症性ショック→播種性血管内凝固症候群（DIC）→多臓器不全〕までの時間が早く，来院時すでに全身状態が不良となっている場合も多い。したがって，血液ガス分析，血算，生化学検査，止血検査により，ショックの程度，肺・肝・腎などの臓器障害やDICの有無をチェックすることが必要である。

(5) 増悪因子

食事内容，体位変換，体動などの増悪因子・誘因を確認する。

(6) 既往歴・生活歴

手術の既往，治療中の疾患，内服薬について聴取

表Ⅱ-21 誘因による鑑別

飲酒，脂肪の多い食事	急性膵炎，胆石・胆囊炎
非ステロイド性鎮痛解熱薬	胃・十二指腸潰瘍
刺身など生魚	胃アニサキス症，急性腸炎

する。心疾患・高血圧の既往や抗凝固薬・非ステロイド性鎮痛解熱薬・副腎皮質ステロイドなどの服用の有無は重要である。飲酒，喫煙，サプリメント，無農薬野菜，生鮮食品の接種，海外渡航歴，の有無を確認する（表Ⅱ-21）。

2）身体所見

(1) 視　診

意識レベル，顔色，貧血・黄疸の有無，浮腫，患者の体位・姿勢を観察する。腹部では手術痕，膨隆の有無，皮膚所見をみる。鼠径部の膨隆の有無も重要である。

(2) 触　診

圧痛，反跳痛，筋性防御などの腹膜刺激症状および肝脾腫，腫瘤の有無を確認する。内診・直腸診にて，女性では子宮頸部の圧痛の有無の確認，男性では前立腺の触診を行う。

(3) 聴　診

腸音の亢進（閉塞性および絞扼性イレウス）あるいは減弱（麻痺性イレウス，汎発性腹膜炎）を聴取する。

(4) 打　診

鼓音，濁音，叩打痛の有無を確認する。

4. 診療に必要な検査

臨床検査は鑑別診断（原因臓器の特定）と質的診断（病態把握）を目的とする。ショック患者や表Ⅱ-18に示した「直ちに緊急処置・手術を必要とする疾患」が疑われる場合には，血液ガス分析や緊急輸血のための血液型検査を最優先で行う。引き続き生化学，血算，止血検査などを行うが，腎機能や妊娠反応などのように副作用因子の鑑別を目的とする場合にも迅速な結果報告が求められるので注意する。

1) 血液ガス分析

ショック状態，汎発性腹膜炎，腸管虚血，重症膵炎，破裂性腹部大動脈瘤などにおける代謝性アシドーシスは重要な所見であり，HCO_3^-，BE，乳酸の異常は組織の循環障害があることを示す。

2) 血液検査

原因疾患（臓器）の特定，病態把握，合併症対策，術前検査，疾患の見逃し防止などを目的とするため，全身状態が把握できるスクリーニング検査と原因疾患（臓器）に特異性の高い検査を組み合わせて行う。

また，急性膵炎重症度判定基準，急性胆管炎・胆囊炎重症度判定基準，DIC診断基準などの重症度判定に必要な項目も考慮する。

3) 心電図検査

急性心筋梗塞との鑑別や上腸間膜動脈閉塞症の原因となる心房細動の有無を確認する。

4) 超音波検査

実質臓器（肝，胆道，膵，脾，腎など）の腫大・腫瘤・形態異常・結石像，管腔臓器（胃，小腸，十二指腸，大腸，虫垂，膀胱など）の出血や液体貯留の有無，子宮や付属臓器の異常，血管（大動脈，腹腔動脈，腸骨動脈，下大静脈，肝静脈，門脈など）のサイズや形態異常，心筋の運動能，心囊液貯留の有無など，ほぼ全身を検索できる。

5) 腹部X線検査

腹部立位・臥位，胸部立位撮影を行う。胃泡の程度，小腸ガスや浮腫の有無，大腸ガスの位置と程度，鏡面形成，胆道内ガス，門脈内ガス，腸管気腫像，胆石，尿路結石，糞石，腸腰筋陰影，腹水貯留などをチェックする。腹腔内遊離ガスは胸部X線のほうが発見しやすい。

6) 腹部CT検査

炎症の部位診断（虫垂炎，憩室炎，膵炎，胆囊炎，腎盂炎），イレウスにおける絞扼の有無，造影剤の血管外漏出像による出血部位の推定，胆道・尿路の閉塞，血管病変の診断などが可能である。また，血栓性疾患，腸管虚血性変化，婦人科系の骨盤内病変などの診断にも有用である。微小なfree airの検出では単純X線検査より優れる。

7) 内視鏡検査

吐下血症例や胃アニサキス症を疑う症例で必要となる。内視鏡的止血術，異物除去，急性胆管炎に対するドレナージやS状結腸軸捻転の解除などの治療目的で行うことも多い。

8) 腹部血管造影検査

上腸間膜動脈閉塞症や解離に伴う虚血・梗塞や大動脈病変，腹部内臓動脈瘤破裂，破裂性肝癌，実質臓器損傷による出血を疑う場合に必要となる。場合によっては引き続き，経カテーテル動脈塞栓術（transcatheter arterial embolization；TAE）などの治療が行われる。

5. 臨床検査に求めること

腹痛患者に対して緊急手術が必要であるか否かは，患者の予後を大きく左右する。したがって，診断，治療に必要な血液検査は，結果がすべて出そろうまで報告を待つのではなく，結果がわかったものから順次医師に報告し，結果によりさらに必要な検査を追加することが求められる。また，緊急手術となった場合，呼吸・循環を安定化させるために動脈血ガス分析やCBC，止血機能などが必要であり，血液型，クロスマッチなどの輸血準備もしなくてはならない。緊急手術が必要でない場合も，外傷や急性膵炎など状態が急速に悪化する場合があり，経時的な検査が必要となることがあるので，いつでも検査できる体制を整えておく必要がある。

文献

1) 日本内科学会：内科救急診療指針．杏林社，東京，2011，pp82-87.
2) 西田昌道：消化器系の症候．救急医学 2010；34：907-911.
3) 井清司：腹痛．救急医学 2012；36：314-317.
4) 山下雅知：腹痛．日本救急医学会監修，日本救急医学会専門医認定委員会編，救急診療指針，改訂第4版，へるす出版，東京，2011，pp326-330.

（秋元　寛）

2-11 悪心・嘔吐，下痢

1. 概　要

嘔吐の先行随伴症状として多くみられる悪心をきたす疾患は，消化管疾患，代謝性疾患，脳脊髄疾患，耳疾患など広範囲にわたる。悪心は嘔吐中枢が刺激されることで出現し，嘔吐はそれに伴う消化管の反射である。その機序は，①中枢性嘔吐（嘔吐中枢またはドパミンレセプターを介して嘔吐が起こるもの），②反射性嘔吐（消化管から神経を経由して嘔吐中枢を刺激し嘔吐が起こるもの），③精神的嘔吐（視覚・味覚・臭覚や精神的要因で大脳皮質から嘔吐中枢を刺激して嘔吐が起こるもの），④その他（乗り物酔いのように，内耳前庭器管や小脳を介して嘔吐中枢を刺激し嘔吐が起こるもの）の4つに分けられる（表Ⅱ-22）。

下痢の定義は個人差もあり難しいが，普段よりも排便回数が多く便中の水分含量が増加した状態と定義される。下痢の病態による分類としては，①浸透圧性下痢（腸管内の浸透圧の上昇により腸管内水分が増加することによる下痢），②腸管蠕動異常性下痢（過敏性腸症候群やダンピング症候群などによる下痢），③感染性下痢の3つに大別される。救急の現場で最も重要なのは感染性下痢であり，その原因は多岐にわたる（表Ⅱ-23）。

以上のように悪心・嘔吐・下痢の原因はさまざまであり，多くの疾患を合併していることも多く，また緊急度の高い疾患も多いことから，救急の現場では緊急度を判定し原因疾患を特定するために適切な検査が施行されることが望ましい。

2. 緊急度判定

1）嘔気・嘔吐の原因による緊急度

（1）急激に致死的経過に陥る可能性のある緊急度の高い疾患

a. 薬物中毒

抗精神病薬，抗うつ薬，抗てんかん薬，ジギタリスなどの大量内服による致死的不整脈により突然の心停止に陥る可能性がある。循環系に影響がある薬物を大量内服した場合には静脈性ショックなど，注意を要する。

b. 頭蓋内出血

くも膜下出血では動脈瘤の再破裂により呼吸停止・心停止に陥る可能性がある。高血圧を伴う脳内

表Ⅱ-22　嘔吐の分類と原因疾患

中枢性嘔吐	1）物理的刺激	
	脳圧亢進	急性硬膜外出血・硬膜下出血，脳挫傷，外傷性脳出血，脳炎，髄膜炎，脳腫瘍など
	脳血行障害	くも膜下出血，脳出血，脳梗塞，動脈閉塞など
	髄膜刺激	脳炎，髄膜炎，くも膜下出血など
	2）化学的刺激	
	薬物中毒	抗精神病薬，抗うつ薬，抗てんかん薬，ジギタリス，アルコール，アスピリン，アミノフィリン，麻薬，大麻，脱法ハーブ，抗癌剤など
	食中毒	細菌性（感染型・毒素型），ウイルス性，原虫類など
	代謝	糖尿病性昏睡，肝性脳症，尿毒症，妊娠中毒症
反射性嘔吐	1）消化器由来の反射	
	迷走神経・交感神経刺激	胃・十二指腸潰瘍，急性胃炎，イレウス，急性肝炎・胆嚢炎，胆嚢結石症，急性膵炎，尿路結石症，腹膜炎など
	2）その他の臓器の反射	
		視神経刺激，嗅神経刺激，味覚神経刺激，内耳・前庭器管など
精神的嘔吐	1）大脳皮質刺激	神経性嘔吐，過換気，ヒステリーなど
	2）脊髄神経	脊髄癆など
その他	乗り物酔いなど	

表Ⅱ-23 感染性下痢の分類

下痢の性状	原因病原体	症状、その他
粘血・水様便	腸炎ビブリオ	腹痛、嘔吐、下痢。夏期に多く潜伏期間6〜24時間
	サルモネラ菌	熱発、腹痛、暗緑色下痢。鶏卵食品に多く潜伏期間6〜48時間
	腸管出血性大腸菌	腹痛、粘血下痢便。尿毒症を伴うこともある
	赤痢菌	熱発、しぶり腹、膿粘血便。熱帯地域に多く潜伏期間1〜7日
	クレブシエラ・オキシトカ菌	腹痛、粘血下痢便。抗生剤による出血性腸炎
水様便	インフルエンザウイルス	悪寒、高熱、咳、咽頭痛。消化器症状は少ない
	アデノウイルス	消化器、呼吸器、眼球眼瞼粘膜組織を障害する
	クロストリジウム・ディフィシル菌	熱発、水様下痢。抗生物質による菌交代症
	コレラ菌	米のとぎ汁様下痢、腹痛、脱水。東南アジア旅行者に多い
	MRSA	熱発、激しい緑色水様下痢
	ノロウイルス	突発的な激しい悪心・嘔吐、下痢、熱発
白色便	ロタウイルス	嘔吐、下痢（冬期に多い）。乳児白色便下痢症の原因

MRSA：メチシリン耐性黄色ブドウ球菌

出血は血腫が急激に増大して脳圧亢進，脳ヘルニアへの進行により呼吸停止，心停止に陥る可能性がある。

c. 重症頭部外傷

急性硬膜外血腫・急性硬膜下血腫・外傷性脳内出血・脳挫傷による脳圧亢進，脳ヘルニアの進行により呼吸停止，心停止に陥る可能性がある。また，受傷すぐには明らかな頭蓋内の異常がなくても遅発性に頭蓋内出血や脳挫傷をきたす可能性があるので，受傷後24時間以内はとくに注意が必要である。

（2）次に緊急度が高い疾患

a. 髄膜刺激をきたす疾患

脳炎，髄膜炎，くも膜下出血など。

b. 脳血行障害

小脳梗塞，一過性脳虚血発作。頸動脈・椎骨動脈閉塞症では脳梗塞が広範囲に及ぶこともあり，血栓除去術または血管拡張術が必要な場合もある。

c. 消化器系疾患

胃・十二指腸潰瘍，イレウス，急性肝炎，急性胆嚢炎，急性膵炎など。ただし，腹膜炎を合併していれば敗血症性ショックに陥る可能性があるので緊急度は高くなる。

d. 食中毒

おもに細菌性食中毒が多く，一般的に嘔吐以外に下痢・腹痛を伴う。

e. 代謝性疾患

糖尿病性昏睡，肝性脳症，尿毒症，妊娠高血圧症候群（妊娠中毒症）は既往歴と発症経過から疑うことができる。原因不明の嘔吐は，まれに高カルシウム血症がある。

（3）緊急度の低い疾患

上記の疾患が鑑別できれば，反射性・精神的嘔吐の可能性が高く，緊急度の低い疾患として分類できる。ただし内耳性疾患の鑑別が必要である。

2）下痢の緊急度

下痢自体の緊急度はさほど高くないが，下痢が続くと脱水から急性腎不全を発症する場合があるので注意が必要である。腸管出血性大腸菌（O-157など）のようにベロ毒素産生菌による溶血性尿毒症症候群の可能性も念頭におく必要がある。

3. 鑑別診断の進め方

1）問診による鑑別

薬物中毒を疑う場合には精神科疾患の既往や疑いを聴取し，薬物乱用や大量内服の事実を問診する。その際にはいつ，どのような薬剤を何錠飲んだかを把握する。また，麻薬や大麻，脱法ハーブなどを服用していないか，その既往はないかを問診する。

食中毒や感染性下痢を疑う場合には，どのような食事をいつ摂取したか，症状の発症時期や頻度，便・嘔吐物の性状を問診する。また同じ食事を摂取した

人の中に同じ症状を発症している人はいないかを把握する。

代謝性疾患を疑う場合は既往歴に糖尿病，重症肝疾患，腎疾患・慢性腎不全がないかを問診し，女性の場合は妊娠の有無を把握する。

腹部疾患を疑う場合は，腹痛の有無やその強さ・場所・発症継続時期を問診する。また，胃・十二指腸潰瘍やイレウスの既往を問診する。感染性下痢を疑う場合には，下痢の頻度，量，性状を把握する（表Ⅱ-23）。

耳鼻科疾患の既往の有無の問診も重要である。

重症頭部外傷に対する問診では，受傷機転，受傷部位を問診し，バイク事故に関してはヘルメット着用の有無やヘルメットの形状を把握する。

2）症状に基づく鑑別

頭痛，意識障害，片麻痺，瞳孔不同などの神経症状を伴う嘔吐では頭蓋内出血が疑われる。

頭部外傷と意識障害を伴う嘔吐があれば重症頭部外傷である。

麻痺がはっきりしない意識障害に嘔吐が随伴すれば脳炎を疑い，熱発と項部硬直，時に全身痙攣を併発する嘔吐であれば髄膜炎を疑う。

平衡感覚障害がみられる嘔吐であれば脳血管障害による小脳梗塞を疑う。

腹痛を伴う嘔吐であれば消化器系疾患を疑う。

下痢を伴う嘔吐であれば感染性下痢を疑う。

4. 診療に必要な検査

1）悪心・嘔吐に対する検査

a. 薬物中毒

精神科疾患の既往があり，薬物乱用や大量服薬が疑われればトライエージ® DOA などで薬物尿定性反応を調べる。循環器系薬剤を大量内服している場合は12誘導心電図を施行し，疑われる薬剤血中濃度を採血で調べる。動脈血ガス分析で酸・塩基平衡や電解質バランス分析を行う。

> メモ：薬物の種類によって治療が大きく変わるので，薬物血中濃度の結果はすぐに報告する。

b. 頭蓋内出血

頭蓋内出血が疑われれば頭部CT検査を行う。頭部CT検査で明らかにくも膜下出血が診断されなくても頭痛・嘔吐などの症状が強い場合は髄液検査を施行する。

c. 重症頭部外傷

外傷症例で頭部外傷がある場合，意識レベルが悪い場合には頭部CT検査を速やかに施行する。

d. 髄膜刺激をきたす疾患

頭部CT検査で頭蓋内病変を検索し，頭蓋内病変が否定されたら髄膜炎を疑って髄液検査を施行する。

e. 脳血行障害

造影CTで脳血管（内頸動脈や椎骨動脈）に異常がないか確認する。またMRIを施行して脳梗塞（小脳梗塞を含む）の有無を検索する。

f. 消化器系疾患

腹部超音波検査で肝・腎・尿路・胆嚢・膵臓病変の有無と腹水の有無を最初に確認する。腹部X線検査でイレウスの有無をチェックし，腹部造影CT検査を施行してイレウスの程度，腸管虚血や腫瘍性病変の有無を確認し，肝・胆・膵・腎疾患や尿路結石の有無を再確認する。腹膜炎の所見がないかどうかも重要である。採血で炎症反応をチェックし，敗血症が疑われれば多臓器不全の有無や凝固系の異常をチェックし，動脈血液ガスでアシドーシスの程度と乳酸値をチェックする。

> メモ：動脈血液ガス分析および採血は同時に施行し，アシドーシスや炎症反応はすぐに報告する。多臓器不全を合併していることも多く，凝固止血機能の低下は手術に影響するのでわかりしだい，結果を共有する。

g. 食中毒

食中毒が疑われれば便培養を施行する。O-157やノロウイルスを疑う場合はPCR法によるウイルス抗体検査を施行する。

h. 代謝性疾患

血糖値，尿中ケトン，血中アンモニア値，BUN・クレアチニン，血清カルシウム値を検査し，動脈血液ガスでアシドーシスの程度を評価する。

> **メモ**：代謝性疾患での動脈血液ガス分析結果や尿検査結果はとくに重要で，異常があれば直ちに報告する。

> **メモ**：脱水症状時は直ちに輸液や電解質補正が必要なため，BUN，クレアチニン，ヘモグロビン値，ヘマトクリット値と電解質バランスの異常は直ちに報告する。

2）下痢に対する検査

　下痢が高度の場合には，脱水の程度を把握する必要があり，採血でのBUN，ヘモグロビン値，ヘマトクリット値で評価する。また，急性腎不全を伴うことも多く腎機能を評価する。電解質異常（とくに低カリウム血症）を発症することが多く，採血で電解質バランスをチェックする。感染性下痢が疑われた場合には便培養を施行し，原因菌を特定する。腹痛を伴う嘔吐・下痢がみられる場合にはノロウイルスやアニサキス虫症も疑いPCRによる抗体検査を施行する。

文　献

1) 吉利和編：内科診断学．改訂9版，金芳堂，2004．
2) Kasper DL，他編，福井次矢，黒川清日本語版監修：ハリソン内科学．第2版，メディカル・サイエンス・インターナショナル，東京，2006．
3) 日本救急医学会監修，日本救急医学会専門医認定委員会編：救急診療指針．改訂第4版，へるす出版，東京，2011．
4) 田川一海，杉本徳一郎監修，三井記念病院内科編：内科レジデント実践マニュアル―経時的流れに応じた適切な治療．第9版，文光堂，東京，2012．

（田代圭太郎）

2-12　腰痛・背部痛

1. 概　要

　腰痛は人生において約85%の人が経験するともいわれる，非常に頻度の高い症候である。その90%は1か月以内に治療が不要になるなど予後は比較的良好なため，救急外来などにおいても軽視されがちではあるが，腰痛・背部痛には緊急性の高い内臓疾患や，重篤な疾患が隠れていることがあり，これらを見逃さないようにすることが重要である。

　腰背部痛については，表Ⅱ-24に示すように多くの原因疾患があるが，大きく機械的腰背部痛，非機械的で脊椎由来の腰背部痛，さらには内臓疾患由来の腰背部痛に分類するとわかりやすい。本項では，腰痛・背部痛について，代表的な疾患をあげたうえで，診断の過程や必要な検査内容について紹介する。

2. 緊急度判定

　救急領域では，どのような患者を診るにあたっても，まず全身状態を把握し，これについての蘇生処置を行いつつ，診断を進めていくことが重要である。意識・気道・呼吸・循環などのバイタルサインを確認し，これらに異常がある場合は緊急度が高いと判断される。表Ⅱ-24に緊急性が高いと考えられる疾患を青字で示したが，これらの疾患では往々にしてバイタルサインに異常を生じる。たとえば，心筋梗塞では肺水腫による呼吸困難や心原性のショック症状が，動脈解離では出血性ショック症状が，肺塞栓では酸素化不良による呼吸困難が起こり，直ちに酸素投与や輸液路の確保を行いつつ診断を進めなければならない。そのほか急性膵炎では呼吸困難や脱水による低容量性ショックが認められ，尿路や脊椎の感染では敗血症性ショックに陥っていることもある。このような状態において必要な検査は血液ガス分析や，心電図，胸部X線などであり，併せて内臓疾患の原因検索のため，血液検査を提出しておく。

　また，腰痛の原因が重篤かどうかの判断の基準にred flagsがある。表Ⅱ-25は，American College of Radiologyが定めた腰痛に対するred flagsである。

表Ⅱ-24　腰背部痛の原因疾患

機械的（97%）	非機械的脊椎由来（1%）	内臓疾患由来（2%）
腰椎捻挫（70%）	腫瘍（0.7%）	心・血管疾患
椎間板・椎間関節変性（10%）	がんの転移	大動脈解離
椎間板ヘルニア（4%）	多発性骨髄腫	大動脈瘤
腰部脊柱管狭窄症（3%）	脊髄腫瘍	急性冠症候群
骨粗鬆症性脊椎圧迫骨折（4%）	リンパ腫・白血病	呼吸器疾患
腰椎分離すべり症（2%）	感染症（0.01%）	肺塞栓症
外傷性骨折（<1%）	骨髄炎	気胸
など	椎間板炎	腎疾患
	傍脊椎膿瘍	尿管結石
	硬膜外膿瘍	腎盂腎炎
	帯状疱疹	腎周囲膿瘍
	炎症性疾患（0.3%）	消化器疾患
	強直性脊椎炎	膵炎
	乾癬性関節炎	胆嚢炎
	Reiter症候群	消化性潰瘍穿通
	炎症性腸疾患	骨盤臓器疾患
		前立腺炎
		子宮内膜症

〔文献1）より引用・改変〕

表Ⅱ-25　腰痛のred flags

●外傷の既往
●原因不明の体重減少
●50歳以上で骨粗鬆症や圧迫骨折の病歴のあるもの
●原因不明の発熱，感染の既往
●免疫不全あるいは糖尿病
●悪性腫瘍の既往
●静脈注射濫用
●長期のステロイド使用，骨粗鬆症
●70歳以上
●神経症状の進行，馬尾症候群
●6週間以上持続する痛み
●手術の既往

これらに当てはまる場合は，腰痛の原因が重篤である可能性が強いと考え，画像その他の検査を進めるべきである。

3. 原因疾患

代表的な原因疾患について腰痛・背部痛の特徴を含め概説する。

1) 機械的腰背部痛

(1) 腰背部捻挫

いわゆる「ぎっくり腰」であり，腰を捻る，伸ばすなどの動作で腰痛を発症する。痛みは下肢に放散することはなく，神経症状もない。他の腰痛性疾患を除外することで本症の診断がなされる。

(2) 椎間板ヘルニア

椎間板の脱出が神経を傷害するために症状が起こる。L5〜S1神経根の場合は殿部から下肢に放散する坐骨神経痛の形をとり，L4根の障害では大腿部の痛みを伴うことが多い。咳やくしゃみで痛みが増強する。

(3) 馬尾症候群

中心性のヘルニアや，血腫，腫瘍で馬尾が圧迫されて尿閉，肛門括約筋の弛緩などの膀胱直腸障害や，会陰・肛門周囲の知覚鈍麻などが起こる。緊急に除圧術が必要な疾患である。

(4) 腰部脊柱管狭窄症

加齢による椎間関節の骨性肥厚や，黄色靱帯の肥厚と，椎間板の突出により，硬膜管が狭小化することにより神経症状が起こる疾患である。歩行により下肢痛が起こり，休んだりしゃがんだりすると疼痛が軽減する（間欠性跛行）。下肢の動脈触知が正常である点や，立位や後屈位で痛みが誘発されるなどの点で，閉塞性動脈硬化症の間欠性跛行と鑑別される。

(5) 脊椎圧迫骨折

骨粗鬆症と関連し，高齢者やステロイド内服者に好発する。転倒や咳嗽，かがみ動作など軽微な外傷で起こることが多いが，明らかな外傷がない場合もある。胸腰椎移行部の骨折では，下位腰部痛を訴えることがあるので注意する。診察で棘突起の叩打痛を認める。

2) 非機械的脊椎由来腰背部痛

(1) 転移性骨腫瘍・多発性骨髄腫

転移性骨腫瘍は，脊椎悪性腫瘍の中で最も頻度が高く，とくに中高年者の脊椎腫瘍のほとんどがこれに当たる。多発性骨髄腫も腰痛を主訴として来院することが多い。安静時や夜間痛がある場合や，悪性腫瘍の治療歴がある場合に本症を疑う。

(2) 脊椎感染症（硬膜外膿瘍，椎間板炎，脊椎骨髄炎）

腰背部痛が比較的短期間に増悪し，発熱・悪寒・坐位や寝返りでも起こる疼痛がある場合は感染を疑って精査を進める。診察で脊椎叩打痛を認めることが多い。

(3) 強直性脊椎炎

血清リウマチ反応陰性脊椎関節炎の代表的疾患であり，背部痛や殿部痛で発症し，慢性的な経過をたどることが多い。単純X線写真で初期に仙腸関節のびらんが出現し，進行すると骨製強直が生じる。椎体は互いに竹節様に強直し（bamboo spine），これにより腰背部の著明な運動制限をきたす。HLA-B27と関連する。

図Ⅱ-10 関連痛

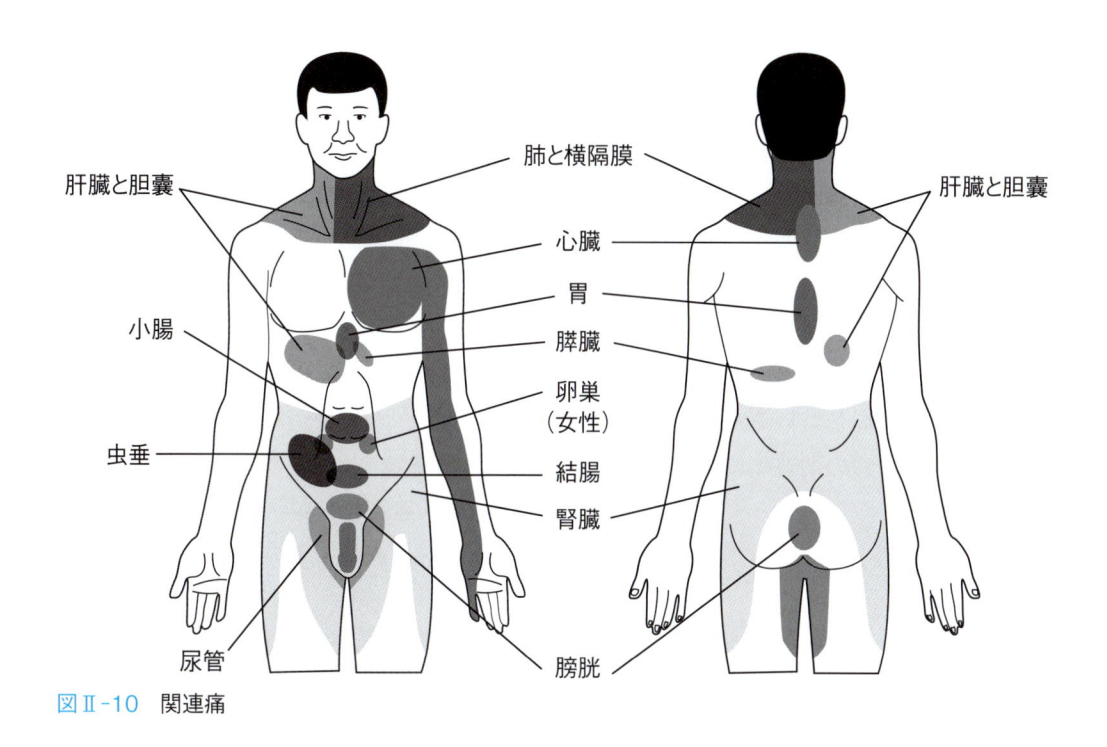

3）内臓疾患由来腰背部痛

（1）胸腹部大動脈瘤・大動脈解離
動脈硬化のリスクファクターのある患者において急性発症の激しい胸腹部痛や背部痛・腰痛がある場合に疑う。引き裂かれる痛み，移動する痛みと表現されることもある。診察上著しい高血圧，上下肢の血圧左右差や腹部腫瘤をチェックする。

（2）尿管結石
中年男性の片側性の疝痛発作が典型的である。血尿や超音波検査での水腎症などで診断し，X線写真やCTで結石が描出される。

（3）腎盂腎炎
発熱，背部痛，嘔気などが主要症状であり，女性に好発する。診察での肋骨脊柱角（costovertebral angle；CVA）の叩打痛が特徴的で，尿沈渣で白血球の上昇を認める。

（4）急性膵炎
典型的には悪心・嘔吐を伴う心窩部もしくは右上腹部痛が背部に放散する。飲酒や胆石症がリスクファクターである。

4. 鑑別診断の進め方

診断を行うにあたってまず考えることは，以下の2点である。
①内臓疾患由来の腰痛・背部痛か否か。
②神経症状を伴った腰痛・背部痛か否か。

内臓由来の痛みの場合，通常は動作や姿勢により痛みが増悪することはない。また，罹患臓器に関連した症状があることが診断のヒントとなる。また罹患臓器に神経を送っている後方部分に痛みが放散することがあり（関連痛，図Ⅱ-10），これが唯一の症状であることもあるので注意を要する。

また，神経症状を伴った腰痛・背部痛はそうでないものに比べ，緊急な処置を要するものが多く，また重篤な原因が隠れていることがあるため，確実に診断する。

1）問 診

（1）発症様式
とくに誘引なく急性に発症した場合は内臓疾患を考える。運動や姿勢変換時に起こった場合は，腰背部捻挫や，椎間板ヘルニアを疑い，高齢者で尻もちや転倒などの外傷機転がある場合は脊椎の圧迫骨折の可能性が高い。

(2) 増悪寛解因子

安静・体位変換・歩行・運動・咳嗽などにより痛みが増悪するかを確認する。間欠性跛行の場合、距離やどのような体位で改善するかを聞く。食事や排便、排尿、生理周期などに関連する痛みは内臓由来の疼痛であることが多い。

(3) 疼痛部位

痛みが左右どちらかに限局しているか、殿部や下肢に放散するか、胸痛や腹痛の関連痛になっていないかなどを確認する。

(4) 随伴症状

下肢痛、下肢のしびれ、動きにくさなどの下肢症状について確認する。膀胱直腸障害の有無確認は緊急対応が必要か否かの判断において重要となる。

(5) 既往歴

一般的なアレルギー歴、既往歴、内服内容を確認するが、とくに悪性腫瘍の治療歴や、ステロイドや免疫抑制剤の投与の確認は重要である。

2) 身体診察

(1) 視診

原則的には下着のみとして診察する。立位がとれれば、側彎や後彎などの彎曲異状、歩行状態などを確認する。また帯状疱疹などの皮疹の有無も確認する。

(2) 触診と打診

疼痛部位周辺を中心に、椎体と軟部組織を確認する。棘突起の叩打痛は同部での椎体骨折や感染、腫瘍などを示唆する。腎臓疾患を疑う場合は肋骨脊柱角（CVA）の疼痛を確認する。

(3) 神経学的所見

疼痛部位以下の知覚・筋力・反射を確認し総合的に判断して、神経根や脊髄の損傷されている高位を診断する。また下記の神経根伸長テストを行って、神経根障害の有無を確認する。

a. SLR（straight leg raising）テスト

被検者を仰臥位として下肢を伸展させたまま拳上して坐骨神経を伸展させる検査で、30°〜70°で殿部から下肢後面に放散痛が生じればL5〜S1の神経根障害を疑う。

b. FNST（femoral nerve stretching test）

被検者を腹臥位として膝関節を屈曲させた状態で下肢を上方に拳上し、股関節を過伸展させることで大腿神経を伸長させる検査法である。大腿前面に放散痛が生じればL2〜L4の神経根障害を疑う。

(4) 直腸診

尿閉・肛門括約筋の弛緩・サドル型感覚低下は馬尾症候群の所見であり、緊急の対応を要する。

5. 診療に必要な検査

1) 血液検査

内臓疾患由来の腰背部痛の鑑別に有用であるほか、白血球数、血沈、CRPなどは感染や炎症性疾患、悪性腫瘍の診断に役立つ。多発性骨髄腫が疑われる症例では、75〜80％の症例で、血清の蛋白分画検査により、M-蛋白を検出することができる。

2) 尿検査

尿沈渣は腎臓疾患の診断に有用である。尿管結石では赤血球が、腎盂腎炎では白血球が増加する。多発性骨髄腫の15〜20％はBence-Jones蛋白型であり、尿検査により検出することができる。

3) 単純X線検査

発症後1カ月で約90％の腰痛が自然治癒するため、X線撮影の必要性は高くないといわれるが、red flags（表Ⅱ-25）に当てはまる場合はこの限りではなく、また救急外来では訴訟などの問題も考え、躊躇せずにX線撮影を行う。

4) MRI検査

単純MRIは腰背部痛における単純X線の次のステップの検査として最も有用な検査である。MRIは椎間板、靱帯、神経根、硬膜外脂肪や硬膜管の形状の描出に優れているため、椎間板ヘルニア、腰部脊柱管狭窄症、骨髄炎、椎間板炎、硬膜外膿瘍、転移性脊椎腫瘍、脊髄腫瘍などの診断に有用である。

5) CT検査

　内臓疾患の診断に不可欠の検査であり，胆嚢や膵臓の疾患，尿管結石などの腎疾患の診断に有用である．大動脈疾患の診断では造影CTが必須である．

　脊椎については，MRIに比べ骨性の異常描出に優れているため仙腸関節の疾患，骨折，脊椎分離症などの診断に有用である．

6) 脊髄腔造影検査

　MRIが普及した現在，利用価値が減ったが，神経根の描出に優れ，また動的評価が可能なことにより術前検査としての意義は大きい．CTと組み合わせることによりさらに有用となる．

7) 骨シンチグラフィー

　転移性骨病変の全身検索や骨粗鬆症に起因する不全骨折の診断に有用である．

文　献

1) Deyo RA, Weinstein JN：Low Back Pain. N Eng J Med 2001；344：363-370.
2) Wheeler SG：Approach to the diagnosis and evaluation of low back pain in adults. Up To Date Ver2013.
3) 山根弘次，永島英樹，萩野浩：画像診断による腰背部痛の鑑別. The Bone 2004；18：500-609.

（山本　啓雅）

2-13 乏尿・無尿

1. 概要

乏尿・無尿とは尿の生成が減少した状態であり、1日尿量が成人で400mL以下を乏尿、100mL以下を無尿と定義している。本項では両者をまとめて乏尿として記述する。尿が生成されるにもかかわらず膀胱内の尿を排泄できない状態は尿閉として区別される。

「尿が出ない」といって救急外来を訪れる人の多くは尿閉であり、乏尿は入院管理中の尿量測定において気づかれることが多い。

腎での尿の生成が障害されると、体液、電解質、酸塩基の恒常性を維持できなくなるとともに、老廃物の排泄が障害される。乏尿は腎前性、腎性、腎後性乏尿に分類され、腎前性、腎後性乏尿を長時間放置すると腎性乏尿へと至る。

乏尿患者の初期治療においては、①腎後性乏尿の鑑別と処置、②腎前性乏尿の原因となるショックの評価と対応、③腎機能障害に伴い悪化した全身状態（呼吸、循環、意識等）の評価、④透析を含めた緊急治療の必要性が判断される。とくに、腎前性、腎後性乏尿の段階で原因を解除し腎性乏尿に陥らせないことが重視される。

2. 緊急度判定

時間尿量はショックの評価指標の1つとして用いられており、乏尿を呈する患者はショックに陥っていることが多い。また、腎性乏尿では、溢水による肺水腫を伴っていることもある。さらに乏尿患者で認められる尿素窒素やクレアチニンの上昇は、意識レベルの低下をもたらす。このため乏尿患者では、呼吸、循環、意識レベルが的確に評価され、酸素投与、気管挿管と人工呼吸管理、循環の評価と安定化といった救命処置が迅速に実施される。

さらに、緊急血液透析の適応も評価される。慢性腎不全に対する透析適応が、おもに血液生化学検査における尿素窒素やクレアチニン値で判断されるのに対し、急性腎障害での緊急血液透析の適応は、溢水と高カリウム血症から判断される。肺水腫や心不全を認めるような溢水状態や、心室性不整脈を伴う高カリウム血症、血清カリウム値7.0mEq/L以上は緊急血液透析の絶対適応と判断される。

乏尿は腎の急性機能障害の1つの指標であるが、2005年、AKIN（Acute Kidney Injury Network）により急性腎障害（Acute Kidney Injury；AKI）の新たな定義とステージ分類が提唱された[1]。AKIは「48時間以内の急速な腎機能低下」と定義され、血清クレアチニン値で0.3mg/dL以上の上昇またはベースラインから150％以上の上昇、尿量の6時間以上にわたる減少を基準とし、3ステージに分類される（表Ⅱ-26）。なお、AKIN分類は、尿路閉塞を除外し（腎後性因子の除外）、十分な補液がなされた時点（腎前性因子の除外）で評価される。

表Ⅱ-26 AKIN分類

AKIN分類	血清クレアチニン値による基準	尿量による基準
Stage Ⅰ	0.3mg/dL以上の上昇 150〜200％の上昇	0.5mL/kg/時以下が6時間以上
Stage Ⅱ	200〜300％の上昇	0.5mL/kg/時以下が12時間以上
Stage Ⅲ	300％以上の上昇	0.3mL/kg/時以下が24時間以上 または 無尿が12時間以上

AKIN分類は、急性腎障害の基準を、「血清クレアチニン値の0.3mg/dL以上もしくは50％以上の増加、あるいは、尿量が0.5mL/kg/時以下に低下する状態が6時間を超える」と定義している。
Stageは、尿路閉塞を除外し（腎後性因子の除外）、十分な補液がなされた時点（腎前性因子の除外）で判断される。

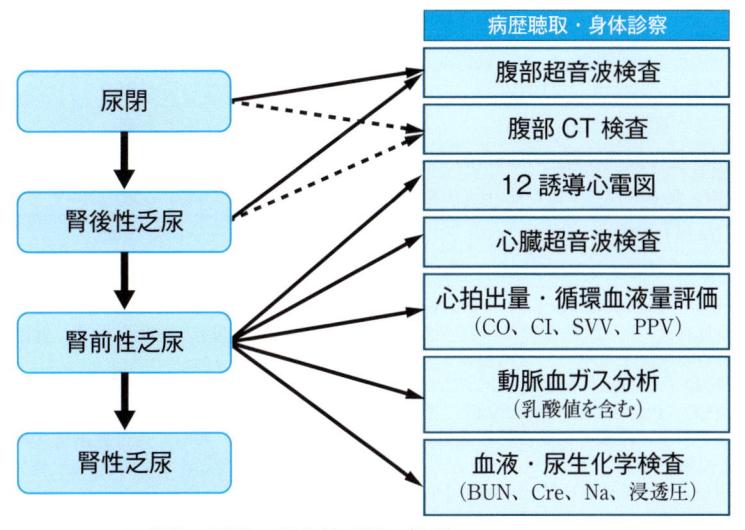

図Ⅱ-11　腎前性，腎性，腎後性乏尿の鑑別

尿量が減少した患者に対しては，①尿閉ではないか，②腎後性乏尿ではないか，③腎前性乏尿ではないかが，病歴聴取，身体診察，血液・尿の生化学検査，画像診断等を用いて評価される。

CO：cardiac output, CI：cardiac index, SVV：stroke volume variation, PPV：pulse pressure variation

3. 原因疾患と鑑別診断の進め方

尿量が減少した患者に対しては，①尿閉ではないか，②腎後性乏尿ではないか，③腎前性乏尿ではないかを，病歴聴取，身体診察，血液・尿の生化学検査，画像検査などを用いて評価する（図Ⅱ-11）。腎後性，腎前性の原因がない，もしくは原因を取り除いても尿量が増加しなければ腎性乏尿と判断される。

1) 尿閉の確認

膀胱内に尿が貯留しているか否かは，腹部超音波検査により容易に確認できる。尿道カテーテルを挿入し，尿の流出を認めれば尿閉であると確診され，同時に治療にもなる。

2) 腎後性乏尿の確認

腎後性乏尿とは，尿路の狭窄および閉塞によるもので，骨盤内悪性腫瘍などが原因となる。腹部超音波検査により両側尿管の拡張が確認され，両側性水腎症が認められれば腎後性乏尿の可能性が高い。尿管の狭窄の原因と程度を確認のうえ，尿管へのカテーテル挿入もしくは腎瘻により腎後性因子が解除される。

3) 腎前性乏尿の確認

腎前性乏尿とは，腎機能自体は正常であるが，腎への血液灌流が不十分なために糸球体濾過量が減少した状態であり，外傷や大量出血，重症熱傷，下痢，嘔吐，大量発汗などによる循環血液量減少や，心筋梗塞，慢性心不全に伴う腎血流低下が原因となる。身体診察やバイタルサインに加え，超音波検査や腹部CTからこれらの原因が鑑別される。血液と尿の生化学検査から算出される指標が，腎前性乏尿と腎性乏尿の鑑別に役立つ（表Ⅱ-27）。薬剤投与，輸液負荷などにより腎前性の原因が解除される。

4) 腎性乏尿

腎性乏尿は種々の腎疾患により糸球体濾過量が低下した状態である。尿閉，腎後性，腎前性乏尿が否定されれば腎性乏尿と診断される。実際には腎前性乏尿と腎性乏尿の鑑別は輸液負荷による治療的診断によりなされることが多い。患者がすでに腎性乏尿に陥っていた場合，大量の輸液負荷は溢水をもたらし，肺水腫，心不全に陥らせてしまうことがあるため，集中治療室などで厳密な患者観察のもとで実施される。腎性乏尿となった場合には，溢水や尿毒症，電解質異常などに対する治療が必要となるが，必要に応じて緊急血液透析も行われる。

Ⅱ．救急の症候と診療

表Ⅱ-27 腎前性乏尿と腎性乏尿の鑑別

検査	腎前性	腎性
尿浸透圧（Uosm：mOsm/L）	＞500	＜350
尿中Na濃度（UNa：mEq/L）	＜20	＞40
尿中・血中尿素窒素比（UureaN/PureaN）	＞8	＜3
尿中・血中クレアチニン比（UCr/PCr）	＞40	＜20
尿Na部分排泄率（FENa：%）	＜1	＞3.5
自由水クリアランス（CH₂O：mL/分）	＜−1	−0.5〜0

- FENa（excreted fraction of filtered sodium）：糸球体で濾過された原尿中に含まれるNaのうち，尿細管で再吸収されず尿中に排泄されたNaの割合を示す．近位尿細管の機能を反映し，正常値は1%以下である．
- FENa＝{(UNa/PNa)/(UCr/PCr)}×100
- CH₂O（free water clearance）：溶質を含まない純水（free water）のクリアランスを示す．尿細管と集合管の濃縮・希釈力の指標であり，おもに遠位尿細管の機能を反映する．
- CH₂O＝時間尿量×(1−Uosm/Posm)/60

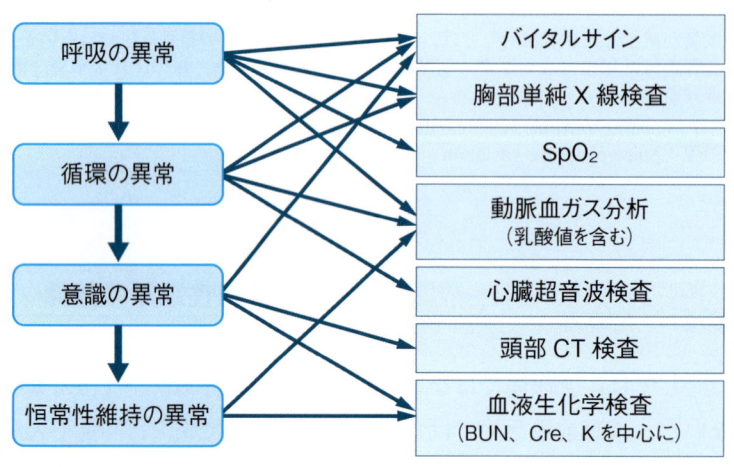

図Ⅱ-12 乏尿に伴う全身状態の評価
呼吸，循環，意識，恒常性維持の異常について，身体診察，血液検査，画像検査，生理検査などを用いて評価される．

4．診療に必要な検査

1) 全身状態の評価に必要な検査（図Ⅱ-12）

(1) 胸部単純X線検査
乏尿に伴う溢水の程度が評価される．上縦隔，心陰影の拡大，肺紋理の増強，肺野の透過性低下といった所見が重要である．

(2) 動脈血ガス分析（SpO₂を含む）
肺水腫や心不全に伴う酸素化能の低下状態がPaO₂値から評価される．また，乏尿による有機酸の蓄積がもたらす代謝性アシドーシスの程度をbase deficitから評価することができる．

(3) 心臓超音波検査
溢水に伴う循環血液量増加，心機能低下の評価が行われる．循環血液量の指標として，下大静脈前後径とその呼吸性変動，左室拡張末期径が用いられる．心機能の指標として，駆出率（ejection fraction）などが計測される．

(4) 頭部CT検査
意識障害を呈している患者では，原因の鑑別診断のため頭部CT撮影が実施される．脳内出血，脳梗塞，くも膜下出血など，頭蓋内病変を原因とする意識障害が鑑別される．

(5) 血液生化学検査
腎機能障害により，生体の恒常性がどの程度破綻しているかが血液生化学的に評価される．血清

BUN, Cre値が主な指標であり，血液透析の必要性を判断する際の一指標ともなる。また，血清ナトリウムやカリウム，クロール，カルシウム，マグネシウムといった電解質の異常も評価される。血清カリウム値は緊急血液透析の適応を判断するうえで不可欠な検査である。

2）原因検索に必要な検査

（1）腹部超音波検査，腹部CT検査

腹部超音波検査により膀胱内に尿が貯留しているか否かを確認することで，尿閉が容易に鑑別される。さらに腎盂，腎杯，尿管の拡張の有無を評価できるため腎後性乏尿の鑑別にも役立つ。腹部CT検査では腎盂，腎杯，尿管の拡張に加え，尿管閉塞の原因病変が評価される。

（2）12誘導心電図

急性心筋梗塞や心筋炎，慢性心不全などは腎前性乏尿の原因疾患となる。12誘導心電図でのST-Tの変化，異常Q波などからこれら心疾患の鑑別がなされる。

（3）心臓超音波検査

先に述べた指標から，腎前性乏尿の原因となる循環血液量の減少や心機能低下が鑑別される。

（4）心拍出量・循環血液量評価

近年，動脈圧波形をもとに心拍出量や心係数が計測されるようになった。また，動脈波形の呼吸性変動を評価するSVV（stroke volume variation）やPPV（pulse pressure variation）は輸液負荷を行った場合の循環の反応を評価する指標として用いられており，腎前性乏尿を鑑別する際の輸液投与の適応の判断材料となる。

（5）動脈血ガス分析

動脈血ガス分析とともに測定できる血液乳酸値は，末梢循環不全の指標として用いられる。乳酸値が上昇している場合には，腎前性因子が関与している可能性が高い。

（6）血液・尿生化学検査

血液や尿の生化学検査データから算出されるいくつかの指標は，腎前性乏尿と腎性乏尿の鑑別に役立つ（表II-27）。

文　献

1) Mehta RL, Kellum JA, Shah SV, et al：Acute Kidney Injury Network：report of an initiative to improve outcomes in acute kidney injury. Crit Care 2007；11：R31.

（溝端　康光）

2-14 血尿

1. 概要

血尿とは尿に血液が混入した状態であり，その程度により肉眼的血尿と顕微鏡的血尿に分類される。高度な肉眼的血尿では，凝血塊を混ずることもあり，尿閉の原因となる。疼痛や発熱などの随伴症状を伴うものを症候性血尿，無症状のものを無症候性血尿として分類することもある。

血尿のような色調を呈していても血液が混入していない場合もある。これらには，ヘモグロビン尿，ミオグロビン尿に加え，ビタミン剤や緩下剤，抗結核薬などの薬剤による着色尿が含まれる。尿沈渣での赤血球の存在により血尿であることの確認を行う。

2. 緊急度判定

血尿で緊急の対応が必要となるのは，腎・尿路への出血に伴う出血性ショックの場合と，膀胱内に凝血塊が貯留することによる膀胱タンポナーデの場合である。このため血尿患者では，まずショックの評価が実施される。血圧，脈拍，呼吸数といったバイタルサインのみでなく，四肢冷感，冷汗，脈拍微弱といった身体所見が重視される。動脈血ガス分析でのbase deficitや乳酸値，ヘマトクリット値，ヘモグロビン値，赤血球数なども測定し，出血量を推定するとともに，ショックに対する輸液・輸血を中心とした治療が開始される。

膀胱タンポナーデは，意識・気道・呼吸・循環に異常をきたすものではないが，排尿困難を伴うことと血尿の程度の評価のため，緊急の尿道ドレナージ処置が必要となる。

3. 原因疾患と鑑別診断の進め方

血尿の原因は外傷と疾病に分けられる。外傷による血尿のほうが緊急性の高い場合が多い。交通事故，墜落などの高エネルギー事故のみでなく，側腹部の殴打，転倒時の打撲，刺創などが原因となる。血尿の原因となる損傷の部位や程度は，腹部造影CT検査，腹部血管造影検査により評価される。腎損傷のなかで最も重症度が高い腎茎部損傷では，強度の血尿が認められることが少なく，血尿の程度と重症度は必ずしも一致しない。

疾病に起因する血尿の鑑別には，病歴と随伴症状が有用となる。炎症性疾患では発熱や疼痛を，結石

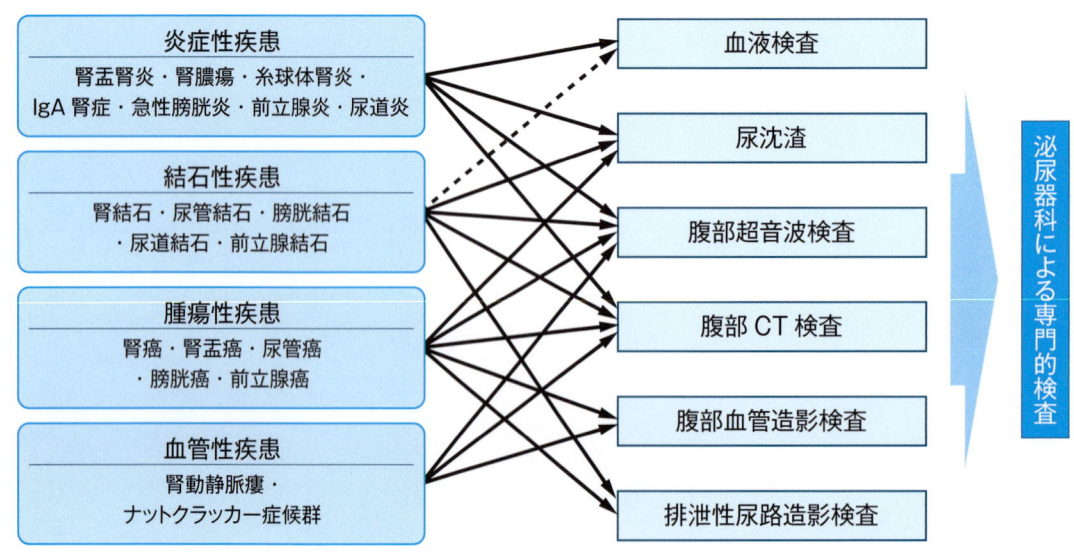

図Ⅱ-13 血尿の原因となる疾病の鑑別
疾病が疑われる患者では，血液検査での炎症所見の上昇，尿沈渣での白血球や細菌，各種円柱の確認，腹部超音波やCT，血管造影検査，排泄性尿路造影検査といった画像検査により鑑別診断される。

性疾患では七転八倒の痛みを伴うことが多い。尿沈渣での白血球や細菌の確認，血液検査での炎症所見の上昇，腎尿管膀胱単純Ｘ線撮影（KUB）もしくは腹部超音波や排泄性尿路造影検査といった緊急検査により診断される（図Ⅱ-13）。随伴症状がない場合には腫瘍性疾患の可能性が高いが，緊急検査に続く詳細な検査や確定診断は泌尿器科により行われる。

また，腎生検後や尿道カテーテル留置後など医原性にも血尿が出現することがあり，鑑別には病歴の聴取が役立つ。

4. 診療に必要な検査

1）出血量の評価に必要な検査

赤血球数，ヘマトクリット値，ヘモグロビン値が出血量の推定に役立つ。ただし，これらは出血に対する代償機転（血管内への体液のシフト）が生じた後に低下するものであるため，出血直後には必ずしも低値を示さないことに注意する。実際には血液検査のみでなく，身体所見やバイタルサインの変化から出血量が評価される。

2）原因検索に必要な検査

（1）血液検査

血尿の原因としての腎盂腎炎，腎膿瘍，急性膀胱炎，前立腺炎，尿道炎などの鑑別のため，白血球数，CRPなどが評価される。

（2）尿沈渣

尿沈渣としての白血球，細胞，結晶などから原因疾患を鑑別する。尿沈渣と血尿を呈する疾病の関係を以下に示す。

赤血球：急性糸球体腎炎，腎盂腎炎，膀胱炎，尿道炎，腎腫瘍，腎結石など
白血球：腎盂腎炎，膀胱炎，尿道炎など
円柱細胞：慢性腎炎，糸球体腎炎，腎盂腎炎など
上皮細胞：膀胱炎，尿道炎など
結晶成分：腎結石など

（3）腹部超音波検査，腹部CT検査，腹部血管造影検査，排泄性尿路造影検査

救急診療での血尿に対する原因検索は，画像検査を中心に実施される。腹部CT検査では，動脈相と平衡相，排泄相の3つの時相が撮影されることが多い。造影剤の血管外漏出所見が認められれば活動性出血があると判断される。腹部血管造影検査では，経カテーテル動脈塞栓術（trans-arterial embolization；TAE）により止血治療を実施することができる。

救急診療で原因疾患が鑑別され緊急処置が行われた後は，泌尿器科よる専門的検査と根本治療が検討される。

（溝端　康光）

II. 救急の症候と診療

2-15 発　熱

1. 概　要

　発熱は，急激な生体侵襲に対する生体防御反応の一つである。多くは炎症に起因する。炎症の5大徴候として，発熱，発赤，腫脹，疼痛，臓器障害がある。したがって，発熱は救急患者の単独の主訴となるほか，頭痛や腹痛などさまざまな疼痛，局所の腫脹などに伴い観察される。また，熱中症のように環境因子により体温調節メカニズムが破綻し発熱を起こす場合がある。

　体温が37℃以上になると，1℃の体温上昇で心拍数が，8～10/分上昇し，基礎代謝が10～15％増加する。このため循環器系に基礎疾患がある場合や高齢者においては，心拍出量が増加することにより不整脈や心不全をきたしやすい。これら循環器系への負担は，初期には全身倦怠感として自覚される。鑑別診断は炎症性疾患を念頭に行う。

> メモ：健康人でも体温の高い人はおり，個人差もある。欧米人は，アジア系人種より平熱が0.5℃～1℃高いとされる。甲状腺機能亢進症など代謝の亢進する疾患では，体温も上昇する。精神的な興奮状態でも体温は上昇する。

> メモ：体温測定は，体温計やサーモグラフィーにより行われる。これらは体表の温度計測であり，医療現場では，測定しやすい腋窩，口腔，鼓膜温，直腸温などが用いられる。直腸温は，内臓などの深部体温に近く，腋窩温より0.5℃高い。

2. 緊急度判定

　炎症によるショック状態である，血液分布異常性ショック（敗血症性ショック）の有無を確認する。敗血症は，全身に影響が及んでいる炎症反応である全身性炎症反応症候群（SIRS）の状態にある感染症として定義される。SIRSは下記の項目のうち，2項目以上を満たすことで診断される。これらは血清中の炎症性サイトカインの上昇による。

①高体温（38℃以上）または低体温（36℃以下）
②頻脈（90/分以上の心拍数）
③頻呼吸（20/分以上の呼吸数）または$PaCO_2$が32mmHg以下
④白血球の増加（12,000/μL以上）または減少（4,000/μL），あるいは未熟顆粒球が10％以上

> メモ：発熱は生体の防御反応である。発熱により，感染を対処する好中球，T細胞などが活性化し，抗体産生を誘導し免疫力が高まる。また，多くの細菌やウイルスの増殖至適温度は37℃以下であり，発熱によりこれらの増殖が抑制される。したがって，発熱は不快なものであるが，むやみな解熱は慎むべきである。

3. 鑑別診断の進め方

　発熱患者の原因疾患の鑑別には，問診，身体所見および検査所見より総合的に行う（表Ⅱ-28）。感染症は臓器ごとに多彩な症状を示す（表Ⅱ-29）。

発熱を認める患者に対する問診
・発熱の程度，持続時間
・臓器別随伴症状　疼痛の有無，部位
　めまい，意識障害（中枢神経症状）
　咳，喀痰，呼吸困難（呼吸器症状）
　息切れ，動悸，胸痛（循環器症状）
　悪心・嘔吐，下痢，腹痛（消化器症状）
　耳鳴り，難聴，耳痛（耳鼻科疾患）
　頻尿，排尿時痛（泌尿器症状）
　発疹，皮下出血，発汗（皮膚症状）
・既往歴，内服歴
・家族歴，生活歴（生活の場での感染の可能性，作業環境）
・動物との接触（人畜共通感染症）
・旅行歴，とくに海外旅行歴

　代謝の亢進により呼吸数，脈拍数は増加する。40℃を超えるとせん妄や昏睡などの意識障害となり痙攣を伴う。

表Ⅱ-28 熱型と推測される原因疾患

熱型	特徴	代表的疾患
稽留熱	日内変動が1℃以内の高熱が持続	腸チフス，大葉性肺炎，髄膜炎
弛張熱	日内変動が1℃以上，平熱まで下がらない	敗血症，化膿性疾患
間欠熱	日内変動が1℃以上，平熱のこともある	マラリア
波状熱	有熱期と無熱期とが不規則に繰り返す	ブルセラ症，ホジキン病，マラリア

〔文献2〕より引用〕

表Ⅱ-29 発熱をきたすおもな感染症とその特徴

主な感染症	頻度	入院の必要性	体温	特徴
脳炎・髄膜炎	×	○	微～中	頭痛，意識障害，痙攣
肺炎	○	○	微～高	咳，膿性喀痰，胸痛
肺結核	△	○	微	咳，血痰，盗汗
扁桃炎	○	△	中～高	咽頭痛
中耳炎	○	△	微～高	耳痛，難聴，耳鳴り
心内膜炎	×	○	微～中	心雑音，有痛性皮下結節
胆嚢炎	△	○	中～高	右季肋部痛，黄疸
胆管炎	×	○	中～高	右季肋部痛，黄疸，ショック
虫垂炎	○	○	微～中	右季肋部痛，悪心・嘔吐
腎盂腎炎	△	○	中～高	背部痛，頻尿，排尿時痛
インフルエンザ	○	△	高	頭痛，咳，悪寒，関節痛
麻疹	×	△	中～高	発疹，口腔粘膜のコプリック斑
流行性耳下腺炎	×	△	微～中	耳下腺部の疼痛・腫脹
風疹	×	△	微～中	発疹，耳介後部リンパ節腫脹
突発性発疹	△	△	中～高	解熱とともに発疹出現

○：高い，△：時に，×：少ない　　高：39℃以上，中：38.0～38.9℃，微：37.0～37.9℃

〔文献2〕より引用〕

　口腔内，咽頭の観察も重要である。皮膚の発疹の出現時期，熱型により，とくに乳幼児～小児では，特有の感染症が診断可能な場合がある。

4. 診療に必要な検査

　血液検査では，白血球数の増減，未熟顆粒球の増加（SIRS診断項目）が重要となる。赤血球数では，持続する炎症では貧血を伴うが，脱水により見かけ上，補正されている場合がある。血小板数はDICを伴う場合は，減少する。

　生化学検査では，急性炎症ではCRPが上昇するほか，炎症臓器由来の検査値の変動を示す。

　炎症性サイトカインである，TNF-α，IL-1，IL-6などの直接測定やプロカルシトニンが敗血症の診断に有効な場合がある。

　緊急治療を要する場合は，感染部位の検索のためX線検査，超音波検査，単純CT，造影CTを実施し，心電図，心臓超音波による循環器系の検査も行う。

5. 発熱患者への対応の注意点

　高熱の患者は，意識障害や痙攣を伴う場合があるので，気道確保が行える体位での管理が必要となる。

　また，救急部門では確定診断がついていないので，感染症に対する標準予防策をとる。また，結核患者は近年増加傾向にあり，とくに注意を要する。

文　献

1) 日本救急医学会，日本救急看護学会，日本臨床救急医学会監修：緊急度判定支援システム—CTAS2008日本語版／JTASプロトタイプ．へるす出版，東京，2010（オンライン版）．
2) 寺井親則：発熱．救急救命士標準テキスト編集委員会編，救急救命士標準テキスト第3巻，改訂第8版，へるす出版，東京，2012，pp209-213．

（奥寺　敬，若杉　雅浩）

Ⅱ．救急の症候と診療

2-16　発疹・発赤・腫脹・疼痛

1. 概　要

　発疹・発赤・腫脹・疼痛は，急激な生体侵襲に対する生体防御反応である炎症に起因する。炎症の5大徴候として，発熱，発赤，腫脹，疼痛，臓器障害があり，これらは密接にかかわると同時に，主訴としてはそれぞれ独立した訴えとなる。

2. 緊急度判定

　炎症としての緊急度判定は，血液分布異常性ショック（敗血症性ショック）の有無の確認による。敗血症の判定は，全身に影響が及んでいる炎症反応である全身性炎症反応症候群（SIRS）の診断項目を用いる（p.70「発熱」参照）。

		定義	模式図	救急受診の代表的疾患
原発疹（一次的に発生する発疹）	斑	皮膚面上には隆起せず一定の大きさの限局した病変	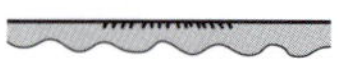 紅斑（血管拡張） 白斑（メラニン色素減少） 色素斑（メラニン色素増多） 紫斑（出血）	多形紅斑，Stevens-Johnson症候群（SJS），中毒性表皮壊死融解症（TEN），薬剤性過敏症症候群（DIHS），麻疹，風疹，全身性エリテマトーデス（SLE），皮膚筋炎，接触皮膚炎，ツツガムシ病，感染性心内膜炎 アナフィラクトイド紫斑
	丘疹結節腫瘤	皮膚面より隆起したもの 丘疹　5mm未満 結節　5mm～3cm 腫瘤　3cm以上	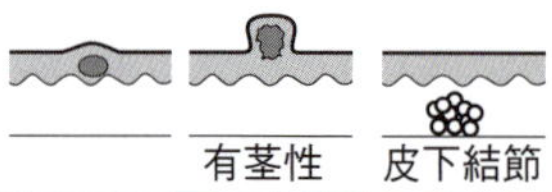 有茎性　皮下結節	虫刺症 有棘細胞癌 Behçet病 （結節性紅斑）
	水疱	透明な水様性内容物を有する皮膚の隆起 表皮内水疱（弛緩性水疱） 表皮下水疱（緊満性水疱）	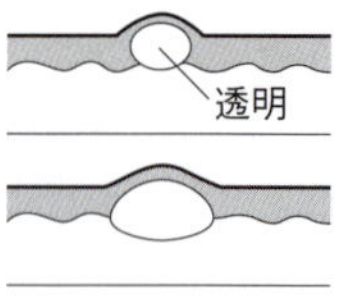 透明　表皮内水疱 表皮下水疱	天疱瘡 帯状疱疹 単純ヘルペス感染症 水疱性類天疱瘡 虫刺症
	膿疱	水疱内容物に白血球が混じて黄白色にみえるもの	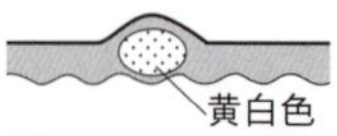 黄白色	伝染性膿痂疹 膿疱性乾癬
	囊腫	真皮内に存在する空洞	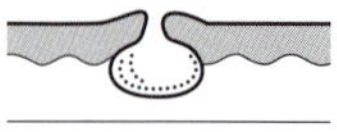	粉瘤
	膨疹	真皮上層の一過性浮腫	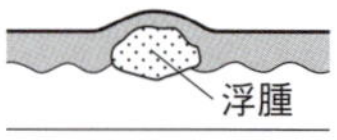 浮腫	蕁麻疹，口腔アレルギー症候群（OAS）
続発疹（時間的経過で続発する発疹）	びらん	表皮の部分的欠損	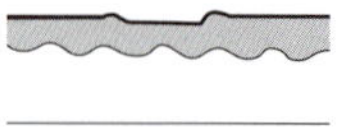	接触皮膚炎 Ⅰ度熱傷 天疱瘡
	潰瘍	真皮～皮下組織に達する欠損	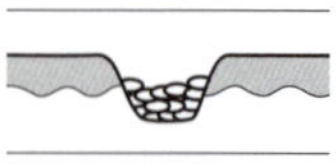	Ⅱ～Ⅲ度熱傷 中毒性表皮壊死融解症（TEN）
	鱗屑	角質が皮膚表面に異常に蓄積した状態	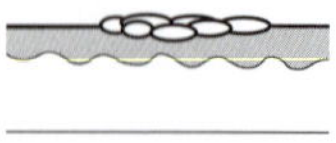	ブドウ球菌性熱傷様皮膚症候群（SSSS）
	痂皮	浸出液・血液・膿・壊死組織が固まり皮膚表面に付着したもの	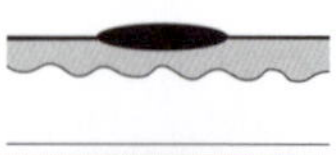	帯状疱疹，単純ヘルペス感染症，ツツガムシ病，天疱瘡，伝染性膿痂疹
	壊疽	血行障害あるいは細菌感染などにより壊死組織になる	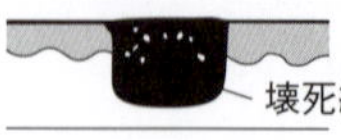 壊死組織	糖尿病性壊疽 Vibrio vulnificus感染症

〔文献2）より引用〕

図Ⅱ-14　皮疹の種類と特徴

表Ⅱ-30 発疹の形と症状

	部分的	全身	ショック症状
膨隆疹	じんま疹	じんま疹	アナフィラキシー
水疱	熱湯，帯状疱疹，手足口病，日光皮膚炎	類天疱瘡，水疱	
赤斑	虫刺症，皮下血腫，熱傷，凍傷，日光皮膚炎，蜂窩織炎，SLEなど膠原病	紅皮症，ウイルス性発疹，麻疹，多形滲出性紅斑，悪性リンパ腫	アナフィラキシー
紫斑	皮下血腫，蜂窩織炎，血小板減少性紫斑病，DIC	皮下血腫，蜂窩織炎，血小板減少性紫斑病，DIC	
丘疹	アトピー性皮膚炎，接触性皮膚炎	アトピー性皮膚炎	

〔文献3）より引用〕

バイタルサインのほか，顔面，とくに眼窩周囲の腫脹を伴う場合，紫斑や点状出血斑を認める場合は，緊急症例として判断，蘇生の準備をしつつ原因検索を進める。アレルギーの既往のある症例では，アナフィラキシーショックに十分に注意を払う。

3. 鑑別診断の進め方

発熱患者の原因疾患の鑑別には，問診，身体所見および検査所見より総合的に行う。発疹・発赤・腫脹・疼痛のそれぞれについてポイントを示す。

1）発　疹

発疹は，皮膚にみられる肉眼的変化であり，皮疹はその表現方法を指す。救急医療で扱う発疹の多くは，感染症に起因するもの（感染性発疹）としないもの（非感染性発疹），薬剤の副作用によるものである。

発疹の種類は，その形状や皮膚組織との解剖学的関連により細かく分類されている（図Ⅱ-14）。

緊急性の高い発疹は，発熱や呼吸困難，脱力，疼痛などの全身症状を伴うものである。（表Ⅱ-30）また，高度の意識障害や家族からの病歴聴取が困難な場合でも，特徴的な発疹で診断可能な疾患がある。顔面の腫脹や口腔内粘膜病変を伴う疾患では，喉頭浮腫や気道閉塞に注意する。

(1) 緊急性の高い特殊な病態

a. Stevens-Johnson症候群（SJS）

口腔・眼・外陰部の紅斑・水疱・びらん，多形紅斑様皮疹

皮膚，角膜のみならず口腔内・消化管粘膜に及ぶ

b. 中毒性表皮壊死融解症（TEN）

SJSから進行するタイプと急性発症するタイプがある

紅斑部位の皮膚が容易に剥離（ニコルスキー現象）

c. 薬剤性過敏症症候群（DIHS）

原因薬剤内服1カ月後に紅斑・丘疹。紅皮症

口囲の膿疱，前腕の小水疱

d. ブドウ球菌性熱傷様皮膚症候群（SSSS）

感冒様症状，微熱とともに眼周囲の発赤・紅斑が出現

接触痛。ニコルスキー現象

e. Vibrio vulnificus感染症（人食いバクテリア感染症）

下腿の激痛を伴う紫斑，壊死

(2) 皮疹により診断可能な病態

a. 全身性エリテマトーデス（SLE）

中枢神経ループスにより意識障害を呈する。蝶形紅斑は50％

手掌，足底の紫紅色斑で診断可能

b. ベーチェット病

口腔アフタ，外陰部潰瘍，下腿の結節性紅斑

c. 皮膚筋炎

筋力低下，呼吸困難を呈する。上眼瞼ヘリオトロープ疹

手指関節背面の角化性紅斑

d. アナフィラクトイド紫斑

若年者，腹痛・血尿・関節痛。下腿から足関節の点状紫斑

e. 蕁麻疹

膨疹が地図上につながりかゆみを伴う

> メモ：真皮上層の浮腫である膨疹が顔全体に及ぶと，喉頭浮腫を起こす場合がある。蕁麻疹でも同様であり，呼吸困難がある場合はステロイドの点滴治療を行う場合がある。

(3) 感染症に伴う発疹

a. 水痘
   全身症状は比較的軽い。発疹が化膿する

b. 猩紅熱
   細かい紅斑が密集。高熱，疼痛を伴う。イチゴ舌

c. 帯状疱疹
   片側の神経痛，神経支配領域の紅斑（数日後に水疱）

d. 手足口病
   手掌，足底，口囲の水疱

e. 伝染性紅斑（りんご病）
   感冒様症状先行，両頬，体幹・四肢の紅斑

f. 突発性発疹
   高熱，浮腫性紅斑

g. 風疹
   感冒様症状，紅色斑丘疹，頸部リンパ節腫脹

h. 麻疹
   感冒様症状，コプリック斑，鮮紅色の発疹，隆起，体幹で癒合

i. 発疹チフス
   高熱，体幹の紅斑や丘疹から始まり全身に広がる発疹

j. 腸チフス
   腹痛，発熱，水様下痢，バラ疹

2) 発赤・腫脹・疼痛

皮膚の限局性の炎症により局所の毛細血管が拡張して起こる。炎症の一症状であるが，虫や小動物による咬傷，魚の刺傷などで局所の発赤，腫脹，疼痛を引き起こす。ハチ刺傷によるアナフィラキシーショックは迅速な対応を要する。

(1) 刺咬傷による発赤・腫脹・疼痛

a. ハチ刺傷
   刺傷部は発赤・腫脹を示す
   アナフィラキシーショックの場合，全身の蕁麻疹，呼吸困難

b. ムカデ咬傷
   激しい痛み，局所の腫脹
   アナフィラキシーショックを起こす場合あり

c. ツツガムシ病
   野ネズミなどに寄生するダニの一種であるツツガムシの感染
   刺し口（周囲に発赤腫脹を伴う1cm大の黒色痂皮）
   病原菌はリケッチア
   5～14日の潜伏期ののち高熱で発症。全身に2～5mmの紅斑・丘疹

d. 疥癬
   ヒゼンダニの寄生による皮膚感染症。搔痒感がきわめて強い
   皮膚角質層内部に寄生。寄生部の発赤・腫脹

e. 蚊咬傷
   局所の腫脹，搔痒感
   国内では日本脳炎
   海外渡航中はマラリア，ウエストナイル熱，デング熱などに注意

(2) 発疹・発赤・腫脹・疼痛を訴える患者への対応の注意点

発疹・発赤・腫脹・疼痛は，重篤な感染症の徴候である可能性がある。救急部門では確定診断がついていない場合が多く，感染症に対する標準予防策をとる。また，感染症の中でも結核患者は近年増加傾向にあり，とくに注意を要する。

4. 診療に必要な検査

緊急治療を要する場合は，感染部位の検索のため，X線検査，単純CT，造影CTを実施する。また心電図，心臓超音波による循環器系の検査も行う。

文献

1) 日本救急医学会，日本救急看護学会，日本臨床救急医学会監修：緊急度判定支援システム—CTAS2008日本語版／JTASプロトタイプ．へるす出版，東京，2010（オンライン版）．

2) 久保田由美子，中山樹一郎：皮疹．日本救急医学会監修，日本救急医学会専門医認定委員会編，救急診療指針，改訂第4版，へるす出版，東京，2011，pp351-354．

3) 鍛冶有登：発疹．日本救急医学会監修，救急研修標準テキスト，医学書院，東京，2005，pp180-182．

（奥寺　敬，橋本真由美）

2-17 ショック

1. 概　要

1）ショックとは

ショックとは，何かしらの原因により末梢組織への有効な血流量が確保されないことにより，臓器や組織の酸素需要に供給が追いつかず生理機能が障害される状態と定義される症候群である。ショックの症状として古くから知られているのは，蒼白（pallor），虚脱（prostration），冷汗（perspiration），脈拍触知不能（pulseless），呼吸不全（pulmonary insufficiency）のいわゆる5徴，5Pといわれるものである。

ショックの原因疾患は多岐にわたるため，さまざまな検査を行い鑑別していくことになるのだが，ショックの一番の特徴は"生命の危機的状況にある"ということである。初期治療，蘇生治療を行いながら診断を進めていかなければならない。

2）ショックの分類

従来，原因により分類をしていたが，新しい分類では病態により区分されており，より治療に重点をおいた分類となっている。新旧の分類を図Ⅱ-15に示す。またその血行動態を表Ⅱ-31，代表的な原因疾患を表Ⅱ-32に示す。

2. 鑑別診断の進め方

原因疾患の鑑別は，ショックに至るまでの現病歴，既往歴，身体所見，検査所見から総合的に行っていく。ショックを示唆する代表的な所見を表Ⅱ-33に示す。また以下に上記4分類のそれぞれの症状，臨床所見，必要な検査，診断，治療を概説する。

1）循環血液量減少性ショック

出血や脱水など，絶対的に循環血液量が減少することによるショックである。外傷，手術中のショックの原因の大部分がこれに分類される。循環血液量減少性ショックの中でも，一刻を争う出血性ショックについて概説する。

（1）症状，臨床所見

出血量により症状は異なる。

a. 15%の出血

軽度の頻脈のみ，血圧，呼吸の変化なし。

b. 15〜30%の出血

頻脈，頻呼吸を認める。収縮期血圧は変化しないが拡張期血圧が上昇し脈圧が減少する。毛細血管再充満時間（CRT：capillary refilling time）の延長，皮膚の冷汗，湿潤を認める。

【旧分類】　　　　　　　　　　　　　　　　【新分類】

循環血液量減少性　→　循環血液量減少性
心原性　→　心原性
神経原性　→　心外閉塞・拘束性
アナフィラキシー　→　血液分布異常性
感染性

〔文献1）より引用・改変〕

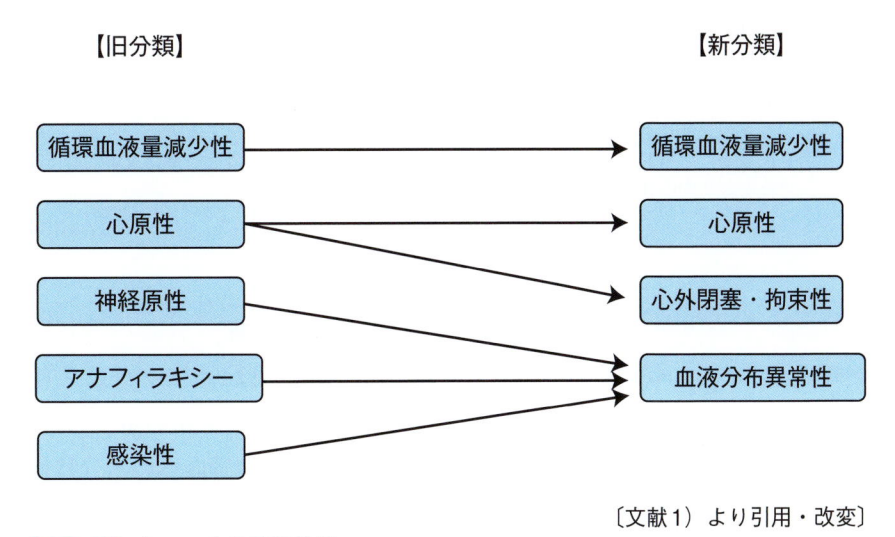

図Ⅱ-15　ショックの新旧分類
ショックの新旧分類を示す。旧分類では原因により分類していたが，新分類では病態別に分類されているため，治療に反映させやすい。

II. 救急の症候と診療

表II-31 ショックの血行動態

	CO	SVRI	PAWP	CVP	SvO₂
循環血液量減少性ショック	↓	↑	↓	↓	↓
心原性ショック					
左心不全	↓	↑	↑	→〜↑	↓
右心不全	↓	↑	↓	↑	↓
心外閉塞・拘束性ショック					
緊張性気胸	↓	↑	↓	↑	↓
肺血栓塞栓症	↓	↑	↓	↑	↓
血液分布異常性ショック					
Warm shock	↑	↓	↓	↓	↑
Cold shock	↓	↑	↑	↑	↓

ショックの血行動態を示す。血液分布異常性ショックのwarm shockのみ，CO，SVRI，SvO₂において他のショックと違う動態を示すことに注意が必要。病態が理解できれば血行動態の理解は容易であり，診断の助けとなる。
CO：cardiac output（心拍出量），SVRI：systemic vascular resistance index（全末梢血管抵抗），PAWP：pulmonary artery wedge pressure（肺動脈楔入圧），CVP：central venous pressure（中心静脈圧），SvO₂：mixed venous oxgen saturation（混合静脈血酸素飽和度）

〔文献1）より引用・改変〕

表II-32 ショックのおもな原因疾患

循環血液量減少性ショック
出血（外傷性出血，消化管出血，産婦人科的出血など） 脱水（嘔吐，下痢，熱中症など）
心原性ショック
虚血性心疾患，心筋症，心筋炎，弁膜症 不整脈（心室頻拍，洞不全症候群，房室ブロックなど）
心外閉塞・拘束性ショック
肺血栓塞栓症，急性大動脈解離，緊張性気胸，心タンポナーデなど 手術などによる心血管系の圧迫
血液分布異常性ショック
感染症，アナフィラキシー（薬物，食物など），神経原性（脊髄損傷，迷走神経反射など）

ショックのおもな原因疾患を示す。ショックの原因疾患は多岐にわたるが代表的なものは理解しておく必要がある。疑う原因疾患により検査の内容は大きく変わってくる。

〔文献1）より引用・改変〕

表II-33 ショックを示唆する代表的な所見

	基準値	ショックを示唆する所見
収縮期血圧（mmHg）	90〜100	＜80〜90
平均血圧（mmHg）	70〜110	＜60
尿量（mL/kg/hr）	1	＜0.5
混合静脈血酸素飽和度（％）	70〜75	＜65
乳酸値（mmol/L）	＜2.0	＞4.0

ショックを示唆する代表的な所見を示す。絶対的な指標はないが，本表のような所見を認めたときにはショックを疑う。臓器灌流の点で，乳酸値は治療に反応しているかどうかの評価として大変有用である。

〔文献1）より引用・改変〕

c. 30〜40％の出血

明らかな頻脈，頻呼吸を認める。収縮期血圧の低下，不穏などの意識障害を認め始める。

d. 40％以上の出血

高度の頻脈，収縮期血圧低下を認める。意識障害もさらに進行する。頻脈から突如，徐脈に移行することがあるが心停止寸前の非常に危険な状態である。

(2) 検査，診断

血液検査では，ヘモグロビン（Hb），ヘマトクリット（Ht）の低値を認める。しかし，急性の出血では血管外から血管内への水分移行（希釈）が追いつかない。そのため低値を認めないことが多々あるので注意が必要である。

血行動態などのバイタルサインを整えながら，出

血源の検索が必須となる。外出血や手術中の出血であれば出血源の同定は容易であるが，内出血の場合には画像診断が必要になることが多い。単純X線や超音波検査はベッドサイドで簡易に行うことは可能であるが，出血の存在はわかっても出血源の同定までは困難である。造影CT検査は出血源の同定に必須の検査となる。血管外漏出造影（extravasation）を認めれば，活動性の出血の部位を診断することが可能である。

（3）治　療

止血がおもな治療であるが，止血が得られるまで血行動態維持のため大量輸液，輸血，凝固能の補正が必要となる。

2）心原性ショック

心機能異常によるショックである。不整脈や心室の収縮機能障害，拡張機能障害などが原因である。最も多い原因疾患は，急性心筋梗塞などの虚血性心疾患である。

（1）症状，臨床所見

左心不全の肺水腫の症状として，頻呼吸，呼吸困難，起坐呼吸などを認める。臨床所見としては，stridor（喘鳴），湿性ラ音の聴取，ピンク色泡沫状の喀痰が認められる。左心不全の原因が虚血性心疾患（急性心筋梗塞）の場合は，前胸部痛を訴える。痛みが前胸部に限らず，頸部，肩，背部などに放散することもある。また高齢者や糖尿病患者では痛みを訴えないこともあるので注意が必要である。

（2）検査，診断

急性心筋梗塞は一刻を争うため，迅速な12誘導心電図検査が必要である。同時に血液検査で白血球や心筋逸脱酵素（CK-MB, Troponin-T, FABPなど）の値もチェックする。さらに心臓超音波検査により壁運動異常を観察することで，急性心筋梗塞の場合，12誘導心電図と総合してある程度責任病変のある血管を推測することが可能である。

慢性の弁膜症や陳旧性心筋梗塞など（慢性心不全）からの急性心不全であれば胸部単純X線により，心胸郭比の拡大を認めることが多い。高度な肺水腫があれば，両側肺門部陰影の増強（butterfly shadow）を認める。

（3）治　療

まずはカテコラミンなどの薬剤により血行動態の維持を行う。場合によっては経皮的心肺補助装置（percutaneus cardio pulmonary support；PCPS），大動脈内バルーンパンピング（intraaortic balloon pumping；IABP）などの補助循環を必要とすることもある。急性心筋梗塞が疑われる場合には，緊急心臓カテーテル検査を行い，そのまま血行再建の治療が行われる。

3）心外閉塞・拘束性ショック

心臓自体の機能異常は認めず，心臓や血管の圧迫などによるショックである。緊急に診断し，治療を行う必要がある。

（1）症状，臨床所見

心外閉塞・拘束性ショックに共通の臨床所見は中心静脈圧の上昇による頸静脈の怒張である。

肺血栓塞栓症が原因の場合，突然の呼吸困難，胸痛，チアノーゼを認める。俗にロングフライト血栓症とも呼ばれ，長期臥床または長時間同一の肢位によりできる下肢の静脈血栓が原因であることが多く，発症前に下肢がむくむ所見を認めることがある。

急性大動脈解離による心タンポナーデの場合，突然発症する激しい胸背部痛，痛みの部位が移動するなどの特徴的な症状を認める。

緊張性気胸の場合，呼吸困難を認めるが，胸部外傷のエピソードなどがあれば，まず疑うべき原因疾患となる。自然気胸の場合は，若年のやせ型の男性で胸痛から発症する特徴がある。臨床所見は患側の呼吸音減弱，鼓音を認め，気管の偏位や頸部や胸部に皮下気腫を認めることもある。

（2）検査，診断

肺血栓塞栓症，急性大動脈解離では胸部単純X線にて特徴的な所見を認める（肺紋理の途絶，縦隔の拡大）。造影CT検査にて確定診断が可能である。血液検査では凝固・線溶系マーカーであるD-dimerが高値を示す。肺血栓塞栓症では心臓超音波検査にて右心負荷所見を認める。

心タンポナーデは超音波検査にて迅速に診断可能

である。

緊張性気胸は胸部単純X線で診断可能であるが，胸部単純X線で確認する前に治療（脱気）が必要なこともあり，検査所見よりも症状，臨床所見から診断し治療を開始することもある。

(3) 治療

心外閉塞・拘束性ショックは，心臓圧迫の解除により比較的速やかに重篤なショック状態から離脱可能である。

肺血栓塞栓症に対する治療は急速輸液により血行動態を維持しながら，抗凝固療法，血栓溶解・吸引療法，外科的血栓除去術などが行われる。血行動態維持困難，酸素化維持困難の場合は，PCPSなどの補助循環も適応となる。

心タンポナーデ，緊張性気胸に対する基本的治療はドレナージ（心嚢ドレナージ，胸腔ドレナージ）である。

上行大動脈に病変がある急性大動脈解離に対する治療は，手術が必須となる。

4) 血液分布異常性ショック

血管拡張状態に陥り，相対的に循環血液量が減少することによるショックである。従来，敗血症性ショック，アナフィラキシーショック，神経原性ショックなどに分類されていたものが含まれる。

(1) 症状，臨床所見

敗血症性ショックは感染によって引き起こされることから，発熱を伴うことが多い。また，敗血症性ショックの初期はさまざまな血管拡張物質により，末梢血管抵抗が低下するため四肢の温感を伴うwarm shockという特徴的な所見を認める。

アナフィラキシーショックはアレルギーの既往歴，抗原への接触の有無などの状況聴取が大事である。症状，臨床所見は，蕁麻疹，皮膚紅潮，顔面浮腫，呼吸困難などを認める。

神経原性ショックは上位胸椎より高位の脊髄損傷や脊椎くも膜下麻酔などにより引き起こされるため，神経症状を伴う。交感神経の代償機転も障害されるため，代償性の頻脈は認めず，むしろ徐脈傾向となる。

(2) 検査，診断

敗血症性ショックでは，感染源の特定が非常に重要であるため，X線や単純，造影CTなどの画像検査が必須となる。多臓器不全に移行する頻度も高く，頻回に血液検査を行い，各種の臓器機能評価が必要となる。また炎症所見も感染の程度を把握するうえでは重要な検査の1つとなる。

アナフィラキシーショックは，病歴聴取が有用であり，特別な検査は必要としないことが多い。

神経原性ショックは受傷機転や感覚神経，運動神経麻痺の所見から損傷脊髄レベルの確認が重要ある。X線，単純CTで脊椎損傷を認めればより診断に近づく。脊椎に骨傷を認めなくても脊髄が損傷されている可能性があり，診断にはMRIが有用である。

(3) 治療

敗血症性ショックに対する治療は大量輸液，カテコラミン投与により血行動態を維持しながら，早期の抗菌薬投与，膿瘍が存在する場合は早期のドレナージが必要である。

アナフィラキシーショックに対する治療の第一選択はアドレナリンの投与である。ステロイドや抗ヒスタミン薬などの投与も行われる。

神経原性ショックに対する治療は大量輸液，カテコラミン投与による血行動態維持である。血圧の低下は，一定時間（24～48時間）経過すると回復することが多い。

3. 臨床検査に求めること

ショックに対する検査の優先順位は，ショックの種類により異なる。救急に携わる臨床検査技師は，迅速に行うべき検査なのか，ある程度の時間を待てる検査なのかを十分に理解しておく必要がある。

文献

1) 阪本敏久，八木啓一：ショック．日本救急医学会監修，日本救急医学会専門医認定委員会編，救急診療指針，改訂第4版，へるす出版，東京，2011，pp74-82.
2) 小山寛介，布宮伸：ショックの定義—病態と分類．救急医学　2011；35：379-383.

（小野　雄一，丸藤　哲）

III. 救急医療における内因性疾患

3-1 内因性疾患とは

1. 総論

　内因性疾患とは，外傷などによる外因性疾患に対比するものとして，おもに救命救急医療の分野で分類されている呼称であり，おもに内科系疾患である。救急医療以外の領域においては，このような名称が使われることはない。具体的には，臓器別に分類すると，中枢神経系，循環器系，呼吸器系，消化器系，代謝内分泌系，泌尿生殖器系，造血系などの疾患を指すが，原則的に救急医療の立場から急性疾患，緊急を要する処置が発生する可能性のある病態，意識障害をもたらす可能性のある疾病などに限定したものである。つまり，慢性疾患は原則的に対象外であるが，慢性疾患でも急変するステージにあるものでは救急搬送の対象となる病態を呈する例が多い。結局，いずれの内因性疾患であっても，急性増悪時には緊急の処置を要する事態が想定されるので，その守備範囲は極めて広い。

　内因性疾患で観察される，具体的な病態としては，急病による心肺停止，さまざまな要因による意識障害・呼吸困難・血圧低下・不整脈・痙攣・ショック・頭痛・めまい・発熱・胸痛／胸苦しさ／胸部不快感・視力障害・動悸・腹痛・出血（喀血・吐血・下血）・眩暈・嘔吐・下痢・痙攣・不随意運動・四肢の麻痺・知覚障害・腰痛・背部痛・排尿障害，および薬物中毒をはじめとする各種の精神科疾患，婦人科・産婦人科，小児疾患，高齢／超高齢者に特有の疾患など多彩である。

　具体的な，内因性疾患としては，重症感染症，脳血管障害，内分泌代謝障害，急性肺障害，急性冠症候群，肝不全，腎不全，重症膵炎，腸管壊死，大量出血（吐血・下血，腹腔内・後腹膜出血），脊椎・神経筋疾患などが多く扱われている。

　これらの疾患に適切に対処するには，発症病理を正しく理解し，その機序を説明できる臨床検査を適切に選択して，正しい診断に導くだけでなく，治療中は臨床検査でガイドされる救急医療を実施することが大切である。

　このように内因性疾患は多彩であるが，救命救急の必要性が生じる場合には，ほとんど例外なく，大なり小なり炎症を伴い，その程度は疾患の重症度と相関することが多い。「発赤，熱感，腫脹，疼痛」が炎症の四徴候として古くから伝えられているが，現代にも通用する。事実，この四徴候が典型的なもので，その結果として機能が障害されるので，「機能障害」を加えて五徴候ともいわれている。

　炎症は，生体に侵入した微生物や生体内に生じた異物・老廃物を排除して生体の恒常性を保つために起きる機能的な現象である。しかし，炎症が必要以上に持続したり，広範に起きたりすることで病態を形成している。病理学の進歩は，この「炎症」の概念を広げて多くの疾患の原因であることを体系的に明らかにした。

　一つは，細菌やウイルスなどの微生物の感染であり，微生物に特異的な化合物（PAMPs：pathogen-associated molecular patterns），ウイルスの1本鎖RNA，2本鎖RNA，DNA，グラム陰性菌の外膜を構成するリポ多糖（LPS：lipopolysaccharide，エンドトキシン）やグラム陽性菌の細胞壁を構成するペプチドグリカン，鞭毛蛋白（flagellin）などをマクロファージなどの免疫細胞がもつ他種類のtoll-like receptors（TLRs）が認識することでシグナル伝達が開始され，炎症が始まる。LPSを認識するのはTLR-4である。

　もう一つは，細胞の壊死（necrosis）やアポトーシス（apoptosis）により生じた細胞の破砕物の総称で，細胞から遊離した蛋白，酵素，核酸，尿酸などから構成されるdamage-associated molecular

Ⅲ．救急医療における内因性疾患

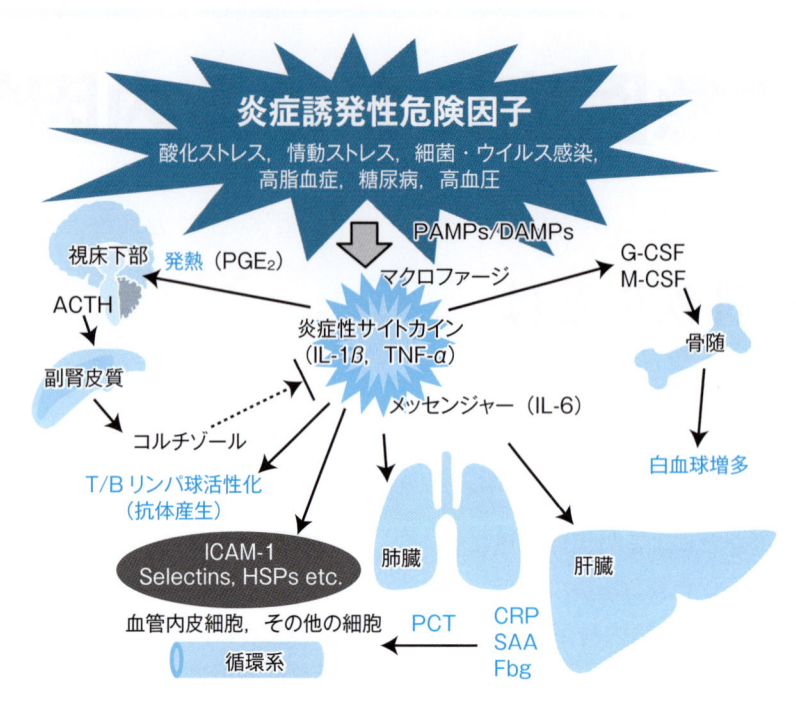

図Ⅲ-1 サイトカインをメディエーターとする炎症の病態で変動する物質群

patterns（DAMPs）が，同様に異物として認識され炎症を惹起する。TLRは，heat shock proteins（HSPs）やHMGB-1（high mobility group box-1）のように，種々の生体侵襲時に産生される分子と結合して炎症を増悪させる。活性化されたマクロファージや好中球からは，炎症性サイトカインと総称されるインターロイキン（IL）-1, IL-6, IL-8, TNF-αなどが産生される。これらの炎症性サイトカインは，脳内の血管内皮細胞に作用してプロスタグランジン（PG）合成酵素群，なかでもシクロオキシゲナーゼ（COX）-2が重要に関与してPGE₂を産生させ，これが視索前野にある体温調節中枢の受容体に作用して発熱シグナルを発信させ，体温が上昇する。他方，IL-6などは肝臓に作用して，蛋白分画のα₁, α₂, β分画にある種々の蛋白群（急性反応性蛋白）の産生を亢進させる。その代表的な物質が，C-反応性蛋白（CRP）である。また，TNF-αは，肺・腎臓・肝臓・脂肪細胞・筋肉などほぼ全身の組織でプロカルシトニン（PCT）を産生させる。

炎症は，局所的に組織を修復するために生体防御機構として好中球を動員し，脈管作動性物質をも動員する。そのために機能するのが，これらのサイトカインであるが，病原微生物が持続して侵入したり，外科的侵襲に続いて細菌感染をきたすセカンドヒットなどをきたしたりすると，サイトカインが過剰に産生され，局所の炎症が全身の炎症となる。これをサイトカインストームと称する。すなわち，TNF-α, IL-1, IL-6, IL-8, IL-10, 血小板活性化因子（PAF），誘導型一酸化窒素（NO）合成酵素（iNOS）が活性化されNOなどのさまざまなサイトカインや脈管作動性物質が大量に産生され，炎症は局所に留まらず全身に波及する。そこで，好中球は活性化され，血管内皮細胞障害が進行し，血液凝固機能が活性化し，血管は過剰に拡張して低血圧を伴う循環器系ショックと播種性血管内凝固症候群（DIC：disseminated intravascular coagulation）の病態が形成される。過凝固に伴う凝固因子欠乏と血小板減少は出血に傾き，多臓器不全（MOF：multiple organ failure）が急速に進行する。これをくい止めるためには，その根源である微生物や異物の除去が必須であるが，以上のようなサイトカインストームで暗躍するメディエーターを特異的に阻害する治療法も登場しており，治療効果は飛躍的に向上している（図Ⅲ-1）。

以上のような炎症の病態生理を理解すると，バイタルサインとしての体温，動員される血中のHSPs, HMGB-1, IL-6のようなサイトカイン，CRP（急性反応性蛋白），PCTなどが臨床的に有用な炎症マーカーであることが明らかである。ただし，現在のところ，CRPをはじめとする急性反応性蛋白とPCT

80

を除くと，測定に際しての安定性で課題があり，臨床検査としては研究段階にある。しかし，特異性や炎症の開始からの潜時の短さなどから，これらの分子が新たな炎症マーカーとなることに期待が寄せられている。内因性疾患の多くでは，炎症を契機にして救急受診することになる。

炎症性疾患としては，細菌感染症と自己免疫疾患が主であるが，広義に解釈すると，梗塞性疾患，悪性腫瘍，動脈硬化なども含まれる。心筋梗塞では，CRPが増加することでも明らかなように心筋の壊死に反応して炎症が誘発される。悪性腫瘍では，細胞増殖が盛んで，毛細血管の増生が遅れることもあって，その多くでは組織の壊死を伴うことから炎症が誘発される。

動脈硬化病変の病理組織像では，動脈硬化巣にTリンパ球・好中球・単球などの炎症細胞が浸潤し，壊死巣が散在するなど炎症像に一致する所見を呈している。このことに一致して，高感度CRP検査を実施すると，動脈硬化の危険因子が増せば増すほど微量ながらCRPが増加することが明らかにされて，現在では，微量ながら増加するCRPが動脈硬化のバイオマーカーとして臨床的に広く利用されている。

2. 内因性疾患診療のためのバイタルサインおよびそのモニタリング

内因性疾患に限るものではないが，診療に際して最も重要なのがバイタルサインを正確に把握することである。バイタルサインとは，文字通り生きるために必須の機能を表す徴候（サイン）のことであり，とくに脳（中枢神経系），呼吸と循環，エネルギー代謝などの指標を総称したものである。具体的には，意識状態，呼吸数と呼吸運動の特徴，脈拍数と脈の特徴，血圧，体温，酸素飽和度などである。

意識を規定するのは，脳幹網様体での覚醒障害と大脳皮質が関与する認知機能障害に大別でき，それぞれの程度が，それらの部位への傷害程度を反映する。覚醒レベルを評価する指標として，一般に3-3-9度方式のJCS（Japan Coma Scale）が用いられる（p.19「意識障害」参照）。

呼吸についても，その回数と深さが病態と関係しており，呼吸回数の寡多による頻呼吸（tachypnea）と徐呼吸（bradypnea），呼吸回数と深さの大小による多呼吸（polypnea）と少呼吸（oligopnea），呼吸回数はあまり多くはないが深さの増す過呼吸（hyperpnea）と呼吸停止状態の無呼吸（apnea）などに分類され，それぞれは異なった病態に対応して観察される。例えば，細菌性・ウイルス性肺炎，間質性肺炎をはじめとして，ほとんどの呼吸器疾患では頻呼吸が観察できる。徐呼吸は，呼吸抑制をきたす薬剤投与時にみられる。多呼吸は，低酸素よりも二酸化炭素を排出する際に起きるもので，高熱性の疾患や過呼吸症候群などでみられる。以上のような異常呼吸では，動脈血ガス分析が病態の鑑別に有用である。また，異常呼吸は，中枢神経系の疾患に随伴することが多いので，そこに着目した身体所見の把握や検査が重要である。

脈拍も重要なサインである。呼吸と同様に，その数と強さで分類される。脈拍数の増加は頻脈，減少は徐脈で，不整脈には，期外収縮のような規則的な不整脈（regularly irregular）と心房細動のような不規則な不整脈（irregularly irregular）があって大別できる。心拍出量が増す大動脈閉鎖不全，甲状腺機能亢進症，動脈硬化症，多血症，高齢者の高血圧などでは脈圧の増大による大脈（pulses magnus）がみられ，その逆の小脈（pulses parvus）は心拍出量が少ない左室収縮能の低下や僧帽弁狭窄症などでみられる。脈の消長時間の長短で，速脈（pulses celer）は大動脈弁閉鎖不全や甲状腺機能亢進症，遅脈（pulses tardus）は大動脈弁狭窄症や甲状腺機能低下症のように，それぞれ特有の疾患で観察できる。

血圧は，上腕で間接血圧を測定する。水銀の使用が制限されていることもあって，現在では，一般に電子血圧計と称される自動血圧計が，家庭だけでなく医療の現場でも用いられている。精度は極めて高く信頼できる。救急の現場で問題視されるのは異常なレベルの低血圧と高血圧であり，しばしば低すぎて測定できないこともある。血圧レベルは，末梢血管抵抗と心拍出量によって規定され，拡張期血圧はおもに血管抵抗，収縮期血圧は心拍出量の影響を強く受けている。収縮期と拡張期の血圧差が脈圧であり，これは循環血液量と血管の弾性に依存して変化する。鎖骨下動脈が閉塞する例があるので，原則的には右上腕で測定するが，できれば両側での測定が

望ましい。

　血圧のみでなく，脈拍数との関係で評価すると多くの内因性疾患の鑑別に有用である。例えば，高血圧と頻脈は，急性大動脈解離や心筋梗塞のような痛みを伴う急性疾患でみられる。また，高血圧と徐脈は，種々の脳血管障害で脳圧が亢進した際に観察されるCushing現象，低血圧と頻脈は，出血性ショック，アナフィラキシーショック，敗血症性ショック，急性副腎不全などで観察できる。さらに，低血圧と徐脈は，血管迷走神経反射，心原性ショックなどで観察される。

　体温は一定に保たれており，日内変動はあるが，視床下部の体温中枢の働きで0.5℃以内でほぼ一定である。女性の月経の際や，メンタルストレスに反応して体温が高値となることがあるが，その日内変動幅は1℃以内であり，発熱と区別して高体温と表現する。発熱は，前述のように視床下部でCOX-2の作用により産生されるPGE_2によるもので，COXを刺激するのが炎症性サイトカイン（IL-1，IL-6，TNF-αなど）で，阻害するのがNSAID（non-steroidal anti-inflammatory drug，非ステロイド系消炎鎮痛剤）である。炎症性サイトカインは，細菌感染や組織破壊などで活性化される好中球やマクロファージによって産生される。敗血症のような細菌感染に対しては，生体防御機構が機能することで沈静化と増悪を繰り返すが，それに呼応して体温は上下することが多い（弛張熱，remittent fever）。腸チフスなどでは，体温の日内変動が1℃以内の稽留熱（sustained fever）をきたす。マラリア感染などでは，平熱と発熱を繰り返す間欠熱（intermittent fever）が観察される。回帰熱ボレリアなどでは，発熱期と解熱期が交互に到来する回帰熱（relapsing fever）を示す。ブルセラ症などでは，波状の長期に亘る発熱（波状熱，undulant fever）が観察できる。Hodgkin病では，弛張熱が数日続いた後に解熱する周期が1～2週間ごとに繰り返すPel-Epstein熱型が観察される。

　他方，もう一つの高体温で，発熱中枢の障害でなくて熱の発散が障害されるものに，熱中症，甲状腺機能亢進症と薬剤による悪性高熱，悪性症候群，自律神経異常などがある。

　低体温は，甲状腺機能低下症，薬物中毒や低温ショック（cold shock），自律神経系の異常などで観察される。

　酸素飽和度（SpO_2）は，パルスオキシメータで容易に測定できる。呼吸不全や心機能の評価法として定着している。

（高橋　伯夫）

3-2 中枢神経系疾患

1. 総論

　生体機能の司令塔である脳と脊髄を中枢神経系と称する。いうまでもなく，司令塔が障害を受けると致命的なだけでなく，たとえ回復したとしても多少なりともADL（activities of daily living，日常生活動作）を損なう後遺症を残す可能性が高いので，少しの時間でも早い病初期に救急医療として介入し，予後を改善させることが重要である。

　中枢神経系疾患で最も多いのは脳血管障害であり，なかでも脳梗塞が最も多い。脳出血とくも膜下出血は，その発症要因として高血圧との関連が深い。最近では，降圧療法の進歩と食塩摂取制限のような社会に対する健康啓発活動の成果で，著しい高血圧を呈する患者が激減したことに一致して，1970年代をピークとして，発症頻度と死亡者数は減少している。

　国際疾病分類第10版（ICD-10）に記載されている中枢神経系疾患は226種類にも及んでいる。そのおもな分類を表Ⅲ-1に示す。炎症性疾患，挿間性および発作性障害，一過性脳虚血発作および関連症候群などが救急医療の対象である。なかでも，虚血性脳血管障害と脳出血が大事な対象疾患である。

2. 中枢神経系疾患診療のためのバイタルサインおよび病歴

　中枢神経系疾患の診療では，意識レベル，発語の有無と内容，脳神経・運動神経・知覚神経などの機能，歩行の状態，姿勢，髄膜刺激症状，自律神経機能，協調運動機能，深部腱反射（とくに病的反射）などのサインをそれぞれ短時間で評価する。同時に，病歴を聴取する。脳血管障害の場合は，病状は刻一刻と変化するので，経時的な現病歴を聴取することが必要である。とくに脳梗塞の場合には，組織プラスミノゲンアクチベータ（t-PA）による治療を考慮する際に発症から4.5時間以内を厳守する必要があるので重要である。患者の意識状態が良好であれば本人から聴取できるが，多くの場合はエピソードを目撃した家族，職場の同僚，通行人などからであり，詳細かつ積極的に発症時あるいは発見時の状況とその後の経過を聴取する。ただし，脳炎や髄膜炎などの炎症性疾患の場合は，時間というよりは日の単位で変化する。てんかんのような痙攣性疾患では，すでに薬剤にて加療中の場合が多く，薬剤の血中濃度の推移との関係を知る必要があるので薬剤の種類と直前の服用時間を聴取する。

表Ⅲ-1　中枢神経系疾患の分類

中枢神経系の炎症性疾患	中枢神経系の脱髄疾患
細菌性髄膜炎，他に分類されないもの	多発性硬化症
脳炎，脊髄炎および脳脊髄炎	挿間性および発作性障害
頭蓋内および脊椎管内の膿瘍および肉芽腫	てんかん
主に中枢神経系を傷害する系統萎縮症	片頭痛
遺伝性運動失調（症）	その他の頭痛症候群
脊髄性筋萎縮症および関連症候群	一過性脳虚血発作および関連症候群
錐体外路障害および異常行動	脳血管疾患における脳の血管（性）症候群
Parkinson病	睡眠障害
基底核のその他の変性疾患	神経，神経根および神経叢の障害
神経系のその他の変性疾患	三叉神経障害
Alzheimer病	顔面神経障害（Bell麻痺など）
神経系のその他の変性疾患（老人性脳変性など）	炎症性多発性ニューロパチー，Guillain-Barré症候群など

3. 代表的な中枢神経系疾患

　救急車で急病として搬送されるもので，最も多いのが脳血管障害である。わが国での脳血管障害の受療率（平成17年）を比較すると，入院では脳梗塞・脳内出血，くも膜下出血の順で，対人口10万人当たりで75人，39人，10人，外来では，同じく126人，12人，3人でいずれも脳梗塞が圧倒的に多く，次いで脳内出血とくも膜下出血の順である。かつては脳内出血の頻度が高かったが，重症高血圧の頻度が減少し，高齢者の増加によって動脈硬化を基盤とする疾病である脳梗塞の頻度が高まっている。受療率に比べて死亡率では，脳内出血とくも膜下出血の頻度が高くなり，脳梗塞では救命率が高いことが明らかであり，逆にこのことが要介護者の増加となって医療費を圧迫している（図Ⅲ-2）。

　脳血管障害は，いずれも突然に発症することから「脳卒中」と総称される。「卒中」とは，「卒然として中（あた）る」という意味で，まさに「突然発症する」ことを意味している。延髄から中脳にかけての脳幹網様体，およびそこから覚醒刺激を送る視床から大脳皮質までの経路のいずれかに障害が及ぶので意識レベルが低下する。呼名や痛覚刺激を行って意識障害のレベル（JCS）を判断する。また，脳血管障害では，運動麻痺を呈する例が多い。麻痺は，前頭皮質運動領野から内包後脚，大脳脚，橋副束，延髄錐体交差を通って脊髄に至る随意運動の神経路のいずれかの部位が障害を受けることで生じる。錐体交差より上部の病変では，病変部と反対側に麻痺を生じる。発語の障害も高頻度でみられる。大別すると，神経・筋障害で呂律が回らなくなる構音障害と文字が理解できなくなる失語症がある。前者の典型は，舌咽神経と迷走神経が障害される球麻痺である。失語は，大脳皮質の運動性言語中枢であるBroca野と感覚性言語中枢であるWernicke野，およびその間の神経線維の障害で発症する。

　平成22年度の厚生労働省国民健康・栄養調査結果では，30歳以上で脳卒中と医師に告げられた者の割合が男性で5.7％，女性で3.3％であり，60歳以上では，男性で20.3％，女性で11.5％である。すなわち，脳卒中を経験した人は，何らかの後遺症を有するはずであるが，そのようにハンディキャップのある人が非常に多く生きていることを示している。

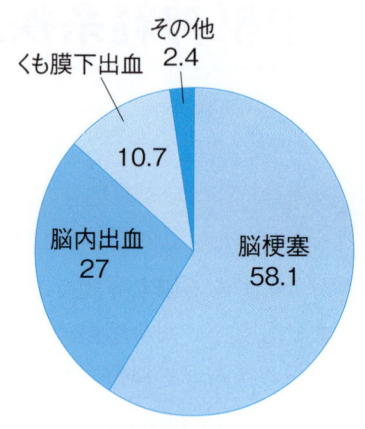

図Ⅲ-2　わが国の脳血管障害の現況（平成17年）
厚生労働省平成23年度死因別死亡率統計から引用・改変。数字は，対人口10万人の死亡率。

脳梗塞 58.1
脳内出血 27
くも膜下出血 10.7
その他 2.4

　さらに，これらの既往のある人では再発のリスクが高いことも問題である。

　なお，中枢神経系の感染症（脳炎，髄膜炎，膿瘍など）の発症頻度は，虚血性脳血管障害の頻度と比較すると極めて低い。また，その発症年齢は，乳幼児と超高齢者に偏在している。髄膜は，頭蓋骨と脳との間にあって，脳脊髄液（髄液）を溜め込んで脳にかかる急激な衝撃を緩和させる役割をも演じている。外側から，硬膜，くも膜，軟膜の三層構造で，それぞれの下には硬膜下腔，くも膜下腔（髄液腔），軟膜下層（脳実質）がある。くも膜下腔にある髄液には多くの栄養素が含まれているために，いったん細菌やウイルス感染をきたすと，それらが容易に増殖するので前述の炎症像を呈してくる。硬膜下膿瘍は，副鼻腔炎や中耳炎の起炎菌感染が硬膜下腔に波及することで発症する例が多い。髄膜炎は，無菌性（ウイルス性）と化膿性（細菌性）に分けられ，前者の発症頻度のほうが高い。無菌性髄膜炎の原因として，ムンプス，コクサッキー，エコー，単純ヘルペス，麻疹，水痘などのウイルスによる頻度が高い。その際の髄液検査では，糖が増加し，単核（リンパ）球の増加が観察される。化膿性髄膜炎では，B群溶連菌，大腸菌，インフルエンザ菌，肺炎球菌，髄膜炎菌などの感染により発症し，無菌性髄膜炎より重症となる。髄液検査では，糖の濃度が低下し，多核白血球が観察される。発熱，頭痛，嘔吐が3大症状で，項部硬直，意識障害，痙攣などを伴う例もある。脳炎は，ウイルス性で，日本脳炎，単純ヘルペス，麻疹，風疹などの感染で起きる。症状は，発熱，頭

痛，嘔吐，痙攣などで，意識障害を伴う．

痙攣性疾患は，脳内で病的な過剰放電が原因となって骨格筋が不随意発作的に，連続的に攣縮する疾患で，その代表的なものがてんかんである．脳腫瘍，脳挫傷，脳血管障害の後遺症などの原因が明らかな症候性てんかんと不明な真性てんかんに分類される．強直性（筋肉が強ばる）および間代性（伸筋と屈筋が交互に）に痙攣し，意識障害と発作中の記憶喪失を伴うが，一過性で，数分からせいぜい数十分で回復する．

1）虚血性脳血管障害
（脳梗塞・脳塞栓・一過性脳虚血発作）

病態生理

脳梗塞の成因として2種類ある．一つは脳塞栓で，もう一つは脳血栓である．

脳塞栓は，心房細動のような不整脈や弁膜疾患などを有する患者で，心腔内に生じた血栓が脳動脈へ流入して閉塞させるもので，一般に病変が広範に及んで病状は重篤である．内頸動脈系，とくに中大脳動脈の閉塞が多いので，片麻痺，感覚障害，失語症などの症状を呈する．現在では，非弁膜性心房細動の心腔内血栓形成予防のためにワルファリンに加えて，トロンビン拮抗薬，活性化第X因子阻害薬などが使用可能になり，抗凝固療法が積極的に行われるようになって，予防効果が向上している．

脳血栓によるものは，より一般的な梗塞で，さらにラクナ梗塞とアテローム血栓性梗塞とに分けられる．「小孔」を意味する名前のついたラクナ梗塞は，糖尿病や高血圧により脳内に多数の小梗塞をもたらすもので，通常は，明らかな症状を示さないが認知機能が徐々に障害され，ゆくゆくは脳血管性認知症に至る．

アテローム血栓性梗塞は，頭蓋内の大血管が粥状（アテローム）動脈硬化をきたし，動脈壁のプラークが血圧上昇などを契機にして血流速度が増加する際の壁づり応力によりプラークに亀裂を生じ，そこに生じた血栓により脳血流が遮断されて生じるものである．

なお，一過性脳虚血発作（TIA：transient ischemic attack）は，脳血管の血流障害によって，文字通りに一過性に意識障害や運動麻痺などの脳神経症状を呈する病態で，24時間以内に症状が消失する疾患である．原因は，小塞栓や血管の攣縮によるものと考えられる．TIAを繰り返す例では，将来的に脳梗塞に移行するリスクが高い．病変が内頸動脈領域にある場合には，単麻痺ないし片麻痺，感覚異常，構語障害・失語などの症状を，椎骨脳底動脈領域では，めまい，同名半盲，運動失調，半身または両側の筋力低下／感覚異常，構語障害などがみられる．

検査と診断

超急性期の脳梗塞では，MRIの拡散強調画像で病変部は高信号となり，診断に極めて有用である．

他方，CTでは，特有の低吸収域が出現するまでに発症後6時間以上の経過が必要であるが，それより早期に観察できるのは灰白質のCT値の低下と脳溝の消失である．

治療法

脳梗塞発症後4.5時間以内の超急性期であればt-PAを投与して血栓を溶解する治療の適応となるので，t-PA投与までの時間を可能な限り短くするように啓発活動がなされている．なお，4.5時間を経過すると出血の危険性が高まるので，t-PAが使用できない．

発症48時間以内であれば，ヘパリン，抗トロンビン薬，抗血小板薬などによる抗凝固療法や酸化ストレスを緩和するエダラボン投与が行われる．

2）脳内出血

病態生理

脳内出血の大半は，高血圧性脳出血であり，動脈硬化の基礎病変の上に高血圧が加わることで出血がもたらされる．したがって，動脈硬化の危険因子も脳内出血の危険因子である．

出血の好発部位は，中大脳動脈灌流領域にある被殻が約40％と最も多く，次いで視床が約30％で，脳幹，小脳，皮質下などが続き，発症部位に依存した臨床症状を呈する．被殻出血では，レンズ核線状体動脈外側枝から出血するので，形成される血腫が大きい場合には意識障害と，内包を障害するので病変部の対側片麻痺を呈する．左右の有意半球の出血であれば失語症，非有意側であれば失認／失行を認める．視床出血の場合は，後視床穿通動脈および視床膝状体動脈から出血し，麻痺に比べて知覚障害が強く，特有の痛みを訴える．脳室穿破で脳室内に出

85

III. 救急医療における内因性疾患

血する例が多い。その際には，脳の体積が増加してテントを超えて脳幹を圧迫するヘルニアを生じ，生命を脅かす事態を生じる。意識障害は，間脳や脳幹への影響でもたらされる。脳幹出血の場合は，網様体が障害されるので強い意識障害，昏睡となり，四肢麻痺と縮瞳が特徴的にみられる。予後が不良である。小脳出血では，眩暈が顕著で悪心／嘔吐を伴い，四肢麻痺はないが歩行が困難となる。

検査と診断

診断は，頭部CTにて行い，超早期であっても脳実質内の高吸収域を検出する。時間が経過すると血腫の周囲に浮腫が出現し，低吸収域で囲まれる。

非高血圧性脳内出血は，脳動脈瘤，もやもや病，脳動静脈奇形（吻合），海綿状血管腫，脳アミロイド血管障害，脳腫瘍などの病変部からの出血で，積極的な抗凝固療法を実施している患者では，これらの病変がなくても発症頻度が高い。破裂動脈瘤で，脳内出血をきたすものは30％程度である。好発部位は，前交通動脈，中大脳動脈の分岐部，内頸動脈の後交通枝などである。

脳動脈奇形や海綿状血管腫に伴う出血は皮質下に好発するが，その診断法は，脳内出血と同じである。

治療法

一般的には，病状は激烈であるが，時間とともに血腫が吸収されて症状は軽快する。保存的治療としては，血圧の管理が重要で，収縮期血圧が180mmHg以上，拡張期血圧105mmHg，平均血圧が130mmHgのいずれかの状態が20分以上続いたら降圧療法を開始する。また，必要に応じてステロイド薬や浸透圧利尿薬を投与して頭蓋内圧を減圧する。

積極的な治療としては，脳ヘルニアのような生命を脅かすような血腫を生じた際には手術による血腫の除去や，脳圧亢進の治療としての脳室腹腔短絡（シャント）手術などが行われる。

3）くも膜下出血

病態生理

くも膜下腔に出血を生じて，髄液に血液が混入したものをくも膜下出血（SAH：subarachnoid haemorrhage）と称し，脳卒中のうち3～10％程度で，突然死の原因の一つとされる。

比較的壮年期に発症し，再発の危険性が高い。原因は脳動脈瘤の破裂である。動脈瘤は動脈の分岐部にできやすく，血管壁の一部が膨隆し脆弱になっているもので，運動，怒責，興奮などの際に血圧が急上昇し，その圧で動脈瘤が破裂して出血する。出血は短時間であっても，血液は急速にくも膜下腔に拡散し，頭蓋内圧を高め，項部硬直のような髄膜刺激症状を引き起こす。場合によっては，喪失する血液の分だけ脳血流が一過性に減少するために脳虚血症状を呈する。それに伴って，意識消失や心肺停止をきたすことがある。

脳動静脈奇形は，脳の動脈と静脈がシャントを形成していて，高い動脈圧が静脈にかかることで静脈が破裂して出血を起こすもので，基本的に動脈瘤の破裂と同様の病態を呈する。

症状は，突然に始まる激しい頭痛から嘔吐を伴い，軽度の出血であれば発症時間を正確に述べられるほど印象的な発作性の発症である。項部硬直のような髄膜刺激症状を伴う。予後は極めて不良であり，医療機関に搬送されるまでに約20％が死亡する。医療機関に搬入されても再発率が高く，約半数例が死亡し，脳動脈の攣縮で脳虚血が長引き社会復帰が可能な例は約30％程度に止まる。

動脈瘤の好発部位は，中大脳動脈の最初の分岐部，前交通動脈，内頸動脈-後交通動脈などである。

検査と診断

診断にはCTが最も有用であるが，腰椎穿刺による脳脊髄液の性状の確認，MRIやMRA，脳血管造影なども利用される。中大脳動脈では病変側のSylvius裂に，前交通動脈病変では大脳縦裂前部，交叉槽，脚間槽，Sylvius裂辺りに左右対称に，内頸動脈領域ではペンタゴンレベルの鞍上槽に両側性にCT画像の高吸収域を検出する。

治療法

いったん起きた出血によるダメージに対する治療法はない。救命できた際には，再出血を防止するために動脈瘤が確認されれば開頭術による瘤のクリッピング，あるいは微小な金属コイルを瘤に充填する方法を用いる。水頭症を合併した際には，脳室腹腔シャント術を施行する。出血の後遺症としての脳血管の攣縮には決定的な治療法はないが，血管拡張薬の動注などが実施される。

（高橋　伯夫）

3-3　循環器系疾患

1. 総論

日本人の死因で2番目に位置するのが心血管（循環器）疾患で，現在でも年々増加傾向にある。大多数の疾患は，動脈硬化病変を基盤として発症する虚血性心疾患で，救急対象となるものが多い。重篤な容態の急性心筋梗塞から，症状はないが不安を契機にして一過性に起きる血圧上昇（高血圧）にさらに不安を感じて受診する例まで，循環系疾患は多彩である。心臓の危機的状況は，生命の存続に直結するために，自覚症状も強く，治療は時間との戦いである。

2. 代表的な循環器系疾患

ここでは，救急対応の疾患に限定して解説する。

1）高血圧緊急症

病態生理

生命に危機をもたらすレベルの高血圧病態を「高血圧緊急症（hypertensive crisis）」と定義すると，血圧レベルも病因によってはさまざまであり，まして原因には種々のものがある。すなわち，大動脈瘤では軽症高血圧のレベルでも症例によっては緊急症と考えるべき事態がある。また，血圧上昇が急激であればあるほど脳浮腫が発症しやすい。同じレベルの血圧でも本態性高血圧症患者では無症状かもしれないが，子癇前症などのような急速に起こる高血圧では意識レベルが障害されるほど重篤となる場合がある。また，本態性高血圧症患者では，経過中に急速に血圧レベルが上昇する一群があり悪性高血圧と称され，重篤な臓器障害を併発する。医療環境の改善，国民への健康教育，栄養状態の改善などの効果でこのような高血圧緊急症例は激減しているが，過疎地域の住人，知識水準の低い層，医療から見放された貧困者，栄養状態が偏っている人などの一群においては現在でも発症例がある。

検査と診断

加速型-悪性高血圧（悪性相高血圧ともいう）とは，眼底所見でK-W分類のⅢ～Ⅳで，拡張期血圧が130mmHg以上のものであり，腎機能が急激に悪化するので血清クレアチンは3mg/dL以上，蛋白尿を認める。

治療法

高血圧緊急症では速やかな治療，すなわち降圧をはかることが必要である。現在，本態性高血圧の治療分野では緩徐で血圧変動の少ない，トラフ／ピーク（T/P）比の高い薬剤による治療が推奨されているが，緊急症では直ちに降圧効果を示す薬剤で，おもに非経口的，持続的に投与することで降圧を維持する。脳浮腫を伴う症例では，分の単位での対処の違いで生死を分かつ例もある。また，高血圧緊急症では，一般に主要な臓器の血管障害から機能障害を伴っているために過度の急激な降圧はむしろ障害臓器機能を低下させることがあり，治療目標血圧は通常より高いレベルに設定し，徐々に目標を下げることが必要である。

2）偽性高血圧緊急症

病態生理

一時的に緊急症とほぼ同レベルに血圧が急激に上昇する偽性高血圧緊急症（hypertensive pseudocrisis）は，おもに不安に基づくもので，高齢者に多い。高血圧で救急受診する患者の大半が偽性緊急症であり，予後は良い。本症は，不安が引き金になって血圧が急上昇するもので，家庭血圧計の普及に伴って増加している。

検査と診断

本来の緊急症と異なり，脳症はなく，腎機能などにも変化はないが，血圧のみ高値を示す。ただし，加速型-悪性高血圧ほど高くない。

治療法

従来は，ニフェジピンの舌下投与などで対処する方法が広く普及していたが，急激に降圧させることの弊害がクローズアップされて，現在では，その投与は禁忌とされている。通常は安静のみで徐々に血圧は下降するので，投薬は不要であるが，不安を解消させるためにマイナートランキライザーの投与が推奨される。

3）感染性心内膜炎

病態生理
　心房，心室，各種弁を覆う心内膜の細菌／真菌感染性疾患で，炎症に伴う弁の形態的変化で機能異常（弁膜症：狭窄症／閉鎖不全症）をきたす疾患であり，希ではあるが救急受診する。内膜に付着して増殖した疣状の疣贅あるいは贅腫と呼ばれる細菌／真菌と破壊された組織の塊ができる。疣贅は，微生物を含んだ状態で内膜から遊離すると血流に乗って末梢組織に運ばれる。脳梗塞や腎梗塞を生じるばかりでなく，感染を全身に波及させて局所に膿瘍を形成し，敗血症の原因となる。

　先天性心疾患，心臓弁膜症（リウマチ性を含む），心臓ペースメーカーや埋め込み型除細動器などの装着例，肥大型心筋症などのように血流が乱れることで内膜が傷ついた準備状態にあるうえで，口腔内などの感染巣から入った微生物が傷害された内膜に取り付いて感染が拡大したものである。感染源として口腔内からのものは，虫歯などの一般歯科治療，歯槽膿漏，抜歯に伴うもの，その他に扁桃炎（上気道炎），扁桃腺摘出術後，膀胱鏡検査などの内視鏡による生検，人工中絶，流産などの出血を伴う婦人科処置，心血管手術後などがあるが，感染源が不明のものも多い。罹患しやすい基礎疾患として，免疫力の低下している血液透析中の慢性腎不全，慢性肝疾患，ステロイド療法中，麻薬や覚醒剤中毒などがある。

　感染症に特有の発熱（弛張熱），関節痛，全身倦怠感などの感冒様症状で，不明熱に分類されることがある。

検査と診断
　基礎疾患がある場合には，本症を疑って繰り返し血液培養検査を実施して原因微生物を同定することが必要である。

　心電図では，心室内伝導異常（QRS幅の拡大）や各種の不整脈がみられることがある。生理検査で特徴的なのは心臓超音波検査で，弁膜の形態的変化や贅腫の大きさを評価するのに極めて有用である。

治療法
　血液培養結果に基づいて，病原菌に対する特異的な抗菌薬を適切に投与することで完治が可能である。ただし，弁周囲に感染が進展した場合は，基本的に外科手術の適応となる。

4）急性冠症候群

病態生理
　狭心症を頻発する不安定狭心症，非Q波心筋梗塞，急性心筋梗塞を併せて急性冠症候群（ACS：acute coronary syndrome）と称している。これは，症状からではなく，疾病の原因が共通の病態である動脈硬化プラークの破綻に由来するために命名されたものである。つまり，プラークが破綻して，血栓が形成されて内腔を閉塞すれば急性心筋梗塞で，血栓がいったん形成されても自然融解して血流が再開されたのが非Q波心筋梗塞で，血栓が内腔を閉塞しない小さな場合には不安定狭心症となり，いずれも一連の病態で，狭心痛を示す症候群である。

　狭心痛は，一般的に胸骨背面を「押し付けられるような」「胸が焼け付くような」，あるいは「絞られるような」痛みと表現され，病名の起源はこの独特の症状に由来している。この痛み（しびれ感）は左肩から手に放散し，喉頭部の閉塞感も頻発する症状である。また，上腹部痛や背部痛として自覚する場合もあって，消化器疾患と誤診しやすい症状もある。狭心痛は，死の恐怖に似た独特の強い不安感をもたらすので，典型例では交感神経活動が著しく亢進して多量の発汗を生じる。また，そのために頻脈となり血圧が著しく上昇する。しかし，糖尿病のように末梢神経障害がある例や，高齢になればなるほど，このような自覚症状は弱くなる。

検査と診断
　狭心症では，狭心痛の持続時間は10分以内で，一般的には数分で消失するが，その症状は忘れがたいほど強い印象を残すので，病歴を聴取する際には，患者は正確にそのイベントの一部始終を述べることができる。初発例では，不安が強いので救急車を呼ぶことが多い。患者にとっては，この数分間が長く感じられるので，病歴を聴取する際には持続時間を正確に把握するための注意が必要である。狭心痛が15分以上，とくに30分以上持続する場合には急性心筋梗塞の可能性が高い。

　急性心筋梗塞では，発病後の時間経過でさまざまな心筋マーカーが著明に増加する。従来は心筋梗塞の診断に，特有の症状と心電図変化が用いられていたが，現在では心筋マーカーの増加が診断の決め手として認識されている。発症早期の2時間後くらいから異常値となるのは心筋特異的脂肪酸結合蛋白

（H-FABP）とミオグロビンで，約3時間後からCK-MB，トロポニンI／Tなどが増加する。ただし，トロポニンは傑出して心筋に特異性が高く，微量ながら心筋細胞質にも存在するので，低濃度ながら増加する高感度トロポニンはH-FABPやミオグロビンとほぼ同じタイミングで増加する。近年，トロポニンの高感度測定が可能になって，欧米では発症早期から10日間くらいまでの心筋マーカーとしてトロポニン高感度測定が最も信頼される指標となっている。

狭心症発作時の心電図では，ST区間が水平に低下し，T波も平定化あるいは陰性化するが，異型狭心症ではST区間が逆に上昇する。運動負荷心電図では，労作性狭心症において発作時と同様の心電図変化と胸痛あるいは不整脈が頻発する。心筋梗塞典型例では，病変部に近い誘導部位で，超急性期にはT波が増高し，急性期にはSTセグメントが上向き凸状に上昇する。時間経過とともにSTセグメントは基線に復帰するがQ波は幅広く深くなり（異常Q波），T波は左右対称型の深い陰性波（冠性T波）に変化する。心内膜下梗塞では，ST-T変化のみで異常Q波を残さない。また，しばしば心室性期外収縮などの不整脈を伴う。ただし，心電図ではこれらの異常を示さない心筋梗塞もあるので，現在では心電図変化がなくとも特有の症状とともに心筋特異マーカーが増加すれば心筋梗塞と診断する。

治療法

急性冠症候群では，亜硝酸剤を中心とした血管拡張薬が投与されると同時に，冠動脈造影を行って病変を確認する。血栓による急性心筋梗塞では血栓除去を試みる。これが成功しない場合には，抗凝固療法を実施する。また，冠動脈に有意の狭窄病変が存在する場合には，バルーンカテーテルによる冠動脈拡張術とステント留置が実施され，抗凝固薬や抗血小板薬が投与される。不整脈や心不全を伴う場合には，個別の病態に合わせた特異的な治療を実施する。

5）不整脈
病態生理

不整脈は多々あるが，救急診療において頻度が高い代表的な不整脈について解説する。

心房細動は，心房内の一部で生じた興奮が心房内に連鎖的に伝わるリエントリー（reentry）で毎分400～600回もの心房収縮を生じるもので，そのうち40～200回程度が房室結節のフィルター機能の違いで心室に伝達されて心室の収縮が起きる。

発作性上室性頻拍症は，心房内あるいは房室結節で異所性自動能亢進あるいはリエントリーにより150～200回程度の頻脈が発作的に発生し，突然に洞調律に復帰する疾患である。

Ⅲ度房室ブロック（完全房室ブロック）では，突然の徐脈を呈し，血圧低下をきたして救急受診する。

WPW（Wolf-Parkinson-White）症候群は，副伝導路からのリエントリーで，発作的に上室性頻拍や心房細動を起こす。

上室性／心室性期外収縮，心房細／粗動，Ⅱ度／Ⅲ度房室ブロック，洞性頻脈，発作性上室性頻拍症などでは，発病時に動悸を感じることが多い。期外収縮では，間歇的に「胸が詰まるような感じ，あるいはドキンとする」などと表現される症状がある。症状に過敏な患者では，不安で救急受診する。ただし，期外収縮，心房細・粗動，房室ブロックなどで脈拍数がほぼ正常で，経過の長い例では自覚症状がないことが多い。

頻脈性不整脈の心房細動や発作性上室性頻拍症では，著しい頻脈なので心拍出量が減少して，血圧低下，眼前暗黒感や呼吸苦を生じることもある。また，その際に，ANP/BNPの増加により頻尿を呈することが多い。

検査と診断

不整脈の診断で最も有用なのは心電図記録である。発作型の不整脈では，ホルター心電図でなければ不整脈を検出できない場合もある。

治療法

上室性頻拍症のような発作性の不整脈では，迷走神経刺激により洞調律への復帰が可能な場合もあるが，多くの例ではATPの急速静注やベラパミルの静注が必要である。発症早期の心房細動では，血栓の有無を確認し，場合によっては抗凝固薬の投与下で電気的除細動を実施する。完全房室ブロックや徐脈性心房細動では，ペースメーカーの植え込み術を実施する。上室性頻拍，心房細粗動，心室頻拍などではカテーテル心筋焼灼術（アブレーション）が実施される場合もある。心室頻拍，心室細動では，植え込み式除細動器が用いられる。

6) 心不全

病態生理

　心臓の収縮力が減退して、生体に必要不可欠な量の血液を心臓に引き込んだり送り出せなくなったりした状態が心不全である。心臓弁膜症、心筋梗塞、高血圧、動脈硬化、感染症、自己免疫疾患、肺性心、内分泌・代謝異常、神経筋疾患、先天性心疾患、特発性心筋症、などが原因で心不全に至る。

　右心不全では、上大静脈や下大静脈からの静脈還流が障害されるので静脈圧が上昇し、うっ血肝、腹水の貯留、下腿の浮腫などが特徴的である。左心不全では、肺からの静脈血還流が悪化して肺水腫が著しい。ただし、右心不全と左心不全は互いに関連しているので、これらの症状は同時に観察される例が多い。また、心機能の特徴からは、心筋障害による収縮不全型と高血圧性心肥大などによる拡張不全型に分類される。

　救急受診するのは、急性心不全と慢性期心不全の急性増悪で、易疲労、倦怠感、動悸、手足の冷感、息切れ、呼吸困難、下腿浮腫などがおもな症状で、さらに進行すると、横臥時に咳が続いたり、夜中に息苦しくなって覚醒したりする。心臓喘息と称し、気管支喘息様症状を呈する。横臥から起座の体位をとることで症状が軽減するので、起座呼吸と称する体位をとる。

　身体所見では、皮膚が蒼白で、下腿の浮腫、腹水の貯留、肝臓の腫大がみられる。昼間の腎血流量減少から尿生成が夜間に移るので、夜間多尿も特徴的である。

検査と診断

　血圧は、心拍出量の減少を反映して収縮期血圧が低く、末梢血管抵抗が高くて拡張期血圧が高いので脈圧が小さい。胸部X線検査では心肥大の程度、肺うっ血、胸水貯留などが評価できる。心電図では心肥大や、不整脈、心筋梗塞や狭心症などを評価する。心臓超音波検査では心室壁厚、弁の状態、心室壁運動、左室駆出率などの指標から心機能を評価する。検体検査では、うっ血肝による肝機能検査値の異常や腎血流量の減少による糸球体濾過量の減少を示す検査値が異常を呈するが、BNPとNT-proBNPが最も鋭敏な心機能の指標である。

　比較的重症になると動脈血液ガス分析で、酸素分圧と酸素飽和度が低下する。

治療法

　心臓に対する前負荷と後負荷を軽減するのが心不全治療の基本である。前負荷の軽減には利尿薬が最重要であるが、硝酸イソソルビドやニトログリセリンは後負荷の軽減だけでなく、容量血管の拡張で急速に前負荷を軽減するので急性心不全の治療に適している。実際の臨床では、ヒト心房性Na利尿ペプチド製剤のカルペリチドが広く使われている。本剤は、血管拡張・Na利尿・レニン－アンジオテンシン－アルドステロン系の抑制など多彩な効果を発揮して心不全の病態を改善する。

7) 心原性ショック

病態生理

　基礎疾患では急性心筋梗塞が大半で、心臓のポンプ機能が急激に低下するために心拍出量を一定以上に保つことができない急性心不全が原因で末梢循環不全状態（ショック）をきたす病態である。

　心機能低下で心拍出量が急に激減し、交感神経活動や生理活性物質などによる代償機能が作動するが、機能を回復することができずショックをもたらす。その原因には、①心筋の40％以上に及ぶ広範囲の急性心筋梗塞、②心筋梗塞などの原因で乳頭筋が断裂して急性僧帽弁閉鎖不全症を発症した場合、③心室中隔の心筋梗塞が原因で心室中隔欠損をきたした場合、④すでに心不全が存在する状態で心筋梗塞を発症した場合、⑤上行大動脈解離から大動脈弁閉鎖不全症を発症する場合、⑥右室自由壁の急性心筋梗塞、⑦心臓破裂や心タンポナーデ、⑧完全房室ブロック、心室頻拍や心室細動などの重篤な不整脈、⑨激症型心筋炎、⑩緊張性気胸、⑪重症肺動脈血栓塞栓症、⑫バルビツール酸中毒などがある。

検査と診断

　診断基準として、収縮期血圧が90mmHg未満か通常の血圧より30mmHg以上下降、尿量が時間あたり20mL未満、意識障害があること、末梢血管が収縮して皮膚が冷たく湿潤であることなどが示されている。血圧低下で圧受容体反射が刺激されて交感神経活動亢進により頻脈、発汗、顔面蒼白、皮膚温は低下する。心拍出量の減少が大きく影響して腎血流量が減少するので尿量が激減する。脳循環障害の結果として、意識が混濁して行動が遅鈍になる。

　急性心不全をきたした原疾患についての検査が必

要であるが，心原性ショックを診断する直接的な指標は，心拍出量，血圧・脈拍数，尿量などの測定である。心原性ショック患者は集中治療室に収容して，スワンガンツカテーテルを肺動脈内に留置しておき，頻回に熱希釈法による心拍出量（心係数），肺動脈圧，右心房圧，肺動脈楔入圧などの心血行態指標を持続的にモニターし，それらの値を治療に反映させる。

治療法

治療法の基本は，カテコールアミンの投与で急激に破綻した循環動態の悪化を食い止めることに加えて，急性心不全とほぼ同様の対症的薬物療法を行う。さらに，より積極的な治療，あるいは原疾患に対する治療として種々の非薬物療法が実施される。持続的あるいは二相性気道陽圧，大動脈内バルーンパンピング，人工ペーシング，スワンガンツカテーテル，冠動脈拡張術，冠動脈バイパス術，弁置換術，血液濾過，持続的血液濾過透析，植え込み型除細動器，経皮的心肺補助装置，左心補助装置などが使われる。

8）急性大動脈解離

病態生理

動脈硬化をきたした大動脈壁は，本来の層構造が失われて弱くなる。中膜の一部に亀裂が生じ，そこから大動脈壁の解離が伸張していく疾患で，最悪の場合には外膜が破れて胸腔内や腹腔内に大出血をきたして死亡する。解離が進むと，大動脈から分岐する動脈枝を巻き込んで閉塞させる。上行大動脈の解離が大動脈弁にまで至ると冠動脈を閉塞させ心筋梗塞をもたらし，大動脈弁輪が拡張すると閉鎖不全症をきたす。また，血液が心嚢腔に達して心タンポナーデを起こすこともある。同様に，腹部であれば腎動脈や上腸間膜動脈を閉塞することがある。急性大動脈解離は上行大動脈に解離が及ぶStanford分類A型と，解離が及ばないStanford分類B型に分類される。

検査と診断

診断の根拠となる症状は，前胸部，胸部あるいは腹部背面に起きる激痛である。胸部X線では病変部の拡大がみられる。確定診断は造影CTが基本であり，本来の血管内腔の真腔，解離腔の偽腔，解離組織片のフラップなどが検出できる。近年の多チャンネルヘリカルCTでは，単純写真でも診断できることがある。

MRIでも診断可能である。大動脈起始部や心病変を伴う場合は，心臓超音波検査が有用である。

治療法

Stanford分類B型の急性期治療の基本は，脳と心臓への血流は保たれているので，安静と降圧療法で保存的に治療する。ただし，上腸間膜動脈，両側腎動脈に病変が及ぶ場合には，手術適応である。Stanford分類A型の場合は，降圧療法だけでは予後が不良なので積極的に人工血管置換術を実施する。

（高橋　伯夫）

Ⅲ．救急医療における内因性疾患

3-4 呼吸器系疾患

1. 総論

呼吸器疾患とは，上気道，気管，気管支，肺，胸膜から構成される呼吸器に起きる疾患の総称である．肺炎を代表とする炎症性疾患が多く，救急医療の対象となる疾患は数多い．

2. 代表的な呼吸器系疾患

救急受診する呼吸器系疾患患者は，急性上気道炎が主体の風邪症候群から重篤な肺炎まで種々雑多である．肺癌については急性増悪で救急受診する例もあるが，頻度は希であり，本節ではふれない．

1）風邪症候群

病態生理

いうまでもなく，上気道の炎症性疾患であり，一般にウイルス感染により引き起こされ，一次救急で受診する最も多い疾患である．咳嗽，咽頭痛，鼻づまり，鼻水，嗄声などのカタル症状を呈する．発熱，悪寒，頭痛，倦怠感を伴うことが多い．上気道だけでなく，同時に消化管にウイルスが感染する場合があり，その際には嘔吐，下痢，腹痛などを伴う．その80〜90％はライノウイルス，パラインフルエンザウイルスをはじめとした数百種類のウイルス感染で，10〜20％がマイコプラズマやクラミジアの感染で引き起こされる．

小児の夏風邪では，コクサッキーウイルスやエコーウイルス感染で咽頭に水疱を形成し，その炎症で咽頭が腫脹して嚥下できなくなるヘルパンギーナ症状がある．また，風邪を契機にして，肺炎，中耳炎，副鼻腔炎などを併発することがあるので，見逃さないために適切な臨床検査が必要である．

検査と診断

ウイルス感染が主であるので，血液検査で炎症反応を確認し，CPRをはじめとする急性反応性蛋白の明らかな増加がないのが一般的である．

治療法

臨床検査による炎症反応の評価から細菌感染が否定できれば，総合感冒薬（解熱鎮痛薬，鎮咳去痰薬，抗ヒスタミン薬などを複合），非ステロイド系消炎鎮痛薬（NSAID）の投与にとどめ，抗菌薬の投与は控えるべきである．発熱による脱水が顕著であれば，補液を行う．

2）アナフィラキシー

病態生理

Ⅰ型アレルギー反応であるアナフィラキシーに伴って，肥満細胞からヒスタミンやその他の生理活性物質を放出させる．ヒスタミン受容体は，細動脈，気管支・細気管支，消化管などに4種類が分布し，その分布の多様性から生体は複雑な反応を示す．末梢細動脈を拡張させ，細気管支や気管支を収縮させる以外に，腹痛，嘔吐，下痢などの胃腸症状を伴う．それに伴って，重篤になればショック症状とともに喘鳴や呼吸困難を呈して救急搬送される．

検査と診断

特徴的な症状や既往歴から診断は容易であり，検査結果を待たずに治療を迅速に施行する．総IgE，アレルゲン特異的IgE，好酸球数などの増加がみられる．原因の特定には，候補アレルゲンのチャレンジ試験であるプリックテストなどがなされる．

治療法

救命には，いち早いアドレナリン製剤の筋注が必要である．加えて，抗ヒスタミン薬，β作動薬，ステロイド薬，グルカゴンなどの投与が考慮される．重篤な例では，静脈確保や気道確保が必要な例も少なくない．

3）慢性閉塞性肺疾患

病態生理

慢性閉塞性肺疾患（COPD：chronic obstructive pulmonary disease）は，基本的に肺気腫と慢性気管支炎の総称である．両者は混在することが大半であるので，このようにまとめて呼ばれている．肺気腫あるいは慢性気管支炎のどちらかが優位である例が一般的である．

その原因の多くは喫煙習慣によるが，大気汚染物

質などの関与もあり，世界的にも非常に多くの患者が存在し，死亡原因の上位を占めている。喫煙者では，細気管支レベルで炎症があり，そのような病変が慢性化して周囲に拡散し，徐々に進行する。肺胞が破壊されて癒合し気腫が形成されるために呼吸面積が減少する。気管支病変としては，上皮の浮腫，気道を形成する平滑筋の肥厚，粘液腺が肥大して分泌液が気道に貯留するとともに，肺は過膨脹し，ガス交換に支障をきたす。それに伴って，呼吸困難，咳嗽と喀痰が臨床症状の主体となる。病初期には無症状であるが，徐々に労作時の息切れが顕在化し，進行するとわずかな日常労作でも呼吸困難を呈する。その頃になると，低酸素血症が明らかになり，在宅酸素療法の適応となる。

検査と診断

診断は，呼吸機能検査が決め手であり，1秒率70％未満で，他に疾患が考えられない場合に確定する。ただし，気管支喘息との鑑別が必要であり，1秒率の減少が気管支拡張薬の吸入で改善する際には肺気腫ではなく気管支喘息と診断される。胸部X線写真とCT検査が有用である。

救急診療の対象になるのは，COPDの急性増悪である。通常は，気道感染などを契機にして呼吸困難が増悪するが，原因が特定できないことも少なくなく，医療機関を救急受診する。患者は高齢で，喫煙者であることから動脈硬化を基盤とする虚血性心疾患などを合併する例が多く，心不全の増悪，気胸の併発，肺塞栓症の合併などの可能性もあり，その鑑別診断が必要となる。

受診時には，直ちにパルスオキシメータで経皮的動脈血酸素飽和度をモニターするとともに，血液ガス分析，胸部X線写真，心電図記録，心臓超音波検査，炎症反応・血球数算定・BNP／NT-proBNPなどの血液検査，喀痰の細菌グラム染色と培養／同定などを実施して，鑑別診断，重症度の把握，原因の特定を行う。

治療法

救急受診するCOPD患者は，心不全，気胸，肺血栓塞栓症，肺炎などを合併して増悪するもので，すでにCOPDに対する治療はなされており，これらの合併症の特異的な治療が実施される。治療の実際については，他の該当する項を参照願いたい。原因が特定できない場合は対症療法にとどめるが，場合によっては人工呼吸器を用いて治療する。一般的なCOPDの薬物治療は，気管支拡張薬の吸入あるいは貼付，テオフィリン製剤，吸入ステロイド薬，喀痰調整薬，必要であれば抗菌薬，鎮咳薬，経口ステロイド薬が使用される。

4）過呼吸（換気）症候群

病態生理

何らかの契機をもって，徐々に，あるいは急に「周りの空気が欠けてきた」ような呼吸困難を感じて必要以上に呼吸運動を行うことで生じる症候群である。パニック障害の症状の一つとも考えられている。マラソン大会の直後などのような運動後，飲酒後に頻脈となった際，不安，不満，心理的な緊張などが長期化すると発症することが多い。比較的若い女性に多いが中高年者でも希にみられる。

検査と診断

症状は，息苦しさ・胸苦しさ，胸部の痛みや圧迫感，動悸，眩暈，口唇や手足のしびれ，死の恐怖などで，進行するとテタニー症状と称し，小指球と拇指球の筋肉が痙攣して独特の助産婦手位をとる。意識が朦朧となったり，不整脈を発現したりする例がある。一般に予後は良好で，一定期間が過ぎると自然に呼吸は普段のように回復する。ただし，高齢者では，本症を契機にして狭心症を発症することもあり，慎重に鑑別診断を行う必要がある。

症状が発現する原因は，過呼吸による二酸化炭素の排出過多により，血液がアルカリ性に傾く（呼吸性アルカローシス）ためにますます呼吸困難を感じる。なかでも，アルカローシスによってイオン化カルシウムが蛋白と結合することで機能的なカルシウム不足となり，細胞内にナトリウムイオンが流入しやすくなるために筋肉が過敏となって痙攣を生じる。本来は，延髄の呼吸中枢は二酸化炭素の減少を感知して呼吸を停止させる方向に機能しようとするが，酸素不足症状が強いことで大脳皮質は呼吸促迫を促し，症状が持続して病状が悪化する。しかし，数十分間持続した後には，自然に軽快する。発作中には，経皮的動脈血酸素飽和度をモニターして酸素不足がないことを確認し，血液ガス分析で呼吸性アルカローシスを確認することで診断は容易である。

治療法

このような機序から明らかなように，発作を早期

に終結させるには，呼気に出過ぎた二酸化炭素を再び吸入することであり，紙袋を口と鼻にかぶせて，その中で呼吸をさせて血中二酸化炭素濃度を高める手技（ペーパーバッグ再呼吸法）が適応される。ただし，酸素不足に陥らないように心がける必要がある。また，酸素吸入では，二酸化炭素がより不足するので，病状を悪化させる。

5）急性気管支炎
病態生理

インフルエンザウイルス，アデノウイルス，マイコプラズマ，肺炎球菌，A群溶連菌，百日咳菌などの微生物感染症として発病するものと，亜硝酸（NO_2），亜硫酸（SO_2），塩素ガス，その他の粘膜を刺激する吸入可能な物質によっても誘発される場合とがある。

通常は，風邪症候群に引き続いて発症するが，徐々に上気道カタル（咳，鼻水，咽頭痛など）が増強し，咳などの症状とともに軽度に発熱する場合もある。最初は，熱がなく，乾性の咳であるが，気管内に分泌物が増加すると，激しい湿性の咳に変わってくる。幼児などでは，気道内に分泌物が増加するので，気管支が狭小化し，呼吸するとヒーヒー・ゼイゼイと喘鳴を発する場合がある（喘息様気管支炎）。2歳以下の子供で起きるRSウイルス感染では，細気管支炎により急激に呼吸困難を呈することもある。

検査と診断

身体所見としては，胸部の聴診で，病期に一致して乾性ラ音や湿性ラ音を聴取する。白血球数増多やCRPなどの急性反応性蛋白の増加がみられる場合が多い。喀痰培養・同定検査による原因菌の検索を行う。胸部X線写真では，顕著な変化はないが，肺門部の陰影がやや濃くなり，肺紋理が増強する例が多い。ただし，肺炎と違って，肺野に斑状陰影や間質陰影のような像は認めない。

治療法

去痰薬の投与による痰の排泄促進と，鎮咳薬による咳の沈静化，細菌感染があれば抗菌薬を投与する。

6）気管支喘息
病態生理

気管支喘息は，特定の抗原（アレルゲン）に対して免疫を獲得した場合や，細菌／ウイルス感染に伴って気管支炎が慢性化すると気道が過敏性を獲得して何らかの刺激に過剰に反応して気道狭窄をきたし，急激に喘鳴，咳，痰などの急性症状がもたらされる疾患である。発作が重積した場合には死に至ることがある。このほか，運動誘発性喘息やアスピリン喘息などがある。

アトピー型の喘息発作はI型アレルギー反応によりヒスタミンなどの生理活性物質が遊離し，それらが気管内に分泌物を増加させ，気管支を攣縮させて狭窄する。その誘因として，各種のアレルゲン（ハウスダスト，ダニ，花粉，カビ，食物，薬物など），タバコ煙中成分，アルコール，気圧などの気候変動，ウイルス，細菌感染などがある。気道過敏を示す非アレルギー性気管支喘息の成因についての詳細は不明である。

検査と診断

聴診では，発作時の呼吸で笛声音が聴かれるのが特徴的である。強い発作時には，高頻度で喘鳴が聴取できる。

診断には，β_2刺激薬やステロイド薬の投与前後での呼吸機能検査を行い，1秒量が200mL以上かつ12％以上改善した場合，気道可逆性があるものと判断する。また，呼気の排出速度が遅くなるのが特徴で，1秒量（FEV1.0）が75％未満に低下する。胸部X線写真では，明らかな変化はないのが一般的である。血液検査では，末梢血中に好酸球が増加し，非特異的IgEが高いことが多い。また，アレルゲン特異的IgEを検索して，原因となるアレルゲンを検索する。

治療法

発作時の治療では，酸素とβ_2刺激薬の吸入を行うが，改善がみられない場合には，メチルプレドニゾロンの点滴投与を実施する。また，その維持療法には，ステロイド単独やステロイドとβ_2刺激薬の合剤の吸入が広く用いられている。

7）肺　炎
病態生理

平成23年の厚生労働省人口動態統計月報年計（概

数）の概況によると，おもな死因別にみた死亡率の年次推移では，悪性新生物が突出して高く，ついで心疾患であるが，初めて肺炎が脳血管障害を追い越して3位となっている。社会の高齢化に伴って，今後は救急診療としても頻度が増し，ますます重要視されるものと思われる。

肺炎は，さまざまな側面から分類がなされている。原因による分類では，最も多い感染性肺炎で，肺炎球菌，インフルエンザ菌，クレブシエラなどの病原性細菌あるいはインフルエンザウイルス，アデノウイルス，RSウイルスなどのウイルスの感染による。非定型肺炎として代表的なのがマイコプラズマやクラミジアによる肺炎であるが，それ以外に，肺炎クラミジア，真菌，原虫，寄生虫，喫煙などによるものも含まれる。肺炎を起こす機序別に分類すると，誤嚥性肺炎，閉塞性肺炎，吸入性肺炎のような機械的肺炎，インターフェロン療法，抗がん剤治療，漢方薬治療などに伴って生じる薬剤性肺炎，自己免疫疾患に合併する症候性肺炎の他，好酸球増多を伴う好酸球性肺炎などがある。また，肺炎に罹患する環境の違いから，市中肺炎（CAP：community acquired pneumonia，細菌性肺炎と非定型肺炎），院内肺炎（HAP：hospital acquired pneumonia）あるいは医療機関関連肺炎（HCAP：healthcare associated pneumonia），介護関連肺炎（NHCAP：nursing and healthcare-associated pneumonia）などの分類もなされている。HAP/HCAPでは，人工呼吸器の使用や長期間の経管栄養，抗がん剤や免疫抑制薬の投与下にある患者など，感染に無防備の状態での肺炎であり，いわゆる日和見感染である。健康な人ではあり得ない種類の微生物による肺炎をきたす。起炎菌として多いのが，緑膿菌と黄色ブドウ球菌（とくに問題なのが，MRSA〔メチシリン耐性ブドウ球菌〕）である。また，真菌のアスペルギルス属，カンジダ属感染の肺炎も起きやすい。高齢者の増加からNHCAPが増加し，そもそも全身状態が良くないので予後が不良であり，HAP/HCAPと同様に救急診療で治療に難渋する例が多い。

病理的な背景で分類されるものでは，肺胞性肺炎（大葉性肺炎），気管支肺炎と間質性肺炎に分けられる。

検査と診断

一般的に，感染性肺炎の症状としては発熱，咳，痰，呼吸困難，全身倦怠感，胸痛などで，上気道の炎症を伴うこともある。間質性肺炎では，乾性咳嗽が主であるが，急性増悪をきたすと，肺水腫となり死に至る例がある。

肺炎は，正確な診断を早期に行うことが治療上重要である。診断では，胸部X線写真とCTが決定的な役割を演じる。大葉性肺炎では，細気管支で起きた炎症による滲出液が肺胞に充満し，Kohn孔を通じて周囲の肺胞から区域性に順次肺葉へべったりと融合（コンソリデーション）した像を呈する。気管支の周囲が浸出液で満たされ気管支内の空気が鮮明になるair bronchogramを呈することもある。

気管支肺炎は，大葉性肺炎に対して，細気管支と肺胞からなる小葉に限局して起きるものであり，原因は大葉性肺炎と同じで，さまざまな細菌感染で生じる。胸部X線写真では，肺胞陰影が白く見えることが多い。CT像では，気管支の周囲に円形に限局した病変が見られるのが特徴である。

間質性肺炎の場合には，間質腔（肺胞隔壁）に炎症をきたして線維化がもたらされ，肺胞が潰れて肺が萎縮するもので，肺胞壁が肥厚して透過性が低下するので，胸部X線写真上はスリガラス様あるいは網状と表現される像を呈する。びまん性あるいは撒布性に病変部が広がっている。

非定型肺炎を起こすマイコプラズマは，気道の線毛上皮に接着し，気管支，細気管支，肺胞などの気道粘膜上皮に炎症を起こして気道を刺激するので頑固な咳嗽が特徴的である。発熱を伴うが，その割に炎症反応（白血球数やCRP濃度など）は強くない。胸部X線写真上では，肺の下部にスリガラス様の病変として現れ，CT像では気管支に沿って見られる細かな粒状影が特徴である。

起炎菌は，喀痰や血液を培養して同定し，薬剤感受性試験を実施する。

治療法

治療は，安静と保温の一般療法のうえで，検出した菌に対する適切な抗菌薬を投与し，治療する。その他，気管支炎に準じた対症療法を併用する。

8) 気　胸

病態生理

気胸は，自然気胸が大半で，一部は陳旧性肺結核などで炎症によって肺胞が癒合して嚢胞化したブラ（Bulla）や胸膜の下にできた嚢胞のブレブ（Bleb）が何らかの刺激によって破れて，胸壁との間隙に空気が漏れだし，肺が縮小する疾患である。

検査と診断

発症時に胸痛を自覚するので，救急受診する。高齢者では，肺結核，肺気腫，肺癌などの基礎疾患を有しており，それらによる続発性気胸を発症することがある。一般に自然気胸は，背が高くやせ形の10代，20代の男性で起きる傾向があるので，そのような体型の男性で胸痛や呼吸困難を訴える際には胸部X線写真を撮る。

治療法

気胸で問題になるのは緊張性気胸で，気胸による空気が健側の肺や心臓を圧迫するために強い呼吸困難を呈し，血圧が低下し，ショック症状を呈する。その際には，直ちに胸腔穿刺にて胸腔内に充満した空気のドレナージを行う。

9) 急性呼吸窮迫症候群

病態生理

急性呼吸窮迫症候群（ARDS：acute respiratory distress syndrome）の原因は，次のようにさまざまであるが，いずれも急性肺障害（ALI：acute lung injury）から呼吸不全を呈する病態である。

最も多い原因は，敗血症に伴うサイトカインストームである。全身の炎症に際して増加したTNF-α，IL-6，IL-8，IL-1などによって好中球が動員され，活性酸素種による酸化ストレスをもたらし，種々の蛋白分解酵素を誘導して急速に血管障害から肺の組織障害がもたらされる。肺組織に接着した好中球は，顆粒球コロニー刺激因子（G-CSF）や（顆粒球・単球コロニー刺激因子（GM-CSF）を介して炎症反応を増強し，血管透過性の亢進で間質から肺胞まで血性の浸出液が貯留する。治癒過程で線維化が進み，肺の可塑性（コンプライアンス）が低下する。

その他，誤嚥性肺炎などの重症肺炎，刺激性ガスの吸入，大量輸血，肺塞栓，純酸素吸入，急性膵炎などの重症患者，などに合併する。

検査と診断

上述のような基礎疾患があるうえに，急性に低酸素血症を発症し，胸部X線写真上で両側性に肺浸潤像を認める。心不全との鑑別が重要であるが，その鑑別にはスワンガンツカテーテルで肺動脈楔入圧を測定し18mmHg以下で左房圧が高くなければARDSの可能性が高い。しかし，左心不全でARDSをきたすこともあり，厳密な鑑別は容易でない。

治療法

厳重な呼吸管理のもとで，好中球エラスターゼ阻害薬の投与，活性化プロテインCなどによる抗凝固療法，敗血症性ショックではステロイド薬の投与がなされる。

（高橋　伯夫）

3-5 消化器系疾患

1. 腹痛を主症状とする消化管疾患

1) 急性虫垂炎

病態生理

糞石などにより虫垂の内腔が閉塞することが原因と考えられている。内腔の閉塞により内圧が上昇し，血流障害や腸内細菌の感染が起こり，最終的には壊死・穿孔が起こる。

検査と診断

症状・所見：腹痛が心窩部から右下腹部へ移動する。McBurney点（臍と右上前腸骨棘を結ぶ線の外側1/3）やLanz点（左右上前腸骨棘を結ぶ線の右側1/3）などの圧痛を認めることが多いが，虫垂の位置によっては所見が乏しい。

検体検査：白血球の増加，CRPの上昇が認められる。

画像検査：虫垂の腫大や周囲の炎症反応を認め，糞石を認めることもある。

治療法

虫垂切除術を行うが，炎症が軽度の場合は抗菌薬投与で軽快する。

2) 消化管穿孔

病態生理

炎症や虚血などにより消化管に穴が開き，消化管内容物が腹腔内へ漏出した状態。上部消化管穿孔では胃液による化学的炎症が多く，下部消化管穿孔では細菌による敗血症性ショックや多臓器不全に陥りやすい。上部消化管では胃・十二指腸潰瘍あるいは胃癌，下部消化管では憩室，Crohn病，癌などが原因となることが多い。

検査と診断

症状・所見：突然の激しい腹痛が起こり，前屈位などをとる。圧痛は原因部位近傍あるいは腹部全体に認め，腹膜刺激症状（反跳痛，筋性防御）を伴う。

検体検査：白血球の増加，アミラーゼ，CRPの上昇が認められるが，重篤な状態では白血球が減少することがある。

画像検査：腹腔内遊離ガスや原因部位およびその周囲の炎症反応を認める。

治療法

緊急手術で腹腔内洗浄および穿孔部位の閉鎖あるいは切除を行う。上部消化管穿孔で腹膜炎が軽度の場合は絶飲食，補液，抗菌薬投与による保存的治療を行う。

3) 腸閉塞（イレウス）

病態生理

何らかの原因により腸管内容物の肛門側への輸送が障害された状態。器質的な原因を有する機械的腸閉塞と腸管蠕動異常による機能的腸閉塞に分けられ，機械的腸閉塞はさらに血流障害のない単純性（閉塞性）腸閉塞と血流障害を伴う複雑性（絞扼性）腸閉塞に分けられる。

閉塞部位の口側腸管に腸液やガスが貯留するため拡張する。

検査と診断

症状・所見：腹痛，腹部膨満感，悪心・嘔吐が起こる。

画像検査：腹部単純X線で拡張した腸管が認められ，立位では鏡面像（niveau，ニボー）が認められる。腹部超音波や腹部CTで腸管の拡張が認められ，閉塞の原因を認める場合もある。腹水，蠕動，造影の所見などから血流障害の有無（単純性と複雑性の鑑別）を評価する。

治療法

単純性および機能的腸閉塞では絶飲食，補液，経鼻胃管あるいはイレウス管挿入による減圧による保存的治療を行うが，複雑性腸閉塞では緊急手術を行い，絞扼の解除あるいは壊死した腸管の切除を行う。

4) 腸管虚血

(1) 腸間膜動脈閉塞症

病態生理

心房細動などによる塞栓症と動脈硬化などによる

血栓症により，上腸間膜動脈の主幹部が閉塞することが多い。発症から3〜12時間以内に腸管壊死をきたすことが多く，その場合は予後不良である。

検査と診断

症状・所見：急激な腹部の激痛が起こるが，初期は腹部他覚所見が乏しいことが多い。

検体検査：腸管壊死が起こればAST，ALT，CKなどの上昇がみられる。

画像検査：腹部超音波のドプラ法や造影CTなどで腸間膜動脈および腸管の血流を評価する。

治療法

腸管が壊死していない段階では血管造影下に血栓溶解療法などにより血流再開を行い，腸管が壊死していれば壊死した腸管を切除する。

(2) 虚血性大腸炎

病態生理

主幹動脈に閉塞がなく腸管に虚血性障害が起こった状態で，蠕動亢進や内圧上昇が原因と考えられている。脾弯曲部および直腸S状結腸接合部に好発する。一過性で軽微なものから腸管壊死まであるが，一過性型が多い。

検査と診断

症状・所見：左下腹部痛，下痢，血性下痢が起こる。

画像検査：好発部位である左側結腸の壁肥厚，内視鏡で同部位の粘膜発赤，びらん，浮腫，縦走潰瘍を認める。

治療法

壊死型は壊死大腸の切除を行い，それ以外は絶食，補液による腸管安静を行う。狭窄をきたした場合は拡張術を行う。

5) 大腸憩室炎

病態生理

憩室は筋層から粘膜および粘膜下層が脱出した状態である。その粘膜が糞石により障害され，薄い憩室壁が炎症により微小な穿孔をきたした状態と考えられている。

検査と診断

症状・所見：憩室の位置に一致した腹痛，発熱が起こる。

画像検査：大腸憩室と周囲脂肪織の炎症像，膿瘍を伴えば液体貯留などを認める。血液検査では炎症反応の上昇を認める。

治療法

食事制限および抗菌薬投与を行う。重症症例では膿瘍ドレナージや手術を行う。

6) Meckel憩室炎

病態生理

胎生期の臍腸管（卵黄管）が退化せず遺残し，組織に胃粘膜や膵組織がみられる場合は炎症をきたす危険が高い。

検査と診断

症状・所見：下腹痛が起こり，急性虫垂炎に似ることも多い。

画像検査：回盲弁から口側1m以内の回腸の腸間膜対側の憩室像および周囲脂肪織の炎症像を認めるが，穿孔の場合は診断が困難である。

治療法

外科的に憩室切除術を行う。

7) S状結腸軸捻転

病態生理

S状結腸が腸間膜を軸に捻転し著明に拡張した状態。S状結腸以外に盲腸，横行結腸なども軸捻転を起こすことがある。

検査と診断

症状・所見：突然発症から無症候性の発症まであり，腹痛，嘔吐，腹部膨満が多い。

画像検査：著明に拡張したS状結腸がみられ，X線写真では「coffee bean sign」「northern exposure sign」などと表現される。

治療法

腸管壊死の状態でなければ内視鏡で減圧するとともに捻転を解除するが，壊死があれば緊急手術を行う。保存的治療後に再発する場合はS状結腸を切除する。

8) アニサキス症

病態生理

アニサキス亜科に属する寄生虫を含む魚類（鯖やイカなど）を加熱や冷凍処理がなされていない状態で摂食することにより消化管に感染した状態。

検査と診断

症状・所見：前述の魚類を摂食後数時間で発症することが多い。悪心・嘔吐，上腹部痛など症状を強く認める場合から軽微な場合までみられる。

検体検査：白血球，好酸球の増加，アニサキス抗体が上昇する。

画像検査：上部消化管内視鏡でアニサキス虫体や壁の炎症，浮腫を認める。小腸以下の場合は，画像検査で小腸の限局的な壁肥厚および口側のイレウス，腹水を認める。

治療法

内視鏡による虫体の摘出。

9）消化性潰瘍

病態生理

胃酸や胃液中のペプシンにより，消化管粘膜が粘膜筋板より深く欠損した状態。*Helicobacter pylori* や非ステロイド系消炎鎮痛薬（NSAID）が原因となることが多いが，原因は多因子である。

検査と診断

症状・所見：心窩部から右季肋部痛が多い。

画像検査：バリウムを用いた胃X線検査で粘膜欠損部へのバリウムのたまり（niche，ニッシェ）や，内視鏡で潰瘍を認める。

治療法

胃酸分泌を抑制するためにプロトンポンプ阻害薬（proton pomp inhibitor；PPI）やH₂受容体拮抗薬を投与する。NSAIDが原因であれば中止するが，中止困難例ではPPI，プロスタグランジン製剤を併用する。

Helicobacter pylori 陽性例では再発予防のため除菌を行う。

10）急性胃粘膜病変

病態生理

ストレス，NSAID，*Helicobacter pylori* 感染などにより胃や十二指腸に出血，びらん，潰瘍など急性の多発病変を認めた状態。

検査と診断

症状・所見：急激に心窩部痛，悪心・嘔吐，吐下血などが起こる。

画像検査：内視鏡で上記所見を認める。

治療法

誘因の除去および消化性潰瘍の治療を行う。

2. 腹痛を主症状とする肝胆膵疾患

1）急性膵炎

病態生理

膵内の消化酵素が活性化され，膵臓が自己消化された状態。

検査と診断

症状・所見：上腹部の疼痛を認める。

検体検査：血中や尿中などに膵酵素が上昇する。

画像検査：膵臓の腫大や周囲液体貯留などの炎症所見を認める。

治療法

輸液，蛋白分解酵素阻害薬および抗菌薬投与を行う。重症例では集中治療のもとで血漿交換や壊死膵組織の切除などを行うが，致死率が高い。

2）急性胆囊炎

病態生理

胆石などが胆囊頸部を閉塞するため胆汁が鬱滞して内圧が上昇して炎症が起こるとともに感染が起こることが多いが，血流障害による虚血性胆囊炎も稀にある。

検査と診断

症状・所見：心窩部から右季肋部の疼痛，発熱を認め，悪心・嘔吐がみられる場合もある。

検体検査：炎症反応，肝胆道系酵素の上昇を認める。

画像検査：胆囊腫大，胆囊壁肥厚，胆囊内胆泥貯留，胆石が原因であれば胆石などを認める。

治療法

早期の胆囊摘出術を行う。胆汁性腹膜炎などの重篤な局所合併症や血流障害を伴う症例では緊急手術を行う。全身状態の不良な症例では胆囊ドレナージを行うこともある。

3）急性胆管炎

病態生理

胆管内の結石などにより胆管が閉塞し細菌感染した状態。

検査と診断
症状・所見：心窩部から右季肋部の疼痛，発熱，黄疸を認め，ショックや意識障害を伴うこともある．

検体検査：炎症反応，胆道系酵素の上昇を認める．

画像検査：胆管拡張，胆管閉塞の原因を認めることがある．

治療法
軽症例では絶食，補液，抗菌薬投与を行い，胆管結石を認めた場合は除去術を行う．重症例では緊急に胆道ドレナージを行う．

4）肝腫瘍破裂
病態生理
肝辺縁に存在する大きな腫瘍が，腫瘍増大による内圧上昇や血流障害により破裂して，腹腔内に出血が起こる状態．

検査と診断
症状・所見：突然生じる上腹部痛がみられショックを伴うこともある．

画像検査：肝腫瘍および血性腹水を認める．造影剤の腹腔への漏出を認める場合もある．

治療法
血行動態が不安定な場合は，緊急で肝動脈塞栓術あるいは手術を行う．安定している場合は後日，肝腫瘍に対する治療を行う．

5）肝膿瘍
病態生理
細菌あるいはアメーバが肝臓に感染して膿瘍を形成した状態．

検査と診断
症状・所見：発熱，右上腹部痛，肝腫大および圧痛がみられる．

検体検査：炎症反応および胆道系酵素などの上昇を認める．

画像検査：肝内の膿瘍を認める．

治療法
膿瘍ドレナージおよび抗菌薬投与を行う．

6）急性肝炎
病態生理
ウィルスが肝細胞に感染し，それを排除するために免疫機序により炎症が起こった状態．

検査と診断
症状・所見：全身倦怠感，右上腹部痛，発熱，黄疸などがみられる．

検体検査：肝逸脱酵素のAST，ALT，LDHなどの著明な高値を認め，黄疸例ではビリルビンが上昇する．その後，原因ウィルスに対する検索を進める．

画像検査：肝腫大，胆嚢壁肥厚および内腔の虚脱などを認める．

治療法
安静，食欲不振があるときは補液を行うなどの保存的治療を行う．B型，C型肝炎では慢性肝炎への移行に注意する．劇症化の徴候があれば特殊治療を行う．

7）脾梗塞
病態生理
心疾患や動脈硬化などによる塞栓症，血液疾患などにより脾臓の血流障害が起こり壊死した状態．膿瘍形成や破裂，出血を合併することがある．

検査と診断
症状・所見：突然の左上腹部痛や悪寒，発熱などを認める．

検体検査：白血球増加や貧血を認めることがある．

画像検査：部分梗塞では楔状，全体梗塞では脾臓全体の造影効果のない壊死巣を認める．

治療法
治療はなく経過観察を行う．破裂や出血あるいは膿瘍形成した場合は脾臓摘出術を行う．

8）脾破裂
病態生理
感染症，腫瘍，血液疾患，膵炎などによる脾腫や被膜障害，あるいは外傷により破裂した状態．

検査と診断
症状・所見：左上腹部痛を認め，ショックをきたすこともある．

画像検査：脾臓の断裂や周囲の血腫を認める．活動的な出血があれば，造影剤の漏出を認める場合がある．

治療法
活動的な出血があれば，動脈塞栓術あるいは脾臓摘出術を行う．

3. 吐血，下血，血便を主症状とする疾患

1）食道・胃静脈瘤破裂
病態生理
　食道・胃静脈瘤とは，肝硬変など門脈圧亢進により側副血行路の一部である食道・胃の粘膜下の静脈が拡張した状態であり，これが破裂すると大量出血をきたす。また，基礎疾患のため出血は肝機能への影響が大きく，肝不全をきたすことも多い。
検査と診断
　検体検査：基礎疾患が肝硬変であれば，血小板，アルブミンなどの低下がみられる。出血により貧血を認める。
　画像検査：内視鏡を行い，食道・胃静脈瘤およびそれによる活動的出血あるいは一時止血した状態である血栓を認める。
治療法
　止血のみでなく，静脈瘤の消失を目指す。内視鏡的静脈瘤結紮術（endoscopic variceal ligation；EVL）や内視鏡的硬化療法（endoscopic injection sclerotherapy；EIS）を行うが，困難症例ではバルーン（Sengstaken-Blakemore tube）により一時的な圧迫止血を行う。その他，血管造影下にバルーン下逆行性経静脈的塞栓術（baloon-occluded retrograde transvenous obliteration；B-RTO）も行われる。

2）食道裂傷（Mallory-Weiss症候群）
病態生理
　激しい嘔吐の後に噴門および下部食道に裂傷を生じ，そこより出血をきたした状態。自然止血することが多い。
検査と診断
　出血の誘因となる嘔吐の有無を問診する。
　画像検査：内視鏡で噴門および下部食道に裂傷およびそれよりの出血を認める。
治療法
　治療を要しない例が多いが，出血例ではクリップ法などにより内視鏡的止血術を行う。

3）出血性胃・十二指腸潰瘍
病態生理
　前述した胃・十二指腸潰瘍により壁内の血管が破綻し出血をきたした状態。
検査と診断
　画像検査：内視鏡で潰瘍およびそこよりの出血あるいは一時止血した状態である露出血管を認める。
治療法
　内視鏡により焼灼法，局注法，クリップ法などにより止血する。

4）大腸憩室出血
病態生理
　憩室は筋層から粘膜および粘膜下層が脱出した状態であるため，太い血管に粘膜および粘膜下層が接する。その粘膜が糞石により障害され，血管が破綻した状態と考えられている。
検査と診断
　症状・所見：疼痛なく新鮮血の出血が起こる。
　画像検査：内視鏡で憩室からの出血を認めたら確実であるが，血腫のため出血部位が明らかでない場合も多い。
治療法
　自然止血する場合が多いが，出血が続く症例では，内視鏡的止血術，血管造影下の塞栓術，腸管切除術など行う。

5）急性出血性直腸潰瘍
病態生理
　長期の仰臥位臥床により下部直腸粘膜の血流が減少し，潰瘍を形成したため出血をきたしたと考えられている。
検査と診断
　症状・所見：疼痛なく新鮮血の出血が起こる。
　画像検査：内視鏡で下部直腸に潰瘍を認める。
治療法
　内視鏡的止血術を行うとともに，側臥位など体位変換を繰り返すことで直腸粘膜の血流を増加させ，潰瘍の治癒を図る。

6）血管拡張症
病態生理
　血管の変性により消化管粘膜および粘膜下層の血管が拡張し，それが破綻して出血をきたす。血管形成異常症（vascular malformation）や血管異形成（angiodysplasia）などと表記されることもある。

検査と診断

症状・所見：少量で間欠的な出血をきたすことが多い。

画像検査：内視鏡や血管造影で拡張した異常血管を認める。

治療法

活動的な出血がみられる場合は，内視鏡的な止血術あるいは血管造影下の塞栓術を行う。外科的切除術を行う場合もある。

7）腸 炎

(1) 感染性腸炎

病態生理

消化管に感染症を起こす起因菌を経口摂取することにより発症し，悪心・嘔吐，腹痛，下痢，発熱などが起こる。

腸管に感染する起因菌のなかで細胞内に侵入して炎症を起こすものに，*Campylobacter jujuni*, *Shigella*, *Yersinia Enterocolitica*, 病原性大腸菌などがあり，これらは大腸粘膜に作用して潰瘍形成のため出血がみられる。

検査と診断

感染源となり得る食品の摂取を問診する。

検体検査：便の培養を行う。

画像検査：内視鏡で大腸粘膜の発赤，浮腫，びらん，潰瘍形成などを認める。腹部超音波やCTで腸管壁の肥厚や周囲リンパ節腫大などを認める。炎症を認める部位は起因菌により好発部位が異なる。

治療法

補液を行い，細菌性腸炎の場合は起因菌に感受性のある抗菌薬を投与するが，ウィルス性腸炎の場合は特効薬がない。

(2) 放射線性腸炎

病態生理

婦人科疾患や泌尿器科疾患に対して放射線治療が過去に行われた症例にみられる。放射線治療の晩期障害により腸管の血管に閉塞を起こし，粘膜の充血，毛細血管の拡張を認める。

検査と診断

放射線治療の既往を問診する。

画像検査：内視鏡で直腸・S状結腸の粘膜発赤，毛細血管拡張を認め，潰瘍，狭窄，瘻孔を認める場合もある。

治療法

アルゴンプラズマ凝固法など内視鏡的焼灼が有用である。

8）炎症性腸疾患

病態生理

潰瘍性大腸炎やCrohn病が代表的疾患である。免疫異常によると考えられているが，腸管に慢性の炎症が起こり，潰瘍形成などから出血をきたすことがある。

検査と診断

画像検査：内視鏡や消化管X線検査でびらん，潰瘍などの炎症所見を認める。腹部超音波やCTで腸管壁肥厚などの炎症所見を認める。感染症の否定や病理所見を合わせて診断を進める。

治療法

ステロイドなどの免疫抑制薬を投与する。改善がみられない場合は外科的手術が必要となることもある。

〔今村　祐志，畠　二郎〕

3-6　泌尿器・生殖器系疾患

　泌尿器系疾患は，腎，尿路（腎杯・腎盂，尿管，膀胱，尿道）と男性生殖器（精巣，精巣上体，精管，精嚢，前立腺，陰茎）に生じる疾患である。

　救急外来でみられる泌尿器・生殖器系疾患のおもな症状は血尿，疼痛（疝痛発作を含む），尿閉，発熱，腫脹などがある。これらの症状は尿路に閉塞機転，尿流停滞が生じたためか，対象臓器の細菌感染によるものが多い。以下，これらの症状をきたす，救急医療の現場で遭遇する頻度の高い代表的な内因性疾患について解説する。

1. 尿路の閉塞，尿流停滞による疾患

1）尿路結石症
病態生理

　尿の成分の一部が析出，結晶化し尿路内に結石を生じたものである。高頻度にみられる疾患で，生涯罹患率では男性9.0％，女性3.8％（1995年）で，脂肪，動物性蛋白質摂取量の増加に伴い，増加傾向にある。結石の成分はシュウ酸カルシウム，リン酸カルシウムなどのカルシウム結石が約8割を占め，次いで尿酸結石，リン酸マグネシウムアンモニウム結石（感染結石）の順である。

　腎内の結石は無症状であることが多い。結石が尿管内に下降し，結石の嵌頓により尿路が閉塞，尿流が停滞し，腎盂尿管内の圧が上昇する。それにより急激な腎被膜の進展と尿管の蠕動の亢進が起こり，側腹部に激しい痛みを生じる（疝痛発作）。悪心，嘔吐，冷汗などの自律神経症状も伴うことが多い。疝痛は腎盂内圧の低下により消失するが，間欠的な疼痛をきたすことが特徴である。

検査と診断

　画像診断（超音波，腹部単純Ｘ線，CTなど）で結石が確認され，結石より上部の尿路の拡張（水腎症）を認める（図Ⅲ-3）。肉眼的血尿または顕微鏡的血尿を認めることが多い。尿沈渣では結石成分の結晶を認めることが多いが，診断的価値は少ないとされる。

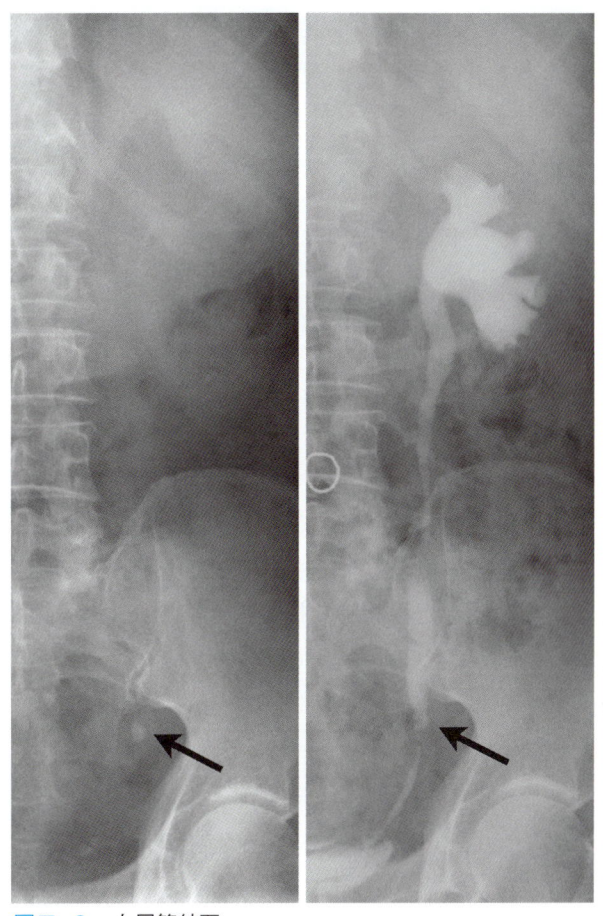

図Ⅲ-3　左尿管結石
単純写真と尿路造影。結石より上方の尿路の拡張を認める。

治療法

　迅速に疼痛に対する処置を行う。非ステロイド性消炎鎮痛坐剤が第一選択である。鎮痛後は5mm以下の小さな結石であれば自然排石が期待できる。大きな結石は，内視鏡手術または体外衝撃波結石破砕術にて砕石する。

2）腎梗塞
病態生理

　血栓が腎動脈もしくはその分枝に閉塞して生じる。心房細動，弁膜症，心内膜炎などの心原性塞栓が原因であることが多い。突然発症する腎部，側腹部の疼痛で悪心・嘔吐を伴うことがある。血尿も認めることがある。

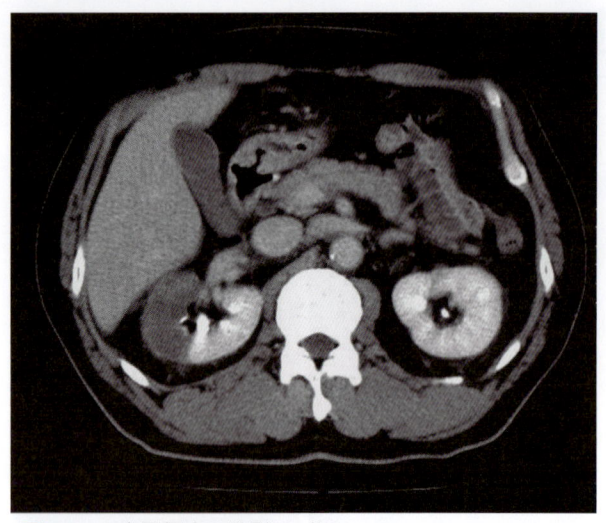

Ⅲ．救急医療における内因性疾患

図Ⅲ-4　右腎梗塞の造影CT像

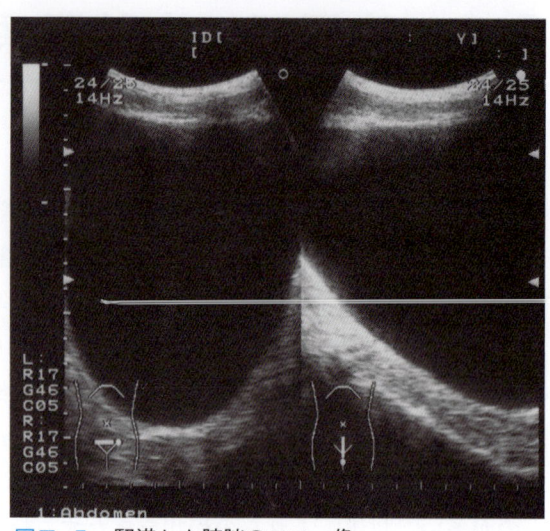

図Ⅲ-5　緊満した膀胱のエコー像

検査と診断

　尿路結石症と似た症状であり，鑑別を要する．画像では結石陰影，水腎症を認めず，造影CTで虚血領域に一致した楔状の造影欠損像を認める（図Ⅲ-4）．血液・生化学検査ではAST，ALT，LDHの上昇を認める．

治療法

　発症早期であれば，血栓溶解療法が腎機能保持のために有用である．

3）尿　閉

病態生理

　尿が膀胱内に充満しているにもかかわらず，自然排尿ができない状態をいう．高齢者が「尿が出ない」と訴えて外来を受診する多くは尿閉の場合が多い．神経因性膀胱に伴う膀胱排尿筋の収縮障害が原因のこともあるが，前立腺肥大症や尿道狭窄による下部尿路閉塞が原因のことが多い．また，前立腺肥大症の基礎疾患に加え，過量のアルコール摂取，風邪薬，高コリン薬，抗ヒスタミン薬の内服や便秘が尿閉の誘因となることがある．

検査と診断

　尿が出ないということでは，無尿と尿閉の鑑別が重要である．下腹部が尿の貯まった膀胱で膨隆していないか，視診，触診で確認する．エコーで過度に尿で伸展した膀胱を確認できれば尿閉であり，膀胱が空虚であれば無尿と診断できる（図Ⅲ-5）．また，尿閉時は無尿と異なり，伸展した膀胱による下腹部の痛みや冷汗，頻脈などの症状を伴う．

治療法

　経尿道的にカテーテルを用いて導尿し，膀胱内の尿を排出し苦痛の軽減を図る．尿道狭窄による尿閉の場合は，カテーテルが膀胱内に挿入不能である．その際は，恥骨上に経皮的膀胱瘻を造設する．

4）膀胱タンポナーデ

病態生理

　凝血塊によって下部尿路が閉塞し，膀胱が極度に過伸展した状態である．膀胱は尿と凝血塊で充満し尿閉の状態であり，患者は非常に苦痛を伴う．尿路に出血をきたす疾患はすべて原因となり得る．

検査と診断

　膀胱の緊満による下腹部の膨隆，圧痛と強い尿意を訴える．エコーやCTにて膀胱内の凝血塊と進展した膀胱の確認を診断する（図Ⅲ-6）．尿閉と異なり，膀胱内には尿の他に多量の凝血塊が満たされている．

治療法

　尿道から太いカテーテルを留置し，膀胱内の凝血塊を洗浄で除去する．その後，血尿をきたした原疾患の診断と治療を考慮する．放射線性膀胱炎や薬剤性などによる出血性膀胱炎で膀胱粘膜からびまん性に出血する場合は，血尿のコントロールに難渋することが多い．

2. 有熱性感染症

　泌尿器・生殖器系で最も多い感染症は膀胱炎であ

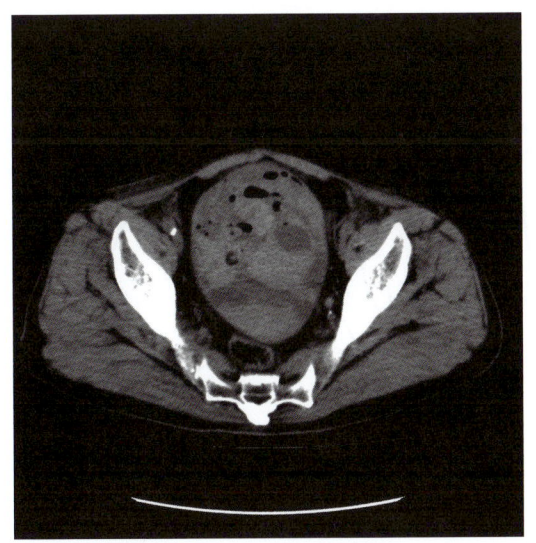

図Ⅲ-6　膀胱タンポナーデのCT像
多量の凝血塊で膀胱が充満されている。

るが，膀胱炎は発熱を認めず，救急疾患にはなり得ない。有熱性の細菌感染症は急性腎盂腎炎，急性前立腺炎と急性精巣上体炎で，ウイルス感染症ではムンプス精巣炎が代表的である。

1）急性腎盂腎炎

病態生理

基礎疾患のない単純性腎盂腎炎は女性に多い疾患である。上行性感染が多く，膀胱炎が先行することが多い。男性の場合は水腎症などの基礎疾患を伴う複雑性腎盂腎炎の急性増悪がほとんどである。原因菌は，単純性腎盂腎炎の場合は大腸菌，クレブシエラ，プロテウスなどのグラム陰性桿菌が大部分を占める。

検査と診断

症状は高熱で，多くは午前中は低く，午後に悪寒戦慄を伴う弛張熱となる。それと罹患側の腎部痛，腰痛である。検尿で膿尿，細菌尿を認める。血液検査では末梢白血球の増加，CRPの上昇などの炎症反応がみられる。

治療法

感受性を有する抗菌薬を投与する。重症例は入院で安静とし，補液を併用し，全身状態の改善に努める。

2）急性前立腺炎

病態生理

細菌が前立腺に感染して生じる。尿道から逆行性に前立腺管腔に細菌が侵入する上行性感染や，膀胱炎から波及する感染，そして血行性感染がある。原因菌は大腸菌が約60％，他のグラム陰性桿菌が20％，グラム陽性球菌が20％を占める。

検査と診断

症状は悪寒戦慄を伴う高熱で，倦怠感，排尿時痛や排尿困難である。直腸診で前立腺の有痛性腫脹を認める。検尿で膿尿，細菌尿を認める。血液検査では末梢白血球の増加，CRPの上昇などの炎症反応がみられる。

治療法

入院で安静のうえ，注射用抗菌薬を投与，補液を併用し，全身状態の改善に努める。

3）急性精巣上体炎

病態生理

陰嚢内容の炎症性疾患では最も頻度が高い。高齢者の場合は大腸菌などのグラム陰性桿菌が原因菌として多く，若年者の場合は性感染症としてのクラミジア，淋菌が原因であることが多い。

検査と診断

症状は発熱と罹患側の陰嚢内容の腫脹，疼痛である。急性陰嚢症との鑑別が必要となる。陰嚢皮膚の発赤や熱感を伴う。また前立腺炎を合併する際は排尿時痛，頻尿などの下部尿路症状も伴う。検尿で膿尿，細菌尿を認めることが多い。血液検査では末梢白血球の増加，CRPの上昇などの炎症反応がみられる。

治療法

感受性を有する抗菌薬を投与する。陰嚢の挙上や冷湿布で局所の治療も併用する。

4）ムンプス精巣炎

病態生理

思春期以降に発症する。成人に発症したムンプス（流行性耳下腺炎）の5〜37％に精巣炎が合併するとされる。耳下腺炎症状が出現してから約5日前後で精巣の腫張・疼痛によって発症する場合が多い。

検査と診断

診断は発熱などの全身症状と先行する耳下腺の腫

脹・疼痛などの臨床経過で比較的容易に可能である。ムンプス抗体価（IgG, IgM）は確定診断には有用だが，緊急検査には不向きである

治療法
ムンプス精巣炎に対しては根本的な治療というものが今のところなく，対症療法が主であるが，軽快後に精巣の萎縮が40〜70％に認められ，造精機能障害をきたし男性不妊の原因になるとされる。造精機能の温存のためにインターフェロンαが有効であるとする報告がある。

3. 思春期に多い疾患

1) 精索捻転症
病態生理
精索捻転症は，鞘膜が通常より高い位置で精索と付着（懸垂異常）し，精索がねじれるような形で発症する（図Ⅲ-7）。10歳代・思春期前に全年齢層の2/3が集中する。

検査と診断
精索捻転症は対応の遅れが精巣喪失につながる疾患であり，急性精巣上体炎，ムンプス精巣炎，精巣損傷などの他疾患との鑑別をいかに迅速・正確に行い，精巣温存を図るかが重要である。捻転側の陰嚢内容の疼痛と腫脹を認める。精巣上体炎と異なり，陰嚢の熱感，陰嚢皮膚の発赤は認めないことが多い。発熱はなく，あっても微熱である。発症早期は血液，尿検査で異常を認めない。

突然の疼痛で発症し，腹膜刺激症状（悪心・嘔吐）を伴うことがあり，羞恥心のためにはっきりと訴えない場合は，単なる下腹部痛として処置され診断が遅れる。思春期前の患者の場合は常に精索捻転症を念頭において診療を行わなくてはならない。陰嚢内容の診察を常に心がける必要がある。

治療法
通常発症6時間以内であれば精巣を救うことができるとされている。手術にて捻転を解除し，再発予防のために精巣を陰嚢内に固定する。受診や診断が遅れすでに壊死に陥った場合は精巣を摘出する。反対側の健常精巣も必ず予防的に固定する。

（宮地　禎幸，永井　敦）

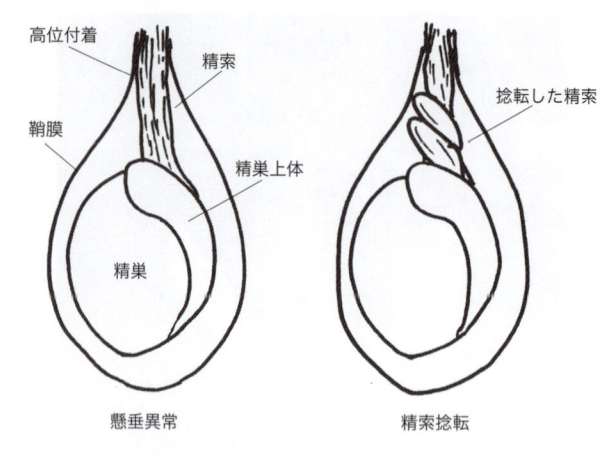

図Ⅲ-7　懸垂異常と精索捻転

3-7 内分泌・代謝系疾患

1. 高血糖緊急症

病態生理

糖尿病ケトアシドーシスとは、インスリンの極端な欠乏とインスリン拮抗ホルモンの増加により、高血糖、高ケトン血症、アシドーシスをきたした病態である[1]。インスリンが欠乏すると脂肪組織からの遊離脂肪酸の動員が亢進し、肝臓に取り込まれた遊離脂肪酸からのケトン体の生成が増加する。このケトン体の供給が末梢組織（心臓、骨格筋など）の処理能力を超えると体内に貯留してアシドーシスになる。若年者に多く、インスリン注射の中断、清涼飲料水の大量摂取、感染症などが誘因となる。

高浸透圧高血糖症候群は、従来、非ケトン性高浸透圧昏睡と呼称されてきたが、ケトーシスを伴うこともあり、さらに昏睡になることは稀であるために、高浸透圧高血糖症候群と称されることが多くなっている[1]。著明な高血糖、浸透圧利尿に基づく高度の脱水、高血糖と脱水に基づく高浸透圧血症を呈する。高齢者に多く、急性感染症、脳血管障害、心血管障害、手術などが誘因となる。

検査と診断

多飲、多尿、体重減少、倦怠感、意識障害などの症状で疑う。糖尿病ケトアシドーシスは1～2日の経過で急激に発症するが、高浸透圧高血糖症候群は数日かけて発症する。血糖自己測定器などで直ちに血糖を測定し、高値であれば、尿中ケトン体（試験紙法）、血中グルコース・Na・K・UN、血液ガスを測定する。尿中ケトン体陽性、高血糖（250mg/dL以上）、アシドーシス（pH 7.30以下、重炭酸塩濃度18mEq/L未満）の場合には、糖尿病ケトアシドーシスと診断する。血中β-ヒドロキシ酪酸が3.8mmol/L以上に増加している場合は診断的価値が高い。尿ケトン体が陰性～弱陽性、著明な高血糖（600mg/dL以上）、アシドーシスを認めないか軽度にとどまる（pH 7.30以上、重炭酸塩濃度18～20mEq/L以上）場合には、高浸透圧高血糖症候群と診断する。

治療法

糖尿病ケトアシドーシスでは、生理食塩水を点滴静注すると同時に、速効型インスリンも静脈内持続注入する。血糖値が250～300mg/dLになれば、5％ブドウ糖を含む電解質液に変更する。治療開始時はアシドーシスに伴い高カリウム血症になっていることが多いが、治療により血中カリウムが低下するので、正常範囲に入ればカリウムを補充する。

高浸透圧高血糖症候群は、糖尿病ケトアシドーシスと治療は基本的に同じであるが、生理食塩水の点滴速度をより速くする。高ナトリウム血症の改善がない場合には、0.45％食塩水の使用を考慮する。

2. 低血糖性昏睡

病態生理

脳はエネルギー源をグルコースのみに依存しているため、その供給が不足する低血糖では中枢神経の機能が低下する[1]。インスリンの過剰投与、食事摂取量の低下、運動量の増加などが原因となる。

検査と診断

交感神経症状（発汗、動悸など）、中枢神経症状（眠気、不安感など）、大脳皮質低下症状（意識レベル低下、痙攣など）で疑う。血糖自己測定器などで直ちに血糖を測定し、低値（70mg/dL以下）であれば低血糖である。

治療法

経口摂取が可能なら、ブドウ糖を摂取させる。経口摂取が不可能なら、50％ブドウ糖20mLを静注し、引き続き5％ブドウ糖を点滴静注する。血管確保困難な場合はグルカゴンを筋注する。

3. 甲状腺クリーゼ

病態生理

甲状腺中毒症の原因となる未治療ないしコントロール不良の甲状腺基礎疾患が存在し、これに何らかの強いストレスが加わったときに、甲状腺ホルモン作用過剰に対する生体の代償機構の破綻により複数臓器が機能不全に陥った結果、生命の危機に直面した緊急治療を要する病態である[2]。甲状腺に直接

III. 救急医療における内因性疾患

関連した誘因として，抗甲状腺薬の服用不規則や中断，甲状腺手術，甲状腺アイソトープ治療など，甲状腺に直接関連しない誘因として，感染症，甲状腺以外の臓器手術，外傷，妊娠・分娩などがある。

検査と診断

遊離T3，遊離T4の少なくともいずれかが高値である。さらに，①中枢神経症状（不穏，せん妄，精神異常，傾眠，けいれん，昏睡。JCS 1以上またはGCS14以下），②発熱（38℃以上），③頻脈（130/分以上），④心不全症状（肺水腫，肺野の50％以上の湿性ラ音，心原性ショックなど重度な症状。NYHA分類4度またはKillip分類Ⅲ度以上），⑤消化器症状（嘔気・嘔吐，下痢，血中総ビリルビン3mg/dL以上）の有無を調べ，中枢神経症状＋他の症状項目1つ以上，または，中枢神経症状以外の症状項目3つ以上の場合に確実例と診断する[2]。甲状腺クリーゼの原因となる基礎疾患のほとんどはバセドウ病なので，抗TSHレセプター抗体（TRAb）も測定する。

治療法

心不全の管理が重要である。発熱に対してはクーリングを行い，解熱薬としてアセトアミノフェンを用いる。甲状腺ホルモンの合成を抑制するため抗甲状腺薬のチアマゾールないしプロピルチオウラシルを，甲状腺ホルモンの放出を抑制するため無機ヨードを，頻脈をコントロールするためβ受容体遮断薬を，相対的な副腎不全を改善するためヒドロコルチゾンを投与する。症例によっては血漿交換療法も考慮する。

4. 粘液水腫性昏睡

病態生理

甲状腺機能低下症が基礎にあり，重度で長期にわたる甲状腺ホルモンの欠乏に由来する，あるいはさらに何らかの誘因（薬剤・感染症など）により惹起された低体温・呼吸不全・循環不全などが中枢神経系の機能障害をきたす病態である[2]。

検査と診断

遊離T3，遊離T4の低値，中枢神経症状（JSC10以上，GSC12以下）を認める。原発性甲状腺機能低下症の場合はTSHが20μU/mL以上である。さらに，①低体温（35℃以下：2点，35.7℃以下：1点），②低換気（$PaCO_2$ 48mmHg以上，動脈血pH 7.35以下，酸素投与のどれかあれば1点），③循環不全（平均血圧75mmHg以下，脈拍数60/分以下，昇圧剤投与のどれかあれば1点），④代謝異常（血清Na 130mEq/L以下：1点）を調べ，2点以上の場合に確実例と診断する。副腎不全を合併している場合があるので，コルチゾールも測定する。

治療法

輸液，酸素投与などによる全身管理が重要である。低体温に対して急速に体温を上げると末梢血管拡張により循環不全になる可能性があるので，毛布や室温の調整により徐々に加温する。甲状腺機能低下症には，T4製剤であるレボチロキシンを経鼻胃管投与するが，T3製剤のリオチロニンを併用することもある。副腎不全を合併していない場合でも，甲状腺ホルモン投与により相対的な副腎不全になる可能性があるのでヒドロコルチゾンを併用する。

5. 高カルシウム血症性クリーゼ

病態生理

著しい高カルシウム血症において，尿濃縮力の低下による脱水の進行と腎機能低下により血中カルシウムがさらに上昇するという悪循環に陥った病態である。血中カルシウムが上昇する原因としては，原発性副甲状腺機能亢進症，悪性腫瘍，ビタミンD製剤の過剰投与などがある。

検査と診断

倦怠感，食欲不振，多尿，意識障害などの症状で疑う。血中カルシウムが高値（12mg/dL以上）であることで診断する。血清アルブミンが4g/dL未満のときには，補正カルシウム［補正Ca濃度（mg/dL）＝測定Ca濃度（mg/dL）＋4－Alb（g/dL）］を算出する。原発性副甲状腺機能亢進症の場合には副甲状腺ホルモン（PTH）が高値，悪性腫瘍の一部では副甲状腺ホルモン関連蛋白（PTHrP）が高値，ビタミンD製剤の過剰投与では1,25(OH)$_2$ビタミンDが高値を示す。

治療法

生理食塩水の点滴による体液量の補正とループ利尿薬の静注を早急に行う。静注用ビスホスホネート製剤とカルシトニン製剤を投与する。

6. 副腎クリーゼ（急性副腎不全）

病態生理

　急激な血中副腎皮質ホルモンの不足で生じる重篤な病態である．副腎皮質機能低下症の経過中や長期のステロイド治療後に，感染症などのストレスによる副腎皮質ホルモンの需要増加に応じられなくなった場合に発症する．副腎皮質機能低下症の原因は原発性と続発性に分けられる．原発性はアジソン病と呼ばれ，原因の多くは副腎結核か自己免疫機序による副腎皮質萎縮で，続発性は下垂体ないし視床下部の腫瘍，炎症などによるACTHの産生低下が原因である．

検査と診断

　倦怠感，食欲不振，体重減少，低血圧，意識障害などの症状で疑う．血中コルチゾールが低値であることで診断する．低ナトリウム血症，高カリウム血症，低血糖を認めることがある．ACTHは原発性副腎皮質機能低下症では高値，続発性副腎皮質機能低下症では低値である．

治療法

　ヒドロコルチゾンを静注ないし点滴静注すると同時に生理食塩水，糖質も点滴静注する．

7. 褐色細胞腫クリーゼ

病態生理

　副腎髄質，傍神経節に発生したカテコールアミン産生腫瘍である褐色細胞腫の経過中に，高血圧クリーゼをきたした病態である．手術侵襲などが誘因となる．

検査と診断

　高血圧，頭痛，発汗過多，動悸などの症状で疑う．アドレナリン，ノルアドレナリンの血中および尿中濃度とそれらの代謝産物であるメタネフリン，ノルメタネフリン，バニリルマンデル酸（VMA）の尿中濃度が高値である．

治療法

　α受容体遮断薬であるフェントラミンを静注後，点滴静注する．

引用文献

1) 日本糖尿病学会編：糖尿病における急性代謝失調．科学的根拠に基づく糖尿病診療ガイドライン2010．南江堂，東京，2010，pp231-243．
2) 日本甲状腺学会ホームページ　http://www.japanthyroid.jp/doctor/problem.html

（日高　洋）

3-8 その他：膠原病・免疫系疾患，血液疾患

1. 膠原病・免疫系疾患

この領域の疾患は基本的に慢性炎症性疾患の範疇であるが，時に急性発症したり，内科的緊急症として鑑別を要する場合がある。ここでは全身性エリテマトーデスと血管炎症候群の2疾患について解説する。

1) 全身性エリテマトーデス
病態と診断

全身性エリテマトーデス（systemic lupus erythematosis；SLE）は皮膚，心臓，腎臓，中枢神経系などの多臓器を障害する代表的な全身性自己免疫疾患である。圧倒的に女性に多く，しかも妊娠可能年齢に好発する。アメリカリウマチ学会による診断基準を表Ⅲ-2に示す。一般には慢性炎症性疾患と認識されているが，急性劇症型もある。たとえば胸膜炎・心内膜炎のような胸部症状，中枢神経症状として痙攣，精神症状，無菌性髄膜炎様症状などで突然発症する例がある。これらの症状を有する救急患者に遭遇したときには，SLEも鑑別疾患の一つに入れておくことが肝要である。

検査所見として，抗二本鎖DNA抗体や抗Sm抗体は疾患特異的抗体で診断価値が高い。低補体価や免疫複合体増加は病勢を反映する。また腎障害（ループス腎炎）は予後に大きく影響する。

治療法

基本薬剤は副腎皮質ステロイドであるが，発症様式や重症度によって投与量とスケジュールがかなり異なる。重症例にはステロイドパルス療法を行い，病勢の速やかな鎮静化を図る。副腎皮質ステロイドに代わるものとして免疫抑制薬が用いられることもある。

2) 血管炎症候群
病態と診断

障害される血管のサイズによって大型血管炎（高安動脈炎，側頭動脈炎），中型血管炎（結節性多発動脈炎），細小血管炎（顕微鏡的多発血管炎，Wegener肉芽腫症，アレルギー性肉芽腫性血管炎）

表Ⅲ-2　アメリカリウマチ学会によるSLEの診断基準（1995年改訂）

基準項目	定義
1. 頬部皮疹	頬部隆起状の慢性紅斑。鼻唇溝には出ない傾向。
2. 円板状皮疹	隆起した紅斑，角化鱗屑，毛囊塞栓を伴う。
3. 日光過敏	日光暴露による異常反応としての皮疹。
4. 口腔潰瘍	口腔または鼻咽頭粘膜。通常は無痛であることが多い。
5. 関節炎	2領域以上の非破壊性関節炎
6. 漿膜炎	a. 胸膜炎　または b. 心外膜炎
7. 腎障害	a. 尿蛋白＞0.5g/dayまたは＞3+　または b. 細胞性円柱
8. 神経障害	a. 痙攣　または b. 精神症状（共に他の誘因がないもの）
9. 血液異常	a. 溶血性貧血　網状赤血球の増加を伴う　または b. 白血球＜4000/μL（2回以上）または c. リンパ球＜1500/μL（2回以上）または d. 血小板＜10万/μL（2回以上）
10. 免疫異常	a. 抗DNA抗体　または b. 抗Sm抗体　または c. 抗リン脂質抗体：IgGまたはIgMクラス抗カルジオリピン抗体，またはループスアンチコアグラント，または6か月以上の梅毒反応偽陽性（cは1995年改訂された項目）
11. 抗核抗体陽性	

以上11項目のうち4項目以上存在すればSLEと判断する。

に区分される。高熱，体重減少をはじめ多彩な症状を呈し，しばしば不明熱の原因になる。高安動脈炎では血圧の左右差，Wegener肉芽腫症では上気道症状と血痰，血尿，アレルギー性肉芽腫性血管炎では喘息様症状など特徴的な所見を伴うことから診断に近づく。細小血管炎では抗好中球細胞質抗体（anti-neutrophil antibody；ANCA）が検出される。確定診断には血管造影や組織生検が必要である。

治療法

副腎皮質ステロイドを基本に，必要に応じて免疫抑制薬も用いられる。

2. 血液疾患

血液疾患には急性発症するものや発見の遅れが致命的になる疾患が多く含まれている。ここではそのうちとくに重要な疾患をあげる。

1）無顆粒球症

病態と診断

顆粒球が末梢血中で1500/μL未満に減少した病態を顆粒球減少症といい，好中球減少症neutropeniaと同義である。500/μL未満を無顆粒球症（agranulocytosis）と呼び，内科的緊急症である。最も重要な病因は薬剤起因性で，抗甲状腺薬（メチマゾール），抗けいれん薬（ジフェニルヒダントイン等），解熱鎮痛薬，抗生物質，抗結核薬，サルファ剤などの投与を契機として数週間以内に発症する。免疫学的機序や顆粒球に選択的な中毒作用が考えられている。薬剤起因性の場合発症は急激で，高熱，悪寒，口腔粘膜の壊疽・潰瘍形成をきたす。重症例では末梢血好中球がほぼ消失するが，他の血球系は合併症がない限り正常である。末梢血および骨髄穿刺による好中球系細胞の著減から診断される。

治療法

薬剤起因性を疑う場合は，可能性のある薬剤をすべて速やかに中止し感染予防を行う。頻回に血液検査を施行して白血球数の推移を厳重に監視し，発熱，咽頭痛などの症状やCRP陽性化など感染兆候があるときは，感染症検査の検体採取後直ちに治療を開始する。好中球数500/μL未満またはそれが予測される場合は原則個室管理（できればHEPAフィルター設置）とし，含嗽，手洗いやマスクの励行，肛門周囲の清潔保持を守らせる。500/μL未満の状態が持続する場合は口腔内・腸内殺菌を開始する。100/μL未満では感染症必発と考えて，広域スペクトラムの抗生物質を開始する。顆粒球コロニー刺激因子（G-CSF）製剤の投与によって好中球回復を目指すこともある（ただし，薬剤性顆粒球減少症や無顆粒球症の病名に対する保険適用はとれていない）。

2）急性白血病

病態と診断

白血病とは，造血細胞が遺伝子異常を起こして腫瘍化し，過剰に増殖・蓄積して正常造血能が損なわれる疾患の総称である。なかでも芽球と呼ばれる幼若な形態の腫瘍細胞が主として増加する病態が急性白血病で，しばしば内科的緊急症となる。白血病細胞の系列によって骨髄性とリンパ性に大別される。貧血・好中球減少・血小板減少のために感染症による発熱・出血傾向が出現し，臓器浸潤による多彩な症状や播種性血管内凝固症候群（disseminated intravascular coagulation；DIC）を合併することも多い。抜歯が契機となってみつかることもある。診断には骨髄穿刺が必須で，骨髄像の形態学的判定によって概ね診断されるが，さらに白血病細胞の染色体・遺伝子検査，フローサイトメトリーによってWHO分類に則った詳細な病型診断を行う。病型によって予後が異なること，また特異的治療法選択の可能性があるからである。発症から治療に至る流れを図Ⅲ-8に示す。

治療法

感染症や出血症状へ対処しながら，抗白血病化学療法を開始する（寛解導入療法）。無菌室への収容が望ましい。年齢や病型に応じていくつかの標準的プロトコールが推奨されており，輸血と感染対策を含めた支持療法を万全にすることによって，病型その他の要因にもよるが，概ね7～8割は完全寛解を得ることができる。ただし，白血病細胞の根絶を目指すには地固め療法，強化療法等一定期間化学療法を繰り返すことが必要で，一方再発のリスクも常在する。治癒を目指すために造血幹細胞移植は重要な選択肢である。なお，急性前骨髄球性白血病という特殊な病型に対しては，オールトランス型レチノイン酸が分子標的治療薬として劇的に奏効する。

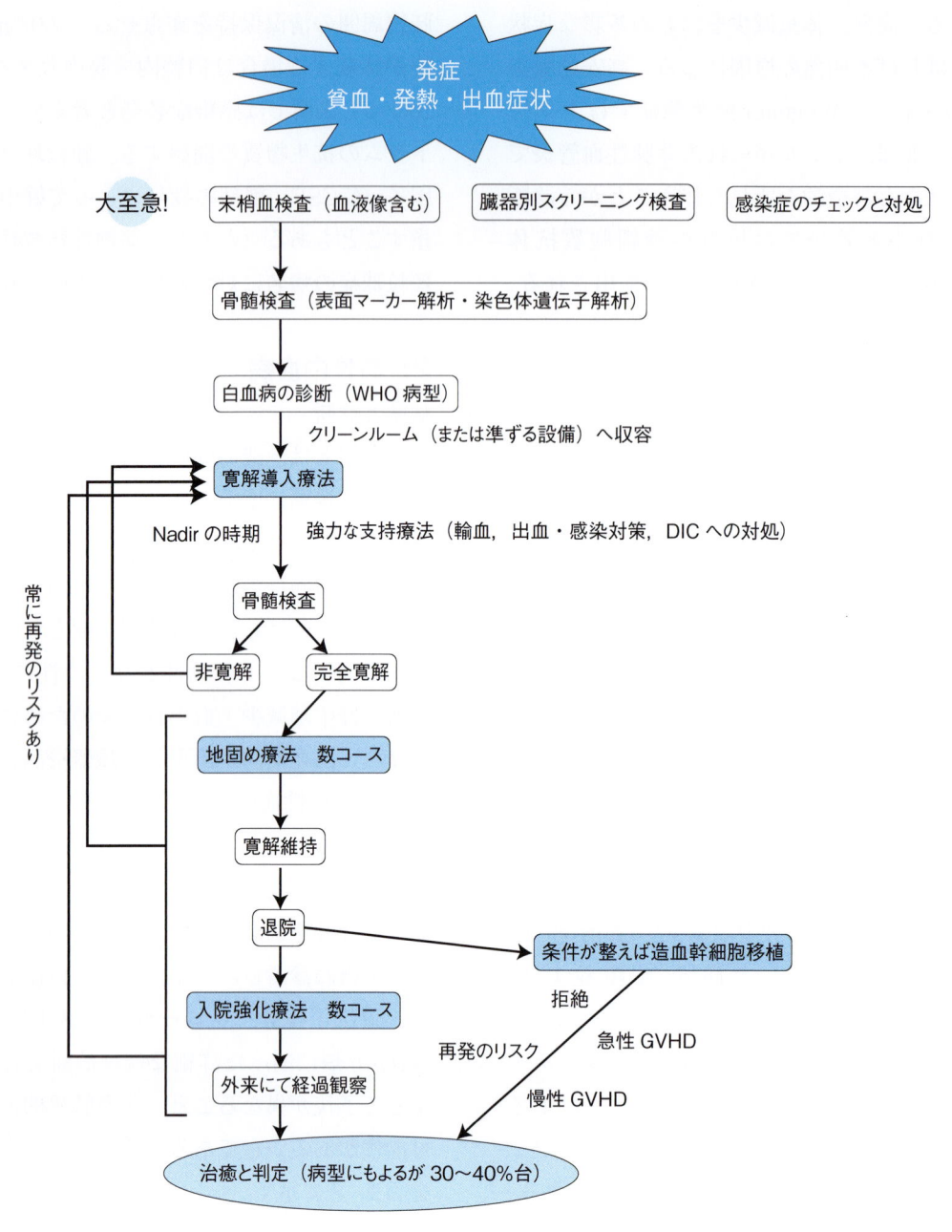

Ⅲ．救急医療における内因性疾患

図Ⅲ-8　急性白血病診療の概略

3）血球貪食症候群

病態と診断

　血球貪食症候群（hemophagocytic syndrome）とは，感染症（多くはウィルス感染のため，virus-associated hemophagocytic syndrome；VAHSという）や悪性腫瘍（悪性リンパ腫が多く，その場合lymphoma-associated hemophagocytic syndrome；LAHSという）などの原疾患に続発してT細胞の活性化および骨髄中のマクロファージが活性化し，自己の正常血球を広汎に貪食した結果，重篤な血球減少に陥る病態である．サイトカインによるマクロファージの過剰な活性化の他に貪食抑制機構の破綻が想定されるが，本態は不明である．小児科領域では稀に先天性の血球貪食症候群に遭遇する．発熱と血球減少による全身状態の悪化に加えて高フェリチン血症が特徴的であるが，骨髄穿刺によって初めて確定診断される．

治療法

　副腎皮質ステロイド大量療法でマクロファージ活性化の鎮静化を図るが，効果不十分な場合は生命予後不良なので，活性化したマクロファージは決して腫瘍細胞ではないが，抗腫瘍薬エトポシドを投与す

ることが推奨されている。T細胞活性化に対しては抗胸腺細胞グロブリン（ATG）やシクロスポリンで対処する。もちろん原疾患への対処も併せて行う。

4）特発性血小板減少性紫斑病
病態と診断

特発性血小板減少性紫斑病（idiopathic thrombocytopenic purpura；ITP）は，血小板膜蛋白に対する自己抗体ができることによって血小板減少をもたらす一種の自己免疫疾患である。先行感染が契機となる場合があり，しばしば急激に発症する（急性ITPで小児に多い）。皮膚の点状出血・紫斑，鼻や口腔内出血，下血，不正性器出血などをきたすが，とくに体幹部の紫斑や粘膜出血がある場合は迅速に対応すべきである。血小板減少の定義は血小板数10万/μL未満であるが，本症では数万/μL以下，極端な場合は1万/μL以下に著減する。ただし検査数値だけにとらわれて，EDTAによる偽性血小板減少を本症と誤診する例があるので注意する。本当に血小板減少があるときは骨髄穿刺を行って，他の血小板減少性疾患と鑑別することが重要である。PAIgGはしばしば測定されるが，著増していなければ診断的価値はない。最近，ヘリコバクター・ピロリ菌感染と本症の関連が示唆されている。

治療法

急性ITPについて述べる。血小板数1〜2万/μL以下で重篤な出血のリスクがある場合は，免疫グロブリン大量療法を考慮する（緊急時，外科的処置時）。急性ITPの多くは自然寛解するが，難治性あるいは慢性化する場合は副腎皮質ステロイド療法が第一選択で，無効の場合は摘脾，さらには免疫抑制剤を考慮する。最近ではトロンボポエチン受容体作動薬の有用性が示された。またヘリコバクター・ピロリ菌陽性のITP患者では除菌療法によって高率に血小板回復効果が見出され，注目されている。

5）血栓性微小血管障害症
病態と診断

血栓性微小血管障害症（thrombotic microangiopathy；TMA）は溶血性貧血，消費性血小板減少，微小血管循環不全による臓器障害を特徴とする症候群で，血栓性血小板減少性紫斑病（thrombotic thrombocytopenic purpura；TTP），溶血性尿毒症症候群（hemolytic uremic syndrome；HUS），さらに造血幹細胞移植や悪性腫瘍に伴う微小血管障害も含まれる。TTPの発症機序は，von Willbrand因子（VWF）の切断酵素であるADAMTS-13に対する自己抗体ができることによってVWFが巨大なマルチマーを形成し，それを契機に過剰な血小板血栓が形成されて血管内皮細胞障害をもたらすこととされている。またHUSの場合は，病原性大腸菌が産生するベロ毒素が血小板血栓の形成を促進し，TTPと同様の病態を惹起すると考えられている。溶血性貧血の所見（LDH高値，間接ビリルビン高値，ハプトグロビン低値），破砕赤血球の出現，腎機能障害などの検査所見があるが，ADAMTS-13測定やベロ毒素の検出が確定診断に重要である。

治療法

積極的な血漿交換が予後を改善する（TTPの治療ガイドラインが提唱されている）。HUSに対しては全身管理，感染症の治療，必要に応じて透析導入，血漿交換を行う。

6）血友病と後天性血友病
病態と診断

一般に血友病というとX染色体連鎖性劣性遺伝性の出血性疾患を意味し，凝固第VIII因子欠乏が血友病A，第IX因子欠乏が血友病Bである。関節内や筋肉内などの深部出血が主で，血腫による疼痛と運動障害が繰り返されると関節拘縮をきたす。頭蓋内出血の危険もある。PTや出血時間は通常延長せず，APTTのみが延長する。家族歴調査と各凝固因子活性の測定によって診断され，残存活性の程度によって重症度が決められている。von Willbrand病との鑑別が重要である。

後天性血友病は，生来まったく出血傾向がないにもかかわらず，自己免疫疾患，分娩，悪性腫瘍などを契機に凝固因子に対する自己抗体（後天性凝固インヒビターという）が出現し，突然出血傾向をきたす疾患である。第VIII因子に対する抗体例が多く，その場合APTTが延長し，第VIII因子活性が低下する。

治療法

欠乏している凝固因子の補充療法が基本である。出血症状があるときは可及的速やかに補充を開始す

る。急性期を乗り切ったあとは定期補充療法による出血防止策を講じる。遺伝性血友病でも一部の症例では，凝固因子に対するインヒビターができるために補充療法の効果が減弱することがあるが，そのような場合は活性化第VII因子製剤やプロトロンビン複合体製剤を用いるバイパス止血療法が行われる。日本血栓止血学会からこれら一連の補充療法ガイドラインが出されている。

後天性血友病に対しては，バイパス止血療法と副腎皮質ステロイドを主とする免疫抑制療法が行われる。

7) 血栓性疾患
病態と診断

先天性の血栓性疾患は総計すると人口の数％に及ぶと推定されるが，わが国でとくに重要なのはアンチトロンビン欠乏症，プロテインC欠乏症，プロテインS欠乏症である。先天性でありながら実際に発症するのは20～40歳代が多く，ロングフライト症候群や震災時の車中泊でクローズアップされたように，体動の少ない状況下などで突然の血栓症として発症する。血栓の存在は画像診断に委ねられるが，液性マーカーとしてD-dimerの上昇があげられる。最終診断には家族歴が重要であるが，具体的には各因子活性の測定が決め手となる。

後天性で重要なのは抗リン脂質抗体症候群で，若い成人女性で動静脈血栓症や習慣性流早産を繰り返す。SLEなどの自己免疫疾患に合併することが多い。抗リン脂質抗体（抗カルジオリピン抗体，抗β_2-グリコプロテインI抗体）とループスアンチコアグラントの検出が診断の決め手となる。

治療法

血栓症に対しては外科的処置，ヘパリン，ワルファリンなどの抗凝固療法，さらに欠乏因子の補充が行われる。抗リン脂質抗体症候群に対してはワルファリンや抗血小板薬による血栓症予防と背景疾患の治療を行う。

（通山　薫）

IV. 救急医療における外因性疾患

1. 外因性疾患とは

傷病の発生には必ず原因（病因）があり，それは内因性と外因性に分けられる。外因性疾患とは，病因が体外にある傷病のことで，外力や温熱，気圧変動，電気，放射線などの物理的因子や化学的因子（中毒など）によるものを普通指す。さらには，生物的因子（各種感染症）や栄養の異常なども外因に含められるが（表IV-1），中毒や感染症については別項で触れられるので，本章では外傷と温熱的因子によるもののみ論ずる。

2. 外傷の分類

外傷とは，機械的外力により身体が障害を被ることであり，外力の種類，受傷機転，損傷の部位などによってさまざまな分類がなされる（表IV-2）。

鈍的外傷とは，あらゆる非鋭的な物体や人体も含めた鈍器によって生じた外傷であり，交通事故のほとんどすべて，墜落，転落，転倒，スポーツなどによって生じる。鋭的外傷とは，鋭い縁や尖端を有する物体（鋭器）によって生じた損傷であり，刺創，切創などのほか，銃創も通常は鋭的外傷に含める。また，頭部外傷，腹部外傷というように，損傷した部位によっても分類される。さらに，損傷した臓器別の重症度分類も，American Association for the Surgery of Trauma（AAST）や日本外傷学会から提唱されており，治療の指標となる。しかし，とくに鈍的外傷では損傷は一部位，一臓器に限局する（単独外傷とも呼ぶ）ことは少なく，複数の部位に及ぶことが多い。とくに，abbreviated injury scale（AIS）3点以上が複数区分にある場合には多発外傷と呼び，各部の損傷は相互に関連しながら重篤化する。したがって，多発外傷は臓器別・領域別に特化した診療科の分担的な治療では救命が困難なことが多い。

AISは，1971年に米国自動車医学振興協会から発表された「外傷の種類と解剖学的重症度を表すコード体系」で，重症度スコアを含む解剖学的損傷分類といえる。改訂が繰り返され，最新のものはAIS 2005である。AISコードは6桁の整数と1桁の小数からなる数値コードで，整数部分は各外傷を定め，小数部分はその外傷の重症度を表している。重症度は1～6の整数で表され，数値が大きいほど重症である。外傷患者の解剖学的重症度の指

表IV-1　外因性疾患
1. 物理的因子
    a. 機械的因子（外傷）
        機械的外力による損傷：交通事故, 刺創, 銃創, 咬創など
    b. 温熱的因子
        高温：熱傷, 熱中症
        低温：凍傷, 偶発性低体温症
    c. 気圧変動による障害
        潜函病, 高山病
    d. 電磁波・光線による障害
        光線性皮膚炎
    e. 放射線による障害
        急性放射能障害
    f. 電気による障害
        電撃症
2. 化学的因子
    中毒, 化学熱傷
3. 生物学的因子
    感染症
4. その他
    栄養障害, 溺水, 異物, アナフィラキシーなど

表IV-2　種々の外傷分類
a. 受傷機転, 成因による分類
    鈍的外傷
        交通外傷, 墜落外傷, 挟圧外傷, スポーツ外傷, 爆傷など
    鋭的外傷
        切創, 刺創, 銃創など
b. 損傷部位による分類
    表在性損傷, 頭部外傷, 顔面外傷, 頸部外傷, 胸部外傷, 腹部外傷, 四肢外傷, 骨盤外傷, 脊髄・脊椎外傷など
c. 損傷臓器別の分類〔日本外傷学会分類, American Association for the Surgery of Trauma（AAST）分類など〕
    肝損傷分類, 脾損傷分類, 膵損傷分類, 腎損傷分類など
d. Abbreviated Injury Scale（AIS）分類

表Ⅳ-3 熱傷深達度の診断とその経過

深達度	障害のレベル	視診	症状	治癒期間・経過
Ⅰ度 epidermal burn	表皮角質層まで	発赤・紅斑 日焼け様	灼熱感・痛み	数日で治癒
浅達性Ⅱ度（Ⅱs） superficial dermal burn	真皮に達するが，表皮の基底層は一部残存	水疱形成・発赤	強い疼痛，知覚過敏	約10日 瘢痕は残りにくい
深達性Ⅱ度（Ⅱd） deep dermal burn	真皮深層まで 汗腺や毛嚢の深部は残存	水疱形成　白色	疼痛軽度，知覚鈍麻	2週間以上 瘢痕残りやすい　植皮も
Ⅲ度 deep burn	真皮全層から皮下組織まで	羊皮紙様 乾燥	無痛，知覚消失	自然治癒はしない　要植皮

標であるinjury severity score（ISS）は，AISを用いて算出する。正確なコーディングのためには，日本外傷診療研究機構が開催しているAISコーディングコースの受講が推奨されている。

3. 環境障害

1) 熱　傷

　熱傷は熱作用による局所の損傷であるが，とくに重症熱傷では皮膚や皮下組織の局所障害にとどまらず全身状態に重大な影響を及ぼす。

　熱傷は深達度によってⅠからⅢ度に分類される（表Ⅳ-3）。Ⅰ度や浅達性Ⅱ度熱傷は表皮の基底層が残存しているので自然に上皮化するが，深達性Ⅱ度では汗腺や毛嚢などの皮膚付属器からの上皮化を待つしかないので2～4週間かかり，瘢痕も残りやすい。Ⅲ度では上皮化は期待できない。

　熱傷の重症度を予測するには，その体表面積に占めるパーセンテージ，％BSA（body surface area）の算出が不可欠である。正確には，Lund & Browderの法則が利用される。熱傷指数（burn index；BI＝Ⅲ度熱傷面積（％）＋1/2×Ⅱ度熱傷面積（％））が10から15以上は重症と判定され，総合病院で入院加療が必要となる。また，予後には年齢も大きく関与し，熱傷予後指数（prognostic burn index；PBI＝BI＋年齢）が80未満は，現在の医療ではほぼ救命可能だが，100以上は難しく，120以上はほぼ救命不可能とされている。

　重症熱傷では，血管透過性が著しく増大し，血漿成分が血管外に大量に漏出し，機能的細胞外液量が著明に減少するので，初期治療の基本は体液管理となるが，Advanced Burn Life Support（ABLS™）やJapan Advanced Trauma Evaluation and Care（JATEC™）に沿った初期治療を進める。A）重症の気道熱傷を除き，気道は当初は開通していることが多いが，大量輸液による喉頭浮腫をきたすことが多いので気管挿管は早めに行う。B）酸素化や換気も障害されていないことが多いが，大量輸液の後re-fillingが起これば急激に肺水腫をきたす。また，胸部に広範なⅡdからⅢ度熱傷があれば，真皮や皮下組織に著明な浮腫を生じ換気障害に陥るので，減張切開を考慮する。また，C）初期に大量の晶質液輸液が必要である。輸液投与量はParkland（Baxter）の公式が一般的で，最初の24時間輸液量は乳酸リンゲル4mL×％BSA×体重（kg）で，24時間投与量のうち，最初の8時間に1/2を投与し，残り1/2を次の16時間で投与する。この公式に沿って，時間尿量0.5から0.8mL/kgを維持するように輸液速度を調整する。その後は，コロイド輸液も含め時間尿量を見ながら輸液量を決定する。受傷後48～72時間経過するとre-fillingが始まり肺水腫をきたすので輸液の減量とともに強心剤や利尿薬の投与も考慮する。D）意識は基本的に清明であるので，除痛や鎮静は積極的に行う。E）容易に体温低下をきたすので保温は重要である。また，末梢の血管に存在する血球の傷害により，溶血を引き起こす。ヘモグロビン尿が認められるようであればハプトグロビンの投与を行わないと重篤な腎障害を引き起こす。

2) 凍　傷

　凍傷は寒冷による局所の損傷である。発生機序として凍結による直接細胞障害，寒冷反応に伴う末梢循環不全による障害，再灌流障害などがある。重症度は，熱傷と同様に，表皮のみの損傷で発赤・腫脹を示す1度凍傷，真皮までの障害で浮腫・水疱形成を示す2度凍傷，皮下組織まで損傷を受け壊死・潰瘍を示す3度凍傷に分類される。40～42℃のお湯で

ゆっくり解凍する。

3) 熱中症, 偶発性低体温症

人類は恒温動物であり, 体温を一定に調節する機構を備えているが, 高温環境や寒冷環境に対する調節機能が破綻したときに熱中症や低体温症が発生する。

(1) 熱中症

熱中症は, 暑熱環境における身体の適応障害により起こる状態の総称と定義され, 単なる体温上昇ではなく, 循環不全などから臓器障害を引き起こし, マスコミでも報道されているように死亡し得る病態である。

熱中症は, 以下のとおりⅠ度からⅢ度に分類される。

- Ⅰ度：立ちくらみやこむら返りなどの症状で, 水分の経口摂取などの現場の応急処置で対応できる軽症。従来の熱失神や熱痙攣に相当。
- Ⅱ度：強い疲労, 頭重感, 嘔気・嘔吐などの症状で, 病院への搬送を必要とし, 輸液などを受ける必要のある中等症。従来の熱疲労に相当。
- Ⅲ度：深部体温が38℃以上で, 脳機能障害（意識消失, 朦朧状態, 小脳症状, 痙攣）, 肝／腎機能障害, 血液凝固障害のいずれかをきたした状態で, 専門施設での全身管理が必要な重症。従来の熱射病に相当。

(2) 偶発性低体温症

低体温症とは, 深部体温が35℃以下に低下した状態を指す。事故や不慮の事態に起因する低体温を, 偶発性低体温症と呼ぶ。一般的に, 軽度低体温（35～32℃）, 中等度低体温（32～28℃）, 高度低体温（28℃以下）に分類される。軽度低体温では骨格筋は戦慄（shivering）するが, 中等度低体温では戦慄は消失し, 高度低体温では筋は硬直する。同様に体温の低下は, 神経系では感情鈍磨から昏睡状態へ, 呼吸系では頻呼吸から徐呼吸・呼吸停止へ, 循環系では頻脈から徐脈・心停止へといずれも抑制的に働く。心電図では陰性T波や心室性不整脈, QTの延長など, 種々の不整脈などがみられるが, 特徴的なものとしてQRS群の終末に出る陽性動揺がJ波（Osborn波）として有名である。高度低体温では, 心室細動から心静止, 呼吸停止となるが, このような状態でも蘇生の可能性は十分残されているので, 十分な復温をせずに蘇生を断念してはならない。

表Ⅳ-4 高エネルギー事故の例

1) 車外から放出された車両事故
2) 同乗者が即死した車両事故
3) 救出に20分以上を要した車両事故
4) 搭乗空間の高度な変形があった車両事故
5) 横転した車両事故
6) 搭乗者が飛ばされた二輪車事故
7) 車両にはねられた歩行者, 自転車
8) 6m以上の高さからの墜落
9) 体幹を重圧で挟まれた外傷など

4. 受傷機転

外傷の受傷機転を把握するポイントは, 最初に高エネルギー事故かどうかを判断することである。大きなエネルギーが加われば, 重篤な外傷を受傷する可能性も高いからである。高エネルギー事故の明確な基準はないが, 目に見える徴候はなくとも受傷機転から考えて生命に危険のある損傷を負っている可能性が無視できない事故を指す。例えば40km/時での衝突は6mからの墜落に, 60km/時の衝突は14mからの墜落に相当するエネルギーが人体に加わる。高さはともかく, 衝突のスピードなどは判明しないことが多いので, 表Ⅳ-4のような事故を, 高エネルギー事故と考える。

次に受傷機転についての情報を集める。鋭的外傷は刺創などが典型的であるように損傷は限局していることが多いが, 鈍的外傷ではエネルギーが多部位に加わっている場合が多い。受傷機転による損傷部位の分布と広がりの違いについては, 直達損傷と介達損傷について理解する必要がある。直達損傷とは読んで字のごとく, 外力が加わった部位やその近傍に生じる損傷のことである。たとえば, 自動車が下腿に衝突し, 下腿の骨折を生じるような場合である。一方, 外力が体の内部構造を伝わって作用したり, 加速度の作用で, かけ離れた部位に損傷が生じることがあり, 介達損傷と称する。たとえば, 足から垂直に墜落した場合, 直達損傷である踵骨骨折だ

けでなく，外力が骨格を伝わり，脛骨，大腿骨，骨盤，脊椎の骨折を生じることが多い．また，着地により体は急に減速するが身体の可動性のある臓器はその減速に追い付かず剪断されてしまう．よって，左鎖骨下動脈分岐直下の大動脈（大動脈峡部）損傷，肝損傷（肝鎌状間膜付着部周囲），腎茎部損傷などが生じることがある．さらに，頭部外傷においては，外力を受けた側に脳組織に損傷が生じるのは当然であるが（coup injury），脳は頭蓋内で脳脊髄液の中に浮いたような形で存在しているので，直後の反動で脳が反対側の頭蓋骨に衝突し外力とは反対側にも損傷が生じることが多い（contre-coup injury）ことは知っておくべきである．

　一例をあげると，乗用車運転手は，正面衝突でハンドル，ダッシュボード，フロントガラスなどに衝突し，衝突した部位に特異性のある外傷を呈する．ハンドル外傷では胸腹部を強打し，直接，胸骨骨折，心損傷，肝損傷，膵損傷・十二指腸損傷などを受けるが，介達力により心損傷，大動脈峡部損傷を生じることもある．ダッシュボード外傷では膝蓋部を強打するが，介達力によって大腿骨骨折や臼蓋骨折をきたすことも多い．フロントガラス外傷では頭部や顔面を強打するので頭部外傷や顔面外傷を生じるが，介達力により頸椎・頸髄損傷も合併することが多い．詳しくは外傷の教科書を参照されたい．

5. 外傷初期診療と臨床検査

1）プレホスピタルケア：JPTEC™

　重症外傷においては，受傷後1時間以内に行われる緊急手術のみが唯一の救命手段である症例が少なくない．このことから，重症外傷においては受傷から1時間を golden hour と呼ぶ．重症外傷の現場活動や初療に携わるすべての関係者は，受傷後1時間以内に緊急手術に持ちこむことを目標とした対応が望まれる．このため，現場では事故の状態（高エネルギー事故）や傷病者の状況から生命の危険性が疑われたら，現場での観察・処置は生命に関するものにとどめ，緊急手術などが実施可能な適切な医療機関に適切な手段で（ドクターヘリも含め）搬送する．この考えをロード＆ゴーといい，Japan Prehospital Trauma Evaluation and Care（JPTEC™）の基本

事項である．搬送先は直近の医療機関ではなく，重症外傷に対して適切な対応ができる医療機関を選定する．これをトラウマバイパスという．搬送時には高濃度酸素（リザーバーマスクを用いて10L/分以上の流量）を投与し，必要ならバッグバルブマスク換気を行い，用手的頸椎保護を行いながら頸椎カラーを装着し，ログロールを行いながらバックボードに患者を固定して（全脊柱固定）搬送する．

2）外傷初期診療：JATEC™

（1）ABCDEアプローチ

　外傷初期診療においても，防ぎ得る外傷死（preventable trauma death）をなくすことが最も重要視されている．現在，わが国では，外傷初期診療はJATEC™のガイドラインに沿って行われており，まず生命を脅かす病態を見つけ，その救命処置（蘇生）を行うことを最優先する．そのためには，解剖学的な損傷の評価は後で行い，まず，生理学的徴候の異常を把握する．これを primary survey とよび，同時に生理学的徴候の破綻の回復を並行して行う．これらは，ABCDEアプローチで行うことが推奨されている．すなわち，Aは気道管理（airway），Bは呼吸管理（breathing），Cは循環管理（circulation），Dは中枢神経の異常（dysfunction of central nervous system），Eは脱衣と環境（保温）（exposure and environment）である．Dの異常については，中枢神経について初療段階で直接対処することは不可能だが，ABCの安定化を図ることによって低酸素や低灌流による二次的脳障害を防ぐことができることを銘記すべきである．

　呼吸に対しては，AやBの異常があれば早急に気道確保や人工呼吸器装着などが必要である．Cの異常に対しては，外出血には圧迫止血を行いつつ，初期輸液療法（1～1.5Lの細胞外注液を急速投与）を行う．輸液中にFASTや胸部・骨盤X線写真を撮影し，大量出血の有無を調べる．この際，重要なのは緊張性気胸や心タンポナーデといった閉塞性ショックの存在を常に留意しておくことである．緊張性気胸なら胸腔穿刺を，心タンポナーデでは心嚢穿刺を行い，緊急に解除が必要である．これらの病態はX線写真など画像診断に頼らず，視診や触診などで所見があれば，蘇生処置を開始すべきである．

表IV-5　外傷性ショックをきたす病態とその処置

病態	部位	原因損傷	PS*での診断	蘇生，処置
出血性ショック				
大量血胸	胸腔	肺刺創，肋間動静脈損傷など	FAST，胸部X線写真	胸腔ドレナージ，開胸止血
腹腔内出血	腹腔	肝損傷，腸間膜損傷など	FAST	開腹止血
後腹膜出血	後腹膜腔	骨盤骨折，腎損傷など	骨盤X線写真	C-clamp，TAE，骨盤創外固定など
閉塞性ショック				
緊張性気胸	胸腔	肺裂傷など	身体所見，胸部X線写真	胸腔穿刺，胸腔ドレナージ
心タンポナーデ	心嚢	心損傷	身体所見，FAST	心嚢穿刺，心嚢ドレナージ

*PS：primary survey

頸静脈怒張（緊張性気胸，心タンポナーデ），呼吸音の減弱・消失（緊張性気胸，大量血胸），心音減弱（心タンポナーデ）などは有名である（表IV-5）。前後するが，初期輸液療法にもかかわらず循環が安定しない場合，non-responderと呼び，CT撮影など初療室以外に検査に行ったりせずに，止血のため緊急手術を行う。また，ABCが安定すれば，意識状態の悪い「切迫するD」（表IV-6）を認める患者には，secondary surveyの最初にCTを撮影し，緊急手術の有無を判断する。Eについては外出血があれば早急に止血し，低体温になると出血傾向が出現するので，積極的に保温を行う。

なお，ショックに陥っている外傷患者に対し，定型的な手術を完遂しようとすれば，「外傷死の三徴」とされる低体温，代謝性アシドーシス，凝固異常をきたし，術中・術後に患者を失う可能性が高くなる。そのため，止血など蘇生目的のみの手術を行い，（それも完璧な止血術を行う必要はなく，ガーゼパッキングや鉗子などによる遮断などで可），全身状態改善を得てから再建などを二期的に行うという戦略が救命救急センターでは多用されている。これをダメージコントロール手術という。外傷死の三徴の客観的指標については諸家の報告にばらつきがあるが，深部体温＜35℃，pH＜7.2もしくはBE＜-15 mmol/L，PT・APTTの50％以上の延長もしくは2～3Lの出血もしくは10単位以上の輸血を要する場合をいう。

Secondary surveyは，primary surveyでABCDEの異常がない，もしくは安定化が図れた後に行う。頭部，顔面より尾側に向かって診察を進め，X線写真などの撮影も行う。通常行われている診療に相当するが，primary surveyで生理学的徴候に異常のないことを確認してから行うということと，訴えのある部位以外にも隠れた損傷があることを想定して全身の診察を行うことが決定的に異なる。

表IV-6　切迫するD

- GCSが8点以下
- JCSがII-30以上
- 意識レベルの急激な悪化（GCSで2点以上低下）
- 瞳孔不同，Cushing現象（頭蓋内圧の上昇に伴う徐脈と高血圧）の出現など

（2）Primary surveyにおける臨床検査

a．血液ガス検査

PaO_2，$PaCO_2$を確認し，酸素化や換気の評価を行う。A，Bの評価で異常を認知できなくても，検査に異常があれば速やかに気管挿管などの蘇生処置が必要である。また，pH，BEやlactate測定により代謝性アシドーシスを認めれば，大量出血による末梢循環不全が疑われ，外傷死の三徴に進行する恐れを念頭におく。気道熱傷ではCOHbの上昇とBEの低下を認める。

b．血球検査

Hb，Hct値の低下は受傷早期には起こらないのが普通である。それらの値が低くないからといって，出血性ショックの否定をしてはならない。

c．超音波検査

focused assessment with sonography for trauma（FAST）と称され，大量血胸，腹腔内出血，心嚢液貯留の有無をみる。1回だけでなく，繰り返し行うことが肝要である。

d．血液凝固・線溶系検査

PT，APTTなどの測定により出血傾向を把握する。

e．輸血検査

血液型，輸血のための交叉適合試験を行う。

(3) Secondary surveyにおける臨床検査

a. 血球検査

出血のある場合，希釈によりしばらく経ってからHb，Hctの低下が始まる。また血小板数も大量出血と輸液による希釈により低下していくので，経時的に測定が必要である。

b. 生化学検査

AST優位の肝逸脱酵素上昇（肝損傷，筋挫滅が高度のときにも筋由来のAST，ALTが上昇する），アミラーゼ，リパーゼ値の上昇（膵損傷・腸管損傷を疑うが，非特異的上昇の頻度も高く，アミラーゼだけの上昇なら唾液腺由来の可能性が高い），CK値の上昇（筋挫滅，受傷早期はあまり上昇せず，約1日後にpeakに達することが多い），CK-MB，トロポニン値の上昇（鈍的心損傷の可能性），電解質，BUN，creatinine（通常は正常であるが，control値として必要）。

c. 血液凝固・線溶系検査

大量出血と大量輸液により急速に出血傾向が進行することがあり，PT，APTTのfollow upが必要とされることがある。FDP，D-dimerは組織因子の流入により，頭部外傷，肺挫傷，骨盤骨折などにおいて異常高値をとる。

d. 穿刺液検査

胸腔，腹腔，心嚢穿刺，あるいは関節内出血の穿刺が行われる。血液かそれ以外の鑑別をする。診断学的腹腔洗浄（diagnostic peritoneal lavage；DPL）は，CTなどの画像診断が進歩した現在でも外傷性腸管穿孔などによる腹膜汚染については診断できない場合が多いので，その存在価値を失っていない。通常，臍下に穿刺か小切開で腹腔内にカテーテルを挿入し，Trendelenburg体位にして1,000mL（小児では10mL/kg）の生理的食塩水か乳酸リンゲル液を注入し，液を回収する。通常，受傷後3～6時間に行うのがよい（表Ⅳ-7）。

表Ⅳ-7　DPLによる消化管損傷の診断基準

1. 腸管内容物の存在
2. 洗浄前採取液　WBC＞or＝RBC／150
3. 洗浄後回収液　WBC＞or＝500/mm^3（腹腔内出血陰性時），WBC＞or＝RBC／150（腹腔内出血陽性時）
ほか，アミラーゼなどの消化酵素の異常値も陽性となる。

e. 尿検査

ミオグロビン尿（筋損傷），ヘモグロビン尿（重症熱傷などにおける溶血），血尿（腎・尿路系の損傷），潜血反応による上記スクリーニング。

f. 薬毒物検査

意識障害を呈する外傷患者においては，その原因の鑑別としてアルコールや薬物摂取による影響もある。よって，血中アルコール濃度測定や，尿中の乱用薬物検出キット（トライエージ®など）の使用も考慮に入れる。

g. 生理検査

ECG偶発性低体温では陰性T波や心室性不整脈，QTの延長など，種々の不整脈がみられるJ波が出現することもある。鈍的心損傷でも心室性期外収縮など多彩な不整脈やST変化などをきたす。

h. 超音波検査

FAST，鈍的心損傷を疑えば，心収縮・壁運動に加え，弁や乳頭筋についても評価を行う。

（石川　和男）

V. 侵襲と生体反応

1. 侵襲と生体反応

　生体は，外傷，熱傷，出血，感染，環境の変化などの外的刺激（侵襲）に対して，体内環境を整え恒常性（homeostasis）を維持するための機構を備えている。生体の恒常性に異常をきたす可能性のあるすべての刺激が侵襲であり，救急・集中治療領域における生体侵襲の代表は，「感染（重症感染症，敗血症）」「虚血・低酸素／再灌流（脳および心筋虚血，心停止）」と「組織損傷（外傷，熱傷，手術など）」である。そして，侵襲に対して生体が恒常性を維持するために生じる反応を生体反応という。生体反応は非特異的に発現する生理的反応であり，"侵襲により生じた細胞・組織損傷の拡大を制御し修復する過程"である。

　従来，侵襲に対する生体反応として，神経・内分泌反応が中心的な役割を果たしていると考えられてきた。しかし，近年の分子生物学の進歩に伴い，免疫担当細胞から産生されるサイトカインを中心とした免疫・炎症反応の役割が明らかにされた。さらに，従来それぞれ独立した系と考えられていた神経・内分泌反応と免疫・炎症反応および凝固・線溶反応が，互いに密接に関連していることが明らかにされつつある。

1）神経・内分泌反応

　外的刺激による体内の変化は知覚神経や圧受容体，化学受容体などで感知されると，求心性神経路を介して視床や大脳皮質感覚野などの中枢へその情報が伝達される。これらの情報は視床下部において統合され，交感神経末端や効果器官へ伝えられ，さまざまな反応を生ずる。

　神経・内分泌反応の中で最もよく知られているのは，視床下部−下垂体−副腎皮質系（hypothalamus-pituitary-adrenal axis；HPA系）と副腎髄質・交感神経系である。HPA系では，侵襲が加わると視床下部から副腎皮質刺激ホルモン分泌促進因子が放出され，下垂体からの副腎皮質刺激ホルモン（ACTH）産生を促し，その結果，コルチゾールが分泌される。一方，副腎髄質・交感神経系では，神経終末からアドレナリンやノルアドレナリンなどのカテコラミンが分泌される。コルチゾールやカテコラミンは，心拍数の増加や血圧上昇などの循環器系反応，グリコーゲンの分解や体蛋白の動員，血糖上昇などの代謝系反応を引き起こす。これら以外にも，レニン・アンギオテンシン−アルドステロン系やグルカゴン，甲状腺ホルモン，成長ホルモン，性ホルモンなどの分泌が亢進し，さまざまな生体反応を生じることが知られており，頻脈，血糖上昇，体液貯留などの侵襲に対する生体反応の中心となる。

2）免疫・炎症反応

　免疫・炎症反応は，おもに病原微生物の侵入に対してこれを排除する目的で起こる生体反応であるが，近年，大きくその捉え方に変化があり，次項で詳細に記述する。

3）凝固・線溶反応

　凝固・線溶反応は，組織損傷や，出血に対して組織を修復するための反応として知られている。すなわち，血管損傷が起こると血小板活性化と血小板の粘着・凝集反応が起こる。同時に血管内皮細胞や血管平滑筋細胞に組織因子が発現し，外因系凝固反応が引き起こされる。その結果，活性化されたトロンビンがフィブリノゲンをフィブリンに変換し，フィブリン血栓が形成される。一方では，過剰なフィブリン形成による血管閉塞を避けるため，tissue plasminogen activator（t-PA）がプラスミノゲンをプラスミンに変換して二次線溶が引き起こされ，その結果，フィブリン分解産物（fibrin/fibrinogen degradation products；FDP）やD-dimerが産生される。これらの反応が過剰に起こると播種性血管内凝固症候群（disseminated intravascular coagulation syndrome；DIC）を引き起こし，コントロール不能な

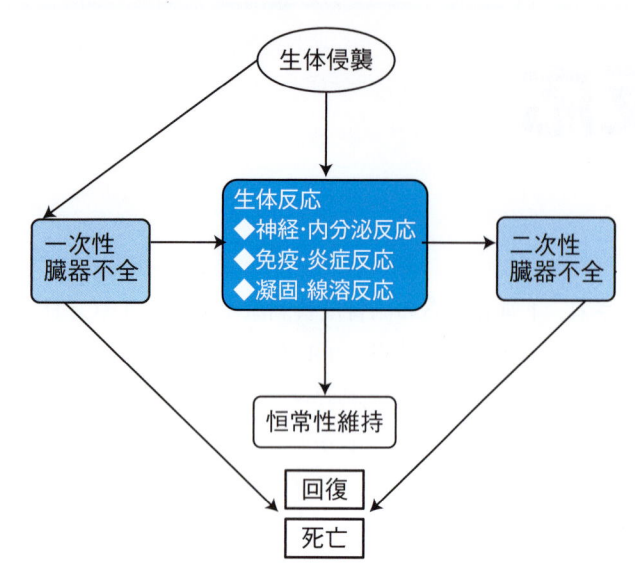

V. 侵襲と生体反応

図V-1　侵襲と生体反応，臓器不全
〔改訂第4版 救急診療指針より引用・改変〕

生体侵襲に対して生理的な生体反応が生じれば恒常性が維持されるが，生体侵襲が過大な場合には，生体反応は病的となる可能性がある。その結果として，二次性臓器不全を惹起し，転帰に大きな影響を与えることとなる。

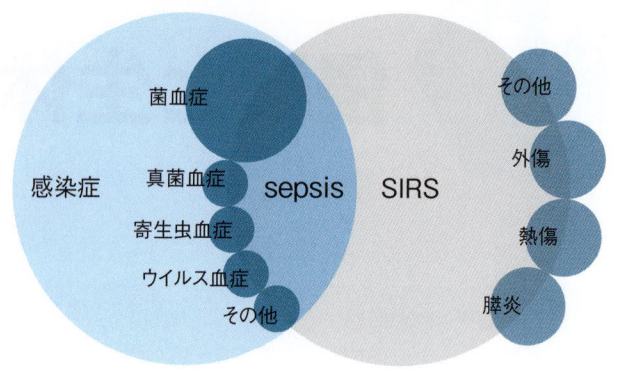

出血や臓器障害の原因となる。

　従来，凝固・線溶反応は組織損傷や出血においてのみ起こると考えられていたが，近年，敗血症や重症急性膵炎などの全身性炎症反応状態でも生じることが示され，免疫・炎症反応と凝固・線溶反応の密接な連関が臓器障害発症に重要な役割を果たすことが明らかにされた。炎症性サイトカインは，非特異的にマクロファージや単球表面に組織因子を発現させトロンビン産生を惹起するとともに，線溶系活性化を阻害する plasminogen activator inhibitor (PAI)-1 の産生を促進することにより線溶系を抑制する。その結果，凝固が亢進し微小血栓形成を促し，臓器障害発症の原因となる。さらに，マクロファージ／単球表面上には，外因系凝固因子の選択的受容体である protease activated receptors (PARs) が発現し，これらが刺激されることで，さらに炎症性サイトカインの産生が亢進し，炎症反応増悪の原因となることが明らかになった。

　これらの生体反応は，恒常性維持を目的とするものである。しかし，生理的であるべきこれらの反応であるが，免疫・炎症反応が，過大な生体侵襲に対して過剰に生じた場合には病的な生体反応となり，全身性の臓器不全の原因となる。全身の炎症反応および凝固・線溶系反応を惹起し臓器障害を引き起こ

図V-2　SIRS, sepsisと感染症

侵襲に対する生体の過剰炎症反応によって引き起こされる病態を「全身性炎症反応症候群（SIRS）」とし，感染によりSIRSの病態を呈するものをsepsisと定義する。菌血症であることは必要としない。また，SIRSは感染だけでなく，外傷，熱傷，膵炎などによっても生じる。

表V-1　全身性炎症反応症候群（SIRS）の定義

以下4項目中2項目以上が該当するときにSIRSと診断する

体温＞38℃あるいは＜36℃
心拍数＞90／分
呼吸数＞20／分あるいは $PaCO_2$ ＜32mmHg
白血球数＞12,000／mm³ あるいは＜4,000／mm³，
　　　　　または幼若球＞10％

し，侵襲後の免疫能低下に深くかかわることが明らかにされている（図V-1）。

2. 全身性炎症反応症候群の概念と敗血症

　1992年，米国胸部疾患学会と米国集中治療医学会から，sepsisは全身性炎症反応を伴う感染症であるとの明確な定義が提唱された。種々の侵襲に対する生体の過剰炎症反応によって引き起こされる病態を「全身性炎症反応症候群（systemic inflammatory response syndrome；SIRS）」という新しい概念で包括し，感染によってSIRSの病態をきたしているものをsepsisと定義するものである（図V-2）。

　SIRSは侵襲に対して過剰に産生されたサイトカインが血中で高値となった状態であり，高サイトカイン血症と言い換えることもできると考えられる。侵襲の程度が過大あるいは長時間持続することにより，過剰に産生された炎症性サイトカインが血中へ流入し，発熱，頻脈，頻呼吸，白血球増多などのSIRSを惹起する。SIRSは表V-1に示す4項目中2項目以上を満たすことにより定義される症候群である。

3. 感染に起因しない全身性炎症反応症候群

　SIRSの原因として，細菌や真菌，寄生虫，ウイルスなどの微生物による感染症のみではなく，外傷などの組織損傷，ショック，膵炎といった非感染性侵襲病態もあげられる。原因となる基礎病態によらず診断基準を満たせばSIRSであり，感染に伴うものはsepsisと診断される（図V-2）。一方，菌血症や真菌血症であっても，SIRSの基準を満たさなければsepsisとは診断できない。

　これまで，感染症と同様な病態生理が存在するとされながらも，非感染性病態における炎症反応のメカニズムは明確にされていなかった。新しい概念による病態認識においては，次項で述べる，PAMPs（pathogen-associated molecular patterns），alarmins，DAMPs（damage-associated molecular patterns）などとともに，パターン認識受容体（pattern recognition receptors；PRRs）という概念の導入が大きく寄与している。

1）PAMPs, alarmins, DAMPs, PRRsとは

　リガンドという言葉は，"特定の受容体に特異的に結合する物質"であると説明されるように，従来，受容体は特異的なリガンドとして特定病因物質を認識するものと考えられてきた。敗血症では，病原微生物やその構成成分，代謝産物などが特定の受容体に特異的に結合し認識されることによって，細胞内のシグナル伝達が起こり，炎症性メディエーターの産生に結びつくというものである。

　ところが，新しい考え方であるパターン認識受容体という捉え方に基づけば，一つの受容体は特定のアミノ酸配列のみをリガンドとして認識するとは限らないことになる。微生物由来でも，内因性の物質でも，ある種の普遍的で共通の立体構造があれば，これを一つの受容体が感知するということであり，複数のリガンドに対する受容体であると捉えることができる。実際に，生体はすべての微生物や内因性物質に対して1対1で対応し得るだけの受容体を有していない。

　Sepsisや外傷などの組織傷害に関連した受容体は，このようなパターン認識受容体であり，特定の物質との1対1の対応関係ではない。エンドトキシンなどの病原微生物由来のものでも，内因性物質でも，一定の立体構造をもつ分子パターンであれば，いずれをもリガンドとして一つの受容体により感知する。その結果，細胞内にシグナル伝達が引き起こされ，サイトカインなどのメディエーターの産生につながると考えられる。パターン認識受容体としては，toll-like receptorがその代表である。

　このパターン認識受容体に対するリガンドであり，生体が侵襲を感知するためのシグナルを以下の2つに分けることができる。

　①細菌や真菌，ウイルスなどの微生物由来の外因性分子パターン
　②生理的に細胞内（生体内）に存在し，細胞外に遊離することにより炎症を惹起する内因性分子パターン

　これらに対して，PAMPs, alarmins, DAMPsという表現が用いられている。

　病原微生物に関連した外因性物質がPAMPsである。一方，内因性物質に対してはalarmins あるいはDAMPsという。PAMPsとalarminsを総称してDAMPsと呼ぶこともあり，必ずしも統一されていない。

　これらの受容体や分子パターンが急性病態における炎症反応に重要であり，①感染症における全身性炎症反応のメカニズムとして，病原微生物に由来し炎症を惹起する分子パターンとしてのPAMPsがtoll-like receptorなどのパターン認識受容体を介し自然免疫を賦活化すること，一方，②非感染性病態においては，生理的に細胞内に存在し，細胞外に遊離することにより炎症を惹起する分子パターンとしてのalarminsが，PAMPsと同じくパターン認識受容体を介したシグナル伝達を行うことにより，それぞれ炎症反応を起こすものであると，大きく理解することができる（図V-3）。細菌感染では，グラム陰性菌感染症におけるエンドトキシン，グラム陽性菌感染におけるリポテイコ酸，真菌感染におけるβ-グルカンなどがPAMPsの代表であるが，これらが単独で炎症反応を起こすのではなく，いずれもがPAMPsの一つであると捉える視点への転換が必要である。

　PAMPsやalarminsには表V-2に示すような多くのものがあげられる。そして，PAMPsとして代表的な物質がLPS（lipopolysaccharide）；エンドトキシンであろう。LPSは全身性炎症反応を引き起こす

V. 侵襲と生体反応

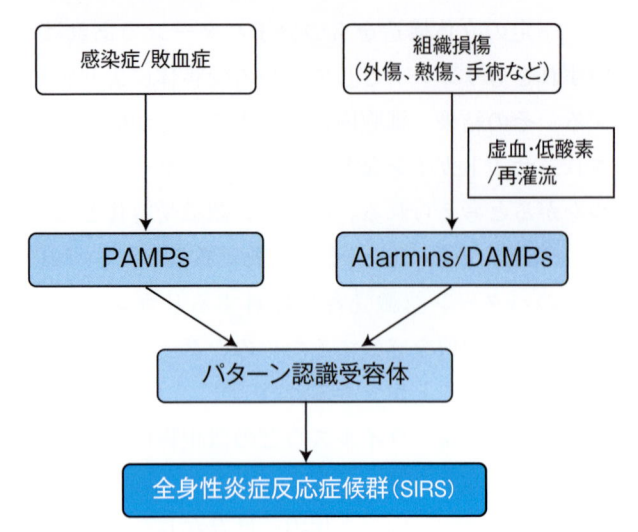

図V-3 PAMPs, alarmins/DAMPsによる全身性炎症反応

原因物質として非常に重要ではあるが，これ単独で病態が形成されているのではなく，LPSはPAMPsの一つである．そしてsepsisにおいても組織傷害を伴えばalarminsも病態形成に関与することになる．

2）概念としての代償性抗炎症反応症候群

SIRSにおいては全身性炎症反応が生じており，これが過剰になると種々の臓器障害を引き起こす．原因である炎症性メディエーターを制御する治療が数多く試みられたが，動物に対する基礎研究結果と異なり，臨床的に転帰の改善を示すことができた薬物療法は存在しない．このような結果に対して，侵襲に対する生体反応は必ずしも炎症反応だけで説明しうるものではなく，SIRSに対して代償性抗炎症反応症候群（compensatory anti-inflammatory response syndrome；CARS）という概念が提唱された．SIRSに引き続いて産生されるinterleukin（IL）-10やIL-1raなどの抗炎症性メディエーターが血中で優位となった状態であり，CARSが遷延化すると免疫抑制状態（immunoparalysis）となり，新たな感染症の発症や感染を制御できない状態に陥り，臓器障害が悪化する原因となる．CARSに関してはSIRSのような明確な診断基準は定められていないが，種々の刺激に対して適切な炎症反応を起こすことのできない状態である（図V-4）．

4. 侵襲病態における臓器不全発現のメカニズム

敗血症などの生体侵襲によって惹起される臓器不全の病態が過剰炎症反応により引き起こされ，この発現にはサイトカインなどの炎症性メディエーターの過剰産生が重要であることが明らかにされてきた．そして，①細菌や真菌，ウイルスなどの病原微生物由来の外因性分子パターンであるPAMPsとともに，②生理的に細胞内に存在し，細胞外に遊離することにより炎症を惹起する内因性分子パターンであるalarminsが，いずれもパターン認識受容体を介して免疫炎症反応を活性化することにより，サイトカインだけでなく活性酸素種やアラキドン酸代謝産物などの炎症性メディエーターの産生亢進状態をきたす．

臓器障害・不全の発現には血管内皮細胞障害が重要であり，これらのメディエーターが内皮細胞機能障害を惹起し，炎症/抗炎症反応，凝固/抗凝固反応，酸化/抗酸化反応，apoptotic/anti-apoptotic responseのimbalanceを生じる．これらの結果として，末梢血管拡張によるショック，末梢血管透過性亢進による組織浮腫，微小血栓形成に伴う臓器低灌流・血流障害から臓器不全が発現することとなる．

血管内皮細胞障害に伴う臓器・組織の低灌流は臓器機能障害の発現に極めて重要ではある．しかし，これだけではsepsisにおける臓器不全の発現のメカニズムを説明することは困難である．ミトコンドリアにおける酸素利用障害というコンセプトは，細胞死がきわめてわずかであるにもかかわらず，臓器機能障害が強く認められることを支持するものである．ミトコンドリアのエネルギー代謝失調であるcytopathic hypoxiaが関与し，結果として，電解質輸送やATP産生が低下し，臓器機能障害となる．

侵襲病態における臓器不全の発現には多くの要素が関与し，新たなメディエーターとシグナル伝達，内皮細胞機能障害，凝固・炎症反応連関，さらに，ミトコンドリア機能障害などによる複合的メカニズムによるものである（図V-5）．

5. Sepsisの定義と診断

1）定　義

救急・集中治療領域における生体侵襲の典型であり，最も大きな免疫炎症反応を惹起するのが敗血症である．敗血症＝sepsisとし，その定義は感染に

表V-2　おもなPAMPsとalarmins

PAMPs	
蛋白質	鞭毛構成蛋白フラジェリン（一般細菌）
脂質	lipopolysaccharide（LPS）（グラム陰性菌）
	ペプチドグリカン（グラム陽性菌）
	ペプチドグリカン構成分子
	リポテイコ酸（グラム陽性菌）
	ジペプチド（主としてグラム陰性菌）
	ムラミルジペプチド（主としてグラム陽性菌）
	β-グルカン（真菌）
核酸	一本鎖RNA（ウイルス）
	二本鎖RNA（ウイルス）
	非メチル化CpG（細菌，ウイルス）
alarmins	
蛋白・ペプチド	HMGB-1, heat shock protein, サーファクタント蛋白, フィブロネクチン, フィブリノゲン, S-100蛋白, 好中球エラスターゼ, ラクトフェリン
脂質・リポ蛋白	アミロイドA, 飽和脂肪酸
プロテオグリカン	ヒアルロン酸, ヘパラン硫酸
ミトコンドリア構成成分	mitochondrial DNA, ATP, チトクロームC, フォルミルペプチド, カルジオリピン
鉱物	尿酸

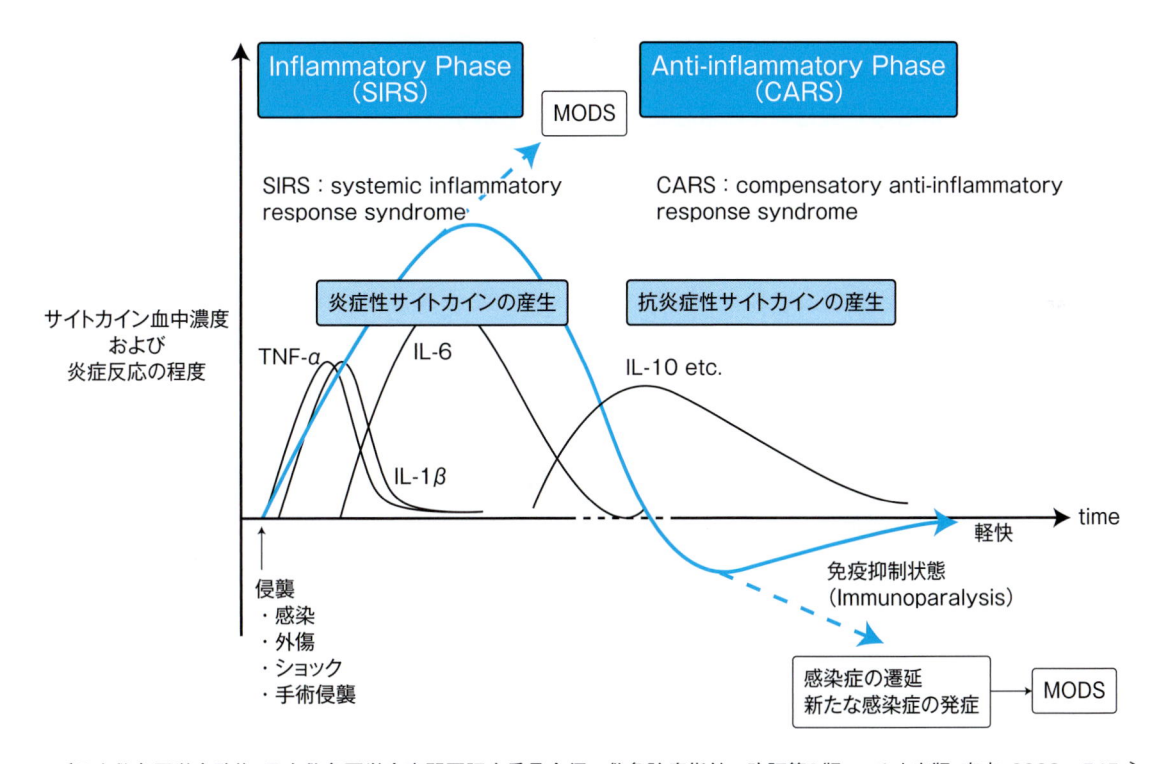

〔日本救急医学会監修, 日本救急医学会専門医認定委員会編：救急診療指針. 改訂第3版, へるす出版, 東京, 2008, p545.〕

図V-4　侵襲に対する免疫・炎症反応と臓器障害—SIRSからCARSへ—

侵襲に対する生体反応としての炎症反応により全身性炎症反応症候群（SIRS）が生じるが，これが過大であると全身性の臓器不全を引き起こすこととなる．しかし，抗炎症性メディエーターが優位となる病態も存在し，これをSIRSに対して代償性抗炎症反応症候群（CARS）という．CARSが遷延化すると免疫抑制状態（immunoparalysis）となり，新たな感染症を発症したり，感染を制御できない状態に陥り，臓器障害が悪化することとなる．

V. 侵襲と生体反応

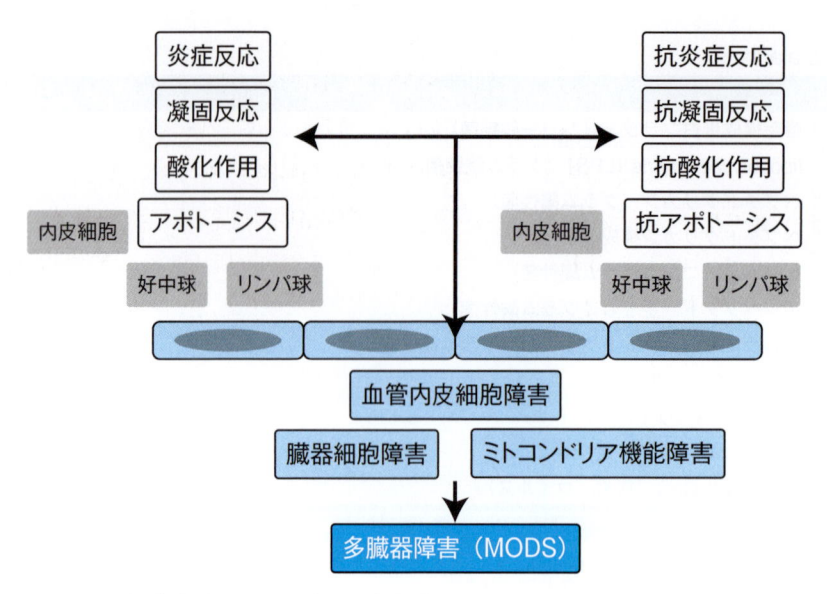

図V-5 侵襲病態における臓器不全発現のメカニズム
炎症性メディエーター過剰に発現する全身性炎症反応症候群の病態では，内皮細胞機能障害を惹起され，炎症性／抗炎症性反応，凝固／抗凝固反応，酸化／抗酸化反応，apoptotic/anti-apoptotic responseのimbalanceを生じる。その結果，末梢血管拡張によるショック，末梢血管透過性亢進による組織浮腫，微小血栓形成に伴う臓器低灌流・血流障害から臓器不全が発現する。また，炎症性メディエーターによる臓器細胞障害に加えて，ミトコンドリアのエネルギー代謝失調であるcytopathic hypoxiaが関与し，結果として臓器機能障害となる。

よって発症した全身性炎症反応症候群，infection-induced SIRSである。SIRSの定義は表1に示した。

「敗血症」という用語は，血液中に病原微生物が証明され，これによって引き起こされた重篤な全身性の病態を表すものとして用いられてきたが，血液培養で病原微生物が検出される（菌血症），あるいは血液中に病原微生物の毒素が検出される（エンドトキシン血症など）必要はない。

通常無菌的な組織や体液または体腔に，病原性をもつ，あるいはその可能性のある微生物やその毒素が証明されれば，感染の存在は確実である。しかし，無菌的部位に病原微生物が証明されなくても，感染に対する全身反応としてのsepsisが強く疑われる場合は感染として扱う。

2）診断基準

Surviving Sepsis Campaign guidelines 2012年版に示されている診断基準を表V-3に示す。

3）Sepsisの重症度分類としてのsevere sepsis, septic shock

1992年，SIRS/sepsisの定義とともにsevere sepsis, septic shockが定義されて以降，これがsepsisの重症度を表すことは，多くの大規模疫学研究により明らかにされている。Sepsisに関連した用語の定義を示す。

（1）Severe sepsis（重症敗血症）

臓器障害，組織低灌流，低血圧の認められるsepsis。灌流異常は乳酸アシドーシス，乏尿あるいは急激な意識障害を伴うが，伴わない症例も含む（実際の定義は表V-4に示す）。

（2）Sepsis-induced hypotension

Sepsis以外に低血圧をきたす要因がなく，収縮期血圧<90mmHgまたは平均動脈圧<70mmHg，あるいはベースラインから血圧から40mmHg以上の低下，年齢相応の正常値から2SD以上の低下を示す状態。

（3）Septic shock（敗血症性ショック）

Sepsisにより低血圧を示し，適正な輸液がなされていても灌流異常が続く状態。灌流異常は乳酸アシドーシス，乏尿あるいは急激な意識障害を伴うが，伴わない症例も含む。また，変力作用を有する循環作動薬や血管収縮薬投与によって低血圧を示さない症例も含む。

表V-3 Surviving sepsis campaign guidelines 2012年版におけるsepsis診断基準（一部改変）

Sepsisは，感染あるいは感染の存在が強く疑われ，以下の複数項目を満たす状態と定義する

全身的指標
- 発熱（深部温＞38℃）
- 低体温（深部温＜36℃）
- 心拍数（＞90／分，または年齢の基準値に対して＞2 SD：標準偏差）
- 頻呼吸
- 精神状態の変化
- 著明な浮腫または体液増加（20 mL/kg/24時間）
- 高血糖（血糖値＞140 mg/dL，ただし非糖尿病患者）

炎症反応の指標
- 白血球増多（WBC＞12,000／μL）
- 白血球減少（WBC＜4,000／μL）
- 白血球数正常で未熟型白血球＞10％
- CRP：正常値から2SD以上逸脱して上昇（あるいは＞2.0 mg/dL）
- PCT：正常値から2SD以上逸脱して上昇（あるいは＞0.5 ng/mL 重症敗血症＞2.0 ng/mL）

循環動態の指標
- 低血圧（成人では収縮期血圧＜90mmHg，平均動脈圧＜70mmHg，もしくはベースラインからの収縮期血圧低下＞40mmHg，あるいは年齢相応の正常値から2SD以上の低下）

臓器障害の指標
- 低酸素血症（PaO_2/FiO_2＜300）
- 急性乏尿（適切な輸液療法にかかわらず2時間連続して尿量＜0.5 mL/kg/時）
- クレアチニン値上昇　＞0.5 mg/dL
- 凝固異常（PT-INR＞1.5またはAPTT＞60秒）
- イレウス（腸蠕動音の消失）
- 血小板数減少（＜100,000／μL）
- 高ビリルビン血症（T-Bil＞4 mg/dL）

臓器灌流の指標
- 高乳酸血症（＞1 mmol/L）
- 毛細血管再充満時間の延長，または斑状皮膚

＊参考値：測定法により異なる
APTT：activated partial thromboplastin time, PCT：procalcitonin, PT-INR：prothrombin time-international normalized ratio, SD：standard deviation, T-Bi：total bilirubin

表V-4 Severe sepsisの診断

Severe sepsisは，sepsisによる組織低灌流（sepsisによる低血圧，血清乳酸値の上昇，あるいは乏尿を呈する状態）あるいは臓器機能障害を有する状態である。

- Sepsis-induced hypotension：成人では収縮期血圧＜90mmHg，平均動脈圧＜70mmHg，もしくはベースラインからの収縮期血圧低下＞40mmHg，あるいは年齢相応の正常値から2SD以上の低下
- 高乳酸血症（施設基準値上限を超えるもの）
- 適切な輸液療法にかかわらず2時間連続して尿量＜0.5mL/kg/時
- 急性呼吸不全：　肺炎が感染源でない場合　PaO_2/FiO_2＜250
　　　　　　　　　肺炎が感染源である場合　PaO_2/FiO_2＜200
- 血清クレアチニン値　＞2.0 mg/dL
- 高ビリルビン血症：血清ビリルビン値　＞4mg/dL
- 血小板数減少（＜100,000/μL）
- 凝固異常（PT-INR＞1.5またはAPTT＞60秒）

（4）Sepsis-induced tissue hypoperfusion

Sepsisによる低血圧，血清乳酸値の上昇，あるいは乏尿を呈する状態。

（5）Multiple organ dysfunction syndrome (MODS)

治療なくしては恒常性を維持できない多臓器機能の異常を認める状態。

V. 侵襲と生体反応

表V-5　Surviving Sepsis Campaign Bundles

3時間以内に達成すべきこと
1）乳酸値を測定する
2）抗菌薬投与に先行して血液培養を施行する
3）広域抗菌薬を投与する
4）低血圧，または乳酸≧4mmol/Lに対して晶質液を30mL/kgを投与する
6時間以内に達成すべきこと
5）（初期輸液に蘇生反応しない低血圧に対して）平均血圧≧65mmHgに維持するように血管収縮薬を投与する
6）輸液蘇生を行っているにも関わらず，低血圧が遷延する（septic shock），あるいは初期乳酸値≧4mmol/L（36mg/dL）のときは ・CVPを測定する ・ScvO₂を測定する
7）初期乳酸値が上昇していた場合，乳酸値を再測定する

※ガイドラインにおける定量的な蘇生の目標はCVP≧8mmHg，ScvO₂≧70%，乳酸の正常化である。

　Sepsisの病態は，感染に対する生体の病的な反応（多くは過剰炎症反応）によるものである。そして，結果として，死亡率が30%を超えるsevere sepsisやseptic shockといった重篤な病態となる。その転帰を改善することを証明し得た薬物療法が存在しないsevere sepsisに対する，一つの診療指針としてのSurviving Sepsis Campaign guidelinesが示されている。Severe sepsisの治療においては，重症外傷や心筋梗塞，脳梗塞などとともに初期治療がその転帰に大きく影響を与えることから，診療の軸となる"bundle（バンドル，束）"が示されている。個々の診療要素を達成するだけではなく，"bundle"として達成することにより転帰の改善を求めるものである（表V-5）。

【参考文献】

1) American College of Chest Physicians/ Society of Critical Care Medicine. Consensus Conference: definitions for sepsis and organ failure and guidelines for the use of innovative therapies in sepsis. Crit Care Med 1992;20:864-874.
2) Bone RC : Sir Isaac Newton, sepsis, SIRS, and CARS. Crit Care Med 1996;24 : 1125-1128.
3) Hotchikiss RS , Karl IE: The pathophysiology and treatment of sepsis. N Engl J Med 2003 ;348:138-150.
4) Creagh EM, O'Neill LA: TLRs, NLRs and RLRs: a trinity of pathogen sensors that co-operate in innate immunity. Trends Immunol 2006;27:352-357.
5) Rittirsch D, Flierl MA, Ward PA: Harmful molecular mechanisms in sepsis. Nat Rev Immunol 2008; 8: 776-787.
6) Dellinger RP, Levy MM, Rhodes A, et al; Surviving Sepsis Campaign Guidelines Committee including the Pediatric Subgroup: Surviving Sepsis Campaign: International Guidelines for Management of Severe Sepsis and Septic Shock: 2012. Crit Care Med. 2013 ;41:580-637.

（久志本成樹）

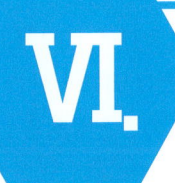

VI. 救急医療における特殊感染症

　救急領域の感染症は，外来・入院を問わず，病原体に感染している傷病者や医療従事者の感染防止も含め，すべての感染症が対象となる。

　救急領域の特殊感染症も，異なる視点によりさまざまな菌が取り扱われている。具体的には，多剤耐性菌，輸入感染症，死亡率の高い劇症型感染症やガス産生感染症，非細菌性感染症，届出感染症とそのアウトブレイク，院内感染のアウトブレイク，バイオテロ，特殊な臨床症状を呈する感染症などである（表VI-1）。本章では，破傷風，壊死性軟部組織感染症，電撃性紫斑病，輸入感染症に関して解説する。

1. 感染症の起因菌と症状

　感染症の診断を行う場合，まず感染症か否かを判断する必要がある。なぜなら，アレルギー，自己免疫疾患，癌，外傷などによる自身の細胞損傷によっても，自然免疫を活性化する内在性の「ダメージ」関連分子パターン（damage-associated molecular patterns；DAMPs）が，自己細胞内に寄生する細菌由来の内部共生体であるミトコンドリアから放出され[1]，ホルミルペプチド受容体-1およびtoll-like recepor を介して，好中球（PMN）の活性化，遊走と脱顆粒を誘導し，発熱，全身倦怠感などの感染症に類似した症状を呈するからである。

　感染症と判断した場合，感染臓器の特定，原因を検索する。具体的方法として，感染が疑われる臓器に関する体液や血液培養を施行しつつ，必要な迅速診断検査［尿中抗原（肺炎球菌，レジオネラ），気道粘液中抗原（A群溶連菌，インフルエンザ・RS・アデノウイルス），便中抗原（ロタ・ノロ・アデノウイルス，*Clostridium difficile* 抗原・トキシン）］，Gram染色，ポリメラーゼ連鎖反応（polymerase chain reaction；PCR）などの遺伝子学的検査，血清抗体，クオンティフェロン検査，組織診断である[2]。細菌感染の場合，培養による起炎菌の同定は引き続き行われる薬剤感受性の情報を得るために非常に重要である。血液培養は検出率の上昇とコンタミネーションの判断を行うため，2セットは実施する。インフルエンザウイルス感染などがアウトブレイクしている場合，暴露の既往と典型的症状が出現していれば，迅速検査の偽陰性の問題から感染を同定せ

表VI-1　さまざまな視点による救急領域の特殊感染症

多剤耐性菌	：バンコマイシン耐性腸球菌，メチシリン耐性黄色ブドウ球菌，緑膿菌・アシネトバクター属菌・大腸菌・肺炎桿菌などの菌種における多剤耐性菌，多剤耐性結核菌など
輸入感染症	：マラリア，デング病，腸チフス，ブルセラ症，トリパノソーマ症・リーシュマニア症，狂犬病など
劇症型感染症	：劇症型溶連菌感染症，電撃性紫斑病，劇症肺炎球菌髄膜炎，劇症型心筋炎，劇症肝炎，劇症1型糖尿病など
ガス産生感染症	：ガス壊疽，気腫性腎盂腎炎，気腫性膀胱炎，気腫性胆嚢炎，ガス産生性肝膿瘍，ガス産生脳膿瘍，門脈ガス血症を伴った腸管気腫症，ガス産生菌性気胸など
非細菌性感染症	：真菌，寄生虫，原虫，特殊ウイルス感染，プリオン病など
バイオテロ	：炭疽菌，ボツリヌス，痘瘡，ペスト，出血熱ウイルスなど
届出感染症とそのアウトブレイク	
院内感染のアウトブレイク	：多剤耐性菌やインフルエンザ等のウイルス感染症など
特殊な臨床症状を呈する感染症	：破傷風（開口障害，全身性痙攣，交感神経の過剰興奮状態） ボツリヌス感染（複視，四肢麻痺，呼吸停止） 壊死性筋膜炎（ショック，多臓器不全を伴った軟部組織感染） 深頸部感染症（窒息：扁桃周囲膿瘍，咽頭後壁膿瘍，Ludwig's angina, Lemierre's syndrome） 電撃性紫斑病（末梢側に強い紫斑，ショック，多臓器不全） ブドウ球菌性熱傷様皮膚症候群（広範な熱傷様の表皮の剝離） 狂犬病（恐水・恐風症，興奮，麻痺，精神錯乱）など
積極的な外科的対応が必要な感染症	：ガス産生菌，壊死性筋膜炎，深頸部感染症，腸腰筋膿瘍，肝膿瘍，脳・硬膜下膿瘍，膿胸など

VI. 救急医療における特殊感染症

表VI-2 おもな細菌と代表的疾患

- グラム陽性球菌
  - レンサ球菌
    - A群β溶連菌：咽頭扁桃炎，蜂窩織炎，猩紅熱
    - B群β溶血性レンサ球菌：髄膜炎，敗血症
    - 肺炎球菌：肺炎，中耳炎，髄膜炎，電撃性紫斑病，敗血症
    - 緑色連鎖球菌：心内膜炎，歯性感染
  - 黄色ブドウ球菌：表皮感染症，食中毒，肺炎，髄膜炎，敗血症
  - 表皮ブドウ球菌：カテーテル感染
  - 腸球菌：日和見感染
- グラム陰性球菌
  - 髄膜炎球菌：髄膜炎
  - 淋菌：淋病
- グラム陽性桿菌
  - リステリア：髄膜炎，敗血症
  - クロストリジウム属
    - 破傷風菌：破傷風
    - ボツリヌス菌：食中毒
    - ウエルシェ菌：食中毒，ガス壊疽
    - ガス壊疽菌：ガス壊疽
    - クロストリジウム・ディフィシレ：偽膜性腸炎
  - ジフテリア：上気道炎，心筋炎，麻痺
  - 炭疽：肺炎，皮膚潰瘍，腸炎
- グラム陰性桿菌
  - 病原性大腸菌：胃腸炎，尿路感染症，敗血症
  - クレブシエラ：呼吸器感染症，尿路感染症
  - 緑膿菌，セラチア菌，シトロバクター，アシネトバクター，エンテロバクター：日和見感染症
  - プロテウス菌：尿路感染，日和見感染
  - 百日咳菌
  - コレラ，赤痢，腸炎ビブリオ：腸炎
  - ペスト：皮膚潰瘍，リンパ節腫大，肺炎，敗血症
  - 野兎病菌：波状熱，頭痛，悪寒，吐き気，嘔吐，衰弱，化膿，潰瘍
- グラム染色では同定困難
  - 梅毒：無痛性潰瘍（硬性下疳），バラ疹，ゴム種
  - マイコプラズマ：呼吸器感染症
  - 結核：呼吸器感染症等
  - レプトスピラ：ワイル病；上気道炎，黄疸，出血傾向，腎不全，敗血症
  - レジオネラ：在郷軍人病・ポンティアック病；呼吸器感染症
  - ボレリア：ライム病；インフルエンザ様症状，多彩な症状
  - コクシエラ菌：Q熱；インフルエンザ様症状，肺炎，肝炎

ずに治療を始める場合もある．細菌感染とその他の感染症の鑑別に，白血球の絶対数，左方偏位，CRP値，プロカルシトニン値のほか，最近はプレセプシン測定がわが国では注目されている[3]．

細菌感染の場合，個々の細菌で特徴的な臨床症状を呈することは稀で，どの臓器にまず感染したかで臨床症状の特徴が異なる（表VI-2）．基本は発熱と感染部位の発赤・腫脹・疼痛であり，その他気道系であれば咳，痰，呼吸困難，消化器系であれば嘔吐，下痢，血便，尿路系であれば頻尿，残尿感，血尿，中枢神経系であれば嘔吐，項部硬直，意識障害，痙攣である．感染がコントロールされないと全身の多臓器不全，播種性血管内凝固症候群を合併し，さらに進行すれば死亡する．高齢者，ステロイド内服，免疫不全状態の症例では，潜伏期間とは別に十分な感染が成立していても初期には無症状のこともある．

2. 特殊感染症

1）破傷風[4]

破傷風菌は嫌気性のグラム陽性桿菌で，芽胞の形態で世界中の土壌中に棲息する．潜伏期（外傷から発症までの日数）は通常4日〜3週間である．芽胞は発芽，増殖してテタノスパスミンと呼ばれる神経毒を産生し，筋肉の緊張や筋肉攣縮が亢進する結果となる．また脊髄灰白質の側索の神経細胞の活動が亢進し，交感神経の働きが過剰となる．

診断方法は臨床診断で行うのが一般的である．土壌に破傷風菌が存在するのは普通であるため，培養検査が陽性であるからといって起炎菌か否かは判断できないからである．破傷風抗体は陽性であっても予防接種によるものか破傷風感染によるものか判断する方法が確立されていない．したがって，患者が破傷風の一般的な症状である開口障害を主訴で来院し，他の原因疾患が判明しない場合は，積極的に破傷風と判断される．

臨床症状は顎，頸，顔面筋の痙攣で始まり，重症化すると体幹部の筋肉の硬直が急速に起こり，後弓反張を生じるようになる．喉頭の筋肉の硬直や呼吸筋の硬直が生じると呼吸障害を合併する．さらに，発熱，発汗過剰，嚥下困難，四肢の痙縮，唾液分泌過多，流涎症，尿失禁，便失禁，イレウス，横紋筋融解の症状を合併することがある．さらに，四肢の痙縮や後弓反張に伴い骨折を生じることがある．意識は中枢神経に合併症を伴わなければ障害されない．

治療方法は徹底的なデブリドマン，テタノスパスミン中和のための抗破傷風人免疫グロブリンと抗菌療法を行う．筋肉攣縮，交感神経過緊張状態の治療としてさまざまな方法があるが，最近は硫酸マグネシウムの大量持続投与が行われるようになってきている．その場合，徐脈・心停止などの合併症予防のため，血清マグネシウム値を測定することが望ましい[5]．目標血中維持濃度 2〜4 mmol/L（4.7〜9.7 mg/dL）を目標に管理する．血清カルシウム値が治療により低下するが，臨床症状が出現しない限り

は，低カルシウム血症は放置する．腎臓機能障害がある場合は，マグネシウム値が目標血中濃度を超えて，致死性不整脈や循環不全が発生しやすくなるため，本方法は禁忌である．

潜伏期が短いほど（1週間以内），また，開口障害から後弓反張出現までの時間（onset time）が短いほど（48時間以内），予後不良である．

2）壊死性軟部組織感染症

壊死性筋膜炎，ガス壊疽は，壊死性軟部組織感染症の2大疾患である．両者の鑑別が緊急時は容易でなく，両者ともショックや多臓器不全を伴い，抗菌薬との投与とともに積極的な外科的対応が必要なため，両者を区別せずに壊死性軟部組織感染症と呼ぶようになってきている．

壊死性筋膜炎は Streptococcus pyogenes, Staphylococcus aureus が起炎菌として頻度が高いが，グラム陰性桿菌や混合感染も起炎菌として生じ得る[6]．肝疾患や糖尿病などの基礎疾患がある場合や免疫低下状態にある者が，Vibrio vulnificus や溶連菌感染症で壊死性筋膜炎を合併した場合，「人食いバクテリア」としてマスコミで報じられたことがある．ガス壊疽はおもに嫌気性細菌（clostridium 属など）により発症する．最近は，非 clostridium 属による壊死性軟部組織感染症の報告が多い．

壊死性軟部組織感染症の危険因子は，糖尿病，腎不全，肝硬変，悪性疾患，免疫抑制剤使用，血管病変，脊髄損傷，褥瘡，低栄養状態，肥満などの疾患や高齢である[7]．

壊死性筋膜炎の確定診断は術中に行う．一見蜂窩織炎様の皮膚所見ではあるが，腎不全，ショックなどの合併症の存在，血液生化学分析結果による高度な炎症所見，播種性血管内凝固症候群，横紋筋障害などの合併を伴っている場合，外科的に診断を行い，確定された場合，開放手術を追加する．CTやMRI により，画像上で筋膜肥厚像や筋膜上の異常ガスが確認されれば，補助診断として役立つ．壊死性筋膜炎は筋膜上の炎症波及により皮下組織と筋膜が分離しているため，容易に用手的に出血することなく皮下組織と筋膜を剝離することで外科的に診断可能である．確定診断は筋膜感染による壊死をもって証明する．Clostridium 属によるガス壊疽の場合は，菌の分裂速度が速いため，敗血症として発症すると急激に臨床症状が悪化し，70～100% は死亡するため，確定診断がついたころには患者は死亡していることが多い[8]．そのため，時間を要する培養では診断が遅く，末梢血の塗沫標本をグラム染色し，臨床症状とグラム陽性桿菌の検出をもって診断することが推奨されている．Clostridium 属によるガス壊疽の場合は多臓器不全合併のほか，血管内溶血を伴いやすいとの報告もある[9]．

壊死性軟部組織感染症の診断がなされれば，早期の壊死組織の徹底的な切除と創部の開放が望まれる．それとともに適切な抗生物質投与，基礎疾患への対応，さまざまな合併症に対する集学的治療が必要となる．

3）電撃性紫斑病

電撃性紫斑病は，ショック，播種性血管内凝固および微小血管血栓症による急速進行性の紫斑と多臓器不全の合併を特徴とした死亡率の高い疾患である．①先天性プロテインC活性低下から誘因なく出生直後から発症するが機能予後は良好なもの，②幼少時の水痘感染から発症し植皮を必要とするもの，③成人の重症感染から多臓器不全を合併し，四肢切断を余儀なくされるものの3型に分類できる[10]．実験的には皮膚内にエンドトキシンを投与すると炎症と血管壁の透過性亢進が生じ，さらにエンドトキシンを12～24時間後に静脈内に再投与するとSchwartzman反応により最初にエンドトキシンを投与した組織内の血管内に血栓が生じ，壊死性血管炎となる．これが電撃性紫斑病の病態と考えられている[10]．

危険因子として新生児の場合，プロテインC，プロテインS, factor V leiden の活性低下がある．いずれも血栓形成を阻止する蛋白である．成人の場合，脾臓欠損，低形成，HIV 感染症等の免疫異常，抗リン脂質抗体症候群，潰瘍性大腸炎等の二次的に血栓形成をきたしやすい疾患に発症しやすい[10]．

起炎菌は，海外では髄膜炎菌の報告が多いが，わが国では肺炎球菌が最多であり，次いで髄膜炎菌である[11]．両菌とも尿の迅速診断キットで診断可能である．早期診断のポイントとしては，感冒様症状や敗血症症状を呈している症例が，通常は warm shock として紅潮が観察される時期に，顔面や末梢に紫斑が出現している場合，電撃性紫斑病を疑い，血液培養とともに迅速診断キットを行うことであ

る。診断後は速やかに適切な抗生物質投与，播種性血管内凝固症候群や多臓器不全に対する治療を積極的に行う必要がある。

4）輸入感染症

　輸入感染症とは罹患率が外国において著しく高い感染症のことで，おもに渡航者によって持ち込まれる。輸入感染症は，稀な疾患であるため，診断や治療に遅れが生じることになりやすい。

　1類感染症（「Appendix」227ページ参照）については，1999年の感染症法施行以来，わが国で患者発生はない。エボラ出血熱，クリミア・コンゴ出血熱，南米出血熱，ペスト，マールブルグ病，ラッサ熱は感冒症状から出血傾向，多臓器不全を合併し，死亡率の高い疾患である。痘瘡は感冒症状から発疹（四肢に同時発生）が特徴的であり，紅斑，丘疹，水庖，膿庖，結痂，落屑の順で，1〜2週間で痂皮化する[12]。水痘との鑑別が重要で，水痘では異なった段階の発疹が混在する違いがある。これらの疾患が疑われた場合は，速やかに感染症指定医療機関の担当者と相談すべきである[13]。

　マラリアは，マラリア原虫による急性発熱性疾患である。そのなかでも熱帯熱マラリア原虫は，致死的な重症マラリアに移行する可能性があるため重要である。サハラ以南アフリカや大洋州では罹患率が高く，同地域への旅行者で発熱がある場合には，常に鑑別診断に含めるべき疾患である。症状は頭痛，発熱が主体であり，重症化すると黄疸，意識障害，急性腎不全などを合併する。診断は血液塗抹のギムザ染色で虫体を直接観察することが基本である。抗原を検出するイムノクロマト法としては，現在，数種類が入手可能である[14]。

　デング熱は，フラビウイルス科デングウイルスによる急性発熱性疾患である。わが国で近年報告が増えている。東南アジアの都市部やリゾート地でも流行がみられる。旅行者では稀だが，デング出血熱という病態（血管透過性亢進に伴う血漿漏出）を呈することがあり，慎重な経過観察が必要である。迅速診断検査キットで診断可能である[15]。

　腸チフスとパラチフスは，サルモネラ属のチフス菌，パラチフス菌による全身性発熱性疾患である。わが国では3類感染症に指定され，年間80例前後の報告がある[16]。世界で最も有病率の高い地域はインドおよびその周辺国であり，同地域への旅行者で発熱がある場合には，常に鑑別診断に含めるべき疾患である。症状としては，発熱，頭痛が主体で，下痢，下血，バラ疹，意識障害が出現する。確定診断は体液培養による菌の同定となる。

文　献

1) Zhang Q, Raoof M, Chen Y, et al: Circulating mitochondrial DAMPs cause inflammatory responses to injury. Nature 2010; 464: 104-107.
2) 岩田敏：感染症検査における境界値の取り扱い方　感染症診療の基本的考え方．臨床検査 2012；56：349-353.
3) Endo S, Suzuki Y, Takahashi G, et al : Usefulness of presepsin in the diagnosis of sepsis in a multicenter prospective study. J Infect Chemother 2012; 18: 891-897.
4) 柳川洋一，杉浦崇夫，岡田芳明：破傷風．防衛衛生 2006；53：103-106.
5) 柳川洋一：本邦における破傷風に対する硫酸マグネシウム大量療法の現状調査．防衛衛生 2010；57：211-215.
6) Das DK, Baker MG, Venugopal K: Risk factors, microbiological findings and outcomes of necrotizing fasciitis in New Zealand: a retrospective chart review. BMC Infect Dis 2012 ; 12:348.
7) 大池翼，柳川洋一，城崇之，他：多くの診療科の連携を得て，救命し得たフルニエ壊疽の一例．投稿中．
8) 木村尚平，柳川洋一：消化管出血にクロストリジウム感染が合併し，急死した一症例．防衛衛生 2010；57：69-72.
9) 片野優子，矢澤和虎，野首元成，他：急激な経過をとり死に至った劇症型Clostridium perfringens肝膿瘍の1例．日本臨床救急医学会雑誌 2012；15：701-704.
10) 柳川洋一，岩本慎一郎，西紘一郎，他：電撃性紫斑病．防衛衛生 2007；54：203-207.
11) 久保健児，千代孝夫，岡本洋史，他：電撃性紫斑病の臨床的検討—本邦における原因菌の特徴を含めて．感染症学雑誌 2009；83：639-646.
12) 箱崎幸也，中川克也，作田英成，他：生物剤テロ対処．日本集団災害医学会誌 2001；6：87-96.
13) 島田智恵：代表的な疾患サーベイランス— 輸入感染症サーベイランス．臨床と微生物 2011；38：359-364.
14) 春木宏介：マラリアの最近の話題と院内伝播の危険性について．INFECTION CONTROL 2012；21：834-836.
15) 倉根一郎：忘れてはならない輸入感染症と稀少感染症（3）デング熱とデング出血熱．化学療法の領域 2012；28：1914-1920.
16) 金川修造：ワクチン接種・治療の実際（2）腸チフス．Progress in Medicine 2006；26：29-33.

（柳川　洋一）

VII. 救急医療における薬毒物中毒疾患

薬毒物中毒疾患では，血中濃度の測定などの薬毒物分析，血液検査，心電図などは起因物質の推定，重症度や予後の評価，治療方針の決定にとって重要である。臨床検査技師は，それぞれの薬毒物中毒疾患にはどの検査が必要かを熟知しなければならない。

1. 起因物質

1) 血中濃度の測定

血中濃度の測定が有用なものとしては，カルバマゼピン，フェノバルビタール，フェニトイン，テオフィリン，メタノール，エチレングリコール，（アスピリンの代謝物である）サリチル酸，リチウム，アセトアミノフェン，パラコート，グルホシネートなどがあげられる。

血中濃度が高値であれば，カルバマゼピン中毒，フェノバルビタール中毒，フェニトイン中毒，テオフィリン中毒では血液灌流法の適応となる。メタノール中毒，エチレングリコール，アスピリン中毒，リチウム中毒では血液透析法の適応となる。アセトアミノフェン中毒では解毒薬であるアセチルシステインの投与の適応となる。血中濃度を測定すれば，パラコート中毒では予後が推定できる。グルホシネート中毒では遅発性に生じる重症化が予測できる。

2) アニオンギャップと浸透圧ギャップ

アニオンギャップや浸透圧ギャップは，起因物質を推定するのに有用である。アニオンギャップは下記の計算式から算出され，正常値は 10 mEq/L 前後である。

アニオンギャップ開大性代謝性アシドーシスが生じる起因物質としては，細胞呼吸障害や組織の低酸素ストレスから代償的に嫌気性代謝が促進して乳酸アシドーシスが生じるシアン化合物，硫化水素，一酸化炭素など，酸性代謝物が生じるメタノール，エチレングリコール，アスピリンなどがある。その他に，鉄剤，ヨード剤，イソニアジド，テオフィリンなどがある。

$$\text{アニオンギャップ (mEq/L)} = Na^+ - (Cl^- + HCO_3^-)$$

血清浸透圧は下記の計算式から推定される。浸透圧ギャップは実際の血清浸透圧と理論的血清浸透圧の差である。浸透圧ギャップの開大が生じる起因物質としては，分子量が小さく，血漿タンパクと結合しないメタノールやエタノールなどのアルコール類，エチレングリコールなどのグリコール類，アセトン，マグネシウムなどがある。また，以下の計算式によって血中濃度が推定できる。

理論的血清浸透圧 (mOsmol/kg) =
　$2Na^+$ + グルコース (mg/dL) /18 + BUN (mg/dL) /2.8

浸透圧ギャップ (mOsmol/kg) =
　実際の血清浸透圧 − 理論的血清浸透圧

推定血中濃度 =
　浸透圧ギャップ × 薬毒物の分子量の10分の1

3) 代表的な起因物質

(1) 向精神薬

救急医療を受診する薬毒物中毒の起因物質として最も多い。なかでも，ベンゾジアゼピン類やバルビツール酸類に代表される睡眠薬や抗不安薬，選択的セロトニン再取り込み阻害薬や三環系抗うつ薬類に代表される抗うつ薬が多い。ベンゾジアゼピン類，バルビツール酸類，三環系抗うつ薬類は尿の定性キットであるトライエージ® DOA で検出できる。三環系抗うつ薬中毒では，心電図は重症度の評価に重要である。

Ⅶ. 救急医療における薬毒物中毒疾患

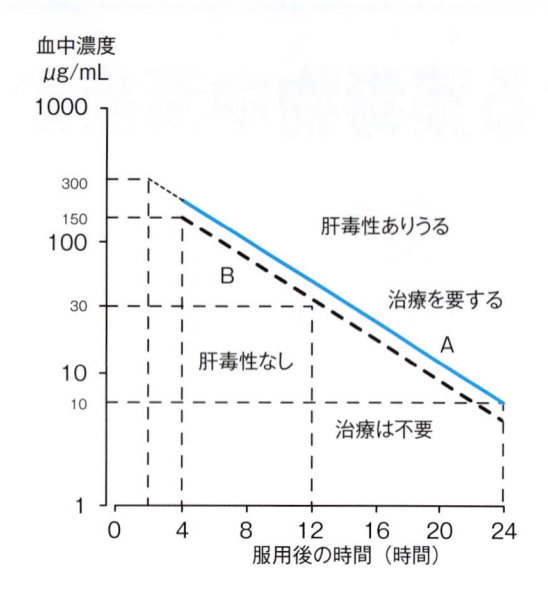

図Ⅶ-1 Rumach-Matthewのノモグラム（A）とSmilksteinらの治療線（B）

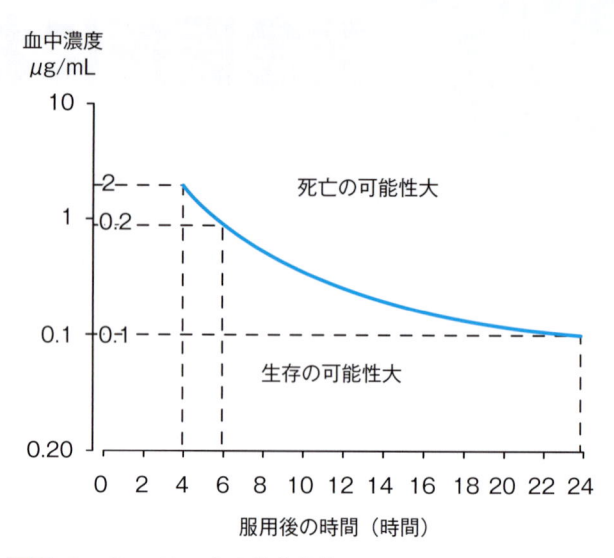

図Ⅶ-2 Proudfootらの生存曲線

（2）その他の処方薬

起因物質として時にみられ，生命を脅かす可能性のあるものとしてβ遮断薬，Ca拮抗薬，ジギタリスなどの循環器用薬，およびテオフィリンは重要である。ジギタリス中毒では血清カリウム値は重症度の評価に重要である。

（3）市販薬

起因物質としてしばしばみられ，生命を脅かす可能性のあるものとして感冒薬や消炎・鎮痛薬の主成分であるアセトアミノフェンやアスピリン，および抑吐薬や睡眠改善薬の主成分であるジフェンヒドラミンは重要である。アセトアミノフェン中毒では血中濃度をRumach-Matthewのノモグラムにプロットすれば遅発性に生じる肝障害が予測できる（図Ⅶ-1）。

（4）乱用薬物

起因物質として時にみられ，生命を脅かす可能性のあるものとしてメタンフェタミンなどのアンフェタミン類やモルヒネなどのオピオイド類は重要である。これらの薬物の多くは尿の定性キットであるトライエージ®DOAで検出できる。

（5）農　薬

起因物質として時にみられ，生命を脅かす可能性のあるものとして殺虫剤である有機リン，および除草剤であるパラコートやグルホシネートは重要である。有機リン中毒では血清コリンエステラーゼが低値となる。パラコート中毒では血中濃度をProudfootらの生存曲線（図Ⅶ-2）にプロットすれば予後が推定できる。グルホシネート中毒では血中濃度を小山らのノモグラム（図Ⅶ-3）にプロットすれば遅発性に生じる重症化が予測できる。

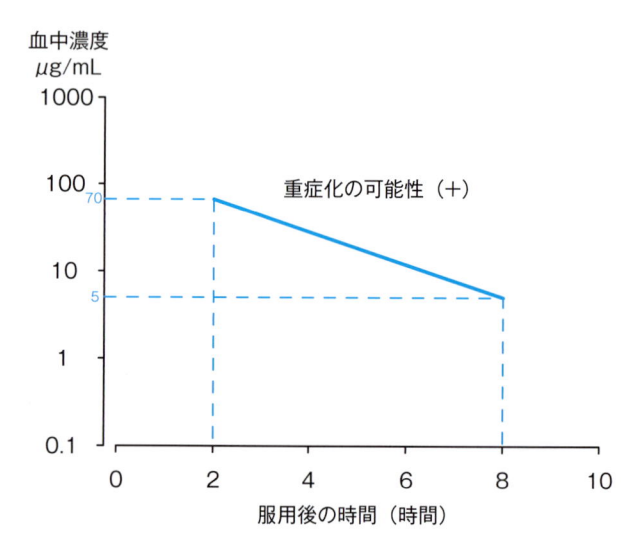

図Ⅶ-3 小山らのノモグラム

（6）工業用品・化学製品

起因物質として稀にみられ，生命を脅かす可能性のあるものとしてメタノール，エチレングリコール，シアン化合物，ヒ素は重要である。

(7) ガ ス

起因物質として時にみられ，生命を脅かす可能性のあるものとして一酸化炭素や硫化水素は重要である。一酸化炭素中毒ではカルボキシヘモグロビン（CO-Hb）濃度の測定は重症度の評価や高気圧酸素療法の適応に有用である。一酸化炭素中毒や硫化水素中毒では血清乳酸値は重症度の評価に重要である。

2. 症状・病態

1）向精神薬

ベンゾジアゼピン類中毒やバルビツール酸類中毒では中枢神経抑制作用による傾眠，昏睡などが生じるが，バルビツール酸類中毒では呼吸中枢抑制による呼吸抑制・停止が生じることがある。第一世代三環系抗うつ薬中毒では心毒性による血圧低下，心室頻拍などの心室性不整脈，QRS時間の延長などの心電図異常などが生じる。また，第二世代三環系抗うつ薬であるアモキサピン中毒では中枢神経毒性による難治性痙攣重積発作などが生じる。リチウム中毒では，中枢神経毒性による運動失調，昏睡，痙攣発作などが生じる。

2）その他の処方薬

循環器用薬中毒では徐脈，血圧低下，不整脈，心電図異常などが生じる。その他にCa拮抗薬中毒やβ遮断薬中毒では高血糖が，急性ジギタリス中毒では高カリウム血症が生じる。テオフィリン中毒では悪心・嘔吐，頻脈，せん妄，難治性痙攣発作などが生じる。また，高血糖，低カリウム血症，低リン血症，低マグネシウム血症，高カルシウム血症などの代謝異常が生じる。

3）市販薬

アセトアミノフェン中毒では服用後24～72時間で肝障害が生じ，血清ALT，AST，ビリルビン値などが上昇し，重症では3～5日で肝不全となり，黄疸，凝固障害，低血糖，肝性脳症などが生じる。アスピリン中毒では，三徴として知られている悪心・嘔吐，頻呼吸・過呼吸，耳鳴り・難聴が生じるが，この他に酸塩基平衡異常，高体温，昏睡，痙攣発作などが生じる。ジフェンヒドラミン中毒では，小児および若年者ではせん妄や不穏・興奮などの中枢神経興奮症状が生じるが，大人では傾眠，昏睡などの中枢神経抑制症状が生じる。

4）乱用薬物

アンフェタミン類中毒では不穏・興奮，錯乱，幻覚・妄想などの中枢神経興奮症状，および高体温，発汗，散瞳，頻脈，高血圧などの交感神経興奮症状が生じる。また，急性心筋梗塞，急性大動脈解離，脳出血などの重篤な合併症が生じることもある。オピオイド中毒では，三徴として知られている昏睡，ピンホール（針穴，針の目）縮瞳，呼吸抑制・停止などが生じる。

5）農 薬

有機リン中毒では発汗，縮瞳，気道分泌物増多，流涙，流涎，徐脈，下痢，気管支攣縮，喘鳴などのムスカリン様症状，散瞳，頻脈，筋線維束攣縮などのニコチン様症状，痙攣発作，呼吸停止などの中枢神経症状が生じる。パラコート中毒では服用量が多いと，たいていは急性循環不全や心室細動などで服用後24時間以内に死亡する。そうでなければ1～4日で肝・腎障害が生じ，3～14日で進行性肺線維症が生じると救命は困難である。グルホシネート含有除草剤中毒では服用後4～60時間で昏睡，痙攣発作，呼吸抑制・停止が生じる。

6）工業用品・化学製品

メタノール中毒では，当初は速やかに吸収されたメタノールによる浸透圧ギャップの開大，酩酊などが生じるが，服用後6～30時間の潜伏期を経て毒性代謝物の蟻酸によるアニオンギャップ開大性代謝性アシドーシス，視覚異常，失明，昏睡，痙攣発作などが生じる。シアン化合物中毒では，急速に細胞呼吸障害が進行して昏睡，呼吸抑制・停止，血圧低下，急性循環不全，心停止，アニオンギャップ開大性代謝性アシドーシスなどが生じる。ヒ素中毒では，当初は激しい下痢・嘔吐，低容量性ショック，急性循環不全などが生じるが，遅発性に皮膚の紅斑，肝障害，末梢神経炎などが生じる。

表VII-1　CO-Hb濃度と臨床症状

CO-Hb濃度(%)	臨床症状
10<	軽度の頭痛，激しい運動時の息切れ
20<	中等度の頭痛，めまい，嘔気，頻脈，頻呼吸，中等度の運動時の息切れ
30<	激しい頭痛，視力障害，耳鳴り・難聴，錯乱
40<	意識障害，異常呼吸（浅く不規則）
50<	昏睡，痙攣発作，Cheyne-Stokes呼吸
60<	昏睡，痙攣発作，散瞳，対光反射消失，呼吸抑制，心機能の低下
70<	呼吸不全，循環不全，死亡

7）ガス

　一酸化炭素中毒では，CO-Hbは酸素運搬能がないうえに，CO-Hbの存在下では酸素解離曲線は左方移動するため，組織に低酸素ストレスが生じて表VII-1に示すような症状が生じる。硫化水素中毒では，低濃度では角結膜炎や気管支炎などの粘膜刺激症状が生じるが，高濃度では細胞呼吸障害による昏睡，痙攣発作，呼吸抑制・停止，急性循環不全，心停止などが生じる。

3．中毒の標準治療

1）全身管理

　例えば，昏睡状態により舌根沈下が生じていれば，気管挿管により気道を確保する（気道の管理）。呼吸状態が悪ければ，人工呼吸器管理をする（呼吸の管理）。ショック状態であれば，大量輸液や昇圧薬を投与する（循環の管理）。痙攣発作があれば，抗痙攣薬を投与する（中枢神経系の管理）。

2）吸収の阻害

　経口摂取であれば，消化管除染法を施行する。以前は催吐，胃洗浄，下剤の投与（単回）が施行されていたが，いずれも予後を改善するエビデンスがなく，現在は推奨されていない。第一選択は活性炭の投与で，いくつかの適応のある薬毒物に対しては腸洗浄を施行する。

3）排泄の促進

　生体内に吸収されてしまった薬毒物を効率よく排泄することである。例えば，肝臓でグルクロン酸抱合されて胆汁中に排泄された後に大腸の腸内細菌のもつグルクロン酸分解酵素によって再び親物質になり大腸から吸収されることを腸肝循環という。腸肝循環するカルバマゼピンやフェノバルビタールによる中毒では，活性炭の繰り返し投与を施行する。弱酸性物質は，アルカリ尿中では陰イオンの割合が増加して尿細管細胞からの再吸収が阻害されるので，尿中排泄が促進される。アスピリン（アセチルサリチル酸）は吸収されると速やかに加水分解されて弱酸性のサリチル酸となりおもに腎排泄されるので，アスピリン中毒では尿のアルカリ化を施行する。組織より血液中や細胞外液中に分布し（分布容積が小さく），分子量が小さく，蛋白に結合しない薬毒物による中毒では血液透析法が有効な可能性があるので，重症のメタノール中毒，エチレングリコール中毒，リチウム中毒では血液透析法を施行する。重症のアスピリン中毒では，酸塩基平衡異常を是正する意味でも血液透析法を施行する。分布容積が小さいが，ある程度蛋白に結合し，活性炭に吸着される薬毒物には活性炭を吸着剤とした血液灌流法（血液吸着法）が有効な可能性があるので，重症のカルバマゼピン中毒，フェノバルビタール中毒，フェニトイン中毒，テオフィリン中毒では血液灌流法を施行する。

4）解毒薬・拮抗薬

　三環系抗うつ薬中毒では，血圧低下，心室頻拍などの心室性不整脈，QRS時間の延長（> 0.10秒）があれば炭酸水素ナトリウムを投与する。アセトアミノフェン中毒では，血中濃度をSmilksteinらの治療線（図VII-1のB）にプロットして上にくればアセチルシステインを投与する。オピオイド類中毒では，オピオイド受容体拮抗薬であるナロキソンを投与する。有機リン中毒では，ムスカリン受容体拮抗薬であるアトロピンを投与する。メタノール中毒やエチレングリコール中毒では，これらの物質よりアルコール脱水素酵素に親和性のはるかに高いエタノールを投与し，毒性代謝物の産生を抑制する。シアン化合物中毒では，コバルトイオンに結合している水酸化物イオン（OH⁻）とシアン化物イオン（CN⁻）を置換して結合するヒドロキソコバラミンを投与する。ヒ素中毒では，キレート剤であるジメルカプロールを投与する。

（上條　吉人）

VIII. 災害医療

1. 災害とは

1）災害の定義

　災害（disaster）が最も一般的な用語であるが，同様の内容を表す言葉として大災害（catastrophe），大事故災害（major incident），集団災害，多数傷病者事案（mass casualty incident）あるいは事件，事案，出来事（英語はいずれも incident）が用いられている。このような混乱を反映してさまざまな定義が提唱されてきたが，すべての場合に過不足なく適応できる災害の定義はない。

　医療にかかわる立場からみた災害は「発生場所，生存被災者の数，重症度または傷害の種類から特別な人的・物的資源を必要とするできごと」と定義される[1]。例えば，遠隔地での事故，多数の傷病者，重症熱傷患者や手術を必要とする傷病者が多数発生した場合などは，対応のために特別な人的・物的資源が必要となる。一方，生存被災者がいない場合には，残念ながら医療活動の対象とはならない。

　災害対応には多くに医療資源が必要となるので，結果として通常の医療供給に影響をきたす。その点に注目すると，災害の定義は「地域（コミュニティ）の保健医療への重大な脅威となるような事故災害」，あるいは「保健医療サービスの継続に支障をきたすような事故災害」とすることも可能である[1]。

2）災害の分類と種類

　災害にはさまざまな種類があるが，問題点と対応策を効率的に考えるためにはまず適切な分類を行う必要がある（表VIII-1）。

　最も一般的な分類は自然災害と人為災害に区分するもので，時にはこれに特殊災害が追加される。特殊災害はCBRNE災害あるいはNBC災害とも呼ばれ，化学（chemical）テロ・災害，生物（biological）テロ・感染症災害，放射性物質（radiation）および核（nuclear）兵器・災害，爆発（explosive）が含

表VIII-1　災害の分類と種類

自然災害	地震，台風，洪水，津波，なだれ，火山噴火，竜巻，干害，雷など
人為災害	交通事故，列車・航空機事故，工業災害，テロリズム，マスギャザリングなど
特殊災害	C（化学）・B(生物)・R（放射性）・N（核）・E（爆発）の関わるテロあるいは災害
広域災害	
局地災害	
単純災害	ライフラインに損傷が及んでいない災害
複合災害	ライフラインが損傷された災害
代償性災害	追加の人的・物的資源を投入することにより対応可能な災害
非代償性災害	追加の人的・物的資源を投入しても対応困難な災害

まれる。

　災害の影響の及ぶ範囲からは広域災害と局地災害に分類される。地震や台風などの自然災害は広域となることが多く，交通事故などの人為災害は局地的であることが多い。しかし，福島原発事故のように人為災害でも広域に及ぶ場合もある。

　単純災害は，電気，ガス，水道，道路，通信網や病院などが本来の機能を維持した状態を指す。一方，複合災害になると上記のライフラインやインフラストラクチャーに被害が及んだ状態となる。

　代償性災害は，追加の人的・物的資源を動員することにより，傷病者に対処できる場合を指す。すなわち，需要が供給能力を下回っている状態である[1]。非代償性災害では，医療資源を追加動員しても傷病者数に十分対応できない状態となる。

2. 災害医療と救急医療

　災害医療と救急医療には非常に多くの共通点があるが，2つの根本的な相違点がある。1つめは，救急医療においては傷病者数に対して必要な医療資源が上回っている（供給＞需要）のに対して，災害医療では傷病者数に対して医療資源が不足している（供給＜需要）。そのため，医療を提供する際には優

先度を評価してその順番に従って実施する。2つめの相違点は，救急医療においては1名の傷病者を救命するためにすべての資源を投入する（局所最適化）のに対して，災害医療では最大多数に対して最善の治療を提供する（全体最適化）ことである。具体的な例としては，救急の場合と異なり，災害時においては心停止患者に対して胸骨圧迫（心臓マッサージ）は原則として行わない。

　災害医療と救急医療の共通点としては，両者に用いられる資機材は同一のものであり，関与する組織（医療，消防・救急，警察，保健所，行政，ボランティア組織など）や人々も共通である。救急医療の体制ができていなければ，適切な災害対応はできないが，救急体制があるだけは十分でない。災害に対する準備（計画，装備，教育・訓練）が不可欠である。

3. 災害時の活動

1）災害対応の原則

　災害に対して体系的に対応するための活動原則は，CSCATTTの7つに要約できる（表Ⅷ-2）。また，この7原則はこの順番に実施しなければならない。このうちCSCAは医療活動を管理することを目的としており，TTTは医療活動そのものである。従来は災害医療の3TとしてTTTが強調されていたが，TTTを適切に実施するためにはCSCAを事前に確立することが不可欠である。

2）指揮と統制（Command and Control）

　医療が1つの組織として機能するためには指揮系統の確立が不可欠である。これは消防や警察組織と同様に，医療全体の秩序だった縦の連携を構築することを意味する。また，統制は関係各機関の横の連携を意味する。

3）安全（Safety）

　安全の優先順位は，①自分，②現場，③生存被災者である。すなわち，個人の安全が最も重要であり，各々の医療従事者が適切な防護装備を着用することにより確実なものとなる。安全に関する確認については消防機関や警察などから適宜情報を得る必要がある。また，医療従事者が安全に活動できないと判

表Ⅷ-2　災害に体系的に対応するために（CSCATTTパラダイム）

Command and control	指揮と統制
Safety	安全
Communication	情報伝達
Assessment	評価
Triage	トリアージ
Treatment	治療
Transport	搬送

断される場合には，（しかるべき組織への）通報，（現場からの）避難，（安全が確保されるまでの）退避の原則に従う。

4）情報伝達（Communication）

　従来は災害現場における情報伝達は重視されておらず，そのために対応が遅れるなどして弱点となることが多かった。現場における医療の責任者と警察，消防などの責任者間での情報伝達とともに，医療組織内での情報伝達が不可欠である。具体的な方法としては携帯電話や無線などがあるが，それぞれの利点，欠点を理解して使用に習熟する必要がある。情報伝達に際しては，一定の項目と順番に準拠した内容を伝えると効率的である。伝達すべき項目としては，報告者（自分），災害の程度，場所，種類，進入経路，現場の危険情報，傷病者の数と種類・重症度，救急隊・消防・警察・医療の現状と今後の必要数，などである[1]。

5）評価（Assessment）

　現場における評価としては，まず傷病者の数と傷病の種類，重症度を把握する。この情報に基づいて現場での医療の初動対応が決定される。評価を継続的に実施することにより，現場における危険や医療の需給バランスについての情報を得ることができ，それに応じて医療責任者（指揮者）は必要な対応を決定する。

6）トリアージ（Triage）

　医療を必要とする傷病者の数が医療者の数よりも多い場合にはトリアージを行う。すなわち，トリアージとは治療の優先順位に基づいて傷病者に順番をつけることである。トリアージでは優先順位に従って患者を4段階（赤，黄，緑，黒）に分類する

表Ⅷ-3 トリアージカテゴリー

分類	識別色	傷病の状態	具体例
最優先治療群（即時，重症）	赤色（Ⅰ）	生命を救うために直ちに処置が必要	気道閉塞，意識障害，多発外傷，ショック，血気胸，大量の外出血，クラッシュ症候群，開放性頭蓋骨骨折
待機的治療群（緊急，中等症）	黄色（Ⅱ）	治療に時間的余裕がある，バイタルサインは安定	全身状態は比較的安定：脊髄損傷，四肢長管骨骨折，脱臼，中等度熱傷など
保留群（猶予，軽症）	緑色（Ⅲ）	軽易な傷病，専門的治療は不要	四肢骨折，脱臼，打撲，擦過傷，小さな切創，挫傷，軽度熱傷
死亡群	黒色（０）	すでに死亡，心肺蘇生をしても救命の可能性がない	圧迫，窒息，高度脳損傷，高位頸髄損傷，心大血管損傷，CPA

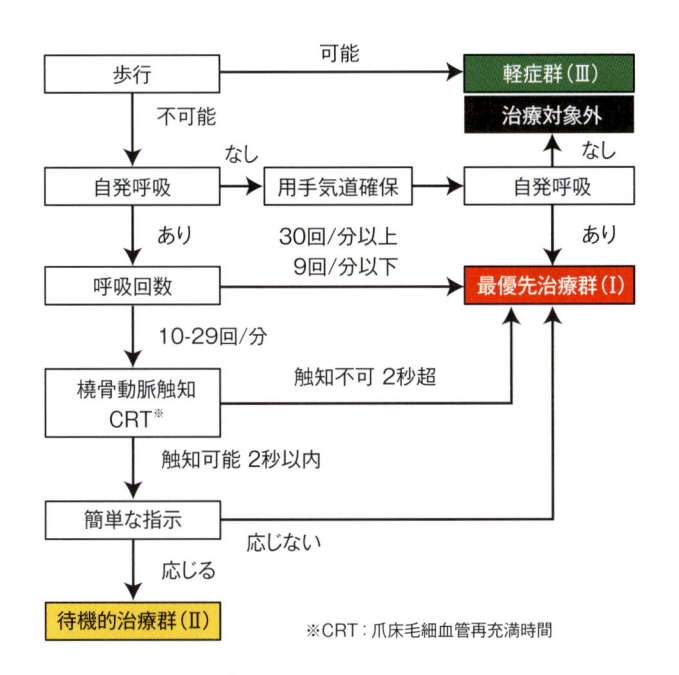

図Ⅷ-1 START式トリアージ

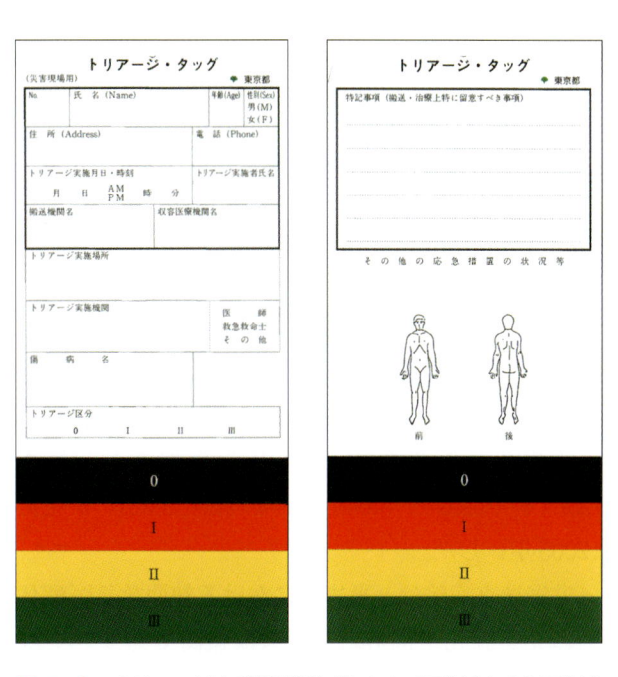

図Ⅷ-2 トリアージタグ（標準様式）：おもて面（左）とうら面（右）

（表Ⅷ-3）。注意すべき点は，救急患者の容態が変化するものであるのと同様に，トリアージは動的なプロセスであり，繰り返し行うことが必要である。

トリアージでは原則として二段階のトリアージを実施する。現場では多数の傷病者に効率的に対処するために一次トリアージと呼ばれる簡便な方法が用いられるが，わが国ではSTART式トリアージが普及している（図Ⅷ-1）。これは歩くことのできる人を最初に「緑」として分けるもので，より効率的に一次トリアージが実施できる。現場救護所などから病院への搬送を行う際には，より多くの情報を利用した二次トリアージが実施される。この際には呼吸数，収縮期血圧，意識レベルなどの生理学的指標や傷害の解剖学的重症度に基づいて判断を行う[1-3]。

傷病者に対して行ったトリアージの結果を明らかにするためにトリアージタグを用いる。ここには優先度の数字（０，Ⅰ，Ⅱ，Ⅲ），名称および色（黒，赤，黄，緑）が記載されるとともに，患者氏名などの情報を記載する[2]（図Ⅷ-2）。

7）治療（Treatment）

災害時の医療の目的は，平時の救急における治療と異なり，最大多数に最善を尽くすことである。すなわち，救命可能な傷病者に治療を行うことで，心停止患者や救命困難な重傷者に救命の努力をすることではない。また，現場救護所での治療の目的は病院まで安全に搬送できるようにすることであり，根治的な医療を行うことではない。

8）搬送（Transport）

搬送の目的は，適切な患者を，適切な時間内に，適切な場所へ運ぶことである。通常，重症（赤）の患者は救急車あるいは必要に応じてヘリコプターで病院へ搬送されるが，搬送前に適切な搬送先病院を決定し，全身状態を安定化したうえで，適切な搬送手段を用いて搬送することが重要である。軽症者（緑）は救急車以外の搬送方法を考慮することも必要である。

4. 災害医療体制について

災害医療に関する法律は「災害対策基本法」(1961年)、「災害救助法」(1947年)が根本となっている。災害対策基本法は伊勢湾台風(1959年)の教訓から施行されたもので、各種災害に備えて、国土ならびに国民の生命・身体・財産を保護するために総合的な防災計画を策定するなど、災害対策の基本(理念と実施指導のための組織構造)を定めている。一方、災害救助法は南海大地震(1946年)を契機として施行されたもので、災害発生時の被災者の保護と社会秩序の保全を目的としている。

わが国の災害医療体制は阪神淡路大震災(1995年)を契機に大きく変化した。「災害対策基本法」に大幅な改正が行われるとともに、「地震防災対策特別措置法」が制定された(いずれも1995年)。また、災害拠点病院の整備(1996年)が始まり、日本DMAT(disaster medical assistance team)が発足(2005年)した。

災害拠点病院は、災害時における初期救急医療体制の充実強化を図るための医療機関であり、①24時間体制で災害に対する緊急対応ができ、被災地域内の傷病者の受け入れ・搬出が可能な体制をもつこと、②実際に重症傷病者の受け入れ・搬送をヘリコプターなどを使用して行うことができること、③消防機関(緊急消防援助隊)と連携した医療救護班の派遣体制をもつこと、④ヘリコプターに同乗する医師を派遣できるとともに、十分な医療設備や医療体制、情報収集システムならびに、ヘリポート、緊急車両と自己完結型で医療チームを派遣できる資器材を備えていること、が求められる。全国で582病院(平成20年7月現在)が指定されている。

DMAT(災害派遣医療チーム)は、災害急性期に活動できる機動性をもった、トレーニングを受けた医療チームと定義されている。医師、看護師、業務調整員(救急救命士、薬剤師、放射線技師、事務員等)より構成された医療チームで、地域の救急医療体制だけでは対応できないような大規模災害や事故などの現場に急行して活動する。なお、米国では国家災害医療システムのもとに1988年よりDMATが組織されているが、チーム構成および構成員数は大きく異なる。

5. おわりに

わが国では2011年に東日本大震災と福島原発事故を経験した。さらに、南海トラフの大震災や首都直下型地震の懸念が高まっている。また、世界各地で大規模な地震やテロ事件をはじめとするさまざまな災害が多発している。今日の医療従事者には、過去の災害から教訓を学び(lessons learned approach)、すべての災害(all-hazard approach)に備えることが求められている。

【参考文献】

1) 小栗顕二, 杉本壽, 吉岡敏治監訳:MIMMS大事故災害への医療対応 現場活動と医療支援—イギリス発, 世界標準. 永井書店, 大阪, 2005.
2) 日本集団災害医学会監修, 日本集団災害医学会DMATテキスト編集委員会編:DMAT標準テキスト. へるす出版, 東京, 2011.
3) 山本保博, 鵜飼卓, 杉本勝彦監修, NPO災害人道医療支援会:災害医学. 第2版, 南山堂, 東京, 2009.
4) MIMMS日本委員会監訳:災害ルール. へるす出版, 東京, 2012.

(嶋津　岳士)

IX. 小児救急

小児の救急診療は成人と同様の診療理念で進めるが，成人との相違点への配慮が求められる。検体・輸血・生理・画像それぞれの検査に特徴があり，小児の解剖学的・生理的・疫学的特徴の理解が肝要である。

1. 小児救急の特徴

1）解剖学的特徴

小児は成人と比較して体格が小さい。静脈，尿道，椎間腔など検体採取経路が細く狭小であることで，安全で迅速な検体採取は阻害され，循環血液量など体液量が少ないため検体採取量が制限される。

頭部が大きいため容易に転倒し頭部外傷を起こしやすく，肝臓や脾臓などの実質臓器も大きく結合織が弱いことで損傷を受けやすい。これらは外傷による搬入時の画像検査の適応と関連する。

成長によって体格が大きく変化するため，造影剤を含む薬剤の投与量も変化する。小さい体格により静脈路も細径であり，投与時には配慮を要する。

とくに乳幼児では後頭部の突出により，仰臥位で前屈位となり気道閉塞をきたしやすい。画像検査や生理検査時に鎮静を要する場合は留意を要する。

2）生理学的特徴

年齢によりバイタルサイン，モニター値の正常値が異なる。より年少であるほど体格が小さく1回換気量や1回心拍出量は小さくなるため，呼吸数や心拍数が多くなる。血算や生化学など検体検査，心電図や脳波など生理学的検査においても年齢により正常値・正常所見が異なる。

新生児期は多血傾向であり，1歳前後では食事性の鉄欠乏性貧血をきたしやすい。短期間でも正常値が大きく変化する。

新生児期には黄疸は生理学的に認められる兆候であるが，治療を行うべき黄疸の程度は満期産か早産かによって異なる。

肝臓のグリコーゲン貯蔵や糖新生が少ないため，嘔吐や絶食により低血糖に陥りやすい。

体表面積が大きく皮下脂肪が薄いことと関連して，低体温に陥りやすい。初期診療での脱衣や急速輸液などによって低体温に陥りやすい。画像検査の際など，輸液・輸血製剤の加温などの配慮を要する。

3）疫学的特徴

救急受診は多いが，そのほとんどは軽症患者である。救急搬送された重症患者のうち小児が占める割合は1.5％，うち死亡は1.2％とされるなど[1]，重篤小児患者は少ない。

4）その他の特徴

年齢により発達段階が異なる。幼少ほどコミュニケーションが困難であり，病歴聴取は家族など養育者に依存する。症状を正確に訴えられないことが問診や診察の障壁となる。そのため上述のように検査を阻害する要因がありながら，小児では検査適応の閾値が下がる傾向にある。

小児の救急疾患には，好発年齢があるものや，年齢により症状が異なるものなどがある。通常感染症の場合は発熱をきたすが，新生児が高率に細菌性髄膜炎を発症し，時に発熱でなく低体温をきたすことなどが一例である。これらも診断への到達を複雑にする遠因となる。

2. 評価と初期治療

救急初期診療においては成人同様，外傷，非外傷を問わず初期診療の段階で検体検査や画像検査を要する。とくに小児においては，前述のように問診や診察の限界から検査適応の閾値は低くなる傾向にある。

また初期治療においては，体格が小さく血管が細いこととも関連して末梢静脈路の確保が困難である。そのため骨を穿刺し留置する骨髄路が，その迅

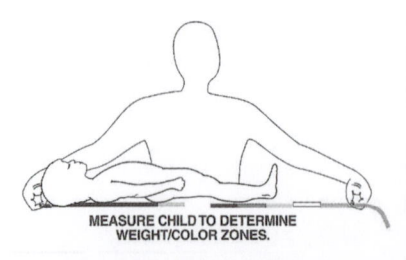

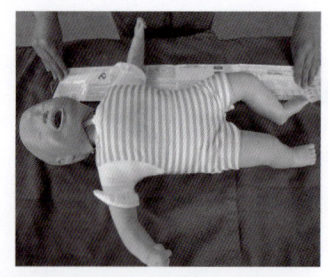

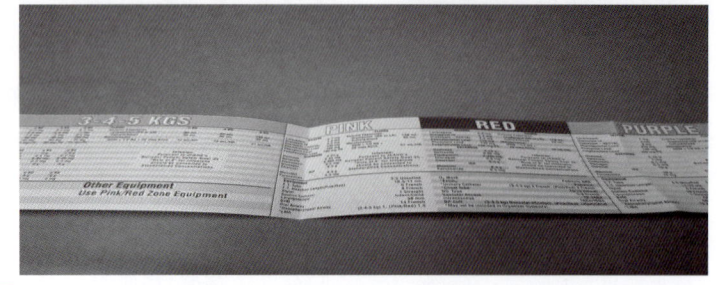

図Ⅸ-1　Broselow Pediatric Resuscitation Tape

速性から選択される。

　成長による体格の差違が大きく，デバイスの種類・サイズや，輸液・薬剤の投与量も異なる。これらは迅速な初期診療を阻害するばかりでなく，投薬量の誤りなどの有害事象も惹起する。身長からデバイスや投薬量を算出するBroselow Pediatric Resuscitation Tape（図Ⅸ-1）などの使用がリスクの軽減に有効とされる。

3．各種検査の小児における留意点

1）検体検査

（1）検体採取

　とくに新生児では採血が困難であり，足底採血が行われる。溶血による検査値への影響を念頭におく必要がある。

　骨髄路から採取された検体は血算以外の，血糖・静脈血液ガス・電解質・生化学・血液型などの測定に使用できる。

　3か月未満では，細菌性髄膜炎のリスクが高く，発熱だけでも髄液検査の適応となる。しかし，腰椎穿刺により脳ヘルニアを助長する可能性があるため，頭部CT撮影を先行させる。全身状態不良やCT上で高度脳浮腫が示唆される症例では髄液採取せず，血液培養検体を採取し抗菌薬を投与する。

　随意で検査の提出ができない患児では尿パックや導尿による採尿が必要となる。

（2）検体量

　年少児ほど検体量を得にくく，少ない検体量での検査が求められる。

　小児用のスピッツや血液培養ボトルなどを用い，少ない検体量で検査することも考慮される。

a．血液検査

　マイクロスピッツの使用は，採血と検体検査ともに操作を簡便にする。成人の1/8～1/2程度の検体量で検査が可能である。血算については250μL以下の場合，希釈法で検査を行う場合もある。その場合最小量は25μLであるが，値は参考値となり，また血液像も目視が必要となる。

　採血量が非常に少ないために，値の再検は困難である。

b．血液培養

　血液培養ボトルも小児用があり，好気・嫌気兼用，薬剤吸着1～4mL，偏性嫌気性用，薬剤吸着10mLである。成人では一般的に1ボトルにつき10～20mLの採血量が必要となるため，少量での検査が可能となる。

　コンタミネーションを除外するために，超低出生体重児以外では血液培養は2セット採取することが望ましい。しかし，小児では2セットの検体量の採取は相当量の血液になるため，児の体格や状態を考慮して採血を行う。

表Ⅸ-1　小児のおもな検査値　　　　　　　　　　　　　　　　　　　　　　　　　　　　　　　　＊＊は成人での値

		出生時（臍帯血）	3日目	1週	1ヵ月	2ヵ月	6ヵ月	2才	12才
Hb（g/dL）	平均	16.5	18.5	18.5	14	11.5	11.5	12	13.5
	-2SD	13.5	14.5	13.5	10	9	9.5	10.5	11.5
Ht（%）	平均	51	56	54	43	35	35	36	40
	-2SD	42	45	42	31	28	29	33	35
WBC（10³/μL）			7〜25			7〜15		7〜11	6〜10
好中球（10³/μL）			5〜15			4〜8		2.5〜5.5	3〜5
リンパ球（10³/μL）			3〜14			4〜11		3〜7	2.5〜4.5
好中球（%）			60±10			60±10		40±10	65±10
PT（秒）			12.4±1.46		11.8±1.25				＊＊12.4±0.78
APTT（秒）			42.6±8.62		40.4±7.42				＊＊33.5±3.44
HPT（%）			49±16				76±23		＊＊70〜130

	0日目	3日目	1週	1ヵ月	2ヵ月	6ヵ月	2才	12才
Na（mEq/L）			134-146			139-146		138-145
K（mEq/L）			3.9-5.9			4.1-5.3		3.4-4.7
Cl（mEq/L）			97-100			98-106		98-106
髄液検査								
細胞数（/μL）	0-76		1-34		10以下		8以下	5以下
蛋白（mg/dL）		45-100				15-45		
糖（mg/dL）		30-70				40-90		

〔文献4）より引用・改変〕

(3) 検査値

新生児期は，腎機能の未熟性と関連して，高カリウムや低ナトリウムが認められることが多い。また髄液検査においても，細胞数・蛋白量とも高値をとる。糖については，血糖の1/2以下は異常値と考える。表Ⅸ-1に小児のおもな検査値の成長に伴う変化を示す。

2）血液型・輸血関連検査

(1) 血液型検査と輸血

成人ではABO式血液型を判定する場合，オモテ検査とウラ検査を行う。抗体産生が始まるのは生後3〜6か月頃であり，新生児期には母体の抗体が存在するために正確な検査が行えず，オモテ検査のみの判定となる。

1歳未満では赤血球膜上の抗原の強さも成人の1/3程度といわれており，信頼性に乏しいため正確な血液型の判定は1歳以降が望ましい。

小児では体格が小さいために，輸血製剤を体重に合わせて使用する。濃厚赤血球輸血の場合は10 mL/kgの製剤投与により，Hb 3 g/dLの上昇が見込まれる。

(2) 血液型不適合

母体の血液型と児の血液型が異なるときに，新生児で溶血性貧血や重症黄疸を引き起こすことがある[2]。

Rh血液型不適合は，患児は第2子であることが多く，第1子の場合は過去に輸血を受けた既往や，すでに抗体を産生していることが必要となる。母親の間接クームス検査が陽性となり，児の直接クームス検査が陽性となる。

ABO式血液型不適合では，胎児赤血球の抗体レセプターの発育が十分でないため直接クームス検査は陰性となることが多い。ABO式同型成人赤血球による間接クームス検査は陽性となる。

3）生理検査

救急で行われる生理検査としては，心電図，脳波，聴性脳幹反応などがあげられる。正確な検査を行うためには時に鎮静が必要となる。鎮静については後述する。

Ⅸ. 小児救急

(1) 心電図

とくに新生児や乳児では，心電図の電極も体格に合わせた小児用が必要となる。

小児の心電図は，心拍数も年齢によって異なり，体格が小さいほど心拍数は高くなる。QRS軸は成人よりも右軸偏位の傾向がある。正常でも，成人では認められない陰性T波の所見が認められ，年齢によって認められる部位が異なる。先天性心疾患のため，特異的な心電図を示すこともある[3]。

(2) 脳 波

てんかんの診断や脳死判定を行う場合において，脳波は重要な検査である。

体格が小さいことや皮膚が薄いことから電極の貼付が技術的に難しく，頭蓋が小さいため電極数も少ない。生体からのアーチファクトの鑑別も成人よりも難しく，機器からのアーチファクトを取り除く必要がある。

新生児期，乳児期前半においては，大脳は形態的にも機能的にも未成熟である。早産児では，正常脳波に平坦に近い低電位が存在するため判断が難しい。覚醒脳波では，3か月ごろに律動性θ波が出現し，1～1.5歳でα周波数が出現する。8～9歳頃にα波が有位となり，有位律動が成人と同じになる。25歳頃までは若年者後頭部徐派が認められる。

(3) 聴性脳幹反応

聴性脳幹反応は，脳神経学的な検査（脳死判定など）として行われる一方で，新生児の難聴のスクリーニングとして行われる。新生児では髄鞘化が完成していないために，潜時が遷延する。通常は2歳頃に完成する。

4）画像検査

画像検査を行ううえでも，小児の解剖学的特徴を念頭におく。1歳頃までは大泉門が開いており，骨癒合も完成されていない。

(1) 骨折の評価

骨端線があり骨折線と見間違えやすい。また，骨化が不十分であり，骨折の評価が困難である。さらに，若木骨折や膨隆骨折，弯曲骨折，剥離骨折といった小児に特有の骨折もある。

(2) 頸 椎

頭が大きく，頸椎の支点が高い。そのため14歳未満では高位（C1-C4），14才以上では低位（C5-C7）頸椎損傷が多くなる。

以下に小児の頸椎の正常変異を示す。
- 頸椎の前弯がない
- 椎体が楔状である
- 歯突起の軟骨結合部は16才まで放射線透過性がある
- C2，C3の頸椎の配列が正常線上にないことがある

側面像の環軸椎間距離は5mm以下が正常で，成人の正常値（3mm）よりも広い。

受傷機転や症状から頸椎・頸髄損傷が疑われる場合，開口位を含めた頸椎3方向写真撮影が困難である際には，頸椎CT撮影の適応となる。

(3) 胸部X線

乳児では正常胸腺が上縦隔の陰影として確認されることがある。右上肺に三角形に張り出している場合が多い。

心胸郭比（CTR）は成人では50％未満が正常であるが，乳幼児では50～60％は正常である。

(4) CT

撮影時は時に造影剤が必要となることがある。造影剤は軽度の副作用（吐き気，痒みなど）は3％程度，重篤な副作用（アナフィラキシー）は0.1％程度の発生率といわれている。重篤な副作用が生じた際に対応できるように，撮影中もモニタリングを行うとともに救急カートや院内での緊急コードの発令などの整備が必要となる。

インジェクターを使用した造影剤の投与は，均一な速度での造影効果が得られる一方で，投与中に抵抗があっても一定の速度で注入を行ってしまう。そのため点滴漏れを起こしやすく増強しやすいというデメリットがある。小児ではインジェクターを使用せず手押しでの造影剤投与のほうが安全である。

前述した骨髄針を使用しての造影検査は可能であるが，インジェクターの使用は安全とはいえないため，手押しでの造影剤投与を推奨する。

(5) 超音波

心臓超音波検査の中で，先天性心疾患，川崎病などは小児に特有の疾患であり，解剖学的な知識が必要となる。

1歳未満では大泉門が開いているため，超音波での頭蓋内の評価が可能となる。頭蓋内出血や水頭症の検索が可能である。重症患者ではCT撮影のための移動がリスクとなること，被爆がなく頻回の評価が可能であることより有用である。

5）鎮　静

画像検査や生理検査では，正確な検査の評価のために鎮静が必要となる。非緊急時は鎮静が必要な場合，事前に絶食とし嘔吐からくる誤嚥の予防に努める。緊急時は全員がフルストマックであるとして対応する。

薬剤による鎮静により上気道狭窄や窒息を起こす可能性，鎮静により意識レベルの評価が難しくなることを考慮する。

気道に問題がある場合だけでなく，呼吸不全や循環不全，意識が悪い場合にはあらかじめ確実な気道確保を行ったうえで鎮静と検査が必要となる。児の状態が悪い場合には，検査よりも状態の安定化を図ることを優先する。

(1) 準　備

鎮静を行う場所には酸素投与と吸引のため以下の準備が必要である。
- 酸素の配管，流量計
- 酸素チューブ
- バッグバルブマスク，ジャクソンリース
- 酸素マスク，ネーザルカニューレ
- 吸引の配管
- 吸引チューブ

(2) 人　員

検査を行う人員のほかに，患者のモニタリングや記録を行う人員の確保も必要となる。

(3) モニタリング

鎮静中はパルスオキシメータや心電図のモニタリングを行う。

(4) 覚醒確認

薬剤を使用したあとには鎮静後の覚醒確認が必要であり，児が覚醒するまでは必要なモニタリングを継続し，呼吸・循環状態の安定と，意識が回復したことを確認する。帰宅させる場合には，飲水や歩行などが可能であることを確認する。

4. おわりに

小児の解剖学的，生理的特徴や疫学的特徴，体格の小さいことによる手技の困難性，聞き分けができないことによる抑制や鎮静の必要性などについての理解が必要である。そのためにより多くの人員，時間を要する。小児に特有の配慮を行いながらも，救急診療の基本的な考え方や方法については，成人と同様である。

小児救急診療では，臨床検査技師にも成人診療にはない労力が必要となるが，小児の特性を理解し，一緒により良い診療を行っていきたいと考える。

文　献

1) 総務省消防庁：平成22年版 救急・救助の現況. 2010.
2) 仁志田博司：新生児学入門. 第2版, 医学書院, 東京, 1994.
3) 保崎純郎：小児心電図トレーニング. 中外医学社, 東京, 1998.
4) 『小児内科』『小児外科』編集委員会編：そこが知りたい小児臨床検査のポイント. 小児内科 2005；37（増刊）: 1-738.

（西村　奈穂, 六車　崇）

X. 高齢者救急

　世界保健機関（WHO）では，65歳以上（高齢者人口）を14歳以下（年少人口）とともにdependent age groupと称し，総人口のうち65歳以上の占める割合を高齢化率（aging rate）としている。わが国でも，社会保障などの制度設計や統計データ集積上の便宜的な区分として65歳以上を高齢者とすることが多い。

　2011年のわが国の総人口は1億2,780万人で，高齢者人口は2,975万人，高齢化率は23.3％であった[1]。総人口は漸減する一方で高齢者人口は漸増し，それとともに高齢化率も上昇し，2020年には29.1％（高齢者人口：3,612万人）に達すると予想されている。したがって，今後高齢者救急の需要は増え，その重要性はますます増大すると考えられる。一方，高齢者救急では，診断がはっきりしない，種々の病態が混在している，治療がうまくいってもそれだけでは患者の幸福につながらないといった問題もあり，医療のみでは解決し得ない側面も有している。

1. 救急搬送からみた高齢者救急の現状

　高齢者救急搬送[2]は，2004年では全搬送の42.5％にあたる201万人，2011年では全搬送の52.0％にあたる269万人と年々増加している。さらに，疾病を対象とした2011年の年齢区分ごとの重症度をみると，高齢者では62％が入院加療を要する中等症以上（中等症：47.8％，重症：11.5％）で，他の年齢群に比し中等症以上の割合が著しく高い（乳幼児：22.2％，少年：23.9％，成人：38.2％）。また，脳疾患（12.3％），心疾患（12.0％），呼吸器疾患（11.2％），消化器疾患（8.9％）の搬送例が多く，これらで45％を占めている。外傷診療に目を向けても，交通事故死亡者に占める高齢者の割合は増加し，2012年では51.3％であった[3]。

　このように，疾病，外傷を問わず高齢者の占める割合は増大し，しかも他の年齢層にくらべて重症度が高い。

2. 加齢による身体機能・生理機能の減退

　高齢者では，個人差はあるものの加齢による身体機能や生理機能の減退（すなわち老化）を伴う。老化は非常にゆっくりと進行するため，老化そのものが救急受診の直接的理由とはならない。加えて，受診理由を老化に求めるあまり，背景にある重篤な疾患の診断遅延や重症度の過小評価につながる危険性がある。表X-1に，高齢者救急診療に影響を及ぼす加齢による身体機能・生理機能の変化を示す[4]。これらを背景として，高齢者救急診療では，就労年齢層における救急診療とは異なる特徴を呈する。

表X-1　加齢に伴う身体機能・生理機能の変化（老化）

全身的変化	①体脂肪増加，②体内水分量低下，③骨密度の低下，④臓器血流の低下
中枢神経系	①高次脳機能低下，②神経伝達物質合成低下，③疼痛閾値上昇，④体温調節機能低下
感覚器	①眼調節機能低下，②聴力低下
循環器系	①カテコラミン反応性低下，②動脈の伸展性低下，③循環機能低下（循環血液量，循環調節機能，反射性調節機能 など）
呼吸器系	①咳嗽反射低下，②肺活量低下，③肺胞残気量増加，④肺酸素化能低下
消化器系	①咀嚼力低下，②嚥下機能低下，③蛋白合成能低下，④薬物代謝能低下，⑤蠕動機能低下
腎機能	①腎血流量低下，②糸球体濾過量低下，③体内水分量低下，④Na保持能低下
筋骨格系	①筋緊張低下，②骨密度低下，③関節拘縮，④変形性脊椎症，⑤軟部組織の脆弱化
免疫系	①易感染性（体液性免疫能低下）
内分泌・代謝	①血糖調節能低下，②肝機能低下

3. 高齢者救急受診の特徴と診療上の注意点

1）医療面接の困難性

疾病であれ外傷であれ，高齢者の診療では医療面接がきわめて重要とされる一方，十分なコミュニケーションをとりがたい。主訴や症状が曖昧であったり，既往歴や内服薬剤の把握が困難で，必要で十分な情報を得るのに苦労することが多い[5]。

2）身体所見把握の困難性（典型的疾患が非典型的な症状で発症[6]）

バイタルサインは，絶対値よりも健常時との比較や経時的変化を重視する。また，疼痛閾値上昇や体温調節機能低下などにより痛みや発熱を欠き，典型的な臨床経過を示さず，来院時にはすでに病状が進行してしまっている危険性がある。胸痛を伴わない虚血性心疾患や腹痛を訴えない汎発性腹膜炎などに注意する。

3）内服薬剤の影響

高齢者では，多くの基礎疾患を抱えて多種類の薬剤を服用していることが多い。このため，薬物相互作用による有害事象や，意図せぬ過量服薬や服薬中止により思わぬ悪影響を及ぼすことがある。表X-2に危険な薬剤相互作用について示す[7]。要注意薬剤としては，ワルファリン，抗痙攣薬，テオフィリン，マクロライド系抗菌薬，ニューキノロン系抗菌薬，ジギタリス製剤などがある。

4）基礎疾患の影響を受け合併症をきたしやすい

高齢者の多くに動脈硬化をはじめとする血管病変があり，治療に伴い予期せぬ血管性合併症をきたすことがある。また，重要臓器の予備能低下により，合併症も重篤化しやすい（図X-1）。

5）チーム医療の重要性

救急病態を契機にADLが低下し，医師・看護師のみならずリハビリテーションや福祉関係のスタッフ，家族の協力を得たチーム医療が不可欠となる。また，精神面や生活環境への配慮が求められる。

表X-2 危険な薬物相互作用（内服薬剤の影響）

併用薬物	注意すべき相互作用
ワルファリン＋NSAIDs	消化管出血
ワルファリン＋サルファ剤	出血傾向
ワルファリン＋マクロライド系抗生剤	出血傾向
ワルファリン＋キノロン系抗生剤	出血傾向
ワルファリン＋アレビアチン	出血傾向，アレビアチン作用増強
ACE阻害薬＋カリウム製剤	高カリウム血症
ACE阻害薬＋スピロノラクトン	高カリウム血症
ジギタリス製剤＋アミオダロン	ジギタリス毒性上昇
ジギタリス製剤＋ベラパミル	ジギタリス毒性上昇
テオフィリン＋キノロン系抗生剤	テオフィリン毒性の増強

〔文献7）より引用・改変〕

4. 初期評価における注意点

1）意識障害・意識変容

意識障害や意識変容の鑑別には，「AIUEOTIPS」に沿ったアプローチが有用である[8]（21ページ「意識障害」参照）。高齢者では，脳血管障害，感染症，代謝性疾患，心疾患が原因となることが多い。脳血管障害では，片麻痺や意識障害を呈さず，「急にぼけた」「急に耳が遠くなった」といった訴えで受診する場合や，頭痛を欠き，神経原性肺水腫やたこつぼ心筋症といった呼吸循環器症状が前面に出たくも膜下出血などに注意する。一方，低血糖や脱水，ショックなどによる意識障害を脳血管障害と見誤ることも多い。

2）急性冠症候群

高齢者の急性冠症候群で胸痛を呈するのは50％以下であり，倦怠感，せん妄，上腹部圧迫感，歯痛，肩こり，発汗など漠然とした訴えが多い。心電図上もST上昇などの虚血性変化を示す割合が少なくなる。一方，非典型的症状で発症する急性心筋梗塞の死亡率は，診断遅延や治療開始の遅れなどにより，典型的発症の場合の3倍に達するとの報告もある[7]。

3）消化器疾患

消化管穿孔や腸管循環障害をきたす絞扼性イレウス，腸間膜動脈閉塞，非閉塞性腸管虚血による腸管壊死などで汎発性腹膜炎を発症していても，腹痛や腹膜刺激症状を欠くことがある。診断遅延は治療の遅れにつながり，予後を悪化させる一因となる。

図X-1　高齢者救急診療のピットフォール①：脳梗塞に対するt-PA投与後に発症したコレステロール結晶塞栓症

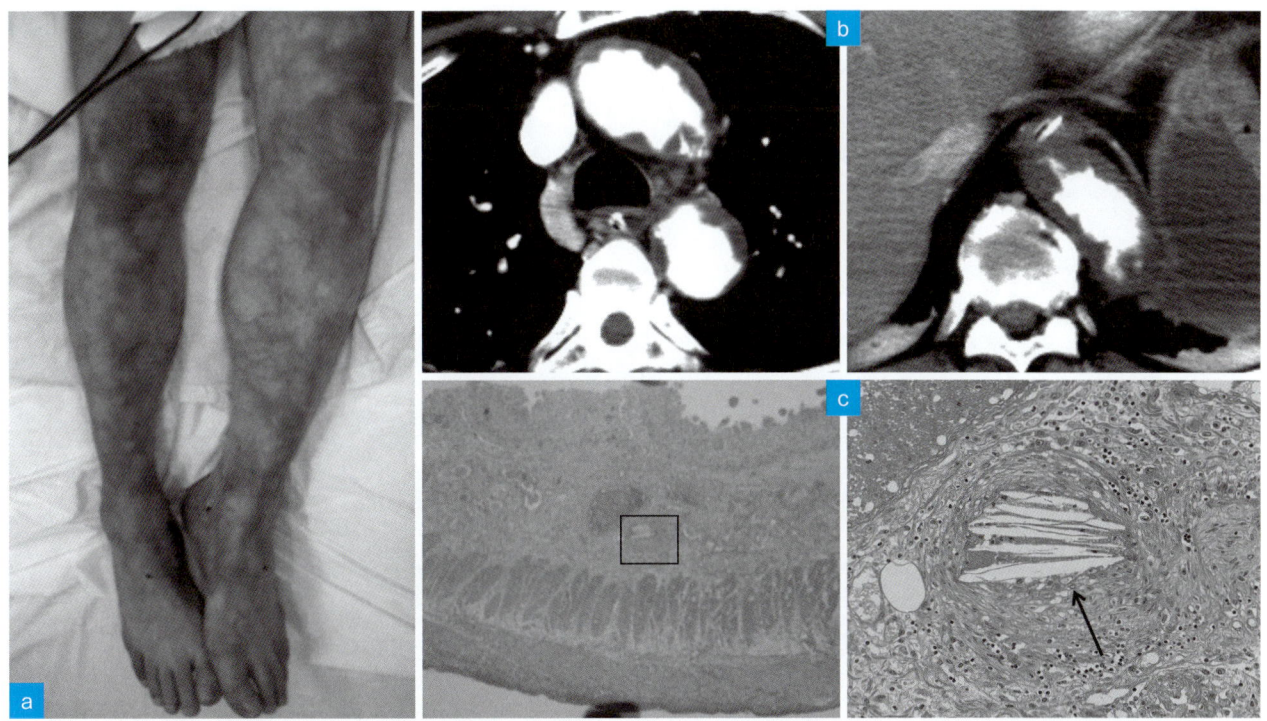

73歳，男性。脳梗塞に対するt-PA投与後に発症した急性呼吸不全，急性腎不全にて搬送された。
a：搬入時，blue toeあるいはlivedo reticularisと呼ばれる下肢網状皮斑が認められる。足背動脈，後脛骨動脈の拍動は触知可能であった。
b：造影CTでは，大動脈は多数の不整形壁在血栓による「Shaggy aorta；毛羽だった大動脈」の所見を認める。
　　病歴と症状，検査所見よりコレステロール結晶塞栓症と診断した。
c：腸管壁の動脈内にもコレステリン結晶（矢印）が生じ，広範囲腸管壊死をきたした。

4）感染症

加齢による基礎体温の低下や視床下部体温中枢の反応低下により，高齢者では感染症に罹患しても発熱しないことがある。ADLの低下やせん妄といった漠然とした症状が感染症発症の徴候であることが多い。嚥下機能や咳嗽反射低下などによる誤嚥性肺炎や複雑性尿路感染による敗血症が多い。

5）外　傷

高齢者外傷では，歩行中の転倒といった軽微な外力でも重篤となりやすく，ISSやRTSより算出された予測死亡率より実死亡率が高い。その原因として，加齢による生理学的・解剖学的臓器機能低下や基礎疾患，服用薬剤の影響がある[8]。とくに，カテコラミン反応性低下によるショック時の典型的症状（頻脈・冷汗・冷感）の欠落による病態の過小評価，抗凝固療法による止血機能の低下やnon cavitary hemorrhageといわれる軟部組織の脆弱性による出血の助長などが予後を悪化させる因子として重要である。さらに，内因性疾患により生じた失神や意識障害が契機となり外傷を生じる場合もあり，注意が必要である（図X-2）。

5. 血液検査値からみた緊急度と重症度の判定

高齢者では，血液検査値が正常範囲内にあるからといって臓器機能が正常とはいえない場合がある。加えて，検査値の異常を加齢による臓器機能の低下によるものと安易に判断し，背景に存在する器質的疾患を見逃さないことも重要である。前者に該当するのが血清クレアチニン値であり，後者に該当するのが血中Hb値である。

1）血清クレアチニン値

血清クレアチニン値は，腎機能を推定するのに用いられるが，筋肉量が減少している高齢者では，腎機能が低下していても血清クレアチニン値は正常範囲内にとどまることが多い。そのため，高齢者の腎機能評価には，年齢を考慮したeGFRで評価する必要がある。eGFRは，次の式より求められる。

男性：eGFR（mL/分/1.73m^2）
$$= 194 \times Cr^{-1.094} \times 年齢^{-0.287}$$
女性：eGFR（mL/分/1.73m^2）
$$= [男性のeGFR値] \times 0.739$$

図X-2 高齢者救急診療のピットフォール②

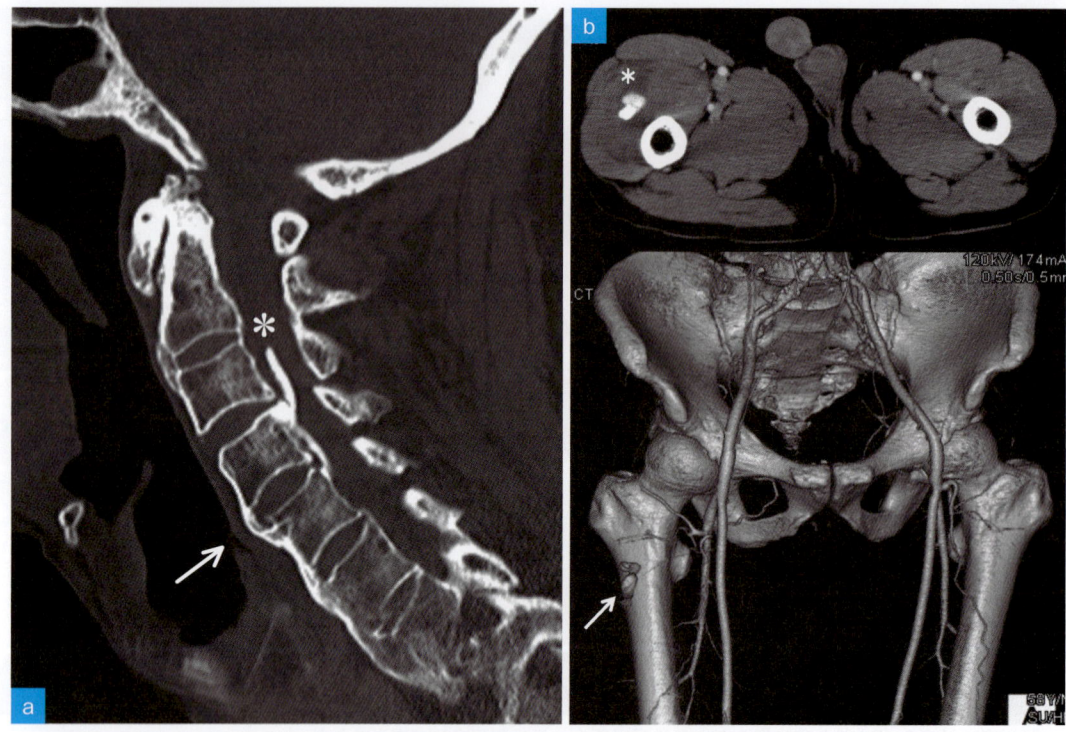

a：93歳，男性。椅子より前のめりに転倒して頸髄損傷をきたした。強直性脊椎骨増殖症（→）と頸椎後縦靱帯骨化症（＊）による脊椎可動性の低下と脊柱管狭窄により，軽微な外傷にもかかわらず頸髄損傷を生じた。
b：64歳，男性。ワルファリンとステロイド内服中。右大腿部打撲による大腿深動脈損傷より仮性動脈瘤（→）と大腿四頭筋内血腫（＊）をきたした。

2）貧血

貧血を年齢のせいにせず，悪性腫瘍などの基礎疾患の有無，消化管出血などに対する除外診断を行う必要がある。

6. 必要な検査と優先順位

高齢者救急では，就労者人口を対象とする場合よりワンランク下げた検査施行適応基準を設定し，重篤な疾患と頻度の高い疾患の優先度を高くする。

意識障害・意識変容の高齢者では，まず血糖値を測定し低血糖性昏睡や高血糖を除外する。さらに，薬物中毒の除外診断としてトライエージ®DOAによる尿中乱用薬物の検出を行う。外傷症例では，ワルファリン内服の有無をスクリーニングするため凝固機能検査（PT活性，PT-INR）を必ず行い，抗血小板剤投与の有無についても詳細に聴取する。

7. おわりに

高齢者救急に限ったことではないが，臨床検査技師は状況が許せば，傷病者がどのような状態であるか救急初療室に赴いて自分の目で確認することが重要である。そして，診療にあたる医療スタッフに対して検査項目の追加などの助言を行うことが望ましい。また，異常値が出た場合は医療スタッフに直接報告することが，見逃しをなくすためにも重要である。

文献

1) 国立社会保障・人口問題研究所：人口統計資料集．
2) 総務省消防庁：平成24年版 救急救助の現況．2010．
3) 警察庁交通局：平成24年中の交通事故の発生状況．2013．
4) 太田祥一，内田康太郎：これからの高齢者救急．救急医学 2011; 35: 619-624．
5) 寺澤秀一：救急外来における高齢者診療の心得．救急医学 2011; 35: 629-634．
6) 岩田充永：高齢者の救急受診．JJNスペシャル 2012; 88: 9-16．
7) 岩田充永：救急診療における高齢者のアセスメント・初期対応．日老医誌 2011; 48: 322-325．
8) 植西憲達：意識変容．救急医学 2011; 35: 678-684．
9) 日本外傷学会，日本救急医学会監修，日本外傷学会外傷初期診療ガイドライン改訂第4版編集委員会編：高齢者外傷．外傷初期診療ガイドライン JATEC，改訂第4版，へるす出版，東京，2012, pp193-197．

（当麻　美樹）

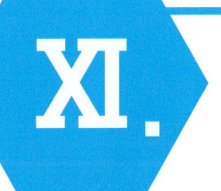

XI. 救急医療における臨床検査

11-1 臨床検査のあり方

1．概 念

近年，緊急検査は迅速検査，至急検査などさまざまな名称が使われ，患者の有益性だけではなく診療の都合や施設の効率化を目的とした場合など多様化してきている。

そこで本節では，前述の緊急検査と区別するために，救急医療（急性病態）に特化した緊急検査を"救急検査"と称し解説する。

2．目 的

臨床検査の目的は，診断・治療方針の選択・病態把握・治療効果判定・予後判定などへ導くための補助手段である。

救急検査は，急性疾患や病態急変時に，今現在の病態把握や処置・治療法選択の補助を目的に行われる検査である。したがって，正確性より迅速性，確定診断より病態把握を重視する点が，通常診療における臨床検査との相違点である。

3．理 念

救急検査を行ううえで必要な理念を以下に示す。

1）診療の流れの中に救急検査を組み入れる

診療と救急検査がお互いの位置関係を知ることが重要であり，救急検査は，処置・治療の流れにスムーズに組み込まれてこそ"チーム医療や臨床支援"という目標が達成できる。

2）無駄な検査を省く

急性病態の把握に有効な検査を選択し，迅速化に寄与するように努めなければならない。

3）検査目的の明確化

救急検査は現時点における病態を把握し，適切な治療に導くために必要な情報を得るのが目的であり，必ずしも確定診断のための検査を行う必要はない。

4）検査結果の評価

急性病態や患者急変時では極端な値に遭遇することがあるため，異常値やパニック値を検査のエラーと決めてかかってはならない。基準値が必ず正常を意味するとは限らず，反対に異常値がその患者にとって順調な経過を示すこともある。検査値だけで患者の病態を評価してはならない。

4．条 件

救急検査には，一般的な臨床検査に求められる条件に加え，以下の条件が必要となる。

1）迅速性

検査情報が治療に速やかに反映される迅速性を備えた検査でなくてはならない。とくに重症患者を対象とする場合では不可欠な条件であり，各種の呼吸循環モニターや動脈血血液ガス分析などは迅速性に優れているがゆえに有用な救急検査の一つである。

> メモ：重症度や緊急度の高い症例では，測定に時間を要する定量値より，「高値／低値あるいは（＋）／（－）」などの定性的な結果報告が処置や治療に効果的なことも多い。

2）簡便性

救急検査は迅速性の要求に加えて，夜間・休日などでは人的制約（マンパワー）も受けるため，簡便

XI．救急医療における臨床検査

表XI-1 検査優先度の目安

優先度	検査の意義	検査項目
優先度Ⅰ	生命危機にかかわる検査	血液ガス，血液型
優先度Ⅱ	治療方針にかかわる検査	電解質，血糖，CBC，心筋マーカー，PT，DDなど
	治療の安全性確認（造影検査）	腎機能検査
優先度Ⅲ	パニック値の出現	検体異常の有無を確認後報告

性を考慮した検査システムの構築が望ましい．

3）随時測定

24時間を通して測定できる体制は，救急検査の質を左右する重要な因子であり，施設の実情に応じたシステムの構築が必要である．

4）反復性

救急患者の病態は経時的に変動する場合が多く，また変動の幅も大きいため，多くの救急検査は繰り返して行われることが多い．

5．患者情報

患者情報の収集は適切な救急検査を迅速に行うために重要なポイントである．

必要な患者情報は，年齢・性別・受傷機転・現病歴（症候）・発症時間・バイタルサインなどである．

患者情報は優先順位，項目選択，追加検査，結果の評価（パニック値対応）の指標として活用される．救急患者の受け入れが決まると臨床検査技師はER（救急外来）へ出向し（できればERへ常駐することが望ましい），搬入予定患者の情報を収集して必要項目の選択，優先順位，追加検査をイメージし準備を進める．

患者搬入時は，臨床検査技師自ら患者を観察することで，その患者の最新の情報を収集し，搬入前イメージとの修正を行い，必要項目の選択，優先順位，追加検査を確定する．そのうえで検査に必要な採血量の指示，検査目的に合った採血管への検体分注を行い，血液ガス分析や血糖測定などの分析を行う．その後，検査室へ検体を運び搬入時に収集した情報に基づいて検査を実施し，優先順位の高いものから報告する．なお，生化学検査などでは項目ごとに測定時間が異なるため，異常値が認められた場合は速やかに医師へ報告する．

ワンポイント

患者情報がなくても検査は行うことができる．しかし，患者情報を上手に利用すれば多種多様な検査項目の中から，患者にとって最大の情報が短時間に得られる検査項目を選択することができ，また適切な優先順位のもとに救急検査が実施できる．

6．救急検査の優先順位

ここで重視すべきは，"緊急度"である．緊急度とは生命を脅かす危険性の強度であり，時間的な要素を重んじた尺度でもある．これは，生理学的徴候から病態を把握することにより得られる．

JATEC™（外傷初期診療ガイドライン）では，生理学的徴候の把握と蘇生をprimary surveyとしている．人は，気道を介して大気中の酸素を肺（ガス交換）に取り込み，心臓のポンプ作用（循環）により全身に酸素を供給する一連の仕組みにより生命を維持している．とくに脳（中枢神経系）への酸素供給が維持されることで，呼吸・循環を介する生命維持の輪が形成されている．この輪のどの部分が障害を受けても，ただちに生命維持は困難となる．したがって，救急検査の優先順位もprimary surveyを意識して行う必要がある．

表XI-1に優先度分類の目安を示す．

優先度Ⅰは，酸素化能・換気能・酸塩基平衡状態などの生命危機の程度を反映する血液ガス分析や生命維持に必要な輸血を実施するための血液型検査であり，最も迅速性が要求される救急検査である．なお，血糖測定は優先度Ⅱに分類したが，患者の状態により優先度Ⅰで実施することもある．

優先度Ⅱの検査は，治療方針の決定や治療を安全に行うための指針となる項目である．これらの検査項目だけを優先する必要はないが，該当項目の結果

を直ちに報告する体制が重要である。

優先度Ⅲは，パニック値の対応である。患者情報から予測していなかった検査項目がパニック値を示す場合も少なからずあり，その場合は検体凝固やフィブリン析出，溶血などの検体異常がないかを確認後，再検査の結果を待つことなく直ちに現場へ報告する。検査精度の保証は重要であるが，報告の遅れが患者の不利益にならないことはさらに重要である。

7. Therapeutic turn around time (TTAT)

従来より検査部門は，turn around time（TAT）の短縮に努め，迅速な結果報告を目指してきた。このTATは，「検体到着から結果報告までの検査室内における時間経過」を示しており，測定前フェーズ（検査依頼または検体採取から検査室への検体到着まで）および測定後フェーズ（報告結果を医師が確認するまで）については，まったく考慮されていない。

救急領域では，TATに測定前および測定後フェーズを加えたTTATの短縮が重要である。TTAT遅延の要因として，検体と検査依頼書の不揃いや不一致，採取後の検体放置などの測定前フェーズの問題と，検査結果は報告されているが医師が結果を確認していないなどの測定後フェーズの問題があげられる。これらの問題は医師や看護師が持ち場を離れて，検査にかかわる作業ができないことに由来する原因である。

これらの問題点の解決には，臨床検査技師が救急医療チームの一員として活動するシステムの構築が有効である。すなわち，臨床検査技師が救急外来などの診療現場で検査関連業務を行うことでTTATを短縮することが可能となる。また，医師や看護師の業務支援につながり本来の業務に専念できるメリットも生まれる。

（末廣　吉男）

11-2 生理検査

本節では，救急医療において比較的頻度の高い疾患の心電図波形および超音波画像の判読について解説する．なお，検査技術などについては，専門書を参照されたい．

1. 心電図検査

心電図（electrocardiogram；ECG）は，心臓の電気的活動を体表面から記録するもので，心疾患をはじめとするさまざまな救急疾患の初期診療に不可欠な検査である．ここでは不整脈，虚血性心疾患，肺塞栓症などの疾患における心電図検査について述べる．

1）心電図波形の意味と判読のしかた（図Ⅺ-1）

（1）調律と心拍数

正常洞調律では，P波とQRS波が1対1で対応し，PP間隔やRR間隔がほぼ等間隔で認められる．QRS波の出現頻度は心拍数を表し，正常では心拍数が60/分から100/分である．心拍数30/分以下の場合や150/分以上の場合は，血圧低下を招くことが多いので注意を要する．

（2）P波

心周期で現れる最初の波で，心房の脱分極により形成される．正常P波はⅠ，Ⅱ誘導では陽性である．P波の有無により心房興奮の関与の有無を推定できる．洞不全症候群ではP波の出現頻度が著しく低下したり，出現しなかったりする（正常値：0.06秒〜0.10秒）．

（3）PQ間隔

PQ間隔は心房の興奮が心室に伝わるまでの時間であり，伝導時間の延長は房室結節伝導障害を表し，QRS波の消失は高度な房室ブロックを意味する（正常値：0.12秒〜0.20秒）．

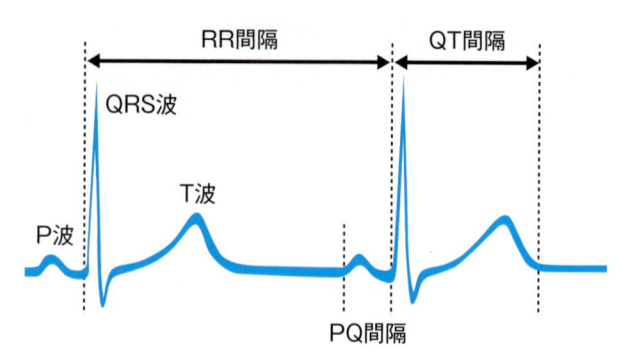

〔笠岡俊志：心電図．救急医学 2009；33：273-277．より引用〕
図Ⅺ-1　心電図の基本波形

（4）QRS波

QRSは心室の脱分極により形成される波で，aVR，V1，V2以外では陽性成分が優位である．幅広いQRSは心室内伝導障害を示す．40msec以上の幅をもち，R波の高さの1/4程度の深さをもつものを異常Q波という（正常値：0.06秒〜0.10秒）．

（5）ST部分

ST部分はQRS終末部からT波にかけてのなだらかな曲線部分を指す．正常では等電位線あるいはPQ部分に一致している．原則として上昇も下降も異常波形である．一般的にST下降は心内膜側の傷害を意味し，ST上昇は心外膜側の傷害を意味する．

（6）T波

T波は心室の再分極過程を意味し，aVRで陰性であり，それ以外の誘導では原則として陽性である．ただし若年成人や女性では，右側胸部誘導にも陰性T波がみられることがある．

（7）QT間隔

QRSの始まりからT波の終わりまでの時間で，心筋の活動電位持続時間を表す．QT間隔の延長により致死的不整脈を起こすことは広く知られているが，最近ではQT短縮での致死的不整脈の出現が注目されている[1]．（正常値：0.34秒〜0.44秒）

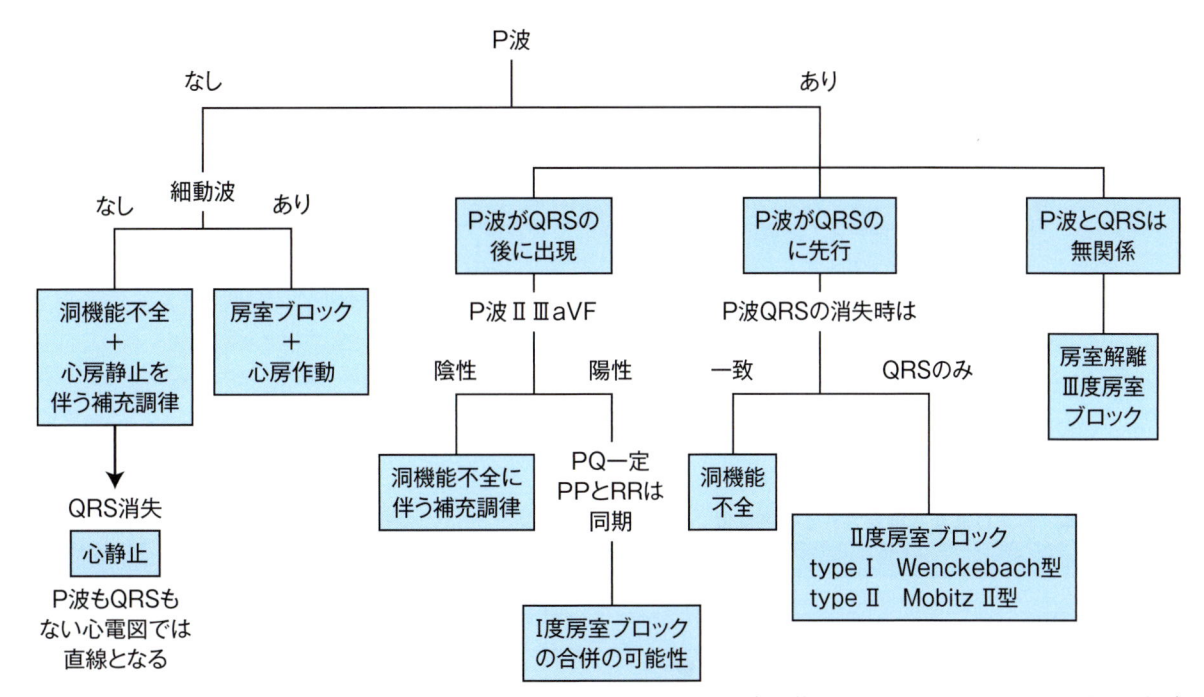

```
                                    P波
                        なし                あり
                   ┌────┴────┐         ┌──────┼──────┐
                   なし  細動波        P波がQRSの   P波がQRSの   P波とQRSは
                        あり           後に出現     に先行       無関係
              洞機能不全   房室ブロック   P波ⅡⅢaVF    P波QRSの消失時は    房室解離
              ＋          ＋          陰性  陽性      一致  QRSのみ       Ⅲ度房室
              心房静止を   心房作動                                      ブロック
              伴う補充調律
                 │
              QRS消失    洞機能不全に  PQ一定     洞機能     Ⅱ度房室ブロック
              心静止     伴う補充調律  PPとRRは   不全       typeⅠ Wenckebach型
              P波もQRSも              同期                 typeⅡ MobitzⅡ型
              ない心電図では         Ⅰ度房室ブロック
              直線となる             の合併の可能性
```

〔松本万夫，石田仁志：徐脈性不整脈の心電図鑑別．救急医学 2010；34：699-703．より引用・改変〕

図Ⅺ-2　徐脈性不整脈の鑑別

表Ⅺ-2　Rubenstein の分類

Ⅰ型	持続性かつ高度の洞性徐脈（心拍数<50/分）
Ⅱ型	洞停止あるいは洞房ブロック
Ⅲ型	徐脈・頻脈症候群

〔文献2）より引用〕

2）異常心電図

(1) 徐脈性不整脈（図Ⅺ-2）

a. 洞不全症候群（sick sinus syndrome；SSS）

洞結節の慢性的な機能不全により著しい洞徐脈，洞停止，洞房ブロックなどの徐脈性不整脈をきたす病態を指す．病態分類はRubensteinの分類が有名である（表Ⅺ-2）．

b. 房室ブロック（atrioventricular block；AV block）

房室伝導系の機能障害により，心房から心室への電気的興奮が遅延または途絶する状態を指す．伝導障害の程度によりⅠ度，Ⅱ度，Ⅲ度に分類される．

①Ⅰ度房室ブロック：PQ時間が0.21秒以上で，PとQRSは1：1を保つ．

②Ⅱ度房室ブロック

・Wenckebach型（MobitzⅠ型）：PQが徐々に延長しQRS波の脱落を認め，脱落後のPQは脱落直前のPQよりも短縮する周期を繰り返す．

・MobitzⅡ型：PQ間隔の延長を伴わず突然QRS波が脱落する．

・2：1房室ブロック：房室伝導比がP波2つに対してQRS波が1つであるもの．

・高度房室ブロック：房室伝導比がP波3つ以上に対してQRS波が1つであるもの．

③Ⅲ度（完全房室ブロック）：房室伝導が完全に途絶し，心拍は補充調律により維持される．P波とQRS波はまったく無関係に出現するが，PP間隔やRR間隔は等間隔を呈する．通常下位中枢刺激によりQRS波の頻度が少ない．

(2) 頻脈性不整脈

a. 心房細動（atrial fibrillation；AF）

心房全体が無秩序に興奮した状態で，P波はなくf波（400～700/分）が認められる．RR間隔が不規則な絶対不整脈を呈する．

b. 心房粗動（atrial flutter；AFL）

興奮が心房内を旋回することにより発生すると考えられている．心電図上基線を認めず鋸歯状波を認める（F波）．F波とQRS波の関係は房室伝導比が一定の場合には不整とならない．

c. 発作性上室性頻拍（paroxysmal supraventricular tachycardia；PSVT）

房室結節または心房より生じる頻拍発作で，発生機序はリエントリーと自動能亢進がある．心電図上，突然発生し突然停止することが特徴であり，通

XI. 救急医療における臨床検査

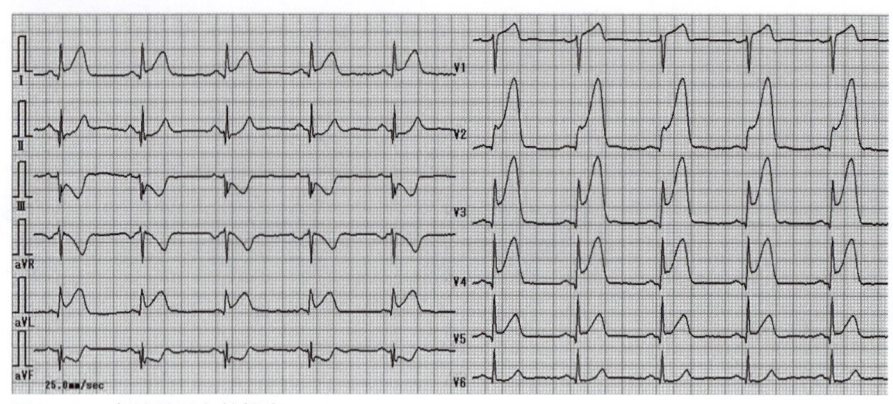

図XI-3 急性前壁心筋梗塞
I誘導, aVL誘導, V2〜V5にかけてST上昇を認める。

表XI-3 ST上昇, 異常Q波から推定される梗塞部位

梗塞部位	I	II	III	aVR	aVL	aVF	V1	V2	V3	V4	V5	V6
前壁									●	●		
前壁中隔							●	●	●	●		
前壁側壁	●				●				●	●	●	●
広範囲前壁	●				●		●	●	●	●	●	●
高位側壁	●				●							
側壁	●				●						●	●
下壁側壁	●	●	●		●	●					●	●
下壁		●	●			●						

常, 正常QRS波形を示す規則正しい頻拍 (130〜250/分) である。

d. 心室頻拍 (ventricular tachycardia ; VT)

機序のほとんどはリエントリーであり, 心室から発生する頻拍 (100〜300/分) で, P波を伴わない幅広いQRS波が3心拍以上連続して出現する。停止に処置が必要な持続性心室頻拍と, 30秒程度で自然停止する非連続性心室頻拍に分類される。心筋梗塞や心筋症などの重篤な心疾患に伴って出現し, 心室細動に移行する可能性もあるため, 緊急処置が必要な危険な不整脈である。

e. 心室細動 (ventricular fibrillation ; VF)

心室筋が無秩序に電気的興奮を起こし, 心拍出量がほぼゼロ (心停止) になった状態で, 心電図は基線が細かく不規則に揺れているだけの波形を示す。致死性不整脈の1つで, 電気ショックによる早期除細動を必要とする。

(3) ST-T変化

a. 急性心筋梗塞 (acute myocardial infarction ; AMI)

典型的な心電図所見は, ST上昇 (隣接する2誘導以上で1mm以上の上昇), 異常Q波, 冠性T波の出現である (図XI-3)。これらの所見は経時的に変化するが, 超急性期ではT波の尖鋭化だけの場合もある。ST上昇や異常Q波は虚血部位に対応した誘導に認めることから, 心筋梗塞の部位や冠動脈の責任病変が推定できる (表XI-3)。また, ST上昇を認めた対側誘導では, 鏡面像としてST低下を認める。

右室側や後壁側の梗塞を疑う場合は, 右室胸部誘導であるV4R誘導や, 背側部のV7〜V9誘導の付加記録が診断に有用である。

しかし, ST上昇を示す症例は50%に過ぎず, 約40%はST低下, 陰性T波, 左脚ブロックなどの非特異的な心電図異常で, 残り10%は正常心電図を呈するとされ注意が必要である。またST上昇は必ずしも心筋虚血を意味するとは限らず注意が必要である。

b. 肺血栓塞栓症

右室への圧負荷により, 洞性頻脈, 低電位, 右脚ブロック, 右軸偏位, 肺性P波, SIQIIITIIIパターン (I：S波, III：Q波, 陰性T波), 時計方向回転などを認めることがある。最も高率かつ長期的に認める所見は, 前胸部誘導の陰性T波である。右室

負荷が高くなるほど陰性T波の分布は広がる。III誘導とV1誘導の陰性T波を高率に認めるのが急性肺動脈塞栓症に特徴的とされている[3]。

(4) たこつぼ心筋障害

QT延長を伴った陰性T波を，心尖部，前壁，下壁に面する誘導で広範囲に認め，1本の冠動脈支配領域に一致しないことが多い。またV1誘導では急性期に陰性T波を認めないことが多い。確定診断は心臓血管造影検査によるが，心電図ではaVRでのST低下を認め，かつV1でのST上昇を認めない場合は感度91％，特異度96％で急性心筋梗塞との鑑別に役立つとされている[4]。

(5) 急性心筋炎

心筋炎症に伴うST-T変化，QRSの低電位，異常Q波や房室ブロック，心室性期外収縮などがみられる場合があるが，特異的所見はない。

(6) 急性心膜炎

aVRを除く広範な誘導で上に凹のST上昇，PR部分の低下を認めるが，鏡面像は認めない。大量の心囊水貯留例ではQRSの低電位を認める。

(7) ブルガタ症候群

特発性心室細動の一因で，突然死に至る場合もある。右脚ブロック様波形とV1〜V3で弓形（coved型）あるいは馬鞍型（saddle back型）ST上昇を認めるが，変化は一定ではない。

2. 循環器領域超音波検査

救急診療における循環器領域の超音波検査は，胸痛疾患の原因検索に有用な検査である。ここでは，胸痛を主訴とする代表的疾患の超音波画像について述べる。

1) 基本断面

(1) 傍胸骨アプローチ（図XI-4，XI-5）

探触子を胸骨左側第3または4肋間に置く。長軸断面は，心臓を長軸方向に平行になるように探触子を置き，長軸断面から短軸断面は90°時計方向回転させる。

(2) 心尖部アプローチ（図XI-6〜XI-8）

探触子を心尖部に置く。

(3) 心窩部アプローチ（図XI-9）

剣状突起の真下に探触子を置く。

2) 超音波検査が有用な疾患

(1) 急性心筋梗塞（図XI-10〜XI-12）

冠動脈支配領域に一致した局所壁運動異常は心筋梗塞に特徴的である。収縮期壁運動は正常（normokinesis），低収縮（hypokinesis），無収縮（akinesis），奇異性収縮（dyskinesis）に分類され，心筋梗塞急性期には梗塞領域で，無収縮や奇異性収縮を示すことが多い。また，急性期心筋梗塞にはさまざまな合併症がある。急性僧帽弁逆流，心室中隔裂孔，左室自由壁破裂などがあり，併せて評価することが重要である。

(2) 心タンポナーデ（図XI-13）

心タンポナーデは，心膜液貯留により心膜腔内圧が上昇し，心室拡張障害を起こす。それに伴い心拍出量が低下し循環不全を起こす。エコー像としては右房，右室の虚脱サインが認められる。

(3) 肺動脈血栓塞栓症（図XI-14）

確定診断は，肺動脈主幹部や左右主肺動脈の血栓を描出した場合のみ可能である。血栓を認めない場合でも，右室拡大および心尖部の壁運動は保たれるが右室自由壁運動が障害されるMcConnell徴候を認めることにより疑われる。ドプラ法により推定される肺動脈圧も上昇する。心室中隔の左室側への圧排や奇異性運動は，急性期ではみられないことも多く，むしろ慢性期の所見であるとされている。

(4) 感染性心内膜炎（図XI-15）

弁尖，または壁心内膜に付着する可動性の異常塊状のエコー像（疣贅）を認めることで診断できる。弁周囲の無エコー像（弁周囲膿瘍）なども特徴的所見である。通常，塊状エコー像のみられる弁や壁心内膜面にはカラードプラによる逆流が認められる。左心系に多くみられるが，まれに右心系にもみられる。

157

XI. 救急医療における臨床検査

(5) 急性大動脈解離（図XI-16）

　大動脈の拡張および解離内膜，心膜液貯留，大動脈弁逆流が特徴的所見であり，解離内膜の描出により大動脈解離の確定診断が可能である．上行大動脈・基部の拡大および解離，心タンポナーデや大動脈弁逆流があるかどうかを観察する．上行大動脈に解離腔を認めれば，Stanford 分類 A 型である．

(6) 深部静脈血栓症（図XI-17）

　直接所見として静脈内血栓エコーの描出と静脈の非圧縮性を認めれば確定診断とする．間接所見としてのカラードプラによる静脈内の血流欠損と下腿筋群を圧迫するミルキング法や深呼吸の呼吸負荷による誘発法での反応不良のみでは静脈血栓疑いとする．

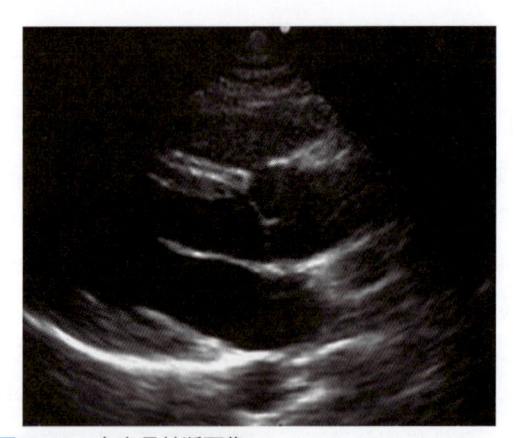

図XI-4　左室長軸断面像
大動脈，大動脈弁・僧帽弁が良好に描出され，左室内腔が最大描出されるようにする．

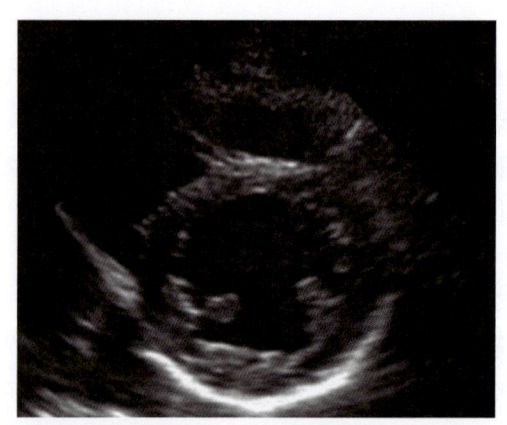

図XI-5　左室乳頭筋レベル短軸断面像
前乳頭筋が 3〜4 時の位置に，後乳頭筋が 8 時の位置に描出される．短軸像で asynergy を評価する．

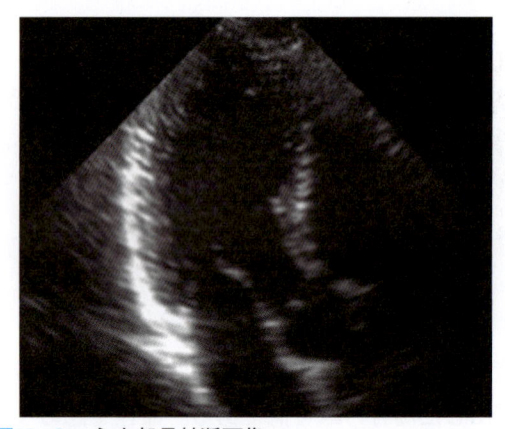

図XI-6　心尖部長軸断面像
前壁中隔と後壁の壁運動を評価する断面で，左室流入血流波形を記録する．

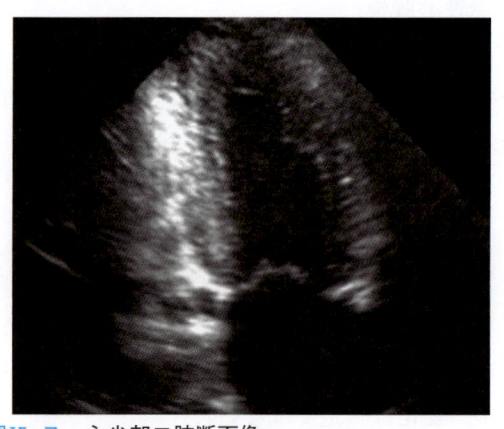

図XI-7　心尖部二腔断面像
心尖部長軸断面から 30°時計方向回転させる．前壁と下壁の壁運動を評価する．

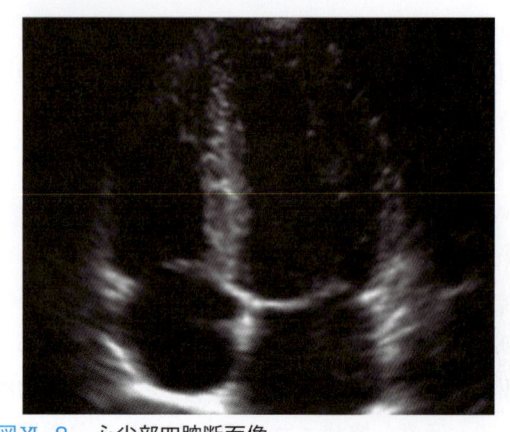

図XI-8　心尖部四腔断面像
心尖部長軸断面から 120°，心尖部二腔断面像からは 90°時計方向回転させる．下壁中隔と側壁の壁運動を評価する．組織ドプラや肺静脈血流波形を記録する．

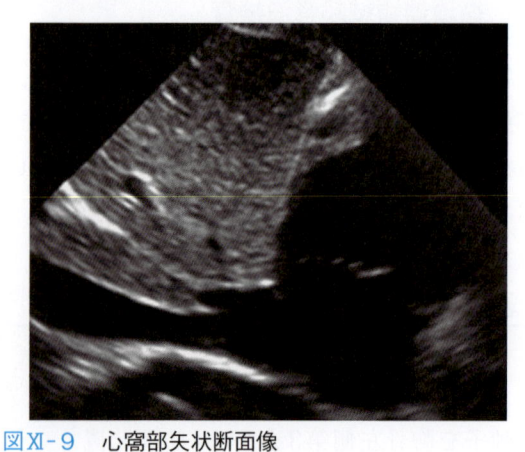

図XI-9　心窩部矢状断面像
剣状突起の真下に縦方向に探触子を置く．下大静脈から右房への流入が確認できる．右心系の負荷所見は下大静脈の拡大や呼吸性変動の消失を認める．

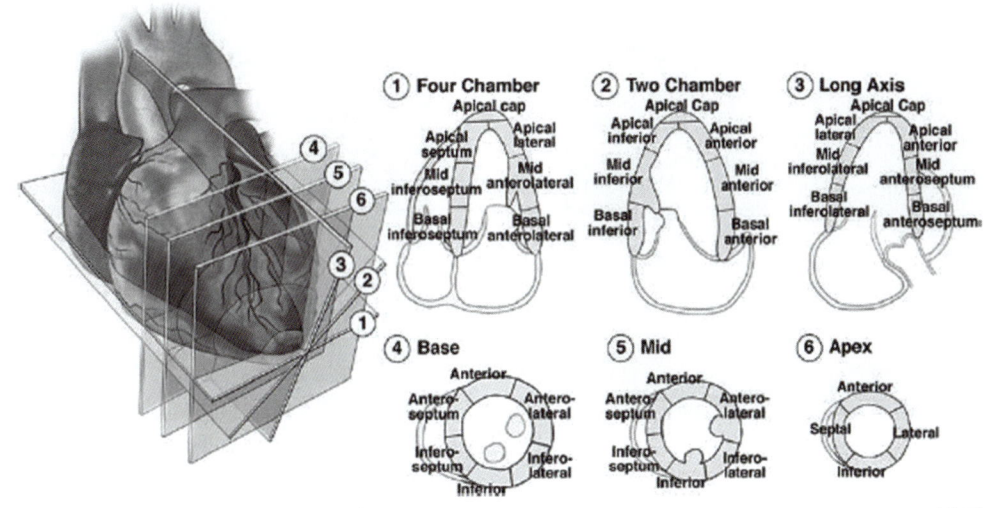

〔Recommendations for Chamber Quantification. ASE, 2005 より引用〕

図XI-10 左室17分画

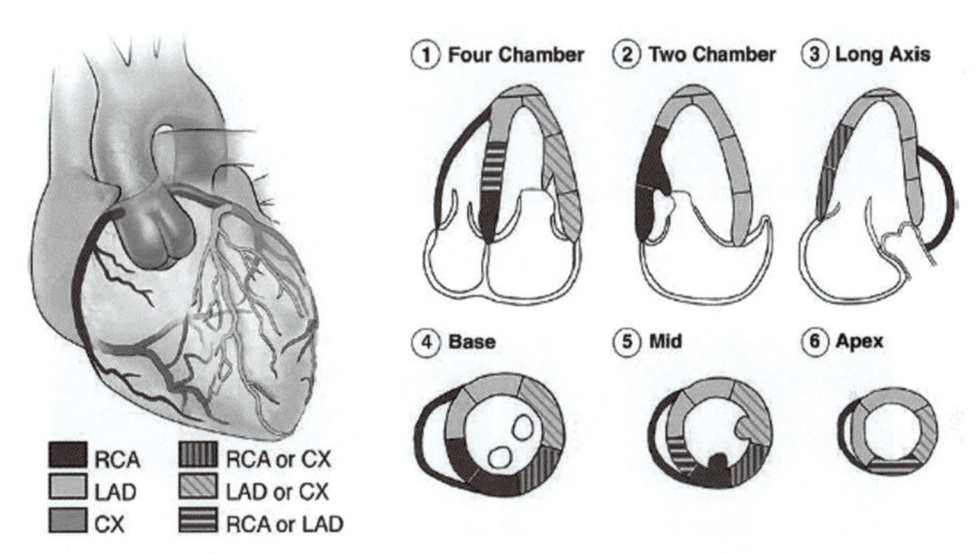

〔Recommendations for Chamber Quantification. ASE, 2005 より引用〕

図XI-11 左室17分画と冠動脈支配領域

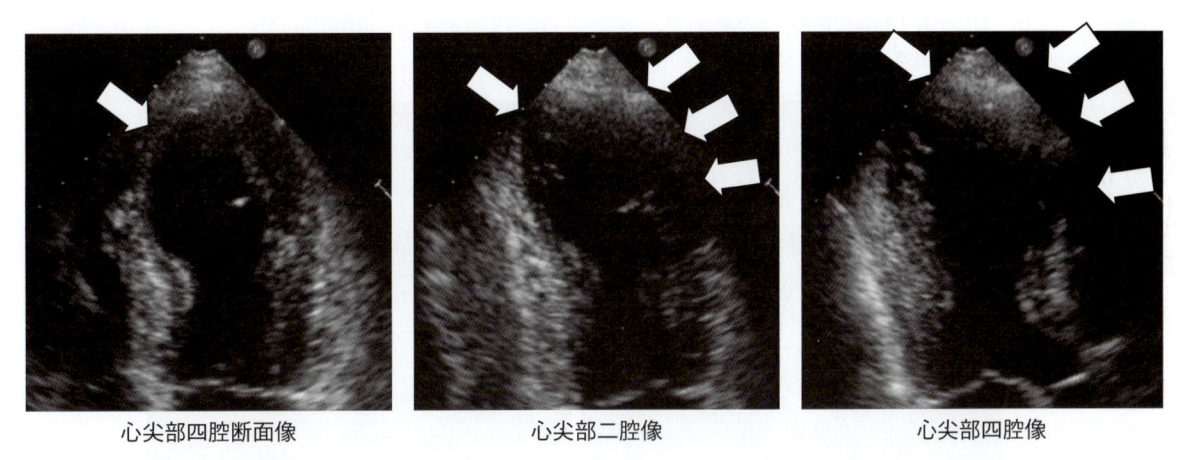

心尖部四腔断面像　　　　心尖部二腔像　　　　心尖部四腔像

図XI-12 急性前壁中隔梗塞の心エコー図
左前下行枝支配領域に収縮期局所壁運動異常（矢印）を認める。

159

XI. 救急医療における臨床検査

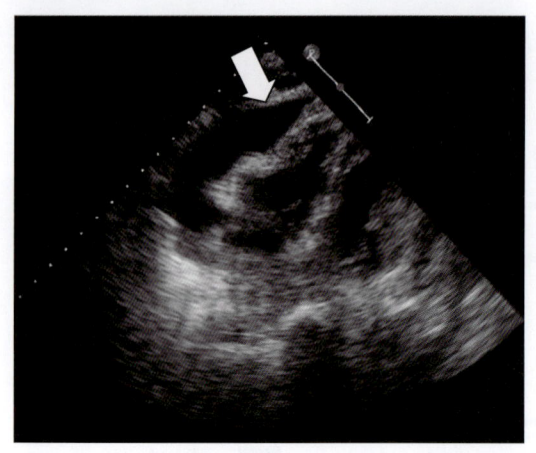

図XI-13 心タンポナーデ
心膜液貯留により拡張期右室の虚脱サイン（矢印）を認める。

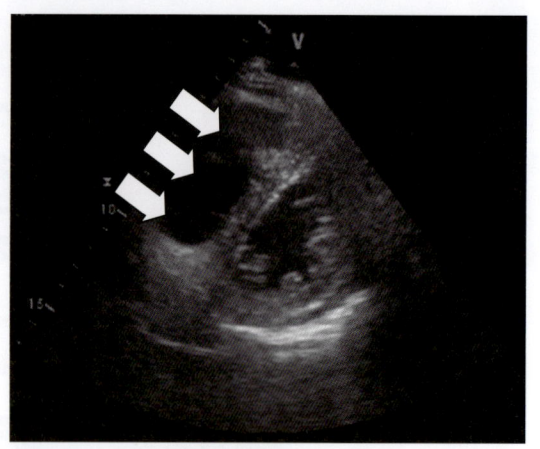

図XI-14 肺動脈血栓塞栓症
右室圧の上昇により左室が収縮期に圧排（矢印）されている。

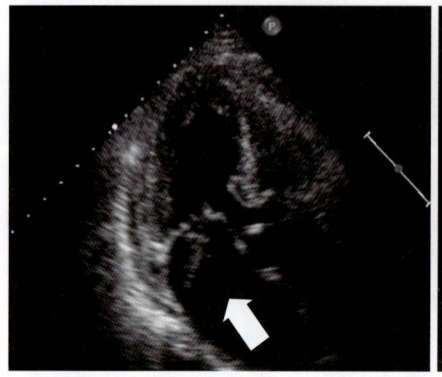

図XI-15 感染性心内膜炎
左：僧帽弁に付着する可動性のある異常塊状のエコー像を認める（矢印）。
右：肺動脈弁に付着する可動性のある異常塊状のエコー像を認める（矢印）。

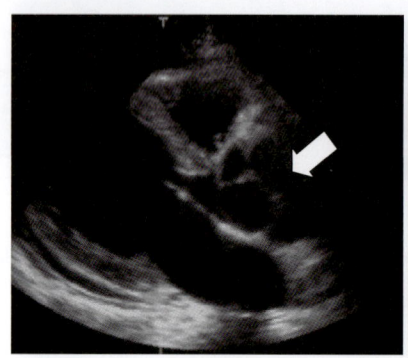

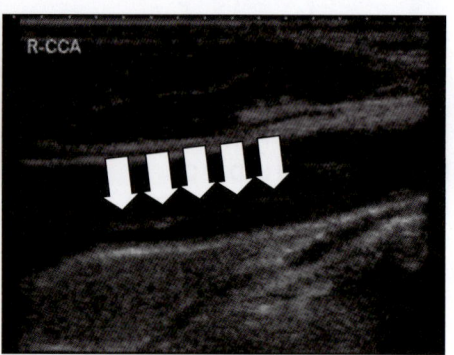

図XI-16 Stanford分類A型の大動脈解離
左：上行大動脈に拡張および解離内膜（矢印），心膜液貯留を認める。
右：解離腔（矢印）は頸動脈まで進展している。

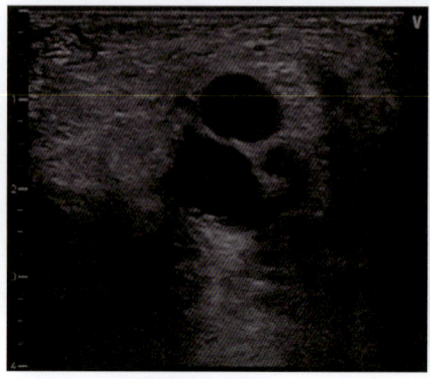

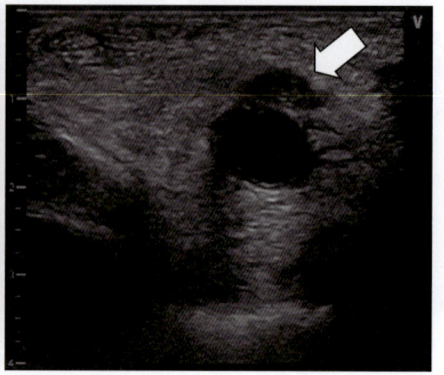

図XI-17 深部静脈血栓症
圧迫を加えても静脈内に血栓があるため完全に潰れない（矢印）。

3. 腹部領域超音波検査

救急診療における腹部領域超音波検査は急性腹症の原因検索に有効な検査である。ここでは，代表的疾患における超音波画像について述べる。

1) FAST（図Ⅺ-18）

FAST (focused assessment with sonography for trauma) は外傷初期診療における循環異常によるショックの原因検索における必須検査である。心膜腔→モリソン窩→右胸腔→脾周囲→左胸腔→ダグラス窩の順で観察する。出血は最小100mLの貯留で同定可能であり，超音波所見は通常無エコーとして認められるが，経時的に凝血が生じると，索状・網目状の内部エコーを伴う。最初に異常がみられなくても，時間をおいて反復することが重要である。

2) 急性虫垂炎（図Ⅺ-19）

超音波検査での直接所見は，虫垂が腫大し，長軸像ではソーセージ様に，短軸像では標的様に観察される。間接所見は，糞石の存在・回盲部および上行結腸の炎症波及，限局性腸管麻痺像，腸間膜や大網など炎症波及による周囲高エコー像，回盲部付近のリンパ節腫大，回盲部周囲およびダグラス窩腹水貯留，虫垂周囲の膿瘍形成である。

3) 急性胆管炎・胆囊炎（図Ⅺ-20）

急性胆管炎では胆管拡張や胆管壁肥厚などは参考所見であり，いずれも胆管炎に特異的ではない。また，胆管結石の描出能も特異度に優れるが感度は低い。

①心膜腔
②モリソン窩
③右胸腔
④脾周囲
⑤左胸腔
⑥ダグラス窩

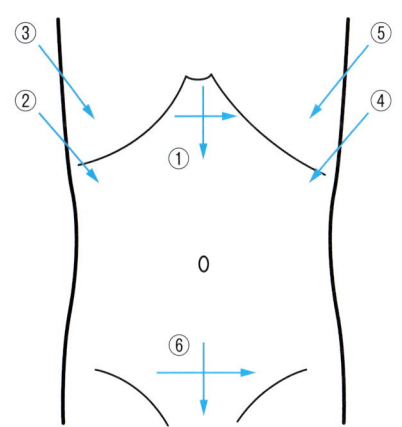

図Ⅺ-18　FASTの観察部位

急性胆囊炎の特徴的エコー所見は胆囊腫大，胆囊壁肥厚，結石あるいは結石の嵌頓，胆泥，囊周囲の液体貯留，壁内のsonolucent layer，ドプラシグナルなどである。胆囊腫大，胆囊壁肥厚の基準としては，長径8cm以上，短径4cm以上，胆囊壁4mm以上が目安となる。

4) 急性膵炎

超音波検査上の確定所見は，膵腫大，実質エコーレベル低下，膵辺縁不整，周囲液体貯留および脂肪織肥厚である。また間接所見として，炎症の波及による腸閉塞（イレウス）や後腹膜腔に液体貯留が認められる場合では，左胸水が存在する場合もある。

5) 尿路結石

腎盂拡張，尿管拡張をきたしている場合は結石の観察が容易である。また尿路の拡張がない場合でも結石が存在している場合があり，生理的狭窄部である腎盂尿管移行部，尿管腸骨動脈交叉部，尿管膀胱

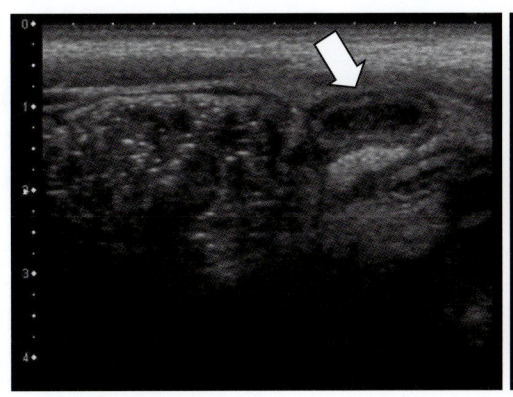

図Ⅺ-19　急性虫垂炎
盲腸と連続した管腔構造物を認める（矢印）。

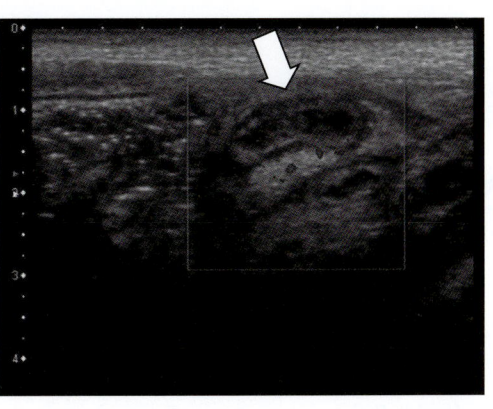

Ⅺ．救急医療における臨床検査

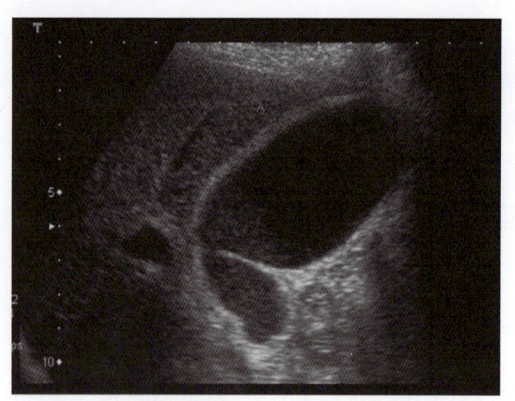

図Ⅺ-20　急性胆囊炎
胆囊腫大，胆囊壁肥厚，デブリエコーを認める。

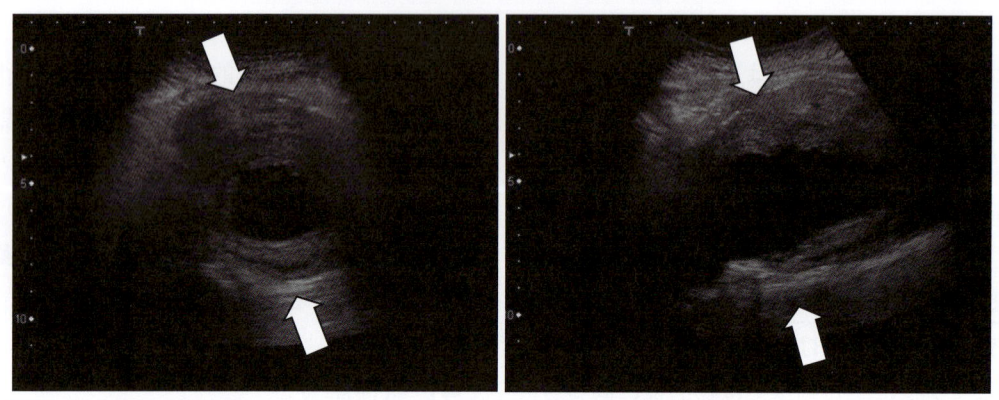

図Ⅺ-21　腹部大動脈瘤
腎動脈下に紡錘状の壁在血栓を伴う腹部大動脈瘤を認める。

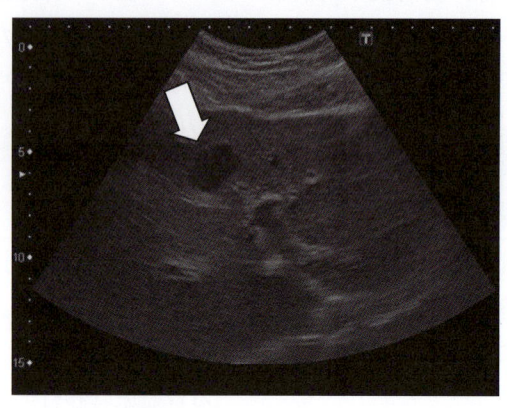

図Ⅺ-22　肝膿瘍
S4に不整形の囊胞性腫瘤を認める。

移行部の検索は必要である。

6）腹部大動脈瘤（図Ⅺ-21）

　腹部大動脈瘤は，拍動性の囊胞性腫瘤として観察されるので指摘は容易である。直径5cmを超えると，破裂の可能性が高く手術適応となる。

7）肝膿瘍（図Ⅺ-22）

　超音波検査上の所見は，内部に液状部分を含む不整形の腫瘤である。液状部分は膿汁の貯留であり，この部分が大きければ後方エコーが増強する。

8）急性胃粘膜病変

　超音波上の所見は胃壁の粘膜下層が，やや高エコーで均一な肥厚として描出される。粘膜下層を挟む粘膜面と固有筋層は層構造が保たれている。

9）胃潰瘍・十二指腸潰瘍・消化管穿孔

中央部高エコーは潰瘍による壁欠損と潰瘍底の白苔および気泡を反映し，周囲の低エコーは腸管壁の浮腫性肥厚を反映する。穿孔例では，腸管壁は著名に肥厚しており，腸管壁を貫く線状高エコーが観察される。

間接所見である多重反射を伴う高エコー，いわゆるfree airも観察される。肝表面のfree airは，体位変換や圧迫にて移動の確認ができる。またリアルタイムに観察することで潰瘍から腹腔内へ漏れるairを指摘することが可能な場合もある。

10）大腸憩室炎

超音波上の所見は粘膜下層を中心とする腸管壁肥厚，糞石を内包する憩室，周囲脂肪織の著名な肥厚を特徴とし，周囲に膿瘍形成を伴うこともある。

11）腸閉塞

小腸イレウスでは，Kerckring襞がキーボードのように観察されるため，keyboard signが特徴的所見である。また内容物のto and froが観察される。臨床上重要となるのは単純性イレウスと絞扼性イレウスである。to and froやKerckring襞が消失し，混濁腹水が出現している場合は絞扼性イレウスの可能性が高い。

12）虚血性大腸炎

超音波像の特徴は，炎症の主座が粘膜下層にあるため，第3層の低エコー浮腫性肥厚である。比較的均一な低エコーを呈する例や斑状低エコーを混ずる例もみられる。15cm前後の区域性病変であり，炎症の最強点は罹患範囲のほぼ中心に位置していることが多い。下行結腸で最も多く，次いでS状結腸や横行結腸にみられる。

文 献

1) Gaita F, Giustetto C, Bianchi F, et al：Short QT Syndrome：a familial cause of sudden death. Circulation 2003；108：965-970.
2) Rubenstein JJ, Schulman CL, Yurchak PM, et al：Clinical spectrum of the sick sinus syndrome. Circulation 1972, 46：5-13.
3) Kosuge M, Kimura K, Ishikawa T, et al：Prognostic significance of inverted T waves in patients with acute pulmonary embolism. Circ J 2006, 70：750-755.
4) Kosuge M, Ebina T, Hibi K, et al：Simple and accurate electrocardiographic criteria to differentiate takotsubo cardiomyopathy from anterior acute myocardial Infarction. J Am Coll Cardiol 2010, 55：2514-2516.
5) 日本循環器学会：循環器病の診断と治療に関するガイドライン．http://www.j-circ.or.jp/guideline/（2013/7/29アクセス）
6) 日本不整脈学会：ガイドライン．http://jhrs.or.jp/guideline.html
7) 日本超音波医学会：診断基準．http://www.jsum.or.jp/committee/diagnostic/diagnostic.html
8) 日本超音波検査学会監修：日超検 腹部超音波テキスト．医歯薬出版株式会社，東京，2002.
9) 関根智紀：新超音波検査 消化管．ベクトル・コア，東京，2006.
10) 湯浅肇，井出満：消化管エコーの診かた・考えかた．第2版，医学書院，東京，2004.
11) 中村滋：できるゾ読めるゾ腹部エコー．日本医事新報社，東京，2010.
12) 秋山敏一：急性腹症における超音波．アールティ 2009；42：21-29.
13) 浅野幸宏，長谷川雄一：超音波検査をみて，見て，診よう．千臨技会誌 2011；3（通巻113）．

（山崎　正之）

XI. 救急医療における臨床検査

11-3 血液ガス

救急医療における血液ガス分析は，バイタルサインの一環として初期診療・病態急変時・手術中などの場面で，今の状態が生命危機に陥っていないかを知るために測定される緊急性・重要性ともに高い検査である．その意義は生命維持に必要な酸素化・換気能および酸塩基平衡障害に関する情報が，採血から数分の短時間に得られることにある．したがって，血液ガス分析は「最優先検査」に位置づけて行うべき検査である．

1. 血液ガス分析の目的

1) ガス分析
末梢組織への酸素の供給状態や組織で産生された二酸化炭素の排泄状態を知り，呼吸機能や循環機能を把握する．

2) 酸塩基平衡
血液のpH，二酸化炭素，重炭酸イオンなどを知ることで，pH維持に関与する呼吸性因子および代謝性因子を把握する．

2. 記号・基準値

1) 血液ガス分析で使われる記号
PaO_2などの記号の綴りには法則がある．表XI-4に示すように最初の大文字はガスの状態を，次に小さく表示される文字は採取部位を表し（小文字は液相，大文字は気相），最後は元素記号を表す．

表XI-4 血液ガス分析で使われる記号

最初の大文字：ガスの状態		
P	Pressure（mmHg）	圧力
F	Fraction（単位なし）	割合
S	Saturation（%）	飽和度
C(Ct)	Content（mL）	含有量
中央に小さく表示される文字：採取部位		
a	artery	動脈血
A	Alveolar	肺胞気
v	vein	静脈血
v̄	肺動脈血	混合静脈血
I	Inspiratory	吸気
E	Expiratory	呼気
最後の大文字：元素記号		
O_2	酸素	
CO_2	二酸化炭素	
N_2	窒素	

2) 基準値
各項目の基準値は項目説明の項に記載した．基準値は文献や分析装置メーカーにより多少の差がみられる．本節では，pH，PaO_2，$PaCO_2$，HCO_3^-，$A-aDO_2$，P/F比，$PaCO_2$，アニオンギャップは日本呼吸器学会の「呼吸機能検査ガイドラインII－血液ガス，パルスオキシメーター」に記されている基準値を引用した．本ガイドラインに記載がない項目の基準値は，文献記載の多いものを採用した．

3. ガス代謝

1) 酸素の流れと運搬量
図XI-23に示すように，大気中の酸素は鼻腔・口腔から吸入され，肺胞内で拡散作用により肺毛細血管に取り込まれ，心臓のポンプ作用により末梢組織

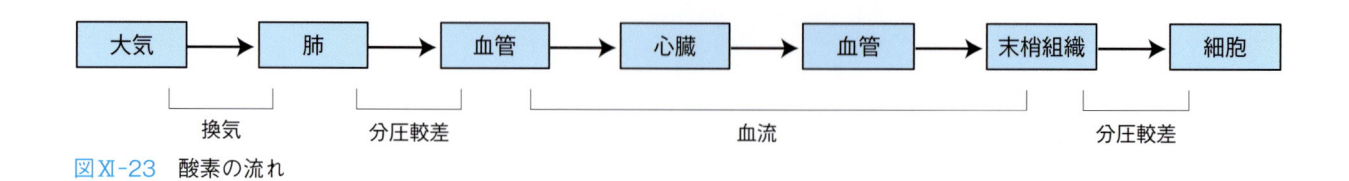

図XI-23 酸素の流れ

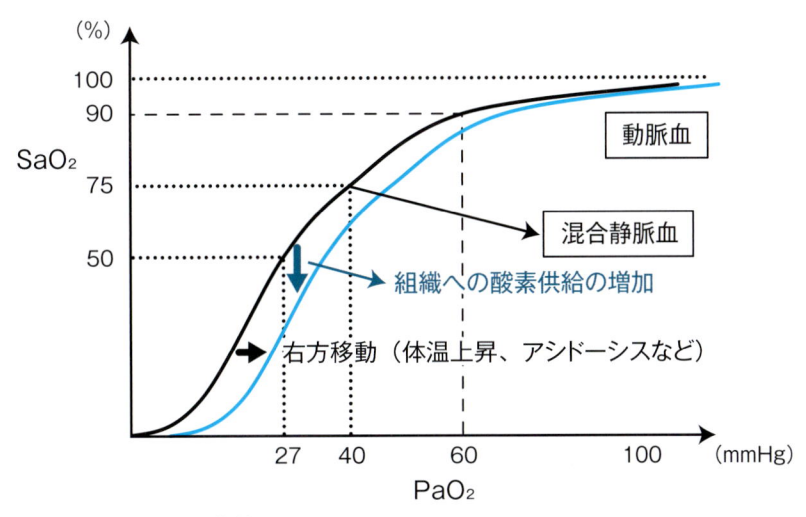

図Ⅺ-24　酸素解離曲線

2) 酸素解離曲線

酸素とHbの結合および解離は，血液中の酸素分圧に左右されるが直線的関係ではなく図Ⅺ-24に示すようにS字状である。これは酸素分圧の高い肺胞で酸素と結合しやすく，酸素分圧の低い組織で効率よく酸素を供給できることを示している。

動脈血中酸素分圧（PaO₂）が60mmHg以上では動脈血中酸素飽和度（SaO₂）は90％以上に保たれているが，60mmHg以下になるとSaO₂が急激に低下することから，PaO₂が60mmHg以上か否かは組織に十分な酸素供給が可能か否かの重要な境界値である。

体温の上昇やアシドーシスの場合などでは，酸素解離曲線は右に移動し同じPaO₂の低下であっても正常なときより多くの酸素を組織に供給できるようになっている。

に供給される。拡散には酸素の分圧差が必要であり，酸素分圧の維持には換気と血流が必要である。

血液中の酸素には，ヘモグロビン（Hb）と結合している結合酸素と血漿中に溶解している溶存酸素がある。Hbは1gあたり1.34mLの酸素を運搬し，Hb15g/dLでは20.1mLの酸素を運ぶ。一方，溶存酸素量は血液100mLあたり0.3mL程度であり，ほとんどの酸素はHbに結合して運ばれる。

貧血があると酸素分圧や酸素飽和度は正常でも，運搬できる酸素の絶対量は低下するので，代償作用として心拍数が増加する。一酸化炭素中毒では，酸素結合量が減少し酸素飽和度は低下する。

3) 酸素化の評価

(1) PaO₂

基準値は80mmHg以上

必要な酸素が体内に取り込まれているかの指標で，生命維持に最低限必要な酸素分圧は60mmHgである。room airで60mmHg未満は呼吸不全であり，酸素吸入を必要とする。

(2) SaO₂

基準値は95％以上

酸素と結合しているHb（酸素化Hb）の割合を示す。酸素解離曲線でも説明したように，酸素飽和度は酸素分圧に影響される。一酸化炭素中毒やメトヘモグロビン血症では低値を示す。

(3) SpO₂（経皮的酸素飽和度）

基準値は96％以上

SpO₂ 90％はPaO₂ 60mmHgに相当する

非侵襲的に酸素飽和度を連続的にモニタリングできるため，採血のできない救急車内での使用をはじめ，救急外来やICUなどで広く使用されている。測定は指先にセンサーを装着してパルスオキシメータと呼ばれる装置で行う。ただし，異常Hb血症（COHb, MetHbなど），低血圧，貧血，黄疸，マニュキュア・ペディキュア塗布，爪白癬などがある場合での測定値は誤差が大きいためSaO₂で確認する。また，一酸化炭素中毒やアニリンなどのメトヘモグロビン中毒では血液ガス分析装置でCOHbや

XI. 救急医療における臨床検査

MetHbを測定する。

（4）A-aDO₂（肺胞気-動脈血酸素分圧較差）

基準値：10mmHg以下，境界値：10〜20mmHg，異常値：20mmHg以上

肺胞気酸素分圧（PAO₂）とPaO₂の分圧較差を示す。肺に障害がある場合には，肺胞気から肺動脈に酸素が十分に拡散されないためにA-aDO₂は開大する。おもな原因として，①肺内の血流シャント，②換気血流比の不均等，③拡散能の低下に分けられる。

（5）CaO₂（動脈血中酸素含量）

基準値は15〜23ml/dL

Hb結合酸素と血液中溶存酸素の両者を合わせた動脈血中の酸素絶対量を示す。PaO₂が高いとSaO₂も増加するが，貧血ではPaO₂やSaO₂が基準値内にあっても，Hb量が少ないため運搬される酸素の絶対量は少なくなる。酸素は足りているのに呼吸困難を示す場合の指標になる。

> **計算式**
> CaO₂ = <u>1.34 × Hb × SaO₂/100</u> + <u>0.003 × PaO₂</u>
>   　　　（Hb結合酸素量）　（血漿中溶存酸素量）
> 　1.34：Hb1gの酸素結合量
> 　0.003：PaO₂ 1mmHgあたりの溶存酸素量

例えば，Hb 8g/dL（room air，SaO₂ 98%，PaO₂ 100mmHg）の人のCaO₂は，1.34 × 8 × 0.98 + 0.003 × 100 = 10.8ml/dLで，Hb15g/dLの人の20.1ml/dLに比べるとかなり少ないことがわかる。

（6）P/F（PaO₂/F₁O₂）比

投与している吸入気酸素濃度が異なる場合の酸素化能評価に用いる。PaO₂をF₁O₂（吸入気酸素濃度）で割った数字で表し，room airから100%まで酸素濃度を変えても，肺の酸素化能が正常であれば400以上を示す。急性呼吸窮迫症候群（acute respiratory distress syndrome；ARDS）の基準では，200＜P/F≦300で軽症，100＜P/F≦200で中等症，P/F≦100で重症とされているが，これらには，人工呼吸器の設定でPEEP（呼吸終末陽圧）/CPAP（持続的陽圧呼吸療法）が≧5cmH₂Oという条件がつけられており，人工呼吸管理下でのみ使用可能となっている。

4）換気の評価

細胞呼吸により産生されたCO₂は，血液中溶解（7%），重炭酸塩（70%），Hb結合（23%）の3つの方法で肺まで運ばれ，大気中に放出される。

（1）PaCO₂（動脈血中二酸化炭素分圧）

基準値：40±5mmHg

肺胞換気が効率よく行われているかの指標で，肺胞換気が過剰な場合（過換気）ではPaCO₂は低下し，肺胞換気が減少した場合（低換気）には上昇する。

4. 酸塩基平衡障害

酸塩基平衡障害はpH，PaCO₂（酸）とHCO₃⁻（塩基）のうちのどれか1つでも基準値を外れた状態をいう。障害の原因が1つのものを単純型酸塩基平衡障害，複数あるものを混合性酸塩基平衡障害という。表XI-5，XI-6にそれぞれの血液ガスデータの特徴を示す。

1）酸塩基平衡障害の病態

（1）呼吸性アシドーシス

低換気によりCO₂が排泄できず（PaCO₂の上昇），血液が酸性に傾いた状態である。原因には，肺炎，気胸，気道閉塞，慢性閉塞性肺疾患，脳幹障害，頸髄損傷，うっ血性心不全などがある。

（2）呼吸性アルカローシス

過換気によるCO₂の過剰排泄（PaCO₂の低下）により，血液がアルカリ性に傾いた状態である。原因には，過換気症候群，脳腫瘍，疼痛，発熱などがある。

（3）代謝性アシドーシス

CO₂以外の酸の産生・蓄積やHCO₃⁻の喪失により，血液が酸性に傾いた状態である。原因には，ショック，腎不全，糖尿病性ケトアシドーシス，乳酸性アシドーシス，尿細管性アシドーシス，重症の下痢などがある。

（4）代謝性アルカローシス

体内酸の喪失，HCO₃⁻の蓄積により，血液がアルカリ性に傾いた状態である。原因には，嘔吐，

表XI-5 単純性酸塩基平衡障害の特徴

pHが低い	PaCO₂（呼吸酸）が高い HCO₃⁻（代謝性塩基）が低い	⇒ 呼吸性アシドーシス ⇒ 代謝性アシドーシス
pHが高い	PaCO₂（呼吸酸）が低い HCO₃⁻（代謝性塩基）が高い	⇒ 呼吸性アルカローシス ⇒ 代謝性アルカローシス

表XI-6 混合性酸塩基平衡障害

呼吸性アシドーシス＋代謝性アシドーシス （混合性アシドーシス）	PaCO₂ > 45mmHg HCO₃⁻ < 22mmol/L pH < 7.35
呼吸性アルカローシス＋代謝性アルカローシス （混合性アルカローシス）	PaCO₂ < 35mmHg HCO₃⁻ > 26mmol/L pH > 7.45
呼吸性アシドーシス＋代謝性アルカローシス	PaCO₂ > 45mmHg HCO₃⁻ > 26mmol/L pH < 7.35 or > 7.45
呼吸性アルカローシス＋代謝性アシドーシス	PaCO₂ < 35mmHg HCO₃⁻ < 22mmol/L pH < 7.35 or > 7.45

クッシング症候群，利尿剤投与などがある。

2）酸塩基平衡障害へのアプローチ

以下の順で血液ガスデータを評価し，酸塩基平衡障害の有無と種別を判断する。
① pHでアシデミアかアルカレミアかをみる（メモ参照）。
② $PaCO_2$，HCO_3^-から，その原因が呼吸性か，代謝性かをみる。
③ 代償作用をみる。
以下に各パラメータの特徴を説明する。

（1）pH

基準値：7.40 ± 0.05（単位なし）
pHを決定する因子は$PaCO_2$とHCO_3^-である。
・pH < 7.35：アシデミア
・pH > 7.45：アルカレミア

> **メモ**
> ・アシデミア（またはアルカレミア）は，単に血液が酸性（またはアルカリ性）であることを指す。
> ・アシドーシス（またはアルカローシス）は，血液のpHを低下（または上昇）させる病態を表す。
> したがって，pHの結果のみからはアシデミアかアルカレミアかの判断しかできない。

（2）$PaCO_2$

基準値は40 ± 5mmHg
CO_2は呼吸酸であることから，$PaCO_2$は酸塩基平衡障害の指標でもある。
・$PaCO_2$の増加（> 45mmHg）は呼吸性アシドーシスをまねく。
・$PaCO_2$の減少（< 35mmHg）は呼吸性アルカローシスをまねく。

（3）HCO_3^-（重炭酸イオン）

基準値は24 ± 3mmol/L
HCO_3^-は腎臓に由来する代謝性塩基である。
・HCO_3^-の増加（> 26mmol/L）は，代謝性アルカローシスをまねく。
・HCO_3^-の減少（< 22mmol/L）は代謝性アシドーシスをまねく。

（4）BE（base excess，塩基過剰）

基準値：0 ± 2mEq/L
塩基であるHCO_3^-の過不足を表し代謝性酸塩基平衡障害の指標である。
・< −2は代謝性アシドーシス
・> +2は代謝性アルカローシス

（5）アニオンギャップ（anion gap）

基準値：12 ± 2mEq/L
アニオンギャップは通常測定されないケトン，乳

酸，リン酸などの不揮発性酸の量を表し，陽イオン（Na＋）と陰イオン（Cl－，HCO₃⁻）の差で求められる（図XI-25）。

代謝性アシドーシスがある場合に，その原因がHCO₃⁻の減少にあるのか他の不揮発性酸の増加にあるのかを判断するときに用いる。

(6) 乳酸（LA：lactic acid）

基準値：0.5～2.0mmol/L

乳酸は組織の低酸素血症（出血性ショックなど）に伴う嫌気的解糖の進行による産生，ミトコンドリア異常による嫌気的解糖の進行による産生，肝不全による乳酸代謝の低下などの原因により上昇する。アニオンギャップ開大の代謝性アシドーシスとなる。

3）代償作用

PaCO₂とHCO₃⁻のいずれかに変動が起ると，もう片方の因子も変化してpHを7.40に戻そうとする作用をいう（表XI-7）。ただし，酸性側からもアルカリ性側からも7.40を超えて代償が進行することはない。

- 呼吸性代償：HCO₃⁻の増減にPaCO₂が変動する作用
- 代謝性代償：PaCO₂の増減に対し，HCO₃⁻が変動する作用

呼吸性代償は数分で起こるが，代謝性代償では長時間（2日以上）かかる。

5. 血液ガス分析装置で測定できるその他の項目

最近の分析装置は前述の項目以外にも多く項目が測定できる。その代表的項目について概説する。

1）血糖

意識障害症例の鑑別（低血糖・脳卒中など）に有用な項目であり，迅速性が要求される。

2）クレアチニン

近年，測定可能な装置が発売され心臓カテーテル検査などの造影剤（腎排泄）を用いる検査前の迅速な腎機能評価に有用である。

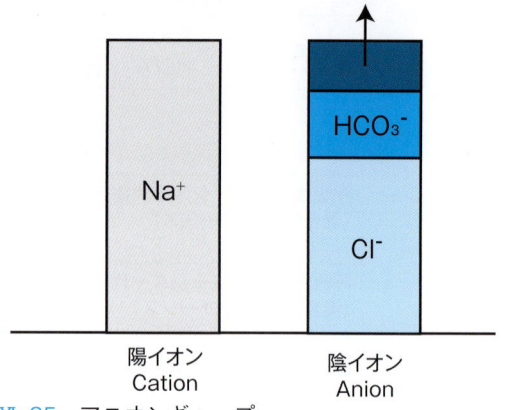

図XI-25 アニオンギャップ

表XI-7 代償作用と代償限界

PaCO₂の増加 ⇒ HCO₃⁻の増加（45mmol/L程度まで）
PaCO₂の減少 ⇒ HCO₃⁻の減少（12mmol/L程度まで）
HCO₃⁻の増加 ⇒ PaCO₂の増加（60mmHgまで）
HCO₃⁻の減少 ⇒ PaCO₂の減少（10mmHgまで）

3）電解質（Na⁺, K⁺, Cl⁻, Ca²⁺）

電解質異常は生命危機にかかわる場合もあり，意識障害の原因検索などにおける迅速診断に有用な項目である。

4）ヘモグロビン（Hb）

貧血の指標としての有用性のほかに動脈血中の酸素絶対量を知るうえでも有用である。

6. 動脈血の採取と測定までの注意事項

1）採血部位

通常，動脈穿刺（撓骨動脈，上腕動脈，大腿動脈）か，動脈ラインから採血する。

2）採血シリンジ

血液ガス分析専用シリンジは，乾燥ヘパリンリチウムが添加され空気を通しにくい材質で作られており，誤差が生じにくいものとなっているが，一般のシリンジをヘパリン処理して使われている場合も多い。

3）動脈ライン採血

動脈ラインから採血する場合は，ライン中のヘパリン生理食塩水を圧トランスデューサー側にあるシリン

ジでライン容量の3～5倍程度吸引し，必ず三方活栓を閉じてから行う。三方活栓を閉じ忘れると吸引したシリンジ内のヘパリン生理食塩水が逆流し検体を希釈するので，Hb濃度が極端な低値を示すことがある。

4) ヘパリン添加量

ヘパリン1単位の定義は1mLの血液を1時間凝固させないこととされており，日常使われているヘパリン（ヘパリンナトリウム）は1000単位/mLなので，1～2mLの採血量なら数μLで十分である。ヘパリン過多は希釈誤差や含有されるNaやCaの測定値への影響も考えられることから，一般のシリンジを使用する場合は，余分なヘパリンが残らないよう注意が必要である。

5) 空気の影響

専用シリンジに比べ一般のシリンジでは，シリンジ死腔部分の空気が血液中に混入しやすいので，採血後直ちに空気を押し出し，血液との間でガス交換が起こるのを防ぐ。

6) 検体の冷却

検体運搬中の冷却は白血球による酸素消費の抑制を目的に行われていたが，採血後数分以内の測定では影響はほとんどないため，現在では不要とされている。ただし，白血病などの白血球数の極端な増加例（数十万/μL）では冷却して運搬すべきである。

7) 検体の撹拌

採血した検体は時間経過とともに分離するため，直ちに撹拌し検体の均一性を保つと同時に，ヘパリンと血液を混合する必要があるが，本邦では統一された撹拌方法が存在しない。アメリカのClinical and Laboratory Institute（臨床・検査標準協会，CLSI）ガイドライン標準法では，「分析前に最低1分間，採血シリンジを優しく転倒混和および両手で錐揉み回転させる」とある。シリンジを縦にしての混和は赤血球が沈降して不均一になり，Hb濃度などに誤差を生じるため注意が必要である。

8) 測定時の注意

シリンジ先端部分（注射針を付けるところ）の血液はヘパリン化されていない可能性があるので，1～2滴捨ててから測定する。また，こうすることによりシリンジ内の血液が凝固していた場合でも測定前に見つけることができる。

正確な血液ガス分析には，上記注意事項の遵守と採血したらできる限り早く測定することが大切である。

文　献

1) L.マーチン著，古賀俊彦訳：わかる血液ガス―ステップ方式による検査値の読み方．第2版，秀潤社，東京，2000.
2) 諏訪邦夫：血液ガスの臨床．改訂3版，中外医学社，東京，2006.
3) 三宅修司：よくわかる血液ガス．中外医学社，東京，2007.
4) 尾崎孝平著，諏訪邦夫監修：呼吸尾崎塾―血液ガス・酸塩基平衡教室．メディカ出版，大阪，2009.
5) 大塚将秀：Dr.大塚の血液ガスのなぜ？がわかる―基礎から学ぶ酸塩基平衡と酸素化の評価，学研メディカル秀潤社，東京，2012.
6) 飯野靖彦：一目でわかる血液ガス．第2版，メディカル・サイエンス・インターナショナル，東京，2013.
7) 日本呼吸器学会肺生理専門委員会編：呼吸機能検査ガイドラインⅡ―血液ガス，パルスオキシメーター．メディカルレビュー社，大阪，2006.
8) 日本救急医学会監修，日本救急医学会専門医認定委員会編：救急診療指針．改訂第4版，へるす出版，東京，2011.
9) 日本外傷学会，日本救急医学会監修，日本外傷学会外傷初期診療ガイドライン改訂第4版編集委員会編：外傷初期診療ガイドライン JATEC，改訂第4版，へるす出版，東京，2012.
10) 田中和豊：問題解決型救急初期検査．医学書院，東京，2008.
11) 日本呼吸器学会ARDSガイドライン作成委員会編：ALI/ARDS診療のためのガイドライン．第2版，学研メディカル秀潤社，東京，2010.
12) ARDS Definition Task Force：Acute respiratory distress syndrome：Berlin Definition. JAMA 2012；307：2526-2533.
13) Clinical and Laboratory Standards Institute：Blood gas and pH Analysis and Related Measurements；Approved Guideline-Second Edition. CLSI document C46-A2, Wayne, PA, Clinical and Laboratory Standard Institute, 2009.

〔竹下　仁〕

11-4 一般検査

救急医療における一般検査の役割は，尿路感染症や髄膜炎，胸膜炎，腹膜炎などの感染による炎症性疾患の鑑別，尿ケトン体や髄液検査による意識障害の原因推測，腸管出血の際の便潜血検査など，有用性は多岐にわたる。

1. 尿検査

1）定性検査

尿試験紙は，濾紙に試薬を染み込ませただけの単純な構造であり，反応原理が化学的なものが多いために偽反応が多く，採尿から結果判定・解釈まですべての過程において注意を要する。

表XI-8～XI-10に，尿定性検査の特徴を示す。

2）尿沈渣

尿路感染症や腎臓疾患，尿路腫瘍など，腎・尿路系におけるさまざまな疾患のスクリーニング検査として利用されている。

尿中の有形成分は非上皮細胞類，上皮細胞類，異型細胞類，円柱類，微生物類・寄生虫類，塩類・結晶類，その他に分類される（JCCLS尿沈渣検査法GP1-P4）。

はじめに標本全体を弱拡大（100倍，LPF）で観察し，標本内の成分が均等に分布しているか，円柱や細胞集塊などの細胞が出現しているかを観察し，次に強拡大（400倍，HPF）で平均的な視野を20～30視野（最低10視野）観察して数を算定する。

尿沈渣に出現する代表的な成分と意義について表XI-11に示す。

表XI-8 試験紙法の項目と特徴

項目	異常値を示す病態
蛋白	● 急性腎不全，慢性腎不全，ネフローゼ症候群（糖尿病性腎症，糸球体腎炎など） ● グロブリンやベンスジョーンズ蛋白などは大量に存在しないと反応しない ● 反応原理上，アルカリ尿では偽陽性になる場合がある
潜血	● 尿路結石，急性腎不全，糸球体腎炎，カテーテル尿などの医原的混入など ● アスコルビン酸の存在で偽陰性になる ＊ヘモグロビン尿とミオグロビン尿との鑑別を表XI-9に示す
ブドウ糖	● 糖尿病，腎性糖尿，二次性糖尿病，ペットボトル症候群など ● アスコルビン酸の存在で偽陰性になる
ケトン体	● 糖尿病性ケトアシドーシス，飢餓状態，低血糖性昏睡，妊娠悪阻など ＊糖尿病患者における意識障害の鑑別を表XI-10に示す
比重	● 低比重尿：水分過剰摂取，利尿薬投与時，尿崩症など ● 等張尿　：末期腎不全 ● 高比重尿：脱水症，尿蛋白高値，尿糖高値，造影剤の混入など ● 屈折計法は造影剤の存在で正誤差を示す
pH	細菌尿，アシドーシス，アルカローシス，薬物・毒物中毒などの確認
白血球 亜硝酸塩	● 両者を合わせて尿路感染症のスクリーニング検査として利用される ● 両者が陰性でも尿路感染症を否定できないため，混濁尿では尿沈渣で確認する ● 亜硝酸塩はアスコルビン酸の存在で偽陰性になる

表XI-9 ヘモグロビン尿とミオグロビン尿の鑑別

	ヘモグロビン尿	ミオグロビン尿
肉眼的観察	赤色透明	赤色透明
鏡検による赤血球	陰性	陰性
尿潜血反応	陽性	陽性
血漿の色調	赤色	黄色

〔文献1）より引用〕

表XI-10 糖尿病患者における意識障害の鑑別

病態	尿ケトン体	尿糖
糖尿病性ケトアシドーシス	多量	多量
高浸透圧性昏睡，乳酸アシドーシス	（−）	多量
低血糖性昏睡	（−），少量	（−），少量
その他の昏睡※	（−）	（−），少量

※尿毒症，劇症心筋梗塞，脳卒中，薬物中毒，急性アルコール中毒などを含む

〔文献5）より引用〕

表XI-11　尿沈渣に出現する有形成分と臨床的意義

項　目	異常値を示す病態
赤血球	●腎・尿路系での出血性病変を示唆する ●尿路結石や尿路損傷，尿路腫瘍，膀胱炎，糸球体腎炎など
白血球	●腎・尿路系の炎症性病変の存在を示唆する ●膀胱炎，腎盂腎炎，アレルギー性膀胱炎，各種炎症など
尿細管上皮細胞	●腎臓のネフロンを構成する上皮細胞 ●急性腎障害，急性尿細管壊死（ATN），溶血性尿毒症症候群（HUS），薬剤性腎障害，糸球体腎炎，ネフローゼ症候群などの腎実質障害，極度の脱水など
尿路上皮細胞 （移行上皮細胞）	●腎杯・腎盂から内尿道口までを構成する上皮細胞 ●腎盂腎炎，膀胱炎，結石症，カテーテルによる機械的損傷など ＊多数出現する場合は異型性についても必ず確認する
扁平上皮細胞	●尿道，表皮を構成する上皮細胞 ●女性では外陰部由来の扁平上皮細胞が混入することが多い ●尿道炎や尿道結石症，カテーテルによる機械的損傷など ＊男性に多くみられた場合は，トリコモナス感染症を考慮する
円柱類	●尿細管腔を鋳型として形成される有形成分 ●尿細管腔が一時的に閉塞されたことと再流があったことを意味する ●円柱の種類や出現数，形態などより腎臓（尿細管）の障害の程度を知ることができ，重症の場合ほど多彩で数が多く，幅広く太い円柱が出現する
細菌	●尿路感染症の起因菌として腸内細菌が最も多い ●球菌の鑑別・確認は困難な場合が多い ＊尿路感染症の診断には尿中細菌の判定・報告が必須である
真菌	●抗生剤の大量投与後における菌交代現象での出現 ●免疫抑制的治療により感染防御能が低下した状態 ●免疫力低下の場合は敗血症や多臓器へ拡大する危険性が高くなる ＊赤血球に類似しているが，沈渣に10％酢酸を加えると赤血球は消失する

2. 髄液検査

髄液検査は中枢神経系感染症（髄膜炎，脳炎），くも膜下出血，脳ヘルニア，脱髄性疾患（中枢神経系の多発性硬化症や末梢神経系のGuillain-Barré症候群など），サルコイドーシス，脳腫瘍，髄膜白血病，転移性腫瘍などを診断するための検査である。

髄圧，性状（外観，清濁），細胞数，細胞鑑別，生化学的検査などの項目を実施する。

1）検体採取法

髄液は血液や胸腹水と違い，凝固やフィブリンの析出が基本的に起こらないため，抗凝固剤を使用しない。とくにヘパリンは，サムソン液と反応して微細な顆粒が発生し，細胞検査を困難にする。

2）髄液の保存法，検査の進め方

髄液は，髄液中の蛋白濃度，比重や浸透圧が低いことなどから，細胞成分や化学物質は採取直後から変性が始まるため，迅速に検査を進めなければならない（図XI-26）。

3）臨床的意義と注意点

（1）髄圧と髄液外観

表XI-12を参照のこと。

（2）細胞数，細胞分類（図XI-27）

細胞数の算定および細胞分類は，中枢神経系疾患の診断や治療効果を推測するために重要な検査である。

a．参考正常値

新生児：25/μL以下，乳児：20/μL以下，乳児以降：5/μL以下で，出現する細胞はすべて単核球である。

b．多核球（好中球，好酸）

細菌性髄膜炎で増加するが，感染防御の第一線に存在する細胞であるため，ウイルス性髄膜炎や他の感染症の感染初期においても増加する。好酸球はアレルギー性髄膜炎や寄生虫性髄膜炎などで増加する。

c．単核球（リンパ球，単球，組織球など）

ウイルス性髄膜炎や結核性髄膜炎，慢性炎症などで増加する。ウイルス性髄膜炎時における異型リンパ球の出現は，有用な所見である。

XI. 救急医療における臨床検査

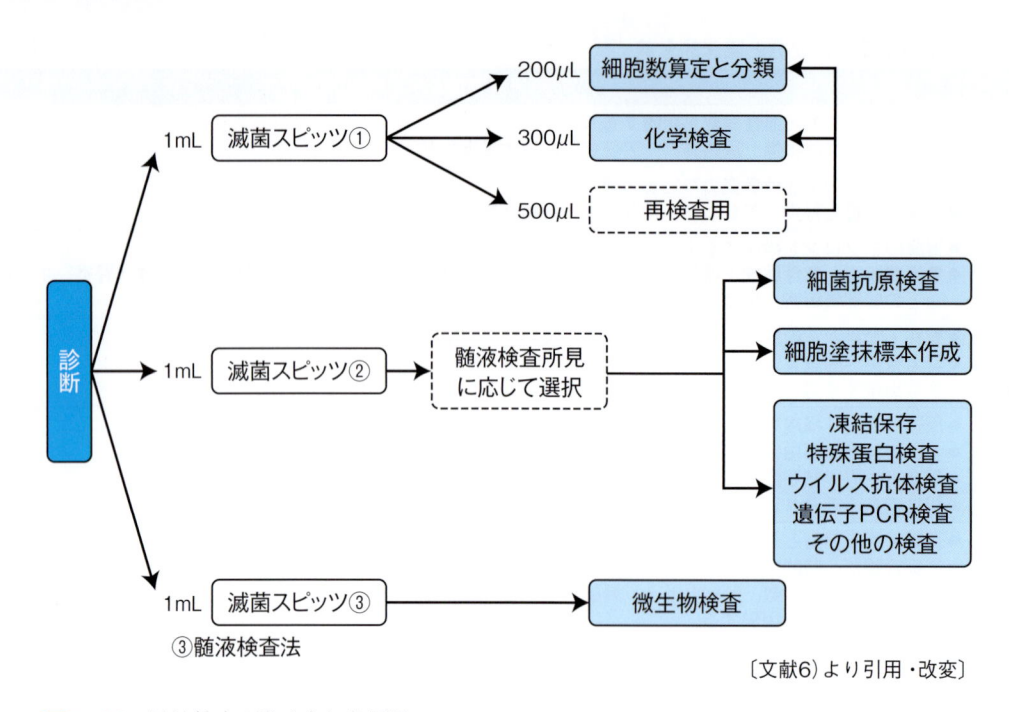

```
                              ┌→ 200μL  [細胞数算定と分類]
          ┌→ 1mL [滅菌スピッツ①]─→ 300μL  [化学検査]
          │                   └→ 500μL  [再検査用]
          │
          │                                    ┌→ [細菌抗原検査]
 [診断] ──→ 1mL [滅菌スピッツ②]→[髄液検査所見   ]─┤→ [細胞塗抹標本作成]
          │                    に応じて選択     │   [凍結保存
          │                                    │    特殊蛋白検査
          │                                    └→   ウイルス抗体検査
          │                                         遺伝子PCR検査
          │                                         その他の検査]
          │
          └→ 1mL [滅菌スピッツ③] ─────────────→ [微生物検査]
```
③髄液検査法

〔文献6）より引用・改変〕

図XI-26　髄液検査の進め方と必要量

表XI-12　髄圧と髄液外観の臨床的意義

項目	結果	疾患
髄圧（側臥位）	高髄圧（200mmH₂O以上）	頭蓋内占拠病変（血腫，腫瘍），脳浮腫，髄液異常貯留，頭蓋内血液量の増加など
	低髄圧（40mmH₂O以下）	髄液漏，低髄圧症候群など
外観	黄色調（キサントクロミー）	髄膜炎，くも膜下腔閉塞による髄液のうっ帯，髄液高蛋白状態，脳実質・髄膜などの古い出血，黄疸など
	赤色調（血性）	脳出血，くも膜下出血，頭蓋および脊髄骨折，穿刺時の静脈血管損傷による末梢血の混入（人為的出血）など
	黒色調	悪性黒色腫の脳脊髄転移など
	濁度	血球，細胞，細菌などが増加するとその程度により濁度が増加する，とくに細菌性髄膜炎では著しい

※髄液外観は，水を対照に比較すると違いがよくわかる。黄色調が薄く鑑別が難しい場合は，採取容器を上から見ると鑑別できる場合がある。
※頭蓋内出血と人為的出血の鑑別は重要で，人為的出血では初液は赤色調を示すが，徐々に色調が薄くなる。また，頭蓋内出血の場合は遠心後の髄液上清が黄色調を示すことが多い。

d．その他の細胞

悪性リンパ腫や白血病細胞などによる髄膜浸潤で現れる異型細胞は，意識障害や神経障害を起こすことがあり，異常細胞の報告は臨床的意義が高い。

（3）生化学検査（腰椎穿刺）

表XI-13を参照のこと。

3．穿刺液検査

穿刺液検査は，体腔内あるいは嚢腫内に貯留した液体を穿刺して採取し，その性状により貯留した原因を推測するための検査である。また，その性状により漏出液と滲出液に分類される（表XI-14）。

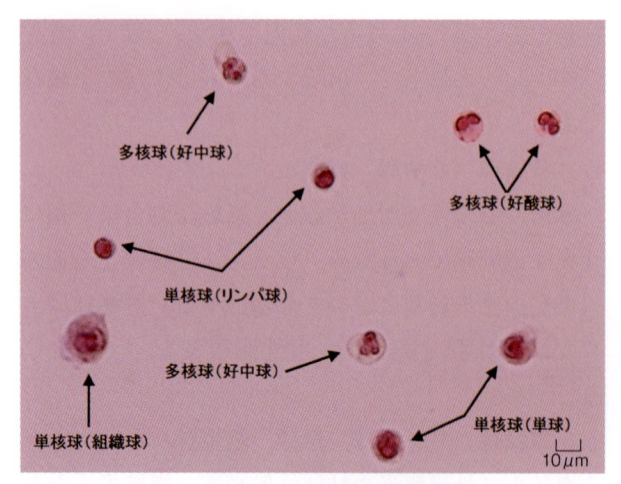

図XI-27　サムソン染色による髄液中の細胞

表XI-13 生化学検査の基準値と臨床的意義

項目	正常値	疾患
蛋白	～1歳　　：20～180 mg/dL （新生児ほど高値を示す） 2～14歳：15～40 mg/dL 15歳～　：10～35 mg/dL	細菌性髄膜炎などの各種髄膜炎や中枢神経系疾患など中枢神経系疾患全般で増加する
糖	50～80 mg/dL	細菌性髄膜炎，結核性髄膜炎，真菌性髄膜炎，白血病や悪性リンパ腫，癌性髄膜種症などの髄膜浸潤などで低値を示す
CL	118～130 mEq/L	結核性髄膜炎で低値を示す
LD	20～50U/L	組織障害を反映し，中枢神経組織の破壊などで増加する 病初期での髄膜炎の鑑別や細菌性髄膜炎での予後推定，治療効果の指標などで利用される
CK	6 U/L以下	脳挫傷，脳腫瘍，脳血管障害，髄膜脳炎，多発性硬化症などで増加 脳組織の荒廃，破壊により上昇する

※脳室穿刺による髄液蛋白は腰椎穿刺に比べ約30％程度低値になる。
※髄液糖は血糖値の60～80％に維持されており，髄液糖の評価には血糖値も測定する。
※髄液CLは血中に比べ20～30％程度高値を示し，正しい髄液採取の指標にもなる。

表XI-14 体腔液の漏出液と滲出液の鑑別

項目	漏出液	滲出液
外観	水様～淡黄色 透明～微濁	淡黄色 混濁，時に膿性，血性，乳濁
比重	1.015以下	1.018以上
蛋白	2.5 g/dL以下	4.0 g/dL以上
蛋白比（体腔液/血清）	0.5 未満	0.5 以上
LD	200 U/L未満	200 U/L以上
細胞数	1000 /μL 未満	1000 /μL 以上
細胞種類	単核球，中皮細胞	多核球，単核球

1）穿刺液の種類

（1）胸　水

胸水をきたす疾患として最も多いのが左心不全であり，癌性胸膜炎，結核性胸膜炎，膠原病に伴うもの，浮腫，肝硬変，肺炎などがある。

（2）腹　水

腹水が貯留する疾患として，肝硬変，突発性細菌性腹膜炎，急性腹膜炎（消化管穿孔など），肝細胞癌破裂，癌性腹膜炎，うっ血性心不全，結核性腹膜炎，ネフローゼ症候群などがある。

（3）心嚢液

心嚢液が増加する疾患として，急性大動脈解離（A型），心筋梗塞，胸部外傷，開心術後，心臓カテーテル検査直後，人工透析，悪性腫瘍（とくに肺癌，乳癌，悪性リンパ腫など），膠原病，心外膜炎などがあり，これらは心タンポナーデを起こしやすい。

2）外　観

色調（淡黄色，血性，その他）と混濁（透明，微濁，濁など）は病態を推測するうえで非常に重要で，とくに血性の鑑別は重要である。乳びは手術や腫瘍などによりリンパ管が破綻し，リンパ液が体腔内に貯留した状態を示す。

（1）血性胸腹水

悪性腫瘍，臓器障害（内臓破裂や穿孔などによる胸腹腔内出血），外傷，感染症，動脈瘤破裂などで貯留する。

（2）血性心嚢液

医原性（手術後など），心タンポナーデ，外傷，悪性腫瘍，感染症などで貯留する。
血性心嚢液は凝固しない。心嚢液が凝固すれば，心腔内血液の可能性がある。

3）細胞数，細胞分類

感染性なら好中球の増加，慢性炎症なら単球，組織球の増加，血性なら腫瘍細胞の確認など，病態を

推測するために臨床的意義が非常に高い項目である。

4. 便潜血（ヒトHb）

消化管出血の有無を知るための検査であり，時に下部消化管での出血，損傷の確認に利用される。また，食事や薬物の影響をほとんど受けることがなく実施可能であるが，次の原因により偽陰性になることがあるので注意する。

①地帯現象（プロゾーン）
・肉眼的血便などの抗原過剰状態によって抗原抗体反応が阻害される。
・血便，タール便では，外観をコメントなどで報告することが望ましい。

②Hbの変性（抗原性の消失）
・上部消化管出血：消化酵素などの影響による抗原性の消失
・便の長時間腸管内停滞（便秘など）：腸内細菌による変性
・長時間放置した便：腸内細菌による変性

文献

1) 伊藤機一，高橋勝幸監修，菊池春人，矢内充，油野友二編：一般検査ポケットマニュアル―必須検査の進めかたと見かた．羊土社，東京，2009．
2) 伊藤機一，野崎司編：新・カラーアトラス尿検査．月間Medical Technology別冊，2004．
3) 日本臨床検査標準協議会尿試験紙検討委員会：尿試験紙検査法（JCCLS-GP3-P1）．2001．
4) 大場康寛，折田義正，伊藤機一，他：尿定性・半定量検査プラクティス．臨床病理（臨時増刊）特集第100号1995．
5) 「検査と技術」編集委員会：緊急報告すべき検査結果のすべて．検査と技術（増刊）2011；39（10）．
6) 日本臨床衛生検査技師会編：一般検査技術教本―検査技師による検査技師のための技術教本．日本臨床衛生検査技師会，東京，2012．
7) 池本正生，深津敦司，芝紀代子監訳，ほか：ブルンツェル尿・体液検査―基礎と臨床．西村書店，新潟，2007．
8) 河合忠，屋形稔，伊藤喜久，他編：異常値の出るメカニズム―LABORATORY MEDICINE．第6版，医学書院，東京，2013．
9) 日本臨床衛生検査技師会編：尿沈渣検査法2010．日本臨床衛生検査技師会，東京，2011．
10) 日本臨床衛生検査技師会編：髄液検査法2002．日本臨床衛生検査技師会，東京，2002．
11) 水口國雄監修，西山健一，他：カラー版体腔液のすべて，Medical Technology 2005；33（13）．
12) 矢冨裕，下澤達雄，伊藤機一，他：臨床検査 Yearbook 2008――一般検査編．臨床病理レビュー特集第140号，2007．
13) 三村邦裕，鈴木敏恵，宿谷賢一，他：臨床検査総論．著臨床検査学講座 第3版，医歯薬出版，東京，2010．
14) 金井正光監修，奥村伸生，戸塚実，他編：臨床検査法提要．改訂第33版，金原出版，東京，2010．

〔堀田　真希〕

11-5　生化学検査・免疫検査

　臨床検査データの変化は，病態変動（pathological variation）と生理的変動（physiological variation）と測定技術変動（analytical variation）に分けて考えることができる。救急医療の現場で検査データが有効に利用されるためには，病態変動を迅速に把握することが最優先される。そのためには検査担当者が生理的変動や測定技術変動の変動要因を把握して対応する必要があり，以下に述べる事項を各検査項目について整理・理解して，速やかに判断・対応できる知識・技術・技量を備えておく必要がある。

1. 検査データを判読するために必要なこと

1) 基準範囲 (reference interval)

　健常者から求めた検査値範囲（分布の中央95％が含まれる範囲）。診断や経過観察の判断に用いられる。

2) 臨床判断値 (clinical decision limit)

　特定の病態の診断や治療を判断するために用いられる検査値。

(1) 診断閾値 (diagnostic threshold)

　疾患特異性に優れる検査に設定される。疾患群と非疾患群の分布の比較で求め，有病率や感度・特異度も考慮して利用する。

(2) 治療閾値 (treatment threshold)

　治療介入が必要と判断する基準に設定される。緊急を要する場合は，パニック値として扱われる。

(3) 予防医学的閾値 (prophylatic threshold)

　特定の疾患の発症予測や予防が必要と判断する基準に用いる。健診や疫学調査研究で求め利用される。

3) パニック値 (panic value)

　生命が危ぶまれるほど危険な状態にあることを示唆する異常値であり，直ちに治療を開始する必要がある検査値。パニック値が出現したときは，迅速かつ確実に臨床医に伝達できる体制を整備し運用することが必須である。運用には臨床医・看護師などとの事前の協議が必要である。とくに血液ガスと電解質，血糖，血球算定は，パニック値の設定と運用が不可欠である。

4) データの分布と極異常値

　日常検査データの分布を把握することで，検査値の異常度を判断することができる。極異常値と頻度を把握することで，個別データ管理の上下限チェックの設定に利用できる。また検査値が，病態（症状）と関連するものがあり，電解質（表XI-15，表XI-16），アンモニア，乳酸はとくに重要である。

5) 項目間の関係

　関連性のある2つ以上の検査項目間の関係を利用し，項目間の差，比，関係式を求め，その関係性から乖離する状態を確認することで，病態の異常や分析上の誤差変動を把握することができる。

　酸塩基平衡，アニオンギャップ，浸透圧ギャップ，A/G比，AST/ALT比，BUN/Crea比，TSH/FT4比など，救急検査において重要な指標となるものがある。

表XI-15　血清Na濃度と症状の関係

130mEq/L以上	無症状
120〜130mEq/L	軽度の虚脱，疲労感
110〜120mEq/L	精神錯乱，頭痛，悪心，嘔吐
110mEq/L以下	痙攣，昏睡

表XI-16　血清K濃度と心電図の関係

6.0〜7.0mEq/L	テント状T（T波が尖鋭で幅狭く高く，上行脚と下行脚の勾配が等しい）
7.0〜8.0mEq/L	P波は幅広く低く，PQ間隔の延長，QRS波の幅も広くなる。
8.0〜9.0mEq/L	P波は消失，QRS波の幅が広く右脚ブロック型になる。
9.0 mEq/L以上	QRS波が幅広くなりサイン波様となる。心停止，心室細動に移行。

XI. 救急医療における臨床検査

表XI-17 検査の診断特性指標

	有疾患群	無疾患群
検査陽性群	A：真陽性	B：偽陽性
検査陰性群	C：偽陰性	D：真陰性

感度＝A／（A＋C）
特異度＝D／（B＋D）
陽性的中度＝A／（A＋B）
陰性的中度＝D／（C＋D）

表XI-18 ウインドウ期間を考えた急性心筋梗塞患者の心筋マーカーの選択

発作後経過時間	〜2h	2〜4h	4〜6h	6〜12h	12〜24h	24h〜	48h〜
CK	×	△	○	○	○	△	×
CKMB	×	△	◎	◎	◎	△	×
Mb	○	○	○	○	○	△	×
HFABP	◎	◎	◎	◎	○	△	×
TnT, TnI	×	△	◎	◎	◎	◎	◎

◎最適，○特異度に劣る，△診断精度限界あり，×有用でない．
最近，高感度トロポニン検査は，AMI早期より診断に有効と報告あり．

6）診断効率（感度，特異度）

臨床検査の性能を評価する指標に，感度（sensitivity）と特異度（specificity）がある．有疾患群のうち検査陽性群の割合を感度，無疾患群のうち検査陰性群の割合を特異度という．一般的に感度と特異度が高い検査は信頼性が高い．とくに疾患特異性の高い検査（感染症マーカー，腫瘍マーカーなど）では，これらの指標を把握し偽陽性・偽陰性となる要因・病態と頻度についての情報整理が必要である（表XI-17）．

7）時系列

救急医療の対象となる患者は，時間経過とともに病態が変化する例が多く，救急検査では複数回の検査から時系列で経過を観察することが要求される．発症から検査結果に異常を呈する時間や正常化に要する時間を考慮して，時間軸で検査値を考えることが必要である．急性期の診療に利用される生化学・免疫項目においても，急性心筋梗塞発症後の心筋マーカーの変動，炎症マーカー（WBCは数時間，CRPは12〜24時間で変動する）や感染症マーカーなどのデータにおいて，各検査項目のウインドウ期間を考慮しなければならない（表XI-18）．また各検査項目の時系列の変動幅を把握し，個別データ管理である前回値チェックの設定に利用できる．

> メモ：感染初期には，血液検査で陰性となり感染していることが検査ではわからない期間がある．これを「ウインドウ期間（ウインドウピリオド・空白期間）」と呼ぶ．

8）変動機序・メカニズム

各検査項目の異常値が出現する病態と異常値が出る変動機序について理解する．例えば，腎機能低下がある場合に，BUN，Creaの増加は必発するが，電解質（Na，K，IP，Ca）異常や酸塩基平衡（代謝性アシドーシス）の異常などが伴うので，病態や治療（透析など）に応じた総合的なデータ判読力が必要となる．また検体に溶血がある場合には，外観やLD，Kの増加と血球算定などのデータから，採血時の機械的溶血と病態による生体内溶血の鑑別を考えるなど，関連する検査データから臨床的に判断することが望まれる．さらに患者が医療機関到着時に心肺停止状態である場合や搬送中にショック（末梢循環不全）や痙攣，嘔吐などを伴う場合，搬送中の救急処置（輸液，心肺蘇生術など）が，初療時の検査値に影響することがあるので検査値を解釈するうえで注意が必要である．

9）生理的変動

生理的変動は，個人の年齢，性差，環境，生活習慣，遺伝的因子などに左右される個体間変動（between-individual variation）と，個人内でも体位，体動，食事，喫煙，飲酒，日内リズムなどで変化する個体内変動（within-individual variation）がある．これらの検査値の生理的変動について情報を整理し，病態変動と区別して判断することが望まれる．とくに新生児や小児では，年齢変動が大きく成人と異なる検査項目があるので注意する（表XI-19）．また高齢者では，ADLの違いが検査値の変動をもたらすことがある．また本人の自覚がない場合や家族も知らない妊娠もあるので，検査が必要な場合がある．

表XI-19 小児の検査値（注意が必要な検査項目）

AMY	生後0〜3か月は低値	T.Bil	生後0〜3か月は高値
GGT	生後0〜3か月は高値	AST, ALT	生後0〜1歳はやや高値
ALP	生後0〜16歳は高値	Crea, UN, UA	生後0〜3歳はやや低値
IgG, IgA, IgM	生後0〜1歳は低値	Ferritin	生後0〜18歳低値

2. 測定技術変動・測定過誤を判断するために必要なこと

1）測定法

（1）測定原理

生化学検査においては，①電極・センサー測定法（電解質，血液ガス），②化学的測定法（総蛋白，アルブミン，ビリルビン，Caなど），③酵素的測定法（濃度測定，活性測定）などの測定原理を理解する。免疫検査においては，①免疫比濁法・ラテックス凝集免疫比濁法，②サンドイッチ法などの測定原理と反応系の組み立て方（固相担体，抗体種，標識物質，検出方法など）を理解する。

（2）測定試薬

生化学検査項目においては，主反応とともに測定系に組み込まれる副反応（消去系など）について，試薬組成や反応タイムコースをもとに理解しておく。免疫検査項目においても，非特異な反応を抑制するための水溶性ポリマー・糖類・塩類の添加や，異好性抗体の影響を除去するための抗ヒト免疫グロブリン抗体添加や測定系に利用する抗体種（Fc領域消化処理抗体など）などについて理解しておく。

（3）キャリブレータ

救急検査で用いる分析法は，日常検査法と互換性があり，また臨床検査の標準化・共有化に対応した測定値の報告が望まれる。

2）分析装置

（1）分析装置

装置の動作・メカニズムを理解し，装置の不具合に気付き，迅速に対応することができることが望まれる。

（2）分析条件パラメータ

分析法（レート法，エンド法），サンプル量，試薬量，測定波長など分析パラメータを整理し，反応吸光度変化量，タイムコースを把握することは，分析上のトラブルや異常検体の測定時の原因追及や対処に有用である。

（3）分析性能

用いる分析法と分析装置の分析性能を把握することは，測定技術変動や測定過誤を判断するうえで重要である。①測定精度（同時再現性，日差再現性など），②直線性（定量性の評価と測定可能範囲の把握，免疫測定法のプロゾーン現象の確認），③共存物質の影響として，サンプリング起因物質（溶血，黄疸，混濁・乳び），治療薬物等の影響についての検討評価・情報収集，④他法との相関（標準法，従来法などとの比較）の評価が必要である。

3）検査前工程

（1）サンプリング，採血容器，抗凝固剤，採血手技

救急診療では，慌ただしく処置が行われているため，必ずしも適切な検体採取が行われているとは限らない（表XI-20）。血管内容積が減少した患者（大量出血，末梢循環不全など）での強引な採血による溶血や凝固因子の活性化，輸液混入，採血管間違い，採血量の過不足など不適切な検体採取も考慮する。このような可能性が疑われた場合は，臨床現場に確認し再採血も考慮する。

検査室においても，遠心分離や血清分離，検体の保存・保管については，厳密な管理下で行う。遠心分離が不十分であると，血球の混入（とくに血小板の混入に注意）や血清の混濁などが発生するので，温度，遠心力，時間などの遠心条件を順守する。また救急検査では，検体を測定前に長時間保管することは少ないが，測定後に追加検査を依頼されること

表XI-20 サンプリングの影響

EDTAの混入	ALP、Ca、Mg、Fe、AMYの低値　Na、K、Clの測定不可
クエン酸Naの混入	AMY低値　Na高値
NaFの混入	ALP、ChE、Ca、Pi、Mg、Fe低値　Na高値
ヘパリンの混入	TP、LD高値
溶血	K、LD、AST、ALT、Fe高値（赤血球内成分）TP、Alb、Ca高値（色調の影響）　CK（赤血球内AKの影響）インスリン、BNP低値（血球内酵素による分解）
乳びの影響	Na、K、Clなど低値（不均一な性状）免疫測定項目、UV測定項目（混濁の影響）

があるので、検体保存は厳密に行う。

(2) 精度管理

日常検査と同様に、救急検査においても、日々の検査値の精度管理は怠ってはならない。管理試料による各精度管理手法について理解し適切に実施し、分析装置、試薬などの始業点検に努める。また上下限チェック、項目間チェック、前回値チェックなどの個別データの管理は、救急検査において大切である。

4) 救急検査のマネジメント

救急医療では、病態履歴などの患者情報に乏しい場合が多く、依頼された項目だけでは不十分なこともある。したがって、異常値を認めた場合は関連性のある検査項目を医師に推奨するなどの検査に関するマネジメントは、より質の高い診療につながる。

救急検査が備える要件として、①迅速性、②簡便性、③随時測定、④反復性、⑤診療現場との連携が重要であり、それらの要件に対応できる検査体制の整備と人材育成に努める。

救急検査の実務においては、①検体採取に問題はないかチェックする、②検査は最小限に優先順位を考えて行う、③検査データは診断・治療を左右する、④検査値を臨床的に評価することを念頭において、救急医療を担う一員として対応するべきである。

文　献

1) 日本臨床検査自動化学会：緊急検査技師実践マニュアル―検体検査編　Ver.1.4（2007.9.1）．日本臨床検査自動化学会会誌 2007；32（Suppl 1）：1-155.
2) 日本臨床検査自動化学会：極端値・パニック値対応マニュアル Ver.1.4（2005.9.1）．日本臨床検査自動化学会会誌 2005；30.（Suppl 1）：189.
3) 市原清志，河口勝憲編著：エビデンスに基づく検査診断実践マニュアル！．日本教育研究センター，2011.

（増田　詩織）

参考　生化学検査・免疫検査の検査項目

検査項目	略語	基準範囲	パニック値	単位
aspartate aminotransferase	AST（GOT）	基準範囲　13-30	パニック値　1000＜	IU/L
alanine aminotransferase	ALT（GPT）	基準範囲　男10-42　女(45＞) 7-24　女(45≦) 9-32	パニック値　1000＜	IU/L
高値		肝炎，肝硬変，肝腫瘍，閉塞性黄疸（胆管炎，胆石症，膵頭癌，細胆管炎） 心筋梗塞，溶血性疾患，ショック時，筋疾患（多発筋炎，進行性筋ジストロフィー症，挫滅症候群）		
AST/ALT		AST/ALT＜1（AST値が小さい）：慢性・急性肝炎，脂肪肝，肝硬変初期，胆汁うっ滞など AST/ALT＞1（AST値が大きい）：劇症肝炎，アルコール性脂肪肝・肝炎，進行した肝硬変 　　　　　　　　　　　　　　溶血，うっ血性心不全，心筋梗塞など AST/ALT＞2（AST値が2倍超）：原発性肝癌，筋ジストロフィー		
alkaline phosphatase	ALP	基準範囲　106-322		IU/L
低値		EDTA採血（Fe，Ca，Amyの低値を伴う），遺伝性低ALP血症		
高値		胆道系疾患（胆管癌，乳頭部癌，胆道結石），胆汁うっ滞（ウイルス肝炎，薬剤性肝傷害） 肝硬変，限局性肝疾患（転移性肝癌，肉芽腫性疾患，白血球肝浸潤，アミロイドーシス） 骨疾患（悪性腫瘍骨転移，骨折，骨肉腫，甲状腺機能亢進症），ALP産生腫瘍（肺癌，卵巣癌）		
lactate dehydrogenase	LD（LDH）	基準範囲　124-222		IU/L
低値		薬剤投与（制癌薬），LD結合性免疫グロブリン，先天性Hサブユニット欠損症		
高値		悪性腫瘍，肝障害，心筋梗塞，溶血性貧血，白血病，リンパ腫 心肺停止，熱傷，慢性筋疾患，伝染性単核球症		
creatine kinase	CK（CPK）	基準範囲　男59-248　女（45＞）40-138　女（45≦）44-188		IU/L
高値		横紋筋融解症（CK/AST＞20），糖尿病性ケトアシドーシス 大量飲酒後，ハロペリドールなどの向精神薬・フィブラート系など脂質異常症治療薬服薬歴 骨格筋挫滅（CK/AST＞20，外傷，てんかん発作），筋ジストロフィー症，筋炎 心筋梗塞，心臓手術後		
CK isoenzyme		CK-BB：脳挫傷，ウイルス性髄膜炎，心停止などの血流障害などによる脳障害 　　　　悪性腫瘍（前立腺，膀胱，消化器，乳癌，肺癌など） CK-MB：急性心筋梗塞，心障害の急性期，アルコール依存症，アルコール性ミオパチー CK-MM：筋原性疾患（横紋筋融解症，進行性筋ジストロフィー，多発性筋炎など），甲状腺機能低下症など		
γ-glutamyltransferase	GGT	基準範囲　男13-64　女（45＞）9-34　女（45≦）10-53		IU/L
高値		胆道閉塞，肝癌，アルコール性肝障害，薬剤性肝障害，慢性肝炎，肝硬変，慢性膵炎，胃癌，肺癌		
amylase	AMY	基準範囲　47-134		IU/L
Amylase isoenzyme　高値		P型優位：膵疾患（急性膵炎，慢性膵炎，膵腫瘍），胆道疾患，消化管穿孔，腹膜炎 S型優位：耳下腺疾患（耳下腺炎，唾液腺炎），手術後ショック，AMY産生腫瘍（肺，大腸，卵巣） 急性胆嚢炎，急性虫垂炎，腎不全，腹部手術，肺炎，脱水，尿毒症		
cholinesterase	ChE	基準範囲　男240-486　女（45＞）200-400　女（45≦）211-463		IU/L
低値		肝硬変，急性肝炎，慢性肝炎，肝癌，胆道閉塞症，膵炎，薬物中毒，有機リン中毒		
高値		ネフローゼ症候群，脂肪肝，糖尿病，甲状腺機能亢進症		
sodium	Na	基準範囲　138-145	パニック値　＜120, 160＜	mEq/L
低値		SIADH，低張性脱水，慢性アルコール摂取，低栄養，重症浮腫，水中毒，腎不全，心不全 TUR反応（前立腺切除術TUR-P），偽性（高脂血症，高蛋白血症），高血糖，ネフローゼ症候群，妊娠中毒		
高値		脳血管障害，ライン採血，メイロン使用（HCO_3^-），高張性脱水，熱傷，尿崩症，海水脱水（溺水） 嘔吐，下痢，発汗，原発性アルドステロン症		
potassium	K	基準範囲　3.6-4.8	パニック値　＜2.5, 6.0＜	mEq/L
低値		Conn症候群，Cushing症候群，尿細管性アシドーシス，呼吸性アルカローシス，糖尿病 急性腎不全回復期，嘔吐，下剤，低K血症性周期性四肢麻痺 薬剤投与（チアジド系利尿薬，下剤の連用，ブドウ糖輸液），代謝性アルカローシス，嘔吐，下痢 インスリン投与，原発性アルドステロン症，交感神経刺激，慢性アルコール摂取		
高値		乏尿，無尿（急性・慢性腎不全，脱水，ショック） 副腎不全，溶血性疾患，高K血症性四肢麻痺，薬剤投与（カリウム製剤） 挫滅症候群，代謝性アシドーシス，腎不全，多臓器不全，大量急速輸血 糖尿病腎症，心肺停止，横紋筋融解症，急性腫瘍融解症候群，アジソン病，低アルドステロン症 検体放置，冷所保存，血小板増加，クレンチング，ライン採血，再遠心		
アニオンギャップ anion gap $(Na^+ + K^+) - (Cl^- + HCO_3^-)$ 単位：mEq/L 正常値：0.0～26.7mEq/L 平均：12.5mEq/L		陽イオンとしてのNa^+とK^+の和と陰イオンとしてのCl^-とHCO_3^-の和の差をアニオンギャップという。陽イオンはその多くが臨床検査で測定可能なのに対して，陰イオンはその種類が多くそのすべてを測定することができないために，陽イオンとしてのNa^+とK^+（ときとして陽イオンとしてのCa^{2+}，Mg^{2+}を加えて総陽イオンとして計算する場合もある）と陰イオンとしての$Cl^- + HCO_3^-$の差で残りの陰イオンを知ろうとするものである。この中には血漿蛋白，リン酸，硫酸，有機酸などの塩基（陰イオン）が含まれる。糖尿病（ケトアシドーシス，乳酸アシドーシス），尿毒症，多臓器不全（MOF）などで増加する。		
chloride	Cl	基準範囲　101-108	パニック値　＜90, 120＜	mEq/L
低値		嘔吐，慢性閉塞性肺疾患，低ナトリウム血症，アジソン病		

XI. 救急医療における臨床検査

検査項目	略語	基準範囲	パニック値	単位
	高値	ハロゲン化物投与（ブロムワレリル尿素服用） 慢性腎不全，下痢，脱水，熱傷，高ナトリウム血症，呼吸性アルカローシス（過呼吸）		
osmolality	OSM	基準範囲　284-294	パニック値　＜255，330＜	mOsm/kgH₂O
	低値	SIADH，重症浮腫，水中毒，副腎不全，低栄養		
	高値	脳血管障害，尿崩症，脱水，下痢，嘔吐，熱傷，高血糖高浸透圧昏睡，急性アルコール中毒，偽高値（酒精綿）		
浸透圧ギャップ		血清浸透圧は血清1L中の溶質の分子数であり，血中のモル数が多い物質に影響される。すなわちNa，グルコース，尿素の血中濃度から次のような簡便式で血清浸透圧が求められる。 　　　　血清浸透圧＝2×Na＋（GLU/18）＋（BUN/2.8） 血清浸透圧は血清Na濃度のほぼ2倍であり，浸透圧異常の診断と治療はNa濃度異常に準じる。グルコースは細胞膜内外で実際浸透圧物質として作用し，水の細胞内外の移動などを起こし得るが，尿素は細胞膜を比較的自由に通過するので，細胞内外の浸透圧物質としての働きは大きくない。 上式の値と実測値が大きく解離する浸透圧ギャップ（osmolar gap）が増加している場合は，上記3つ以外の異常な浸透圧物質の蓄積を考える。マンニトール，グリセリン，アニオンギャップ上昇の代謝性アシドーシスをきたすメタノール，エチレングリコール，パラアルデヒドなどでも同様の現象がみられる。陰イオン（サリチル酸や乳酸など）の蓄積でも，同様に浸透圧物質は増加するが，電気的中性を保つためNaイオンも同時に上昇するので，浸透圧ギャップは増大しない。		
calcium	Ca	基準範囲　8.8-10.1	パニック値　＜6.0，12.0＜	mg/dL
	低値	副甲状腺機能低下症，副甲状腺摘出後，低アルブミン血症，慢性腎不全，大量輸血，血漿交換 急性膵炎，横紋筋融解症，急性腫瘍融解症候群，ビタミンD欠乏症		
	高値	悪性腫瘍，副甲状腺機能亢進症，甲状腺機能亢進症，ビタミンD製剤投与，輸液混入，心肺停止 多発性骨髄腫，骨折，慢性肉芽腫症		
inorganic phosphorus	IP	基準範囲　2.7-4.6		mg/dL
	低値	副甲状腺機能亢進症，吸収不良症候群，ビタミンD欠乏症		
	高値	副甲状腺機能低下症，腎不全		
リフィーディング症候群 (refeeding syndrome)		慢性的な栄養不良状態が続いている患者に積極的な栄養補給を行うことにより発症する一連の代謝合併症の総称をいう。飢餓や高度低栄養状態になると，生体内で蛋白質の異化や脂肪分解が亢進し，摂取不足によるミネラルやビタミン不足を併発する。このような状態で急激な糖質・アミノ酸の摂取は，インスリン分泌を刺激し，糖質は細胞内のATP産生に利用され，タンパク合成が励起される。この際に大量のリンが消費され，リン，カリウム，マグネシウムが細胞内に移動する。すでにミネラルやビタミンなどが不足している高度な低栄養状態では，低リン血症，低カリウム血症，低マグネシウム血症となり，糖質代謝に利用されるビタミンB₁欠乏症が起こり，心不全，不整脈，呼吸不全，意識障害，けいれん発作，四肢麻痺，運動失調，横紋筋融解，尿細管壊死，溶血性貧血，高血糖あるいは低血糖発作，敗血症，肝機能異常，消化管機能異常などの多彩な臨床像を示す。心停止を含む致死的合併症も報告されている。		
magnesium	Mg	基準範囲　1.2-2.0		mg/dL
	低値	腎不全，急性膵炎		
	高値	肝炎，急性・慢性腎不全，副甲状腺機能低下症，甲状腺機能低下症		
iron	Fe	基準範囲　40-188		μg/dL
	低値	鉄欠乏性貧血，真性多血症，慢性感染症，悪性腫瘍		
	高値	再生不良性貧血，悪性貧血，肝炎		
total protein	TP	基準範囲　6.6-8.1		g/dL
	低値	栄養不良，ネフローゼ症候群（尿蛋白），熱傷，希釈（水血症，妊娠，ライン採血） 消耗，肝硬変，悪性腫瘍		
	高値	多発性骨髄腫（連銭形成，M蛋白），強い慢性炎症（多クローン性：膠原病，肝硬変の有無） 脱水，網内系疾患，慢性感染症		
albumin	ALB	基準範囲　4.1-5.1		g/dL
	低値	生成低下（肝硬変，肝癌，急性肝炎），低栄養，異化亢進（悪性腫瘍，全身性熱性疾患） 体外漏出（ネフローゼ症候群，蛋白漏出性胃腸症）		
albumin, globulin ratio	A/G	基準範囲　1.32-2.23		
	低値（グロブリン増加）	多クローン性高γ-グロブリン血症（慢性感染症，膠原病，慢性肝疾患） 単クローン性高γ-グロブリン血症（多発性骨髄腫，原発性マクログロブリン血症）		
	低値（アルブミン減少）	栄養不良（蛋白摂取不足，吸収不良性症候群），蛋白漏出（ネフローゼ症候群，熱傷，胸水・腹水） 肝障害（肝硬変，急性肝炎）		
urea nitrogen	UN	基準範囲　8-20		mg/dL
	低値	妊娠，低蛋白食摂取，肝不全，強制利尿剤服用		
	高値	BUN過剰生産：蛋白の大量摂取（高蛋白食），糖尿病性ケトアシドーシス，重症肝疾患，悪性腫瘍，消化管出血，絶食，低カロリー食，腎機能障害，脱水，高熱，肝障害 BUN排泄障害：尿路閉塞，腎不全，その他の腎機能障害（痛風，多発性骨髄腫，アミロイドーシス），肝硬変症（多量の腹水）		
creatinine	CREA	基準範囲　男0.65-1.07　女0.46-0.79		mg/dL
	低値	筋委縮（筋ジストロフィー），長期臥床，高齢者，甲状腺機能亢進症		
	高値	腎不全，腎機能障害，脱水，火傷，薬剤性（アンギオテンシン阻害剤）		

検査項目	略語	基準範囲	パニック値	単位
uric acid	UA	基準範囲　男3.7-7.8　女2.6-5.5		mg/dL
低値		腎性低尿酸血症，肝硬変，キサンチンオキシダーゼ欠損症，尿酸産生低下症		
高値		白血病，悪性リンパ腫，腎不全，薬剤性（抗結核剤），代謝性アシドーシス，横紋筋融解症 急性腫瘍融解症候群，腎排泄障害，核酸代謝亢進，痛風		
ammonia	NH₃	基準範囲　30-86		μg/dL
高値		重傷肝障害（肝性昏睡，肝不全，劇症肝炎，肝硬変末期，門脈一体循環シャント） 尿毒症，尿素サイクル酵素欠損，出血性ショック		
total bilirubin	T-Bil	基準範囲　0.4-1.5		mg/dL
高値		肝細胞性黄疸，肝・胆管閉塞性黄疸，溶血性黄疸，新生児黄疸		
direct bilirubin	D-Bil	基準範囲　0.1-0.5		mg/dL
低値		溶血性黄疸，新生児黄疸（分画%の低下）		
高値		肝細胞性黄疸，肝・胆管閉塞性黄疸		
lactic acid	LA	基準範囲　4.0-16.0		mg/dL
glucose	GLU	基準範囲　73-109	パニック値　＜50，500＜	mg/dL
低値		インスリン過剰投与，薬剤性低血糖，二次性低血糖（ショック，敗血症） 劇症肝炎，新生児低血糖，インスリノーマ（インスリン/Glu＞0.3），ケトン性低血糖 ダンピング症候群（胃全摘の既往），アジソン病（Na/K＜30，好酸球増多） IGF-Ⅱ産生腫瘍，インスリン自己免疫症候群，検体放置		
高値		糖尿病コントロール不良（ケトン体，浸透圧），急性心筋梗塞（CKMB，TnT，ECG），肝障害 ライン採血（Na/K/Clの不均衡，TPやHbの希釈低値）		
C-reactive protein	CRP	基準範囲　0.00-0.14		mg/dL
高値		炎症，感染症（とくに細菌感染症，発熱6時間以内の早期は上昇しないことがある） 悪性腫瘍（広範な浸潤，転移，壊死傾向のある腫瘍） 組織傷害（急性膵炎，外傷，骨折，外科手術後），組織壊死（急性心筋梗塞，肺梗塞） 膠原病（とくに活動期）		
total cholesterol	TC	基準範囲　142-248		mg/dL
低値		甲状腺機能亢進症，肝実質障害，下垂体機能低下		
高値		糖尿病，動脈硬化，甲状腺機能低下症，閉塞性黄疸，ネフローゼ症候群		
triglyceride	TG	基準範囲　男40-234　女（45＞）30-113　女（45≦）37-159		mg/dL
低値		甲状腺機能亢進症，下垂体機能低下症，肝硬変		
高値		高カイロミクロン血症，糖尿病，動脈硬化，甲状腺機能低下症，肥満		
brain natriuretic polypeptide	BNP	基準範囲　18.4以下		pg/mL
N-terminal prohormone of BNP	NT-ProBNP	心不全除外カットオフ値　125以下		pg/mL
高値		慢性心不全，心筋梗塞，慢性腎不全，高血圧		
cardiac troponin T	TnT	基準範囲　0.014以下	AMIカットオフ値　0.1	ng/mL
cardiac troponin I	TnI	基準範囲　0.04以下		ng/mL
高値		急性心筋梗塞，心筋炎，心臓手術に伴う心筋壊死，狭心症		
creatine kinase-MB isozyme	CKMB activity	基準範囲　0.1-4.8（抗ヒトミトコンドリアCK抗体添加法）		IU/L
	CKMB mass	基準範囲　5.0以下		ng/mL
高値		急性心筋梗塞，心筋炎，開心術後，肥大型心筋症，筋ジストロフィー，多発性筋炎，横紋筋融解症 皮膚筋炎，進行性筋委縮症		
myoglobin	Mb	基準値　60.0以下		ng/mL
高値		急性心筋梗塞，筋ジストロフィー，甲状腺機能低下症		
Heart type fatty acid-binding protein	HFABP	基準値　6.2未満		ng/mL
高値		急性心筋梗塞		
thyroid-stimulating hormone	TSH	基準値　0.24-3.70		μIU/mL
free triiodothyronine	FT₃	基準値　2.4-4.3		pg/mL
free thyroxine	FT₄	基準値　0.9-1.8		ng/dL
TSH高値・FT₃，FT₄高値		TSH産生腫瘍（下垂体性，異所性），甲状腺ホルモン不応症		
TSH高値・FT₃，FT₄低値		甲状腺機能低下症（慢性甲状腺炎，橋本病，先天性甲状腺機能低下症，甲状腺手術後，アイソトープ治療後）		
TSH低値・FT₃，FT₄高値		甲状腺機能亢進症（バセドウ病），破壊性甲状腺炎（無痛性甲状腺炎，亜急性甲状腺炎），プランマー病		
TSH低値・FT₃，FT₄低値		中枢性甲状腺機能低下症		
<u>甲状腺クリーゼ</u>		コントロール不良な甲状腺機能亢進症（バセドウ病が最も多い）では，感染，手術，ストレスなどを誘因として高熱，意識障害，循環不全，ショックなどをきたし，生命の危険（致死率20%以上）を生じる場合がある。集中治療管理下で全身管理のもと，抗甲状腺薬と無機ヨード治療を併用する。		

11-6 血液検査

1. 血球算定

1）血液学自動分析装置

自動血球分析装置の原理は，電気抵抗法と光学的測定法がある．粒子数と血球容積や散乱光特性の解析情報より細胞を分別し計測する．自動血球分析装置の原理・方法を理解して，測定値の報告には，粒度分布や，フラグメッセージに注意する（表XI-21）．

2）白血球

自動血球分析装置の測定において，粒度分布の異常やフラグメッセージがある場合には，標本作成・染色・鏡検を行い，測定アーチファクトや異常細胞形態の有無を確認する．

白血球は，①数的異常，②白血球比率の異常，③形態異常の検索が重要である．腫瘍性と非腫瘍性の鑑別が臨床的に重要であり，関連する検査データや診療情報により総合的に判断することが必要である．好中球が1000/μL以下になると感染症を合併しやすく，とくに500/μL以下では重症感染症を発症しやすい．発熱や明らかな感染症状を認めれば，血液培養の実施，抗菌薬の投与が行われる．白血球増多に対し緊急処置の必要性は少ないが，腫瘍性の増多がある場合には，腫瘍崩壊症候群あるいは播種性血管内凝固症候群の合併に注意する．

3）赤血球

急性出血の初期は体内の血液絶対量は減少しても，濃度変化は起きていないので赤血球数，Hb，Ht値の変化はみられない．急性期では血圧や脈拍などのバイタルサインの変化などにより病態を把握する．

また出血を伴わない貧血の原因検索には，原因疾患の推定，追加検査として，MCV，RDW，網赤血球，腎機能，血清鉄，総鉄結合能，ビタミンB_{12}，葉酸，ハプトグロビンなどの検査が必要となる．

自動血球計数機の赤血球系の誤差要因の把握には，MCHCが参考になる．MCHCは通常は37％以上になることはなく，MCHCが高くなる例は新生児や遺伝性球状赤血球症でみられる．MCHCが37％以上になった場合，①採血不良による凝固，②溶血および混和不足，③高ビリルビン血症および高脂血症の偽高値，④寒冷凝集素症やマイコプラズマ肺炎など寒冷凝集素が高い症例（赤血球凝集でRBC・Htが偽低値，Hbは影響を受けないため，MCV，MCHおよびMCHCが偽高値となる）．自己免疫性溶血性貧血（AIHA）では赤血球凝集や球状赤血球がみられるが，赤血球凝集は加温しても解離しないため，コメントを付記して報告する．

4）血小板

血小板は，血管損傷時の止血機構に重要な役割を果たし，血小板数の減少は出血傾向に結びつく．一般的に，①$5.0 \times 10^4/\mu L$以上では血小板減少による出血を認めることは少ない，②$3.0 \times 10^4/\mu L$以

表XI-21　自動血球分析装置の誤差要因

	偽高値	偽低値
WBC	クリオグロブリン，有核赤血球，血小板凝集，赤血球溶血不良	白血球凝集，スマッジ細胞，血液凝固
RBC	クリオグロブリン，巨大血小板，白血球著増	赤血球凝集，溶血，小赤血球，血液凝固
Hb	高ビリルビン血症，高脂血症，白血球著増	血液凝固
Ht	クリオグロブリン，巨大血小板，白血球著増	赤血球凝集，溶血，小赤血球，血液凝固
MCV	白血球著増，赤血球凝集，赤血球変形性低下	巨大血小板，溶血，小赤血球
PLT	クリオグロブリン，小赤血球，溶血，破砕赤血球，細胞破片増	血液凝固，巨大血小板，血小板凝集

下では手術や外傷での止血が困難になる，③$1.0 \times 10^4/\mu L$ 以下では自然出血が生ずる。血小板数測定において，血小板減少や血小板粒度分布曲線の異常がみられた場合は，まず検体の凝固を確認する。また，塗抹標本を観察してフィブリンの析出，血小板凝集塊，巨大血小板および破砕赤血球を確認する。なお，未染色の標本でも顕微鏡のコンデンサを下げれば観察できる（「PLTClump」など血小板凝集を疑うフラグメッセージがある場合も同様に注意する）。

2 凝固検査

凝固・線溶系検査は，出血および血栓性疾患の病因や病態把握，治療効果を判断するために必須となる（図XI-28，XI-29）。凝固検査は，採血手技により検査値が影響を受けることもあるので，注意が必要である。

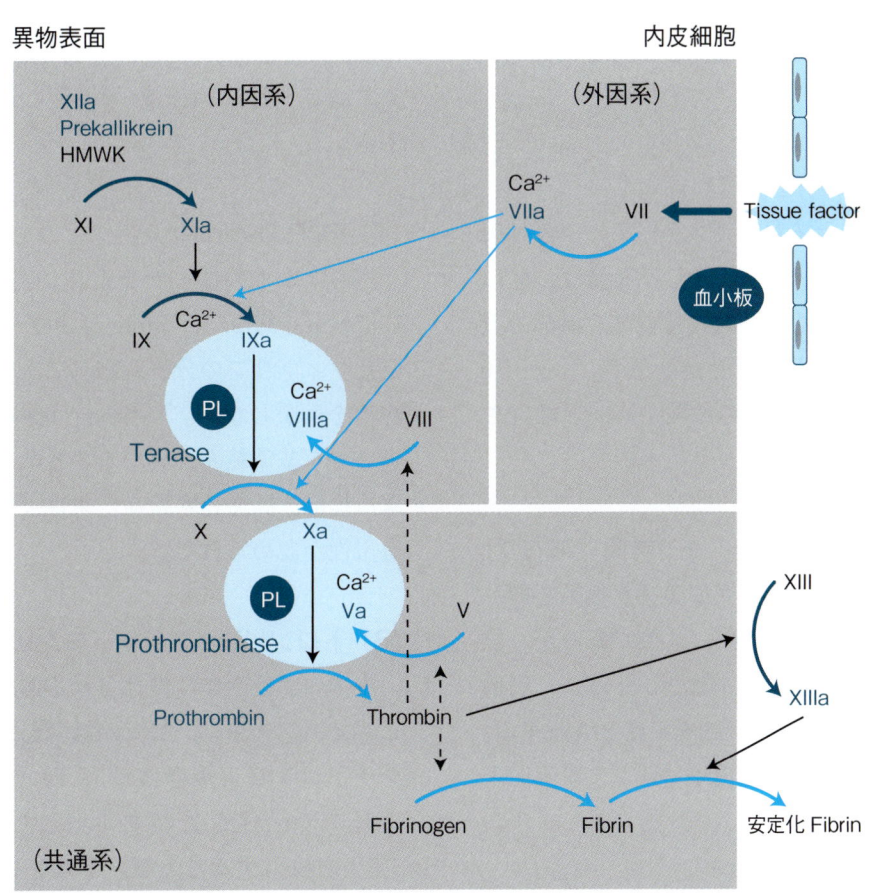

図XI-28 血液凝固カスケード

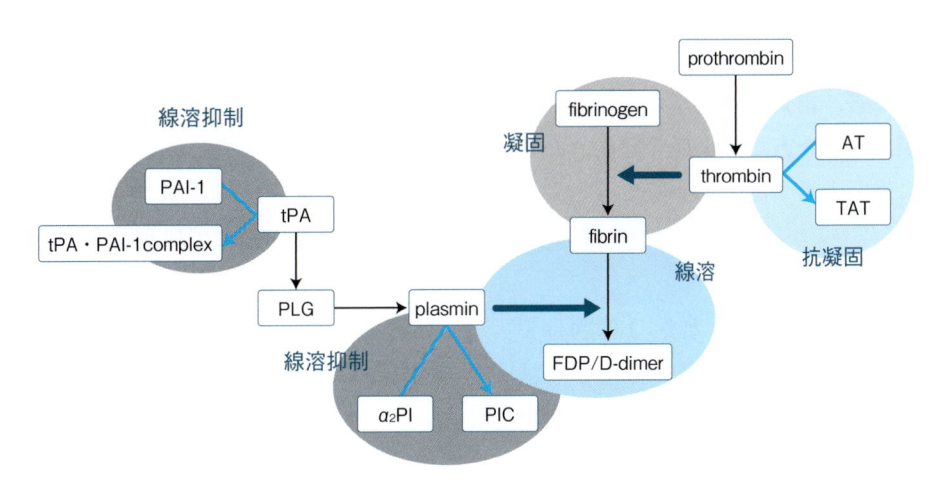

図XI-29 血液凝固・線溶系

XI. 救急医療における臨床検査

1) 救急検査によく用いられる検査

(1) 活性化全血凝固時間（activated clotting time；ACT）

簡易機器で実施できる採血した血液が凝固するまでの時間を測定する検査である。セライト，カオリン，ガラス粒，シリカなどの活性化剤と全血試料を混合して内因系凝固を活性化させ，最終的にクロット形成するまでの時間を表示する。体外循環導入時にヘパリン効果判定や終了時のプロタミンによるヘパリン中和能の判定に臨床的有用性がある（基準値：90～120秒）。

(2) プロトロンビン時間（PT）

組織因子で開始される凝固カスケードによる外因系および共通系の検査である。PT-INR値は，経口抗凝固療法の治療域として肺血栓塞栓症，深部静脈血栓症では1.5～2.5，人工弁置換術患者は2.0～3.0であり，4.0を超えると出血の危険が高いと推定される。

(3) 活性化部分トロンボプラスチン時間（APTT）

凝固カスケードによる内因系および共通系を調べる検査である。基準範囲は30～40秒であるが，試薬の種類により測定値に差が生じるため，一般的に，正常対照との差が10秒以内を正常と判断する。延長が認められた場合，凝固因子の低下と凝固阻害因子の存在が考えられる。

(4) フィブリノゲン（Fib）

フィブリノゲンは血液凝固第I因子であり，血液凝固の最終段階でトロンビンの作用によってフィブリンとなる。後天的に減少する疾患としては，高度肝障害による生成障害，消費の亢進によるDIC，血栓症，大量出血がある。一方，感染症，妊娠，妊娠中毒症など炎症に伴い上昇するので注意する。

(5) アンチトロンビン（AT）

アンチトロンビンはトロンビンと1：1の割合で複合体（TAT）を形成し，トロンビン作用を不活できる生理阻害物質である。ATはトロンビン以外に凝固第II，IX，X，XIも阻害する。ATはヘパリン存在下で約1000倍にトロンビン活性化阻害速度が加速され（ヘパリンコファクター活性），臨床検査で測定されるAT活性値はこのヘパリンコファクター活性である。

(6) フィブリノゲン・フィブリン分解産物（FDP）

プラスミンによるフィブリノゲンの分解（一次線溶）の産物とフィブリンの分解産物の両者を含む。血清検体を抗フィブリノゲンポリクローナル抗体によるラテックス凝集法で測定されていたが，最近は血漿検体を抗FDPモノクローナル抗体による測定系で測定される。したがって，検査に用いる抗体により認識されるFDPが異なることに留意すべきである。

(7) FDP D-dimer

抗DDモノクローナル抗体で測定されるFDPがD-dimerである。D-dimerは，プラスミンによる安定化フィブリンの分解産物（二次線溶）であり一次線溶を反映しない。D-dimerは測定試薬や測定法の違いから基準範囲が異なることに注意する。深部静脈血栓症，肺血栓塞栓症，急性大動脈解離の診断に有用性が認められる。

(8) トロンビン・アンチトロンビン複合体（TAT）

生体内で凝固が活性化されると，生成するトロンビンとアンチトロンビンが結合し，トロンビン・アンチトロンビン複合体（TAT）が生成され，トロンビンの活性を失わせる。したがって，血中のTATを検出することは，トロンビンを検出することと同様であり，血管内のトロンビン生成（凝固系の活性化）の指標となる。

(9) プラスミン・α₂プラスミンインヒビター複合体（PIC）

α_2プラスミンインヒビターは即時的にプラスミンと結合してPICを生成する。PICは血中半減期が約6時間で網内系にて処理されるため，比較的近い時間のプラスミン活性を評価できる。軽度～中等度線溶亢進状態では0.8～3.2 mg/mL 高度線溶亢進状態になると3.2 mg/mLを超える値となる。

表XI-22 厚生省DIC診断基準：白血病その他に該当する疾患　4点以上
　　　　　　　　　　　　　　　白血病その他に該当しない疾患　7点以上

スコア		0点	1点	2点	3点
基礎疾患		なし	あり		
臨床症状	出血症状	なし	あり		
	臓器症状	なし	あり		
検査成績	血清FDP値（μg/mL）	10＞	≧10, 20＞	≧20, 40＞	≧40
	血小板数（×10^4/μL）	＞12	12≧, ＞8	8≧, ＞5	5≧
	血漿フィブリノゲン濃度(mg/dL)	＞150	150≧, ＞100	100≧	
	プロトロンビン時間比	1.25＞	≧1.25, 1.67＞	≧1.67	

表XI-23　SIRS診断基準

体温	＞38℃あるいは＜36℃
心拍数	＞90/分
呼吸数	＞20/分あるいはPaCO₂＜32 mmHg
白血球数	＞12,000/mm³ あるいは＜4,000/mm³ あるいは幼若球数＞10%

表XI-24　急性期DIC診断基準：4点以上

スコア	SIRS	血小板数（/μl）	PT比	FDP(μg/ml)
0	0-2	≧12×10^4	1.2＞	10＞
1	≧3	12×10^4＞, ≧8×10^4 または24時間以内に30%以上の減少	≧1.2	25＞, ≧10
3		8×10^4＞ または24時間以内に50%以上の減少		≧25

2）凝固検査を行ううえで留意すべき病態

（1）播種性血管内凝固症候群
（disseminated intravascular coagulation；DIC）

　DICは単一の疾患概念ではなく，種々の基礎疾患・病態に続発する症候群である。凝固線溶反応と炎症反応の密接な連関が指摘され，炎症性サイトカインが組織因子発現を誘導し，外因系凝固反応活性化からDICを引き起こすことが明らかになった。

　救急医療，集中治療領域をはじめ急性期医療の現場では，生体侵襲による全身性炎症反応症候群（systemic inflammatory response syndrome；SIRS）と称する発熱，頻脈，頻呼吸，白血球増多を呈する症例を扱うことが多く，SIRSでは高率にDICを発症し，多臓器障害（multiple organ dysfunction syndrome；MODS）が起こる。したがって急性期DICを早期診断し治療を開始することが重要であり，表XI-22～XI-24に示す診断基準が利用される。

（2）血栓性微小血管障害症
（thrombotic microangiopathy；TMA）

　病理学的診断名であるTMAは，①細血管障害性溶血性貧血（microangiopathic hemolytic anemia；MAHA），②破壊性血小板減少，③細血管内血小板血栓を三主徴とする病態で，検査診断学的には，破砕赤血球，血小板減少，血栓による臓器機能障害を特徴とする。このTMA病態を示す代表疾患として，血栓性血小板減少性紫斑病（thrombotic thrombocytopenic purpura；TTP）と溶血性尿毒症症候群（hemolytic uremic syndrome；HUS），さまざまな基礎疾患に合併する二次性TTP/HUSがある。TTPの約2/3の症例でADAMTS13活性は著減し，これらはほぼ全例ADAMTS13インヒビター（自己抗体）陽性である。治療はFFPのみの投与では不十分で，血漿交換（plasma exchange；PE）療法とステロイド療法の併用が一般的である。TTPでは血小板輸血を積極的に行うことはfuel on the fireに例えられ，基本的には予防的血小板輸血は禁忌となる。

(3) 急性肺血栓塞栓症
(pulmonary embolism；PE)

急性肺血栓塞栓症は，静脈や心臓に形成された血栓が遊離して急激に肺動脈を閉塞することにより生じ，塞栓源の90％以上は下肢深部静脈あるいは骨盤内静脈由来である。発症様式は肺血管床を閉塞する血栓塞栓の大きさや患者の心肺予備能によって，まったく無症状から発症直ちに心停止に陥るもの（死亡率は50％に及び，救命は困難で予後不良）までさまざまである。主要症状は呼吸困難と胸痛である。臨床症状，臨床所見，発症状況，危険因子の有無などから疑いをもつことが重要であり，深部静脈血栓症の診断・予防が重要となる。

(4) ヘパリン起因性血小板減少症
(heparin-induced thrombocytopenia；HIT)

HITはヘパリンの重要な副作用で，その発症に免疫機序が関係する血小板減少症の中では最も頻度が高い。HITを認識することなくヘパリンを使用していると罹病率は高くなる。血小板減少に続いて動静脈に血栓を合併し，死亡率も高くなる。HITの診断はヘパリン使用中の血小板減少である。HITに伴う血小板減少は出血を起こすのではなく，動静脈血栓の合併である。

(5) HELLP症候群

産科救急疾患であり，妊娠高血圧腎症と同様に妊婦固有の疾患であり，妊娠中期以降に発症する。血液検査で，溶血（hemolysis, LD高値），肝機能異常（elevated liver enzymes, AST・ALT高値），血小板減少症（low platelet）を示す場合に診断され，診断後は速やかに分娩方針となる。HELLP症候群は妊娠高血圧症候群，常位胎盤早期剥離，子癇などの患者や多胎妊婦に合併しやすい。血液検査異常（血小板減少・AT減少）は臨床症状（上腹部痛）出現に先行して起こる。

3. 血液検査のマネジメント

血液検査では，血球算定，凝固検査のいずれも，採血サンプリングによって影響を受けやすい。救急診療では，適切な検体採取が行われているとは限らない。血液凝固や溶血，輸液混入，採血管間違い，採血量の過不足など不適切な検体採取も考慮し，その可能性が疑われた場合は，臨床現場に確認し再採血も考慮する。また生化学検査（LD, CRP, 電解質など）や血液ガスなどの検査結果や輸血，血液製剤，抗凝固療法などの情報を把握し，臨床的な結果の解釈が大切である。

文献

1) 日本臨床検査自動化学会：緊急検査実践マニュアル―検体検査編 Ver.1.4（2007.9.1）．日本臨床検査自動化学会会誌 2007；32（Suppl 1）：1-155．
2) 日本臨床検査自動化学会：極端値・パニック値対応マニュアル Ver.1.4（2005.9.1）．日本臨床検査自動化学会会誌 2005；30（Suppl 1）：189．
3) 日本検査血液学会編：スタンダード検査血液学．第2版，医歯薬出版，東京，2008．

（増田　詩織）

参考　血液検査の検査項目

検査項目	略語	基準範囲	パニック値	単位
red blood cell (erythrocyte)counts	RBC	基準範囲　男 435-555　女 386-492		×10⁴/μL
hemoglobin	HGB	基準範囲　男 13.7-16.8　女 11.6-14.8	パニック値　＜5.0	g/dL
hematocrit	Ht	基準範囲　男 40.7-50.1　女F 35.1-44.4		%
低値		出血（急性出血，慢性出血） 血管外溶血：抗体，感染症，脾腫，薬物，化学・物理的作用物質，赤血球への傷害 血管内溶血：遺伝性（解糖系異常，グロビン生成異常，赤血球膜異常など） 　　　　　　後天性（発作性夜間血色素尿症，鉛中毒など） 産 生 不 良：必須物質の欠乏（鉄，葉酸，ビタミンB₁₂，タンパク質，アスコルビン酸） 　　　　　　赤芽球の異常（再生不良性貧血，赤芽球癆，骨髄異形成症候群，鉄芽球性貧血） 　　　　　　内分泌疾患（粘液水腫，アジソン病，下垂体機能低下症，甲状腺機能亢進症） 　　　　　　骨髄浸潤（白血病，悪性リンパ腫，多発性骨髄腫，癌，肉腫，骨髄線維症） 　　　　　　慢性疾患（癌，感染症，肉芽腫性疾患，膠原病），腎性貧血，肝硬変 ライン採血による希釈		
mean corpuscular volume	MCV	基準範囲　83.6-98.2		fl
		MCV＝Ht（%）×10/RBC（10⁶/μL）		
mean corpuscular hemoglobin	MCH	基準範囲　27.5-33.2		pg
		MCH＝Hb（g/dL）×10/RBC（10⁶/μL）		
mean corpuscular hemoglobin concentration	MCHC	基準範囲　31.7-35.3		%
		MCHC＝Hb（g/dL）×100/Ht（%）		
red cell distribution width	RDW	基準範囲　11.5-14.5		
		RDW＝赤血球サイズの標準偏差/MCV		
MCVとRDWによる鑑別		MCV小　RDW正常：サラセミア，慢性貧血 MCV小　RDW大　：鉄欠乏性貧血，断片赤血球，βサラセミア，ヘモグロビン異常症 MCV正常RDW正常：慢性貧血，遺伝性球状赤血球症 MCV正常RDW大　：欠乏性貧血早期，免疫性溶血性貧血，寒冷凝集素 MCV大　RDW正常：再生不良性貧血，骨髄異形成症候群 MCV大　RDW大　：ビタミンB₁₂欠乏，アルコール中毒		
貧血の診断の手がかりとなる赤血球形態	多染性赤血球： 奇形赤血球： 球状赤血球： 断片赤血球： 赤血球凝集： 赤血球影： 巨大血小板： 赤血球連銭形成： 涙滴赤血球： 標的赤血球： 好塩基性斑点： ジョリー小体： 原虫：	赤血球産生亢進（出血，溶血性貧血），髄外造血（骨髄線維症） 赤血球産生障害（欠乏性貧血：鉄欠乏性貧血，巨赤芽球性貧血） 　　　　　　　（骨髄浸潤性病変：骨髄異形成症候群，白血病，骨髄線維症） 溶血（遺伝性球状赤血球症　自己免疫性溶血性貧血） 機械的破壊（細小血管障害性溶血性貧血，溶血性尿毒症症候群，播種性血管内凝固症候群，血栓性血小板減少性紫斑病） 免疫学的溶血（自己免疫性溶血性貧血，寒冷凝集素症） 血管内溶血（発作性夜間血色素尿症，薬剤起因性免疫性溶血性貧血） 骨髄浸潤性病変 高γグロブリン血症 骨髄線維症，巨赤芽球性貧血 サラセミア，肝疾患 鉛中毒，鉄芽球性貧血，サラセミア 無効造血，巨赤芽球性貧血，摘脾後，溶血性貧血 マラリア		
reticulocyte	Reti	基準範囲　0.4〜1.9		%
低値		再生不良性貧血 急性白血病		
高値		溶血性貧血，急性出血性貧血 鉄欠乏性貧血の回復期，巨赤芽球性貧血の治療時，摘脾後		
white blood cell (leukocyte) count	WBC	基準範囲　3.3-8.6	パニック値 ＜1.5，20.0＜	×10³/μL
	Net%	基準範囲　37.0〜72.0		%
	Lym%	基準範囲　20.0〜50.0		%
	Mo%	基準範囲　4.1〜10.6		%
	Eo%	基準範囲　0.6〜8.3		%
	Ba%	基準範囲　0.0〜1.3		%
好中球の減少		感染症（細菌，ウイルス，リケッチア，原虫），重症感染症（粟粒結核，敗血症） 理学的因子，化学物質，薬剤（暴露量依存性に骨髄障害・抑制，免疫・アレルギー性） 血液疾患（造血抑制，血球産生障害，血球消費，破壊亢進，分布異常） 骨髄占拠性病変（急性白血病，癌の骨髄転移）		

XI. 救急医療における臨床検査

検査項目	略語	基準範囲	パニック値	単位
リンパ球の減少	悪性腫瘍化学療法後，放射線照射 ステロイドホルモン投与，クッシング症候群 原発性免疫不全症候群，後天性免疫不全症候群 リンパ組織破壊（悪性リンパ腫，汎発性結核性リンパ節炎） 自己免疫疾患（SLE）			
好中球の増加	血液造血器疾患（急性白血病，慢性骨髄性白血病，慢性好中球性白血病，骨髄増殖性疾患） 感染症・炎症（細菌感染症，急性全身性・局所性炎症） 組織の急性崩壊・壊死（心筋梗塞，熱傷，壊疽） 中毒性疾患（薬物中毒，昆虫毒，異種蛋白の非経口投与，化学物質中毒） 代謝障害（尿毒症，アシドーシス，妊娠中毒症，痛風） 急性出血 ステロイド剤投与，クッシング症候群，G-CSF 投与後など			
リンパ球の増加	急性感染症（伝染性単核症，風疹，水痘，流行性耳下腺炎） 慢性感染症（結核，梅毒，トキソプラズマ，ブルセラ，百日咳，サイトメガロウィルス感染症） 血液造血器疾患（急性白血病，慢性リンパ性白血病，原発性マクログロブリン血症） 甲状腺機能亢進症，アジソン病 Crohn 病，潰瘍性大腸炎			
単球の増加	慢性骨髄単球性白血病 発疹性の感染症（麻疹など）			
好酸球の増加	アレルギー疾患（気管支喘息，アレルギー性皮膚疾患，薬剤アレルギー） 寄生虫症 血液・造血器疾患（ホジキン病，慢性骨髄性白血病，骨髄増殖性疾患） 血管炎（結節性動脈周囲炎，ウェゲナー肉芽腫症），サルコイドーシス アジソン病 潰瘍性大腸炎			
好塩基球の増加	骨髄増殖症候群，慢性骨髄性白血病（とくに急性転化時） 感染症（水痘，梅毒） 甲状腺機能低下症 潰瘍性大腸炎			
白血球の形態異常	核左方移動：　　　　　　感染症 中毒性顆粒：　　　　　　重症感染症，妊娠中毒症，X線照射，Alder-Reilly 異常 脱顆粒（無顆粒）：　　　急性白血病，骨髄異形成症候群（MDS）， デーレ小体：　　　　　　重症感染症，火傷，化学療法後，May-Hegglin 異常 アウエル小体：　　　　　急性骨髄性白血病 過分葉：　　　　　　　　巨赤芽球性貧血，遺伝性核過分葉症 低分葉（Pelger の核異常）：Pelger-Huet 異常，偽 Pelger 異常，（MDS，白血病，抗癌剤投与） 異形リンパ球：　　　　　ウイルス性感染症，伝染性単核球症 芽球様細胞：　　　　　　造血器腫瘍 異常リンパ球：　　　　　リンパ性腫瘍 Plasma 様細胞：　　　　骨髄腫 貪食像：　　　　　　　　血球貪食症候群			
platelet count	PLT	基準範囲　15.8-34.8	パニック値　<3.0, 100.0<	×10⁴/μL
低値（血小板産生低下・先天性）	巨核球の減少（先天性無巨核球性血小板減少症，Fanconi 症候群） 血小板産生障害：巨大血小板を伴う（Bernard-Soulier 症候群，May-Hegglin 異常，Fechtner 症候群） 　　　　　　　　血小板サイズ正常（家族性血小板減少症，フォンウィルブランド病） 　　　　　　　　小型血小板を伴う（Wiskott-Aldrich 症候群）			
低値（血小板産生低下・後天性）	骨髄障害（再生不良性貧血，白血病，MDS，骨髄線維症，癌の浸潤 無巨核球性血小板減少症 ビタミン B₁₂ 欠乏，葉酸欠乏　アルコール			
低値（破壊亢進・消費亢進）	免疫学的機序：特発性血小板減少性紫斑病（ITP），血栓性血小板減少性紫斑病（TTP）， 　　　　　　　抗リン脂質抗体症候群，ヘパリン起因性血小板減少症，周期性血小板減少症， 　　　　　　　新生児同種免疫性血小板減少症，輸血後血小板減少性紫斑病 非免疫学的機序：溶血性尿毒症症候群（HUS），播種性血管内凝固症候群（DIC） 　　　　　　　　妊娠，HELLP 症候群，感染症，重症火傷，人工弁・人工血管，薬剤 EDTA 依存性偽血小板減少症			
低値（末梢での分布異常）	門脈圧亢進，脾機能亢進，脾腫瘍，悪性リンパ腫			
高値	炎症・感染症，造血器疾患（造血亢進，骨髄増殖性疾患），癌・悪性リンパ腫 熱傷，摘脾後，外傷，手術後，鉄欠乏性貧血			
Pancytopenia（汎血球減少症）	造血幹細胞の異常・障害：再生不良性貧血，MDS 造血器疾患：急性白血病，リンパ腫，癌の骨髄浸潤，骨髄線維症，骨髄腫 抗癌剤投与，放射線照射 脾機能亢進，SLE，PNH，ウイルス関連血球貪食症候群，悪性組織球症，粟粒結核症			
activated partial thromboplastin time	APTT	基準範囲　27-41		秒

検査項目	略語	基準範囲	パニック値	単位
	延長	内因系および共通系凝固因子（Ⅰ，Ⅱ，Ⅴ，Ⅷ，Ⅸ，Ⅹ，ⅩⅠ，ⅩⅡ，高分子キニノゲン，プレカリクレイン）の先天性欠乏症および分子異常症 重症肝障害，ビタミンK欠乏症，線溶亢進，播種性血管内凝固症候群（DIC） 循環抗凝血素の存在，抗凝固療法（とくにヘパリン）Von Willebrand因子の減少		
	短縮	サンプリング過程の不良		
prothrombin time	PT	基準範囲　10-12		秒
		基準範囲　70-130		%
	PT-INR	基準値　1.0		
	延長	外因系および共通系凝固因子（Ⅰ，Ⅱ，Ⅴ，Ⅶ，Ⅹ）の先天性欠乏症および分子異常症 重症肝障害，ビタミンK欠乏症，線溶亢進，播種性血管内凝固症候群（DIC） 循環抗凝血素の存在，抗凝固療法（とくにワルファリン）		
	短縮	サンプリング過程の不良		
fibrinogen	Fbg	基準範囲　200-400		mg/dL
	高値	感染症，悪性腫瘍，脳梗塞，心筋梗塞，糖尿病，ネフローゼ症候群，膠原病 手術後，フィブリノゲンを含む血漿分画製剤投与，ヘパリン投与中止後		
	低値	無フィブリノゲン血症，異常フィブリノゲン血症 消費亢進（播種性血管内凝固症候群，巨大血栓症，大量出血，蛇毒） 線溶亢進（ショック，血栓溶解療法） 産生低下（重症肝障害，L-アスパラギナーゼ投与）		
Fibrin and fibrinogen degradation products	FDP	基準範囲　4.0以下（キット間差あり）		µg/mL
FDP D-dimer	D-dimer	基準範囲　1.0未満（キット間差あり）		µg/mL
	高値	播種性血管内凝固症候群（DIC） 凝固亢進を招く疾患（敗血症，ショック，悪性腫瘍，白血病，産科疾患，溶血，大手術，熱傷，大動脈瘤，臓器移植の拒絶反応など） 血栓性血小板減少性紫斑病（TTP），溶血性尿毒症症候群（HUS） 血栓症，心房細動，肝硬変，胸水貯留，皮下血腫，筋肉内血腫，線溶療法，妊娠中		
antithrombin	AT	基準範囲　80-120		%
	低値	播種性血管内凝固症候群（DIC），血栓性疾患（静脈血栓，肺梗塞，外科手術，重症外傷など） 劇症肝炎，肝硬変，慢性肝炎 ネフローゼ症候群，蛋白漏出腸疾患，先天性AT欠乏症，妊娠，エストロゲン治療，経口避妊薬		
Thrombin antithronnbin complex	TAT	基準範囲　0.0-3.0		ng/mL
	高値	播種性血管内凝固症候群（DIC），敗血症，急性前骨髄球性白血病 悪性腫瘍（前立腺癌，肺癌，胃癌） 深部静脈血栓症，肺塞栓症，心筋梗塞，狭心症，糖尿病，脳梗塞，閉塞性動脈硬化症 心原性ショック，劇症肝炎，妊娠中毒症，術後，uPA，tPA投与後 運動負荷，透析後，妊娠後期		
α₂-plasmin inhibitor-plasmin complex	PIC	基準範囲　0.8未満		µg/mL
	高値	DIC，線溶亢進状態 肝障害，悪性腫瘍，ウロキナーゼ投与時		
soluble fibrin monomer complex	SFMC	基準範囲　6.1以下（Roche）		µg/mL
soluble fibrin monomer	SF	基準範囲　5.0以下（三菱，積水）		µg/mL
	高値	DIC，血栓症		
protein C, activity	PC	基準範囲　65－135		%
	低値	先天的欠損症（プロテインC欠乏症，プロテインC分子異常症） 後天的欠損・低下症（ビタミンK拮抗剤投与，ビタミンK摂取低下，ビタミンK吸収低下症，肝機能障害，腎不全など）		
protein S	PS	基準範囲　65－135		%
	低値	血栓塞栓性疾患，先天性プロテインS欠損症，経口避妊薬の使用，妊娠時，肝障害，DIC，ビタミンKの摂取または利用障害，ワルファリン投与時		
total plasminogen activator inhibitor-1	tPAI-1	基準範囲　50以下		ng/mL
	高値	DIC（線溶抑制型），血栓症，肝疾患，悪性腫瘍		
α₂-plasmin inhibitor activity	A2PI	基準範囲　85-120		%
	低値	血栓症，DIC，出血傾向（線溶亢進），肝障害，抗凝固剤投与時，血栓溶解療法中，先天的欠損		
plasminogen, activity	PLG	基準範囲　70-130		%
	低値	DIC，肝硬変，進行性肝癌，急性心筋梗塞，敗血症，血栓溶解剤の大量投与，先天性プラスミノーゲン欠乏症・異常症		

11-7 輸血検査と関連業務

輸血療法のおもな目的は，血液中の赤血球や凝固因子などが量的に減少または機能的に低下したときに，その成分を補充することにより臨床症状の改善を図ること（補充療法）にある。救急医療でもその有効性は高く，出血性ショックをきたした症例では，きわめて優先順位の高い治療法である。しかし一方で，緊急性に起因するエラー発生の可能性も高く，輸血過誤防止策の構築は重要な課題である。

本節では，救急医療における緊急輸血・大量輸血時の対応および輸血過誤対策について解説する。検査技術などについては，参考図書を参照されたい。

1. 大量出血・危機的出血

大量出血とは「24時間以内に循環血液量と等量あるいはそれ以上の出血」と定義される。一方，危機的出血は，「心停止，ならびに心停止を覚悟するような循環変動を来した出血」と定義される。両者の原因疾患に明確な区分けはなく，出血が放置された場合や止血に難渋する例では大量出血につながる。また，出血は手術室における心停止原因の1/3を占めるとされており，予見できない危機的出血の危険性が指摘されている。

1）大量出血・危機的出血の要因

(1) 内因性疾患

消化管出血（食道静脈瘤破裂，上・下部消化管出血），血管疾患（破裂性大動脈瘤，破裂性腹部内臓動脈瘤），臓器破裂（破裂性肝癌），産科出血など。

(2) 外因性疾患

血管損傷（胸腹部大動脈損傷），臓器損傷（心，肝，脾，腎），骨盤骨折，多発外傷など。

(3) 周術期

心臓・血管手術（冠動脈バイパス術，大血管の置換術など），脳動脈瘤クリッピング術，肝切除術など。

(4) 出血増悪因子

抗凝固療法患者，肝硬変，血液疾患など。

2）出血性ショック

(1) 身体所見

出血性ショックの早期認知に使われている観察項目を表XI-25に示す。

(2) 出血性ショックの重症度

図XI-30，表XI-26に初期輸液療法に対する反応性からみた出血性ショックの重症度判定を示す。

(3) 出血部位と出血量

表XI-27に示すように，出血部位からおおまかな出血量の推定が可能である。

表XI-25 身体的所見によるショックサイン

観察項目	ショックサイン
皮膚所見	皮膚蒼白・皮膚温低下⇒末梢循環不全 湿潤・冷感⇒ショックの徴候
脈拍数	60〜100　：おおむね正常 100〜120：ショックに近い 120以上　：ショック
血圧	橈骨動脈で触知せず⇒収縮期血圧80mmHg以下 大腿動脈で触知せず⇒収縮期血圧70mmHg以下 頸動脈で触知せず⇒収縮期血圧60mmHg以下
shock index（SI） SI＝心拍数（HR）／収縮期血圧（BP） （おおよその出血量を推定）	SI＝1.0：循環血液量の23％を喪失 SI＝1.5：循環血液量の33％を喪失 SI＝2.0：循環血液量の43％を喪失

〔文献2）より引用・改変〕

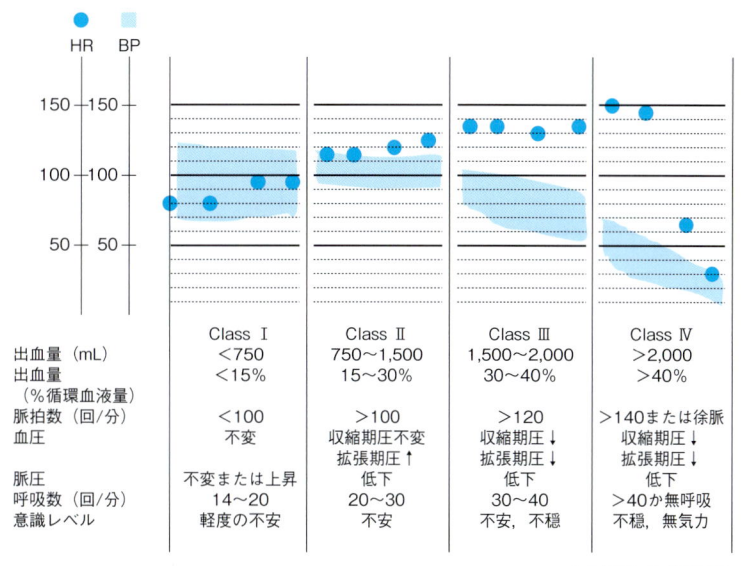

〔文献2〕より引用

図XI-30 出血量からみた脈拍，血圧，意識レベルとショックの重症度

表XI-26 出血量からみた出血性ショックの重症度分類

分類	出血量	症状
Class I	15%以下	軽度の頻脈
Class II	15～30%	頻脈，頻呼吸，脈圧減少，不安
Class III	30～40%	明らかな頻脈・頻呼吸，収縮期血圧の低下，意識異常
Class IV	40%以上	頻呼吸，著明な収縮期血圧の低下，意識レベルの低下，冷感

〔文献2〕より引用・改変

表XI-27 出血部位と出血量の推定

出血部位	損傷部位	推定出血量
血胸	血管損傷，腹部臓器損傷	1,000～3,000mL
腹腔内出血	肝，脾，腎，腸間膜，大血管損傷	1,500～3,000mL
後腹膜出血	骨盤骨折(とくに不安定型)	1,000～4,000mL
長管骨骨折	上腕骨骨折	300～500mL
	大腿骨骨折	1,000～2,000mL
	下腿骨骨折	500～1,000mL
外出血	床，衣類への出血量	30cm四方で100mL

〔文献2〕より引用・改変

2．緊急輸血

危機的出血が発生した場合には，指揮命令系統の確立のため統括指揮官（コマンダー）を決定し，非常事態発生の宣言を行う（図XI-31）。

1）緊急輸血（赤血球製剤）

（1）血液型確定時（ABO同型血の使用を原則）

ABO血液型およびRh（D）抗原の判定後，同型血を輸血。輸血と平行して交差適合試験を行う。

（2）血液型確定前（O型赤血球の使用）

①ABO血液型を判定する時間的余裕がない場合。
②同型血が不足した場合。
③緊急時に血液型判定試薬がない場合。
④血液型判定が困難な場合。

（3）Rh（D）抗原陰性の場合

Rh（D）陰性血液の確保を優先するが，入手困難な場合はRh（D）抗原陰性を優先した異型適合血を使用してもよい。Rh（D）抗原陽性血を輸血した場合は，48時間以内に不規則抗体検査を行い，抗D抗体が検出されない場合は抗D免疫グロブリンの投与を考慮する。

2）大量輸血（赤血球製剤）

（1）追加輸血時の交差適合試験

①生食法による主試験を行い，メジャーミスマッチの異型輸血だけは避ける。
②同型血を入手できない場合はO型赤血球の適応である。

（2）不規則抗体陽性の場合

臨床的意義が高い抗体であることがわかっている場合，対応抗原陰性のABO異型適合血を考慮する。ただし，現実的には時間的余裕がない場合が多く，

XI. 救急医療における臨床検査

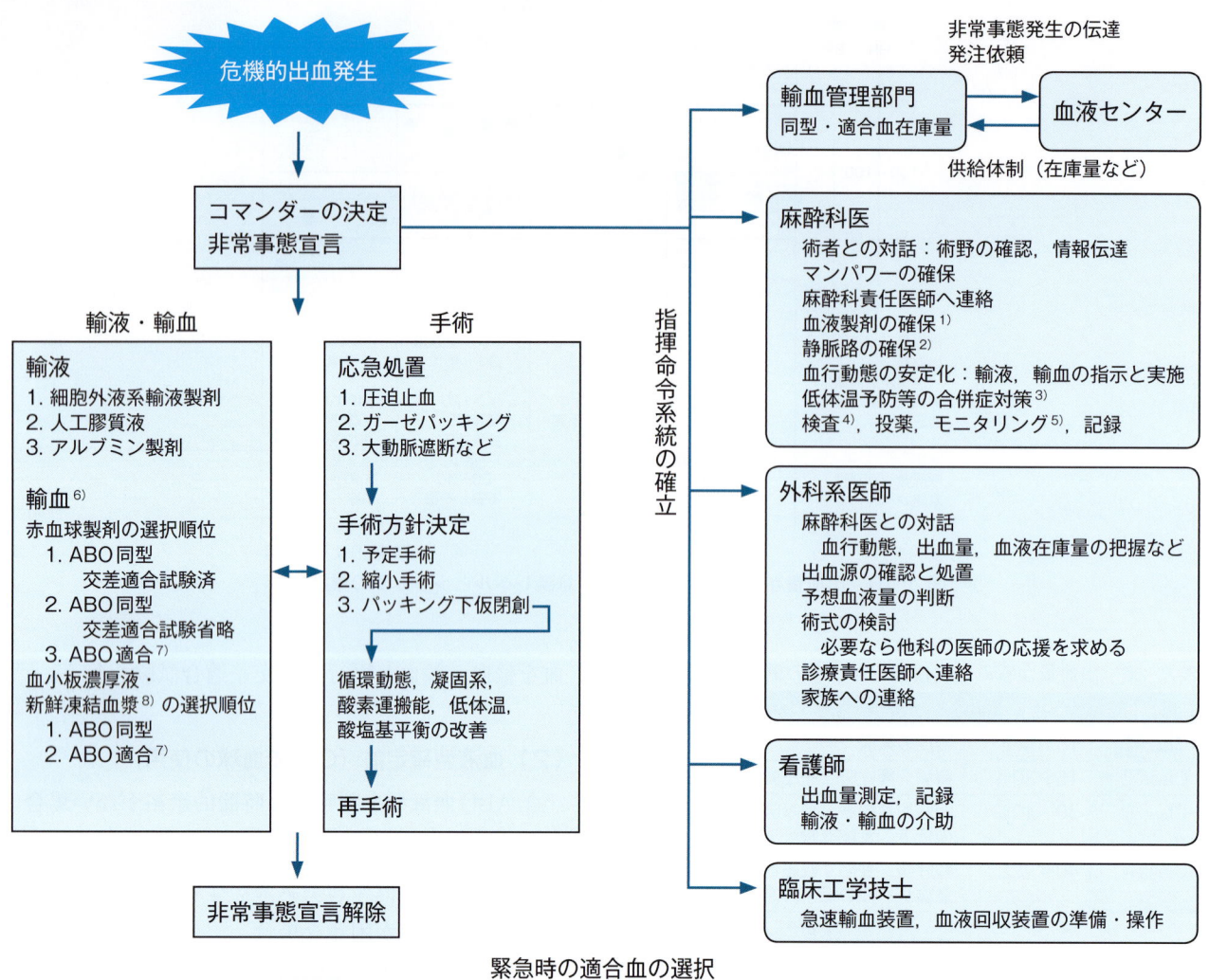

図XI-31 危機的出血の対応フロー例

緊急時の適合血の選択

患者血液型	赤血球濃厚液	新鮮凍結血漿	血小板濃厚液
A	A＞O	A＞AB＞B	A＞AB＞B
B	B＞O	B＞AB＞A	B＞AB＞A
AB	AB＞A＝B＞O	AB＞A＝B	AB＞A＝B
O	Oのみ	全型適合	全型適合

異型適合血を使用した場合，投与後の溶血反応に注意する

1) 血液が確保できたら交差適合試験の結果が出る前に手術室へ搬入し，「交差適合試験未実施血」として保管する。
2) 内径が太い血管カニューレをできるだけ上肢に留置する。
3) 輸液製剤・血液製剤の加温。輸液・血液加温装置，温風対流式加温ブランケットの使用。
アシドーシスの補正，低Ca血症，高K血症の治療など。
4) 全血球算，電解質，Alb，血液ガス，凝固能など。輸血検査用血液の採取。
5) 観血的動脈圧，中心静脈圧など。
6) 照射は省略可。
7) 適合試験未実施の血液，あるいは異型適合血の輸血；できれば2名以上の医師（麻酔医と術者など）の合意で実施し診療録にその旨記載する。
8) 原則として出血が外科的に制御された後に投与する。

〔文献3)より引用〕

ABO型適合を優先させ輸血を実施し，救命後に溶血性副作用の観察をする。

(3) 救命処置としての輸血

ABO同型血が不足した場合は，救命を第一として考え，O型などの異型適合血を使用する。

(4) 回収式自己血輸血

大量出血で大量の赤血球を必要とする場合，術野回収式自己血輸血が有効となる場合がある。

3) 凝固因子の補充（血漿製剤）

出血が外科的に制御可能になるまでは，凝固因子（新鮮凍結血漿）の投与は無効である。しかし，大

出血での希釈による凝固障害には複合凝固因子の補充が必要なため新鮮凍結血漿を使用する。

4）血小板の補充（血小板製剤）

出血が外科的に制御可能になるまでは，血小板投与は無効であり外科的止血が完了した後，投与を考慮する。

3. 安全性

1）輸血過誤の要因

藤井ら[4]の調査によると，2000年から2004年の5年間にABO型不適合輸血60件が報告されている。原因別では，輸血実施時の患者・製剤の照合間違い27件，血液型検体採血間違い2件，主治医の輸血依頼伝票の記入間違い8件，医師による輸血検査の間違い10件，検査技師による輸血業務の間違い10件，その他3件であった。依然として「輸血実施時の患者・製剤の照合間違い」がABO型不適合輸血の最大の原因であった。また，輸血過誤の発生は，時間外輸血・緊急輸血時に多いこともわかっている。輸血頻度が多い手術室やICUでの発生も一定割合であるものの，一般病棟での発生が多いことも指摘されている。これは輸血頻度の低い部署でのリスクが高いことを意味する。

2）ダブルチェック

（1）血液型検査

a. 同一検体のダブルチェック

同一検体について異なる2人の検査者がそれぞれ独立に検査し，二重チェックを行い照合確認する方法で，オモテ検査・ウラ検査を含めた判定時における間違いを防止するために行われる。

b. 同一患者のダブルチェック

異なったタイミングで採血された検体を用いて血液型検査を実施する方法で，患者取り違え採血における血液型誤判定防止に有効である。1回の採血で血液型を確定し，輸血を実施しないというルールの運用は最悪の事態を回避するために重要である。

近年，普及している自動機器を用いたカラム凝集法では，人為的ミスの介入機会はほとんどなく安全面での有用性が評価されている。しかし，一方で判定までに時間を要するため緊急時には用手法との使い分けを考慮する。

（2）製剤の払い出し時の照合

保管製剤を払い出す際も取り間違いが起きやすいポイントである。ここでも，払い出し者と受け取り者の2人によるダブルチェックは必須であり，1人での製剤払い出しは厳禁である。

（3）ベッドサイド照合

輸血前の最終確認であるベットサイド照合は必須であり，スタッフ2人によるダブルチェックが原則である。

近年，バーコードを用いた照合方法の有用性が評価されており，今後，電子カルテの普及に伴い一般化すると思われる。

実際の輸血に際しては，輸血準備は患者1人ずつ，輸血開始5分はゆっくりと，ベッドサイドを離れない，15分後にも患者バイタル観察，症状が出たらまず輸血の停止の原則は，輸血療法の鉄則である。

3）検査の意義

（1）血液型

ABO血液型の検査には，抗Aおよび抗B試薬を用いて患者血球のAおよびB抗原の有無を調べるオモテ検査と，既知のAおよびB血球を用いて患者血清中の抗Aおよび抗B抗体の有無を調べるウラ検査を行う。オモテ検査とウラ検査が一致している場合にABO血液型を確定することができるが，一致しない場合にはその原因を精査する必要がある。

（2）不規則抗体スクリーニング・交差適合試験

不規則抗体（抗A，抗B以外の赤血球同種抗原に対する抗体）の検出を目的とする検査である。

臨床的意義をもつ不規則抗体を図XI-32に示すが，検査法はこれらの臨床的意義のある抗体を確実に検出すると同様に，臨床的意義の少ない抗体を検出しないことであり，間接抗グロブリン法を正しく実施することである。

交差適合試験は輸血する製剤を対象とした直接的検査法であるが，血液型および不規則抗体スクリー

血液型	抗原 種類	抗原 陽性頻度(%)	不規則抗体 検出頻度	反応性 Sal	反応性 Bro	反応性 IAT	臨床的意義	遅発性溶血性副作用の発症頻度
Rh	D	99.5	△	△	◎	◎	あり	
	C	88	○	△	◎	◎	あり	○
	E	50	◎	△	◎	◎	あり	○
	c	56	◎	△	◎	◎	あり	○
	e	91	○	△	◎	◎	あり	○
Lewis	Le^a	22	◎	◎	○	△	まれ	
	Le^b	68	◎	◎	○	△	なし	
P	P₁	35	◎	◎	○	△	まれ	
MNS	M	78	◎	◎		△	まれ	
	N	72		◎		△	まれ	
	S	11	○	△	△	◎	あり	△
	s	99.7				◎	あり	△
Duffy	Fy^a	99	△			◎	あり	△
	Fy^b	20	○		△	◎	あり	△
Kidd	Jk^a	73	○			◎	あり	◎
	Jk^b	77	○			◎	あり	◎
Diego	Di^a	10	○		△	◎	あり	△
	Di^b	99.8	△		△	◎	あり	△
Xg	Xg^a	80	△			◎	なし	

Sal：生理食塩液法，Bro：ブロメリン法，IAT：間接抗グロブリン法　◎：高い　○：ふつう　△：低い

〔文献6)より引用〕

図XI-32　日本人に重要な血液型抗原と不規則抗体の臨床的意義

ニングが確実に実施されていれば，コンピュータクロスマッチでの運用が可能である。

4. 大量輸血に伴う副作用・合併症

①代謝性変化（アシドーシス，クエン酸中毒，高カリウム血症，低体温）
②希釈性凝固障害（凝固因子，血小板低下）
③循環過負荷
④その他：発熱反応，溶血反応（不適合輸血など），アレルギー反応（アナフィラキシー），細菌感染症，輸血関連急性肺障害（transfusion-related acute lung injury；TRALI），感染伝播（肝炎，HTLV，HIV，その他），移植片対宿主反応（graft-versus host disease；GVHD），免疫抑制など
（危機的出血対応ガイドライン[3]より引用）

輸血副作用の詳細については，日本輸血・細胞治療学会「輸血副作用対応ガイド」ver.1.0[6]も参照されたい。

5. 輸血拒否への対応

輸血療法の実施には，各種の検査や治療と同様に，患者の同意が必要である。文書による輸血同意書の取得は診療報酬上でも義務づけられている。

そうしたなか，輸血という治療法に対して明確に拒絶の意思表示をする一部の宗教上の信念を有する場合があり，救急の現場においては問題が生じるケースがある。

平成12年2月29日，最高裁判例として宗教上の信念として輸血を拒否するという明確な意思表示がある場合，意思決定をする権利は人格権の一内容として尊重されなければならないとする考え方が明確になった。しかしながら，18歳未満の患者である場合，民法上の問題も含め，意思決定能力とは別に，成人と同じ対応とすべきかどうかが不明確な部分として残っていた。

平成20年2月28日，日本輸血・細胞治療学会，日本麻酔科学会，日本小児科学会，日本産婦人科学会，日本外科学会の5学会，法務研究家，マスコミ関係者などから構成される宗教的輸血拒否患者に関

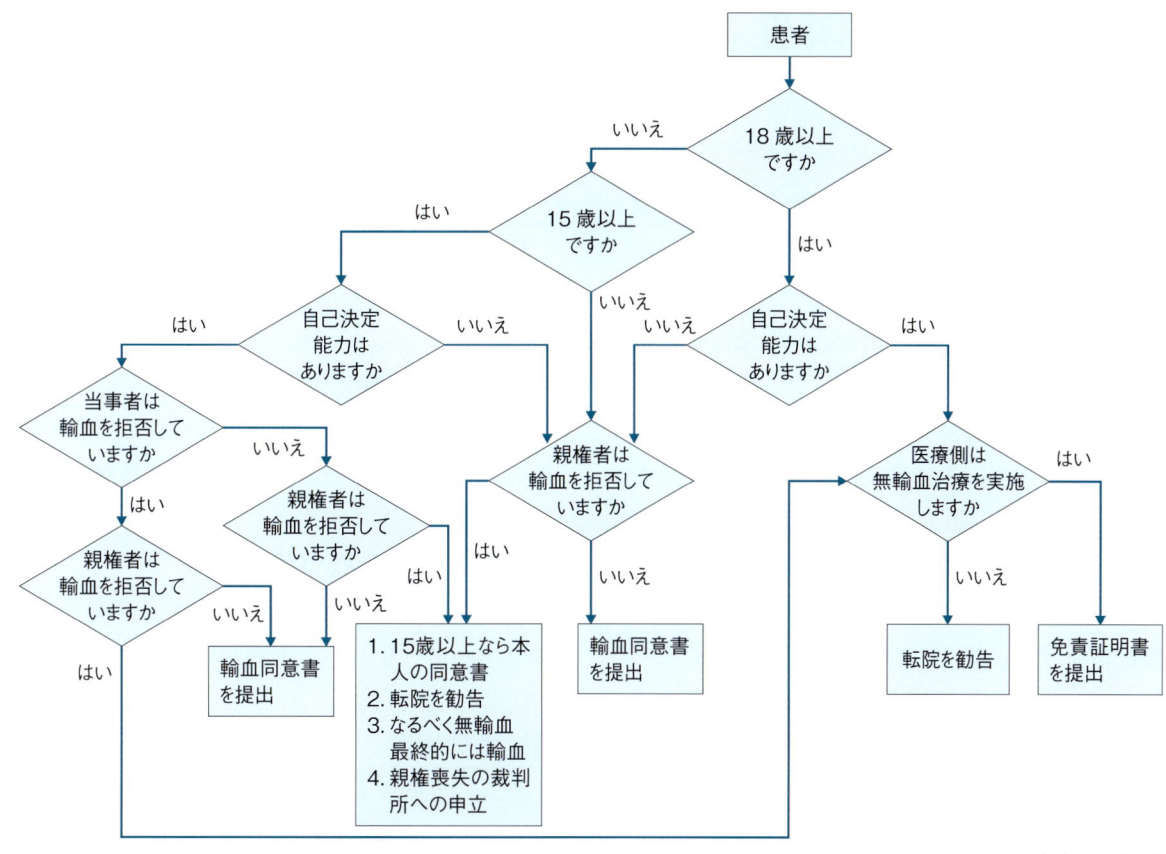

図XI-33 未成年者における輸血同意と拒否のフローチャート
〔文献7)より引用〕

する合同委員会のガイドラインでは，輸血治療が必要となる可能性がある患者に対して，18歳以上，15歳以上18歳未満，15歳未満の場合に分けて，医療に関する判断能力と親権者の態度に応じた対応が整理されている．とくに医療の判断能力を欠くケースが多い満15歳未満の小児について特別な配慮をする内容が盛り込まれている（図XI-33）．

文　献

1) 厚生労働省医薬食品局血液対策課：輸血療法の実施に関する指針（改定版）．
 http://www.mhlw.go.jp/new-info/kobetu/iyaku/kenketsugo/5tekisei3a.html
2) 日本外傷学会，日本救急医学会監修，日本外傷学会外傷初期診療ガイドライン改訂第4版編集委員会編：外傷初期診療ガイドラインJATEC．改訂第4版，へるす出版，東京，2012．
3) 日本麻酔科学会，日本輸血・細胞治療学会：危機的出血への対応ガイドライン．
 http://www.anesth.or.jp/guide/pdf/kikitekiGL2.pdf
4) 藤井康彦，松崎道男，宮田茂樹他：ABO型不適合輸血の発生原因による解析．日本輸血細胞治療学会誌 2007; 53: 374-382.
5) 日本産科婦人科学会，日本産婦人科医会，日本周産期・新生児医学会，日本麻酔科学会，日本輸血・細胞治療学会：産科危機的出血への対応ガイドライン．
 http://www.jspnm.com/topics/data/topics100414.pdf
6) 日本輸血・細胞治療学会輸血療法委員会：輸血副作用対応ガイド version 1.0.
 http://www.jstmct.or.jp/jstmct/Document/Guideline/Ref19-2.pdf
7) 宗教的輸血拒否に関する合同委員会：宗教的輸血拒否に関するガイドライン．
 http://www.jssoc.or.jp/other/info/info20080523-1.pdf
8) 厚生労働省：医療ネグレクトにより児童の生命・身体に重大な影響がある場合の対応について．厚生労働省 雇用均等・児童家庭局総務課長通知 平成20年3月．
 http://www.mhlw.go.jp/bunya/kodomo/pdf/dv120317-1.pdf
9) 日本輸血・細胞治療学会 輸血医学教育委員会・検査技師教育推進小委員会：輸血のための検査マニュアル Ver.1.2.
 http://www.jstmct.or.jp/jstmct/Document/Guideline/Ref20-1.pdf
10) 日本臨床衛生検査技師会：新輸血検査の実際．日本臨床衛生検査技師会，東京，2008．

（櫛引　健一）

11-8　感染症検査

　感染症検査は，感染症の原因微生物を調べる病原体検査と全身状態や炎症の程度を調べる感染症一般検査とに大別できる。

　病原体検査には，グラム染色や抗酸菌染色などの塗抹検査，培養検査，抗原・抗体検査，遺伝子検査などがある。一方，感染症一般検査には，末梢血検査，凝固・線溶検査，生化学・免疫検査，一般検査（尿，穿刺液）などがある。さらに，近年広く利用されつつある炎症マーカーとしてプロカルシトニン，グラム陰性桿菌感染症におけるエンドトキシン，真菌感染症におけるβ-D-グルカンなどがある。

　本節では，培養検査における検体採取，迅速性に優れ病原体の推定とそれに基づく初期治療薬選択において有用な情報を提供してくれるグラム染色・抗酸菌染色，一定の時間は要するが感染症の原因微生物の決定や適正な抗菌薬使用には不可欠な培養検査，重症細菌感染症や真菌感染症の診断には救急検査として備えておきたいプロカルシトニン，エンドトキシンおよびβ-D-グルカンについて解説する。

1. 検体の採取と保存

1）適切な検体採取の重要性

　不適切な検体採取は，培養結果や感染症診療を誤らせる原因になり得る。部位や材料によって適切な採取法が異なることを理解し，原因菌を確実に含む材料を採取することが重要である。

2）採取のタイミングと方法

　発病初期，原則として抗菌薬投与前に検体を採取する。抗菌薬投与中の場合，24時間以上中止してから採取するか，血中濃度が最も低い時期に採取する。
　患者に検体採取の必要性を十分説明し，安全性の高い方法で良質な検体を適量採取する。

3）常在菌や消毒薬を混入させない

　糞便以外の検体は無菌的に採取する。
常在菌の混入は原因菌の推定を誤らせる。
　採取部位の消毒に用いた消毒薬を検体に混入させない。

4）検体を乾燥させない

　乾燥すると多くの微生物は死滅する。とくに，角膜擦過物など微量検体は直接培地に接種する。

5）嫌気性菌を疑う場合

　組織や閉鎖性膿瘍などで嫌気性菌を疑う場合は，嫌気ポーターなどの専用容器に採取する。

6）検体保存

　室温に放置すると菌が増殖し，培養結果を誤らせるため，冷蔵保存が原則である。
　ただし，淋菌（*Neisseria gonorrhoeae*），髄膜炎菌（*Neisseria meningitidis*），*Vibrio*属，赤痢アメーバ（*Entamoeba hystolytica*）など，低温に弱いものは37℃で保存する。
　血液培養を外注委託する場合は室温で保存する。

2. 検査材料

1）血　液

　感染部位が不明な場合や，感染性心内膜炎など感染巣から容易に検体採取できない感染症も含めて重症感染症（菌血症）を疑った場合は，血液培養を必ず2セット採取（ただし，感染性心内膜炎を疑う場合は3セット以上採取）する。
　血液培養採取のタイミングとしては，発熱・悪寒・戦慄以外にも，①頻脈・頻呼吸，②原因不明の意識障害，③循環障害（血圧低下），④代謝性アシドーシス，⑤低体温，⑥白血球の異常高値と低値（核の左方移動を伴う）などがある。
　培養ボトルの準備：キャップを外し，ゴム栓の表面をポビドンヨードまたは70％エチルアルコールで消毒する（1分以上乾燥）。
　採血部位の消毒：消毒用アルコールで清拭し（1

分以上乾燥），次にポビドンヨードで内から外へ渦をまくように拭く。1分以上乾燥後採血。

採血：1セット（2本）当たり16〜20mL（小児用は1〜3mL）採血し，嫌気ボトルから分注する。針刺し事故防止のため，分注時の針交換は不要である。

2) 尿

尿道口周囲を消毒綿で拭き，次いで滅菌水を含ませた綿で同様に拭く。

前半の尿を捨て，中間尿を滅菌コップに採る。

1時間以上室温に放置した尿は，菌の増殖のため原因菌の推定が困難になる。

3) 糞 便

便の性状を観察し，膿粘血部分があれば，その部分を母子頭大くらい採取する。

4) 喀 痰

早朝起床時に採取すると良質な検体が得られやすい。

歯磨きをするか，水道水で数回うがいをしてから滅菌容器に採る。

膿性痰や粘液性の濃い部分を含まない唾液様の痰は検査に不適である。

5) 髄液，胸水，腹水などの穿刺液

穿刺部位を術野消毒に準じて十分に消毒し，厳重な無菌操作で採取する。

髄膜炎菌を疑う場合は，保温（30〜37℃）して検査室に提出する。

6) 膿・分泌物

表面を消毒し，組織片または吸引物を採取する。

開放性膿瘍：可能なら吸引する。スワブを使う場合は深部を強く擦る。

閉鎖性膿瘍：嫌気性菌を想定し，検体を吸引した注射器は，空気を追い出して死腔をなくすか，嫌気ポーターに分注して提出する。

耳漏・眼脂は，スワブに十分しみ込ませるように採取する。

7) 胃 液

肺結核を疑う場合に行うが，喀痰の採取が困難な場合は，飲み込んだ喀痰を採取する。

8) IVH，CVPなどの血管内カテーテル先端

無菌操作により先端を切り，滅菌容器に入れて（乾燥前に）直ちに提出する。

3. グラム染色

1) グラム染色の意義

グラム染色の染色性や形態から迅速に原因菌の推定ができるものがある（表XI-28）。

初期治療薬選択のきわめて有用な情報となるため，髄液，血液，胸水，喀痰などでは，できるかぎり推定菌種（または菌属）を報告すべきである。

2) 塗抹標本の作製

喀痰の塗抹標本は，新聞の活字が透けて読める程度の厚さに広げる。

尿は，毛細管ピペットで半滴（10μL）程度滴下し，広げることなく乾燥する。

髄液は，3,000rpm，10分間遠心後，沈渣を半滴（10μL）程度滴下し，広げることなく乾燥する。

髄液が透明な場合は，その上にさらに半滴追加する。

3) 鏡検と結果の解釈

鏡検は，通常1,000倍で観察するが，喀痰ではまず100倍で，多核好中球が多数あるか，扁平上皮はないか，フィブリンの析出など炎症性物質があるかなど，検体の品質評価とともに炎症の活性度の評価も行う。

次に，1,000倍で細菌や多核好中球の観察を行い，量的に区分（少々，1+，2+，3+など）して記録する。菌量の記録は後日治療効果を判定するうえで重要な情報となる。

なお，喀痰の塗抹鏡検の感度は一般に10^4個/mLであるのに対し，培養の感度は10^2〜10^3個/mLといわれている。

また，尿路感染症において，1,000倍の鏡検で菌体が毎視野1〜2個観察されれば，10^5個/mL以上の菌量が存在すると考えられる。

4) グラム染色のピットフォール

喀痰の塗抹鏡検で多核好中球を多数認め，フィブ

XI. 救急医療における臨床検査

表XI-28 グラム染色で推定できる代表的な菌種

菌種	材料		
*Staphylococcus*属 （グラム陽性球菌）	喀痰，膿瘍，血液，尿，髄液，耳漏など	【膿瘍】：ブドウの房状に観察される。双球状やサイコロの4の目のように観察されることもあるが，1つずつの菌体の形はほぼ正円である	
Streptococcus pneumonia （グラム陽性球菌）	喀痰，髄液，血液，耳漏など	【喀痰】：菌体はやや楕円形のラグビーボール様の形態を示す。また，菌体の周囲が莢膜のために染色されず白く抜けて観察される	
*Streptococcus*属 （グラム陽性球菌）	喀痰，血液，膿瘍など	【壊死性筋膜炎患者の水疱内容液】：連鎖状に配列を示す	
*Aspergillus*属	喀痰	【喀痰】：Yの字型に分岐し，竹の節のような隔壁を有する菌糸が観察された。グラム染色では，陽性に染まらず白く抜けて菌糸の輪郭だけが観察されることもある	
*Nocardia*属 （グラム陽性桿菌）	喀痰，膿瘍	【喀痰】：分岐したフィラメント状の多形性のグラム陽性桿菌。*Nocardia*属は弱抗酸性があり，kinyoun抗酸性染色で抗酸性を確認する	
Cryptococcus neoformans （グラム陽性）	髄液，喀痰	【肺胞洗浄液】：菌体周囲は分厚い莢膜のため染色されず白く抜け，出芽しかけたグラム陽性に染まる真菌が観察される	
菌種	材料		
*Staphylococcus*属			

198

菌種	材料		
Cryptococcus neoformans（グラム陽性）	髄液，喀痰	【髄液】：菌体周囲の莢膜が淡くサフラニンに染まったグラム陽性の菌体が観察される	
ムコイド型 *Pseudomonas aeruginosa*（グラム陰性桿菌）	喀痰	【喀痰】：菌体周囲が淡橙色に染色された粘液物質で包まれたグラム陰性桿菌が観察される	
Haemophilus influenza（グラム陰性桿菌）	喀痰，髄液	【髄液】：多数の多核好中球とグラム陰性短桿菌が観察される。小さな短桿菌で，球桿菌に見えることもある	
Klebsiella pneumonia（グラム陰性桿菌）	喀痰，尿	【尿】：大型（太め）のグラム陰性桿菌で，莢膜のため菌体周囲が白く抜けさらにその外側が淡くピンク色に染まって観察される	
*Mycobacterium*属	喀痰，膿瘍，リンパ節	【喀痰】：菌体に脂肪を含んでいるためグラム染色では難染性であるが，ピントを少しずらすとガラスの破片のように輝いて観察される	

リンの析出など明らかな炎症像があるにもかかわらず菌が見えない場合は，まず抗酸菌，レジオネラ，糸状菌（アスペルギルスなど）を，さらにウイルス，マイコプラズマ，クラミジア，リケッチアなどを疑う。

4. 抗酸菌染色

1）抗酸菌染色法

　チール・ネールゼン法，オーラミン染色法（蛍光染色法）が広く用いられる。

2）抗酸菌染色を行うべき場面

抗酸菌は菌体に脂質を含むため，グラム染色では染まりにくく，淡い紫色の顆粒状に染まったり，ガラスの破片様に見えたりする。このような場合，チール・ネールゼン法で抗酸性を確認する。

5. 培養・同定・感受性

1）培養検査の有用性

培養検査では原因菌の同定（菌種名の決定）とその薬剤感受性結果が得られる。

菌種の同定はその菌の臨床的な振舞い（後に起こり得る病態）を予測するうえで重要である。例えば，血液培養で黄色ブドウ球菌が同定されれば，感染性心内膜炎や骨髄炎などの合併症も疑われる。

薬剤感受性検査は，適切な抗菌薬の選択や用量・治療期間の決定において重要となる。

2）院内感染対策

培養検査は，MRSA（methicillin-resistant *Staphylococcus aureus*：メチシリン耐性黄色ブドウ球菌），VRE（vancomycin-resistant *Enterococcus*：バンコマイシン耐性腸球菌）をはじめ，近年院内感染対策でも注目されているMDRP（multi-drug resistant *Pseudomonas aeruginosa*：多剤耐性緑膿菌）やESBLs（extended-spectrum β-lactamases）産生菌など薬剤耐性菌を確定するうえで重要である。

薬剤耐性菌に対応した院内感染対策を講じることができる。

3）感染管理情報

おもな起炎菌の薬剤感受性検査結果をもとにantibiogram（抗菌薬感受性一覧表）を作成しておくことは，初期治療薬選択においても有用である。

4）結核を疑った時の対応

結核を疑う患者では，3日連続で喀痰の塗抹検査（抗酸菌染色）と抗酸菌培養を行う。

そのうち1回は，（良質な喀痰で）結核菌核酸増幅（PCRなど）検査を行う。

塗抹検査が3回とも陰性でも肺結核を強く疑う場合は，気管支鏡検査を積極的に実施する。

6. 迅速検査

1）プロカルシトニン

(1) プロカルシトニンの特徴

プロカルシトニンは，甲状腺のC細胞で生成されるカルシトニンの前駆体であり，正常状態ではプロカルシトニンとしては血中には放出されない。しかし，重症細菌感染症においては甲状腺外で産生され，カルシトニンに分解されることなく安定したまま血中に分泌される。

CRPと比較すると，血中レベルが上昇する反応時間は，CRPの6時間に対して，2〜3時間と短く，治療に対する反応性もより速やかであるとされている。

(2) プロカルシトニンの有用性

プロカルシトニンは，感染性SIRSと非感染性SIRSの鑑別において有用であるといわれている[1]。また，敗血症の重症度と強く相関し[2]，ステロイド投与中の細菌感染症症例の重症度判定においても有用であるといわれている[3]。

一方，プロカルシトニンは，真菌感染症やウイルス感染症では著明な上昇は示さないとされている。

さらに，プライマリ・ケアの急性気道感染症において，プロカルシトニン0.25ng/mL以上で抗菌薬を推奨したところ，抗菌薬処方が72%減少したという報告もある[4]。

これらのことから，プロカルシトニンは全身性炎症反応を伴う細菌感染症の診断と重症度の判定，さらに抗菌薬開始・中止の判断のマーカーとして期待されている。

(3) プロカルシトニンのピットフォール

プロカルシトニンは，手術や熱傷，重症膵炎など感染症以外の侵襲でも上昇する場合がある。

2）プレセプシン

近年新しい炎症マーカーとしてプレセプシン[5]が注目されている。

マクロファージ，単球および顆粒球の細胞膜に存在する可溶性CD14は，感染症などの刺激で膜表面から切り離され，ライソゾーム酵素であるカテプシ

ンなどに消化され，可溶性CD14サブタイプ（プレセプシンと命名）となる。

プレセプシンの敗血症診断能力は，プロカルシトニン，IL-6と比較して優れていた[6]。また，感染を合併しないSIRS患者では低値であり，疾患特異性も高いといわれている。今後，敗血症迅速診断マーカーとして臨床の場で測定されることが期待される。

3）エンドトキシン

エンドトキシンは，グラム陰性桿菌の細胞壁外膜の構成成分であるリポ多糖類（lipopolysaccharide；LPS）で，さまざまな生物活性を有する物質である。

グラム陰性桿菌感染症においてエンドトキシンが体内に侵入すると，TNF-α，IL-1，IL-6，IL-8などの炎症性メディエータが産生される。これらのメディエータの相互作用により血管内皮障害や血管透過性亢進，好中球や凝固系の活性化を惹起し，ショック（エンドトキシンショック）や多臓器不全を起こす。

4）β-D-グルカン

真菌のおもな細胞壁構成成分である。

アスペルギルスやカンジダなどによる深在性真菌症，ニューモシスチス肺炎などの補助診断として測定される。

ただし，クリプトコッカス症やムーコル症では上昇しない。

7．まとめ

救急領域において最も重篤な感染症の病態は，敗血症性ショックである。敗血症性ショックの初期治療は，エンピリックな抗菌薬療法とEGDT（early goal directed therapy）が中心となる。本節で述べた培養検査は一定の時間を要するため，急性期治療では大きな役割を果たさないが，原因菌の推定・決定や適切な抗菌薬の選択においては必須の検査である。一方，グラム染色は，いつでもどこでもできる検査であり，救急医療にかかわる臨床検査技師が身につけておくべき技術の一つである。

> **メモ：EGDT（early goal directed therapy）**
> 敗血症性ショックの末梢循環不全の軽減を目的とした輸液療法で，ショック発現6時間までを目標に十分な心前負荷を維持するための循環維持療法である。

文　献

1) Aikawa N, Fujishima S, Endo S, et al：Multicenter prospective study of procalcitonin as an indicator of sepsis. J Inf Chemother 2005；11：152-159.
2) Assicot M, Gendrel D, Carsin H, 他：High serum procalcitonin concentrations in patients with sepsis and infection. Lancet 1993；341：515-518.
3) 久志本成樹，小井土雄一，川井真，他：ステロイド投与症例における細菌感染症重症度診断の指標としてのプロカルシトニン測定の有用性．バイオメディカル 2006；16：115-121.
4) Briel M, Schuetz P, Mueller B, et al：Prpcalcitonin-guided antibiotic use vs a standard approach for acute respiratory tract infection in primary care. Arch Intern Med 2008；168：2000-2007.
5) Shozushima T, Takahashi G, Matsumoto N, et al：Usefulness of presepsin (sCD14-ST) measurements as a marker for the diagnosis and severity of sepsis that satisfied diagnostic criteria of systemic inflammatory response syndrome. J Infect Chemother 2011；17：764-769.
6) Endo S, Suzuki Y, Takahashi G, et al：Usefulness of presepsin in the diagnosis of sepsis in a multicenter prospective study. J Infect Chemother 2012；18：891-897.
7) 小栗豊子編：臨床微生物検査ハンドブック．第4版，三輪書店，東京，2011.
8) 青木眞：レジデントのための感染症診療マニュアル．医学書院，東京，2000.
9) 藤本卓司：感染症レジデントマニュアル．医学書院，東京，2004.
10) 菅野治重，川上小夜子監修：感染症診断に必要な微生物検査．ライフ・サイエンス，東京，2003.
11) 永田邦昭：感染症診断に役立つグラム染色―実践永田邦昭のグラム染色カラーアトラス．日水製薬，東京，2006.
12) 松島敏春，二木芳人，尾内一信，寺田喜平編：診療に役立つ学べる感染症．診断と治療社，東京，2012.

（河口　豊）

11-9 POCT

POCT（point of care testing）とは,「被検者の傍らで医療従事者が行う検査であり,検査時間の短縮および被検者が検査を身近に感ずるという利点を活かし,迅速かつ適切な診療・看護,疾病の予防,健康増進等に寄与し,ひいては医療の質,被検者のQOL（quality of life）および満足度の向上に資する検査である」と定義される。POCTは医療従事者が自在に動いて患者の近くで行える迅速性に富んだもので,"いつでもどこでも"実施できる検査である。すなわち,POCTは救急検査において重要な要素を備えた検査システム（仕組み）である。

本節では,このPOCTのもつ救急検査としての有用性と注意点について解説する。

1. 必要条件

①検体量が微量で,前処理の必要がない
②迅速に測定結果が得られる
③測定操作が簡便で,専門技術が不要である
④測定精度が高く,再現性が良好である
⑤トラブルが少なく,メンテナンスが不要である
⑥小型軽量で移動性が高い
⑦バッテリー駆動が可能であり,災害時にも使用可能
⑧病院または検査ネットワークに対応可能

2. 救急医療で重要性の高いPOCT項目
（表XI-29）

1) 全身状態の把握

急性期患者の全身状態把握に来院直後から繰り返し測定される検査である。血液ガス分析は,ガス交換能や酸塩基平衡能の指標として,血糖は意識障害の原因鑑別に,乳酸は虚血性障害の指標として有用なマーカーである。

　　対象項目：血液ガス（pH, PaO_2, $PaCO_2$, SaO_2, BE, HCO_3^-, Hb）
　　　　　　電解質（Na^+, K^+, Cl^-, Ca^{2+}）
　　　　　　代謝項目（血糖,乳酸）

2) 心筋マーカー

急性心筋梗塞,狭心症などの急性冠症候群（ACS）は救急診療において頻度の高い疾患群である。近年,POCTの概念が定着してきており,ACS早期診断法としてPOCTは簡便かつ迅速で精度も高く,臨床的価値が認められた検査となっている。

　　対象項目：H-FABP,トロポニン,BNP,
　　　　　　D-dimer（肺血栓塞栓症との鑑別）など

3) 凝固・線溶系検査

人工心肺使用中のヘパリンのモニタリングには,ACT（活性化全血凝固時間）が使用されている。最近では術中の凝固線溶モニタリング,とくに大量出血に伴う凝固線溶異常の早期診断にトロンボエラストメトリーがPOCTとして有用性が報告されている。

4) 感染症マーカー

敗血症を含めた重症感染症は,グラム染色をはじめとする原因微生物の検索が非常に重要である。原因菌が判明すればそれにあった狭域スペクトラムの抗生物質で十分な効果が期待でき,治療期間の短縮,薬剤費の抑制にもつながる。感染症分野で用いられるPOCTには非常に多彩な項目があり,微生物検査室をもたない施設でも精度の高い診断が可能となっている。

　　対象項目：インフルエンザ,肺炎球菌（莢膜抗原／細胞壁抗原）,A群溶連菌,レジオネラ,マイコプラズマ,クロストリジウム,プロカルシトニン,肝炎ウイルス,HIVなど

5) 薬毒物検査

薬毒物中毒の原因物質を特定するにはガスクロマトグラフや高速液体クロマトグラフなどが使用されるが,これらの分析機器は測定が煩雑であり,結果を得るまでに時間を要する。POCTによる迅速法を

表XI-29 救急医療で重要性の高いPOCT項目

全身状態の把握	血液ガス，電解質，血糖，乳酸，SpO_2（経皮的動脈血酸素飽和度）など
心筋マーカー	H-FABP，トロポニンT/I，BNP，D-dimerなど
凝固・線溶	PT，ACT，D-dimer，トロンボエラストグラフィーなど
感染症マーカー	インフルエンザ，肺炎球菌，A群溶連菌，レジオネラ，マイコプラズマ，ノロウイルス，クロストリジウム，プロカルシトニン，肝炎ウイルス，HIVなど
薬・毒物	乱用薬物スクリーニングキット，有機リン，パラコートなど

活用して短時間に原因物質を推定することで，拮抗剤による治療の是非など治療方針の一助となる。

対象項目：乱用薬物スクリーニングキット，有機リン，パラコート，北川式検知管（検知管の種類は約200種類），ヒ素など

3. 運用上の注意

1) 精度管理とメンテナンス

POCTがその有用性を発揮するためには，精度管理とメンテナンスは必須である。医師や看護師などが使用する場合では，定期的な較正やメンテナンスなどが行われずに使用されることも多い。また，検体採取に起因する誤陰性の可能性もある。機器の台数が多い場合などでは，臨床検査技師がすべての機器のメンテナンスを行うことは不可能であり，使用者への教育・トレーニングにより正しい使用法を身につけさせることは臨床検査技師（POCコーディネーター）の役割である（表XI-30）。

メモ：日本臨床検査自動化学会POC推進委員会では，POCコーディネーター育成を目的とする「POCセミナー」を年数回開催し，所定の単位修得者には"POCコーディネーター"の称号を与えている。

2) トラブル対応

医師や看護師には，POCTに精通していない者も多く，さまざまなトラブルやクレームが発生する。したがって，機器の特性・測定原理・誤差要因・メンテナンス方法・修理・代替機の手配などを記した

表XI-30 POCコーディネーターの役割

1.	操作マニュアルやトレーニング事項の作成と記録
2.	機器添付書類等の管理
3.	各部門における責任者の把握
4.	測定（臨床）現場における操作手順書の作成
5.	測定（臨床）現場と検査室の連絡
6.	使用者への教育

対応マニュアルの作成と，夜間・休日においても適切な対応がとれる体制づくりが必要である。

3) データ収集と管理

POCTは迅速性に優れた検査システムであるが，データ処理は人の手に頼っており，手間がかかるうえヒューマンエラーなどの課題も抱えている。そこでPOCT機器をオンライン接続し，ヒューマンエラーの防止や時系列データの活用が進められている。また，データベース作成による二次的活用などのシステム開発も望まれている。

4. まとめ

POCTは，今現在の患者病態を把握するためのきわめて有効な検査システムである。それには，検体採取方法や精度管理，メンテナンスなどが遵守されていることが必要条件である。医師・看護師は臨床検査の専門家ではないことを前提に，臨床検査技師（POCコーディネータ）のサポートが必要不可欠である。

文 献

1) 日本臨床検査自動化学会：POCTガイドライン 第3版．日本臨床検査自動化学会会誌 2013；38（suppl 1）．

（福田　篤久）

11-10 迅速検査法による薬毒物検査

1999年，日本中毒学会分析のあり方検討委員会が，「①死亡例の多い中毒，②分析が治療に直結する中毒，③臨床医から分析依頼の多い中毒」の3つの観点から15項目の中毒起因物質を提言した（表XI-31）。これら15項目の検査には，液体クロマトグラフやガスクロマトグラフ，蛍光X線分析計や原子吸光光度計などの精密機器を用いて，時間は要するものの薬毒物を同定できる機器分析法と，色調変化や抗原抗体反応を利用した方法で，結果が出るまでの時間や操作性を重視し，薬毒物関与の有無を判断する迅速検査法がある。

本節では，この15項目の中から特殊な機器を備えていない検査室でも行える迅速検査法について紹介する。

表XI-31 日本中毒学会提言の15項目；各施設において分析が望まれる中毒起因物質

1.	メタノール
2.	バルビタール系
3.	ベンゾジアゼピン系
4.	ブロムワレリル尿素
5.	三，四環系抗うつ薬
6.	アセトアミノフェン
7.	サリチル酸
8.	テオフィリン
9.	有機リン剤
10.	カーバメイト系
11.	グルホシネート
12.	パラコート，ジクワット
13.	ヒ素化合物
14.	シアン化合物
15.	メタンフェタミン

日本中毒学会「分析のあり方検討委員会」

1. 薬毒物検査における迅速検査法

急性薬毒物中毒の原因となる物質は，身の回りのもの（たばこや洗剤など）や，きのこや野草など自然に存在しているもの，また医薬品や農薬などのような化学的に合成されたものなど，無数に存在する。さらに，近年ではインターネットの普及で麻薬や覚醒剤，違法ドラッグなども簡単に手に入れることができ，現代社会において中毒の原因となる物質が増加，複雑化している。したがって，中毒の原因となる物質をできるだけ早期に特定し，臨床にその情報を提供することが臨床検査技師としての務めである。

そのため，まず最初にすべきことは，情報入手である。患者から提出されてくる尿や胃液，血液などから判断するのではなく，直接患者を観察したり，医師や看護師，または救急隊などから情報を得て検査を進めていかなければならない。とくに，搬送されてきた患者からのにおいや口周り，衣服に付いているものを確認することや，救急隊が現場から持ってきた容器・薬の空き殻などをみることが重要である。このとき，どれくらい飲んだか，どれくらいの時間が経っているかなどの情報も収集することが必要である。

次に，簡易検査法の試料の多くは尿であり，ほかに胃内容物などがある。保存は，ガラス容器が望まれ，すぐに検査できない場合は，冷凍保存しておく。このとき，数本に分けて試料を保存しておくことが望ましい。

2. 有機リン系農薬

有機リン剤は，農薬や殺虫剤のほか，殺菌剤，除草剤などに使用され，さらに材木の防腐剤や消毒薬，動物の駆虫剤や疥癬治療薬などさまざまなものに含まれている。水に難溶であるため界面活性剤や有機溶剤の合剤としても使用されている。

有機リンは，アセチルコリンエステラーゼ（アセチルコリンをコリンと酢酸に分解する）をリン酸化することで失活させるため（コリンエステラーゼ阻害作用），脳内および神経終末から放出されたアセチルコリンが分解されず，過剰蓄積することで交感神経刺激症状としてのニコチン様作用（頻脈・高血圧・蒼白・痙攣など）や副交感神経刺激症状としてのムスカリン様作用（縮瞳・流涎・流涙・嘔吐・気道分泌増加・徐脈・伝導障害など）が現れ，中枢神経系作用（不安・めまい・言語障害・意識混濁など）

陽性　陰性

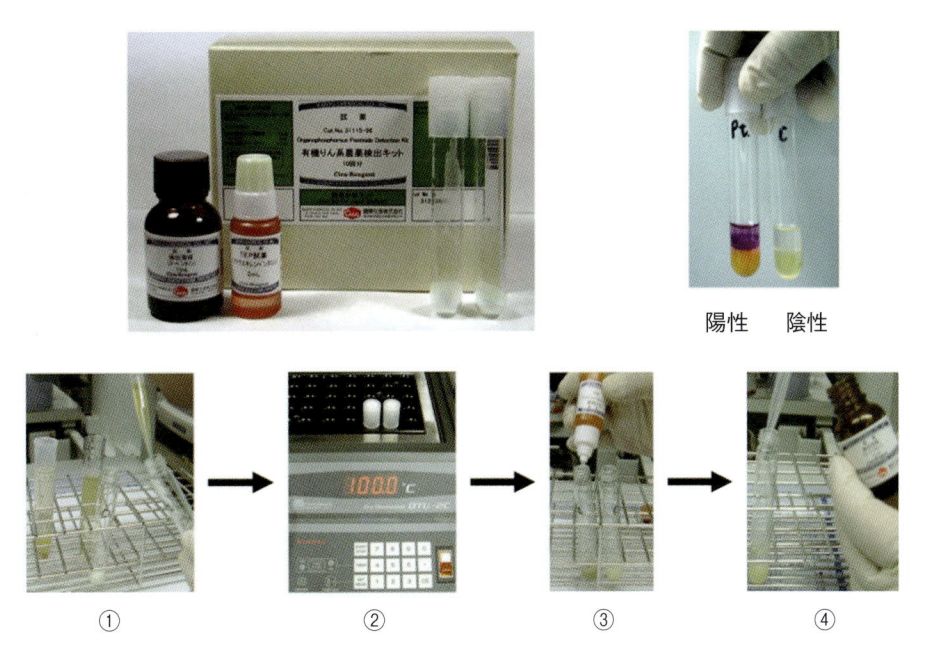

①　②　③　④

図XI-34　有機リン系農薬検出キットと操作方法

などの中毒症状が現れる。

　有機リン系農薬中毒を疑う所見は，白色吐物や石油臭のような臭気があり，上述のような縮瞳や徐脈，流涎・発汗などや血清コリンエステラーゼ値や赤血球アセチルコリンエステラーゼ値の低下を認める。

　有機リンの解毒薬としてヨウ化パラリドキシム（PAM）がある。PAMは，リン酸化したアセチルコリンエステラーゼからリン酸基を取り，アセチルコリンエステラーゼの活性を回復させる。しかし，時間が経ってしまった状態でPAMを投与しても，リン酸化したアセチルコリンエステラーゼとPAMが結合できなくなるため，早期にPAMを投与することが条件である。

1）検査方法

　水溶性の状態で有機リン系農薬と4-ニトロベンジルピリジン（NBP）を反応させ，検査試料中に含まれている有機リン系農薬を検出する。

2）操作法（図XI-34）

①尿1mLをNBP試薬入り試験管に入れ攪拌する。
②試験管を100℃で20分間加温する。このとき，加熱破損を防ぐため試験管のキャップを緩めておくとよい。また，恒温槽がない場合，電子レンジ500W25秒程度の加熱で代用できる。

表XI-32　有機リン系農薬検出結果の解釈

血中ChE値	NBP法 陽性	陰性
基準値	ブロムワレリル尿素の服用	●陰性 ●検出感度以下
低下	有機リン系農薬の服用	●カーバメート系農薬の服用 ●検出感度以下

③室温まで放冷し，テトラエチレンペンタミン（TEP）試薬を2滴加えて激しく攪拌する。
④抽出溶媒1mLを加えて，転倒混和後静置して上層の色調を観察する。

　陽性の場合，上層がピンク色～赤紫色を呈する。

　コリンエステラーゼ値と本法の結果より，有機リン系農薬，カーバメート系農薬，ブロムワレリル尿素（催眠鎮静作用のある薬剤）に分別することができる（表XI-32）。

3. パラコート

　除草剤であるパラコートは，農薬中毒の中でも最も死亡例が多い。とくに自殺に用いられることが多くなったことから，パラコートの混合比率を変え，さらに嘔吐剤や着臭などを加えたが，死亡事故が減少しなかったため，現在では製造されていない。しかし，以前に購入されたものが納屋などに保管され

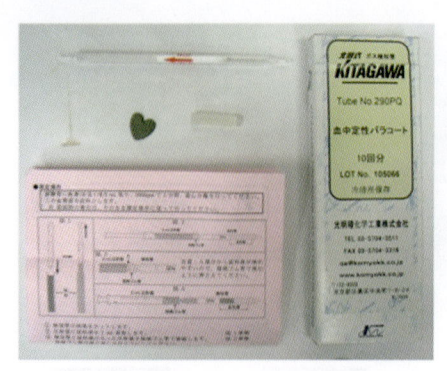

北川式検知管定性パラコートキット

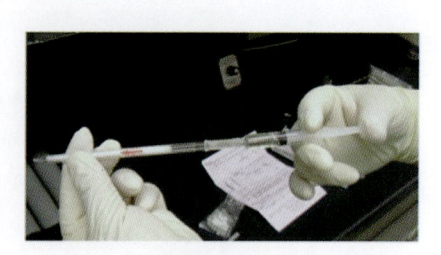

検知管と注射器を接続ゴムで接続し試料を注入する。

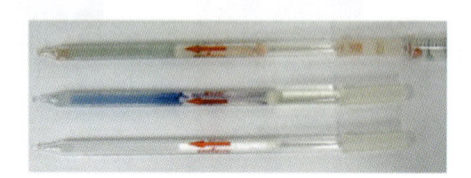

判定（上・中段：陽性　下段：陰性）

図Ⅺ-35　パラコートキットと判定方法

ていることも多く，これらによる自殺も発生している。

パラコート中毒の初期症状は，特徴が乏しく意識清明であることが多いため，初期診療時に見逃してしまうこともある。パラコートは，服用すると強い腐食作用により口腔，咽頭および消化管に腐食性の傷害をきたす。また，吸収されると肺胞細胞に選択的に取り込まれ，6時間前後で濃度はピークとなる。致死量の目安は，2～4gであり，重症例では24時間以内に死亡するが，たとえ助かったとしても遅発性に進行性肺線維症を発症した場合，2～4週間で死に至る。最終的な生命予後は，肺障害の程度による。

1）検査方法

従来よりハイドロサルファイトによる方法が使用されてきたが，粉末のハイドロサルファイトは容易に空気酸化されるため，その効果を長期間維持することができない。そのため，検知管法による定性パラコートキットを推奨する（図Ⅺ-35）。

2）操作方法

①検知管の両端をカットする。
②注射器に試料2mLを採取し，検知管と注射器を接続ゴムで接続する。
③試料を注入する。
④検知管を取り外し色調の変化を確認する。
　陽性の場合，青色に変色する。

4．乱用薬物（違法薬物）

薬物の使用が明らかな患者，中毒症状あるいはそれに類似する症状を呈している患者，または意識障害患者や外傷患者を中心に治療法の選択や治療方針の妥当性を確認する目的で，薬物スクリーニングが実施されている。使用される検体は，尿以外に胃内容物や血液などがあるが，そのほとんどが尿を用いて簡便に検査できる。現在市販されている簡易薬物検査キットのほとんどがイムノクロマト法を利用したもので，単項目の検出キットから，一度に多項目を検出できるものまで販売されている。

多項目検出できるキットのうち，トライエージ®DOA〔（株）シスメックス，以下トライエージ〕とINSTANT-VIEW™M-Ⅰ〔（株）テイエフビー，以下INSTANT-VIEW〕およびMonitect®-9〔（株）ベリタス，以下Monitect〕について紹介する。

1）トライエージ

トライエージは，フェンシクリジン類・ベンゾジアゼピン類・コカイン系麻薬・覚醒剤（アンフェタミン）・大麻・モルヒネ系麻薬・バルビツール酸類・

表XI-33 薬物検査キットの仕様比較

		トライエージ® DOA	INSTANT-VIEW™M-Ⅰ	Monitect®-9
検出薬物と最低検出感度	アンフェタミン	AMP 1,000ng/mL		AMP 1,000ng/mL
	メタンフェタミン		METH 500ng/mL	MET 1,000ng/mL
	大麻	THC 50ng/mL	THC 50ng/mL	THC 50ng/mL
	コカイン系麻薬	COC 300ng/mL	COC 300ng/mL	COC 300ng/mL
	ベンゾジアゼピン系	BZO 300ng/mL	BZD 300ng/mL	BZO 300ng/mL
	バルビツール酸系	BAR 300ng/mL	BAR 200ng/mL	BAR 300ng/mL
	三環系抗うつ薬	TCA 1,000ng/mL	TCA 1,000ng/mL	TCA 1,000ng/mL
	フェンシクリジン類	PCP 25ng/mL		PCP 25ng/mL
	モルヒネ系麻薬	OPI 300ng/mL		OPI 300ng/mL
検体量		140μL	160μL	約150μL
判定までの時間		10～15分以内	5～7分以内	5～15分以内
判定方法（陽性テストライン）		検出される	検出されない	検出されない
特徴		唯一の体外診断薬	操作が1ステップ	尿中混入物の確認ができる

三環系抗うつ薬の8種類の薬物を同時に測定することができる。

測定方法は，尿を付属のピペットで140μL吸い取り，本体の反応カップに入れ，10分間静置する。10分後ピペットで反応カップに入っている反応液を吸い取り検出ゾーンに移し入れる。反応液が完全に反応ゾーンにしみこんだ後，洗浄液を3滴滴下する。その後バンドの有無を5分以内に読み取る。結果は，薬物検出ゾーンにバンドが認められた場合を陽性とする。

2）INSTANT-VIEW

INSTANT-VIEWは，トライエージの項目よりフェンシクリジン類・モルヒネ系麻薬の2項目が少ない6項目の薬物を同時に，金コロイド競合を用いたイムノクロマト法で測定することができる。なお，INSTANT-VIEWで測定できる覚醒剤は，メタンフェタミンである。

測定方法は，尿を付属のスポイトの線まで吸い取り，本体の検体滴下窓に流すだけである。結果判定は尿を滴下後，7分以内テストラインが確認されなかったものを陽性と判定する。

3）Monitect

Monitectは，トライエージの項目にメタンフェタミンを加えた9種類の薬物をイムノクロマト法で測定でき，同時に尿中に酸化剤や水などが加えられたかを確認するために，pH・酸化剤・クレアチニン・亜硝酸塩を視覚的に比較できるようになっている。

薬物の測定方法は，ウェルに尿を3滴ずつ滴下し，5分以内にテストラインが確認されなかったものを陽性とする。

表XI-33に三者の最低検出感度を含めた比較表を示す。

薬剤ごとの最低検出感度の違いによって同じ検体でも結果が異なることもあるため，イムノクロマト法を用いたスクリーニング検査では注意しなければならない。結果が陰性であった場合薬物が尿中にまったく存在しないことを示しているのではなく，あくまでも薬物の濃度がカットオフ値未満であることを意味するため，検出薬物が判明しない場合でも症例によっては既往歴や服用薬物などを確認することが必要かつ重要である。

また，麻黄含有漢方薬などでは覚醒剤（アンフェタミン・メタンフェタミン）が偽陽性を，咳止め薬に含まれているリン酸コデインは，モルヒネ系麻薬（オピエイト）を示す交叉反応も認められることから，結果の解釈には注意しなければならない。そのため，単項目測定できるキットとの併用で確定診断へ結びつけることもできるので，施設ごとでそれぞれのキットの特性を利用した使用方法が望まれる。

5. 違法ドラッグ

日本において，2007年に施行されている「指定薬物制度」により，指定薬物として規制されているものは99種類である。しかし，最近ではインターネットの普及に伴い国内外のさまざまな医薬品や商

XI. 救急医療における臨床検査

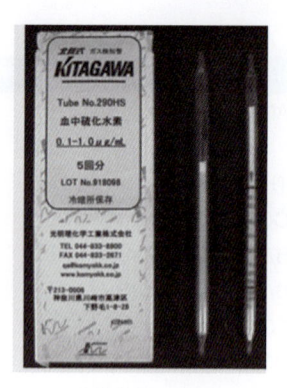

硫化水素キット

図XI-36　硫化水素キット

品が簡単に入手できるため，違法ドラッグによる中毒患者が増加している．なかでも，ハーブやポプリと偽って販売されているいわゆる「合法ハーブ」は，大麻の主成分であるテトラヒドロカンナビノールと化学合成が類似している合成カンナビノイドが含まれていることが多く，セサミストリートやロックスター，ジプシー，ブレインなどさまざまな商品名で販売されている．内容物は乾燥植物であるが，これらの中に多幸感や快感などを高めるための化学物質が添加されており，これを紙に巻いたり，キセルなどで吸入することで，意識障害や興奮，多幸感，頻脈，痙攣，散瞳，不整脈などの中毒症状を認める．

このような背景から2013年3月22日に厚生労働省は，指定薬物と化学構造が類似していれば一括して規制の対象とする「包括指定」を施行し，合成カンナビノイド類に多くみられる「ナフトイルインドール」を基本骨格とし，分子が結合する位置3か所を特定して該当する772種類を指定薬物として包括指定した．

現在これらについての検査は，そのほとんどが対応できない状態であり，患者の状態や使用歴，搬送されてきた状況や問診などから判断しなければならない．

6. 硫化水素

硫化水素は，無色透明の毒性が非常に強い気体であり，卵の腐ったようなにおいが特徴である．硫化水素中毒は，工場や地下での作業中に曝露したり，温泉地や火山などで被害に遭うと報告されてきた．しかし，2007年頃よりインターネット上に硫黄含有製品（六一〇ハップ）と家庭用洗浄剤を用いて硫化水素を発生させ，自殺を図る方法が掲載されたため，2008年の春以降硫化水素による自殺が急増し，さらに自殺を図った当事者以外に，家人や周辺住民，消防関係者，医療機関などへの二次被害も多く発生し，大きな社会問題となった．

中毒症状として，粘膜の刺激症状（不快な臭気～上気道の刺激症状，目の灼熱感，流涙など）と体内に吸収された硫化水素による全身症状（頭痛，めまい，嘔気，嘔吐，痙攣，意識障害）があり，症状は曝露された硫化水素の濃度と相関すると報告されている．また，六一〇ハップを経口摂取した患者は体内で胃酸と反応し，硫化水素を発生させるため，治療に携わる者も注意が必要である．血中の硫化水素を定量するには，ガスクロマトグラフィー法やガスクロマトグラフ質量分析法などの特殊な機器を用いての分析方法しかなく時間を要するが，近年では検知管法による血中硫化水素のスクリーニングキットも市販されている（図XI-36）．

1）検査方法

検知剤を充填したガラス管内にガスが充填すると，検知剤と試料中にある硫化水素との化学反応により検知剤が変色する．

2）操作方法

①検知管の両端を切り，接続チューブで分離管と接続する．
②検知管の先端をガス採取器に差し込み，分離管の先端に全血300μL注入する．
③ガス採取器のハンドルを引いて分離管と検知管に

陰圧をかける。陽性の場合，淡黄色からピンク色に変色する。

これらの有毒ガス中毒患者が搬送される施設では，初療室や救急外来に入るスタッフの人数を制限し，かかわるスタッフは，防毒マスク，ゴーグル，ガウンなどを着用するなどマニュアルの整備と訓練も必要である。

7. 急性アルコール（エタノール）中毒

急性アルコール中毒は，お酒やビールなどのアルコール類を短時間に多量に摂取した場合に起こる中毒である。症状として，運動障害，歩行困難や嘔気，嘔吐などの身体症状が起こり，400mg/dL以上では昏睡となり呼吸麻痺から死に至ることもある。さらに，薬物とともにアルコールを飲用したり，飲酒運転による外傷や転倒などによる事故，原因不明の意識障害患者などでは，意識レベルの評価のためにアルコールの測定は重要な検査項目の一つであるが，アルコール濃度を検査している施設は少ない。そのため，ここでは血清浸透圧から血中アルコール濃度を予測する方法を紹介する。

この計算方法は，実測した血清浸透圧から理論的血清浸透圧（おおむね290mOsm/L）を引いた値（浸透圧ギャップ）にエタノール（C_2H_5OH：分子量46）の10分の1分子量（4.6）を乗じたものである。

このときの理論的血清浸透圧は，次式より求められる。

理論的血清浸透圧（mEq/L）＝ 2×Na（mEq/L）＋ GLU（mg/dL）×10/180 ＋ BUN（mg/dL）×10/28

実測した血清浸透圧が350mOsm/Lの場合，理論的血清浸透圧290mOsm/Lを引いた値60にエタノールの分子量の10分の1（計算しやすいように4とされている）を乗じると，240mg/dLがアルコール濃度の予測値となる。

さらにこの方法では，エタノールだけでなく，メタノールやエチレングリコール，マンニトール，アセトンなど浸透圧に影響を与える物質の飲用が疑われる場合に，目的物質の分子量の10分の1を浸透圧ギャップに乗じると簡単にその濃度を予測することができる。しかし，この方法は単一の物質の飲用のみ有効な方法である。

8. まとめ

薬毒物検査における迅速検査法について紹介したが，薬毒物中毒の原因物質は年々増加しているため，最初に述べた15項目以外にも近年では，ジフェンヒドラミンや抗ヒスタミン剤や選択的セロトニン再取り込み阻害剤（SSRI）などの中毒事例に注目していかなければならない。

文　献

1) 内藤裕史：中毒百科．南江堂，東京，1991.
2) 奈女良昭，西田まなみ，屋敷幹雄他：中毒治療に役立つ迅速検査法．じほう，東京，2005.
3) 広島大学医学部法医学講座編：薬毒物の簡易検査法—呈色反応を中心として．じほう，東京，2001.
4) 上條吉人著，相馬一亥監修：イラスト＆チャートでみる急性中毒診療ハンドブック．医学書院，東京，2005.
5) 日本救急医学会監修：標準救急医学．医学書院，東京，1991.

（久保田芽里）

11-11　脳死判定

1. 脳死の病態

　脳死は脳幹を含む脳全体の機能が不可逆的に失われた（回復の可能性がない）状態である。

　脳死に至るには，重篤な頭部外傷や脳血管障害など，頭蓋内の病変により生じる一次性脳障害による場合と，心停止後症候群など心停止による脳低酸素血症で生じる二次性脳障害によるものがある。つまり頭蓋内圧亢進，脳ヘルニアの状態から脳組織の損傷が起こる，あるいは脳への血流がなくなり脳組織の障害が起こるが，いずれにせよこのような状態では脳血流は停止し，脳は不可逆的機能不全に陥る。自発呼吸は消失して完全に人工呼吸器に依存している。脳幹反射は消失している。

　一方，植物状態では，脳幹機能の一部（あるいはすべて）が残存しており，人工呼吸器が装着されていても自発呼吸が残存している場合があり，回復する可能性がある点で脳死とはまったく異なる。脳死判定は，この不可逆的な脳機能不全を診断するものである。

2. 改正臓器移植法

　1997年に「臓器の移植に関する法律」[1]が施行され，その後2009年7月に「臓器の移植に関する法律の一部を改正する法律（いわゆる，改正臓器移植法）」[2]が成立した。この法律のポイントは以下の3つである。
①家族の意思で脳死下臓器提供が可能となった
②15歳未満の小児からの脳死下臓器提供が可能となった
③親族への優先提供が可能となった

3. 脳死の診断

1）日常診療で行われる脳機能診断

　例えば，腎不全を認める症例では，「腎機能低下の程度がどうか」という診察・診断を行うのと同じように，遷延する意識障害のような神経学的な異常所見を認めれば，脳機能を診察・診断するために神経学的な評価を行うはずである。意識レベルが改善してきているようであれば，「麻痺はどうなのか」「高次脳機能はどうなのか」と診断内容は高次的になっていくであろうし，深昏睡が続くということであれば，「脳以外に原因はないか」「脳の画像診断はどうか」「脳幹反射はどうか」「脳波はどうか」と進めていくことが多い。これらは前述の腎機能の評価と同じように，脳機能の評価を行っているのであって臓器提供とは無関係である。

2）法的脳死判定

　臓器提供に対する本人の意思がある，あるいは家族の意思がある場合には，脳死下臓器提供が可能であるため，法律に基づいた脳死判定，すなわち法的脳死判定が行われることになる。したがって，法的脳死判定は，脳死下臓器提供の可能性を前提としているということになる。

(1) 法的脳死判定の対象

　以下のすべてを満たしていることが前提となる。
・深昏睡（Japan Coma Scale：JCS Ⅲ-300，かつGlasgow Coma Scale：GCS 3）
・自発呼吸を消失している
・器質的脳障害の原因となる疾患（原疾患）が確実に診断されている
・原疾患に対して行い得るすべての適切な治療を行った場合であっても回復の可能性がないと判断される

(2) 除外例

　脳の不可逆的な機能不全を診断するものであるため，深昏睡の原因が脳以外にある可能性が残る場合には脳死判定の対象とならない。すなわち，次のいずれかを満たす場合は除外される。
・生後12週未満（在胎週数が40週未満であった場合は出産予定日から起算）
・急性薬物中毒により深昏睡および自発呼吸を消失した状態

- 6歳以上では直腸温が32℃未満，6歳未満では35℃未満
- 代謝性障害または内分泌性障害により深昏睡および自発呼吸を消失した状態にあると認められる場合

また，自発運動，除脳硬直（頸部付近に刺激を加えたときに四肢が伸展または内旋しかつ足が底屈），除皮質硬直（頸部付近に刺激を加えたときに上肢が屈曲かつ下肢が伸展または内旋），痙攣のいずれかが認められる場合には判定を行ってはならない。

また，判定の前提として，以下の両方を満たしている必要がある。

- 中枢神経抑制薬，筋弛緩薬その他の薬物が判定に影響していないこと
- 収縮期血圧が，1歳未満は65mmHg以上，1歳以上13歳未満では（年齢×2＋65）mmHg以上，13歳以上で90mmHg以上

時に，血圧の維持が困難な症例が散見されるが，このような症例では法的脳死判定は困難である。

また，18歳未満では被虐待またはその疑いがある場合には法的脳死判定の対象から除外される。その判定には，虐待判定にかかわる委員会などの院内チームの整備が求められる。

(3) 判定施設

判定施設は，以下のいずれかで，施設内の倫理委員会などで承認が得られ，厚生労働省に届け出たいわゆる五類型施設に限られている。

- 大学附属病院
- 日本救急医学会の指導医指定施設
- 救命救急センターとして認定された施設
- 日本脳神経外科学会の基幹施設または研修施設
- 日本小児総合医療施設協議会の会員施設

(4) 判定医

法的脳死判定は，脳神経外科医，神経内科医，救急医，麻酔・蘇生科医，集中治療医または小児科医で，学会専門医または認定医の資格をもち，脳死判定に豊富な経験を有しかつ移植医療にかかわらない医師2名で行う。

4. 法的脳死判定の実際

1）前提条件と除外例

前述「法的脳死判定の対象」および「除外例」参照。

2）脳死判定にかかわるプロセス

不可逆的な脳機能不全が強く疑われた場合，本人・家族の意思確認を行う。脳死下臓器提供の希望がある場合には法的脳死判定へ進む。この過程では，主治医チーム・臓器移植コーディネーター・脳

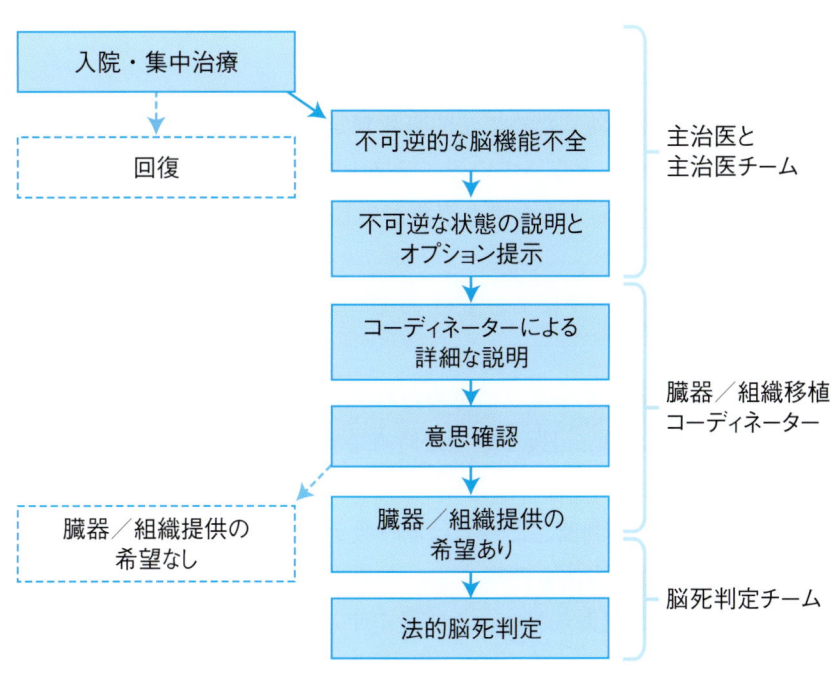

図XI-37 脳死判定にかかわるプロセス

XI. 救急医療における臨床検査

死判定チーム・患者家族・その他の院内外スタッフなど多くのチームがかかわる（図XI-37）。

3）判 定

希望があれば，家族の立ち会いの下で行う。
①深昏睡（JCS III -300，かつGCS 3）
②瞳孔の散大

瞳孔は室内の通常の明るさで測定する。脳死では最小径4mm以上であることを確認する。
③脳幹反射の消失
　a．対光反射の消失

直接対光反射（光を当てた瞳孔と同側が縮瞳），間接対光反射（対側の瞳孔が縮瞳）を確認する。脳死では両側瞳孔について，上記の反射が消失している。
　b．角膜反射の消失

こよりで眼球の角膜を刺激した際に瞬目があるか確認する。脳死では両側性に瞬目が消失する。
　c．毛様脊髄反射の消失

頸部の疼痛刺激に対して両側の瞳孔が散大する反射である。脳死ではこれらの経路が傷害され，両側性に瞳孔径に変化が認められない。

メモ：無呼吸テスト

無呼吸テストは第1回目，第2回目とも法的脳死判定の最後のステップとして実施することが法律で定められている。低酸素が危険を及ぼすことを鑑みてのことである。したがって，危険を回避するため手順にはいくつか留意すべきことがある。例として日本麻酔科学会の実施指針[3]の要点を示す。

・テスト前の人工呼吸
　100％酸素で10分間人工呼吸を行う。
・人工呼吸器を外す際
　十分に酸素を投与している必要がある。そのためには，気管チューブ内を通して気管に置いた気管吸引用カテーテルなどに6L/分の100% O_2を送気する。
・動脈血二酸化炭素分圧（$PaCO_2$）の目安
　無呼吸テスト開始前は35〜45mmHgであることが望ましい。自発呼吸がなければ換気しないため，$PaCO_2$が60mmHg以上に上昇したことにより確認される。$PaCO_2$が上昇しすぎると循環に影響を及ぼすため，80mmHgまで上昇するようなら換気を行う。無呼吸テスト実施中に血液ガス分析装置のキャリブレーションが自動で始まらないよう確認しておく。$PaCO_2$は無呼吸テスト開始2〜3分後から，2〜3分ごとに測定するからである。
・望ましい動脈血酸素分圧（PaO_2）
　無呼吸テスト中の低酸素（血）症を防ぐために法的脳死判定マニュアルでは100％酸素（F_IO_2 1.0）で，PaO_2が200mmHg以上（P/F比200）となっている。テストを施行するかどうかは法的脳死判定医師団の判断によるが，無呼吸テスト中に何らかの有害な事象が生じた場合はいつでもテストを中止する。
・無呼吸テスト中のモニタリング
　血圧，心拍数およびパルスオキシメータによるSpO_2のモニタリングが必須である。
・時間経過
　以前は無呼吸テストを10分間で実施するように定められていたが，現在は時間のしばりはなく，2〜3分ごとに$PaCO_2$を測定して$PaCO_2$が60mmHgを超えた時点で判定を行う。
・無呼吸テストの中止
　継続が危険と法的脳死判定医師団が判断した場合は無呼吸テストを中止する。
（筆者注：無呼吸テスト中の酸素投与方法を理解する。血液ガスを短時間に繰り返しモニタリングする必要があるため，キャリブレーションが入らないように設定するほか，機器の事情によっては複数台を使用するなどの工夫が必要となる。）

d．眼球頭反射の消失

　頭部を30度挙上し，両側の眼瞼を挙上（つまり開眼）しつつ，頭部を正中位から急速に左右の一側に回転させる。脳死では左右どちらに頭部を回転しても眼球が固定したままとなる。

　e．前庭反射の消失

　頭部を30度挙上し，外耳道にカテーテルで氷水を50mL以上，20〜30秒かけて注入する。意識障害があっても脳幹機能が保たれている場合には，眼球が刺激側に偏位する。脳死では眼球運動がまったくみられない。なお，6歳未満の小児や鼓膜損傷がある場合は，氷水は25mLとする。

　f．咽頭反射の消失

　吸引用カテーテルなどで咽頭後壁を刺激すると，咽頭筋が収縮し，吐き出すような運動が起こる。舌咽・迷走両神経およびその神経核の検査である。脳死ではこの嘔吐反射は消失する。

　g．咳反射の消失

　気管内吸引用カテーテルで気管チューブを超えて気管支粘膜を物理的に刺激した場合に咳が起こる。おもに迷走神経が関与する反射である。脳死では消失する。

　④平坦脳波

　脳死では活動脳波が検出できない，いわゆる平坦脳波を示す。30分以上連続記録を行う。記録の途中では，呼名刺激，疼痛刺激も加えて記録する。

　⑤自発呼吸の消失

　無呼吸テストで呼吸運動がないことを確認する。なお，無呼吸テストは第1回目，第2回目とも脳死判定の最後に行う。

　⑥時間をおいて2回施行

　上記①〜⑤を，6歳以上では6時間以上，6歳未満では24時間以上おいて2回施行する。2回ともすべて同時に満たした際に脳死と判定する。なお，第2回目の脳死判定終了時刻をもって法的に脳死と判定する。死亡診断書の記載に際しては，第2回目の検査終了時を死亡時刻とする。

5．法的脳死判定の記録

　以上の判定過程と患者情報，時間，検査結果その他多くの事項について確実な記録が求められる。後日報告・検証にも必要となる。

文　献

1) 臓器の移植に関する法律．平成9年7月16日法律第104号．
2) 臓器の移植に関する法律の一部を改正する法律．最終改正平成21年7月17日法律第83号．
3) 日本麻酔科学会：無呼吸テスト実施指針．2007. http://www.anesth.or.jp/info/about/pdf/9_mukokyutest2011.pdf

（織田　順）

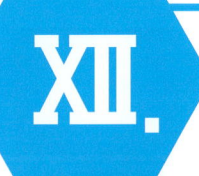

XII. 救急医療における画像検査

　救急診療に用いる臨床検査と画像診断の関係は，それぞれの検査結果に含まれる情報を相互に利用し，より臨床に有効に活用されることが望ましい。本章ではいくつかの事例とともに，この関係を提示する。

1. 血液ガス分析検査と画像検査

　血液ガス分析検査の結果は，PaO_2 や SaO_2 など，肺によるガス交換機能の評価を行う項目がある。放射線検査では，これらの検査は一般的に胸部X線撮影で行う。迅速に撮影でき，多くの情報を簡便に得る検査として多用されている。胸部X線画像の主となる所見は，気道，肺実質，心陰影，縦隔陰影，肋骨などであり，形態学的情報が主となる。

　放射線画像にはシルエットサインという描写に関する特性があり，肺野を含む胸部撮影では，読影に際して重要な概念となる。シルエットサインの原理とその実例を図XII-1に示す。肺実質は臓器の中では含気が多い。通常の含気を保つことができなくなる症状に，うっ血性変化や間質陰影の増加，無気肺，胸水，肺炎などがある。一般に胸水陰影などは検出感度を上げるため立位後前方向撮影が基本となるが，重症患者の場合には背臥位撮影で観察する場合もある（図XII-2）。

　一方，肺のガス交換機能の障害因子としては，肺実質の虚脱を伴う気胸や，肺動脈塞栓症がある。気胸の形態学的検査で最も高い感度を有するのはCT検査であるが，被曝の多さから一般に超音波検査と胸部X線撮影が主体となる。気胸の代表的画像所見（図XII-3）と背臥位における気胸の所見を表XII-1に示す。肺動脈塞栓症患者においては，血液ガス分析データとD-dimer値の異常となる。重症例では心肺停止例もあるが，一般的には急激な呼吸苦とガス交換機能の障害をみる。画像所見としては，胸部X線画像で肺門部に肺動脈の拡張像（knuckle sign）が見える場合や，造影CT撮影により肺動脈に造影血管の欠損像として描出される（図XII-4）。本症の発症原因として深部静脈血栓症があり，超音波検査で血栓の描出は可能であるが，肺動脈造影CT検査にあわせて血栓の好発部位である膝窩静脈を含む両下肢から腹部にわたる領域の静脈相CT撮影を行うのが一般的である。

　酸塩基平衡の異常は，救急患者のショック状態の

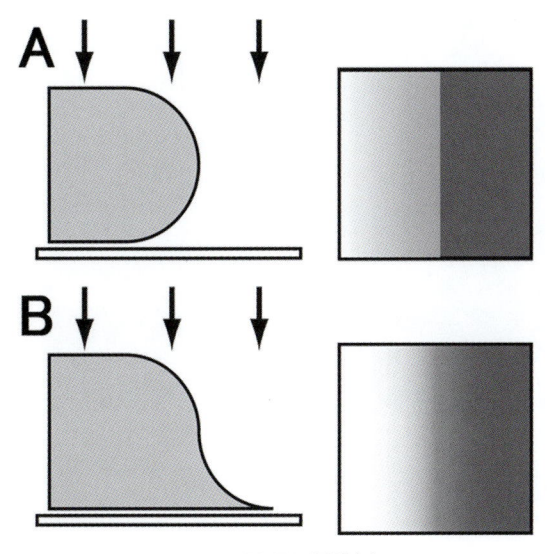

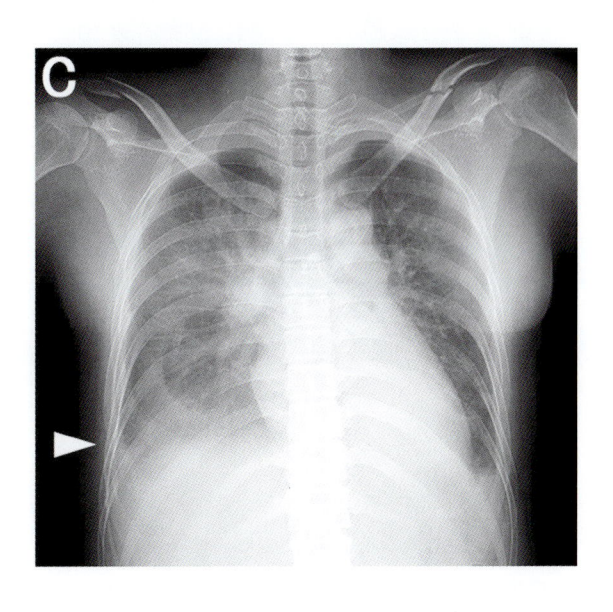

図XII-1　シルエットサインの原理と陽性例
A：シルエットサイン陰性モデル，B：シルエットサイン陽性モデル，C：右横隔膜部（矢印）にみるシルエットサイン陽性例

XII. 救急医療における画像検査

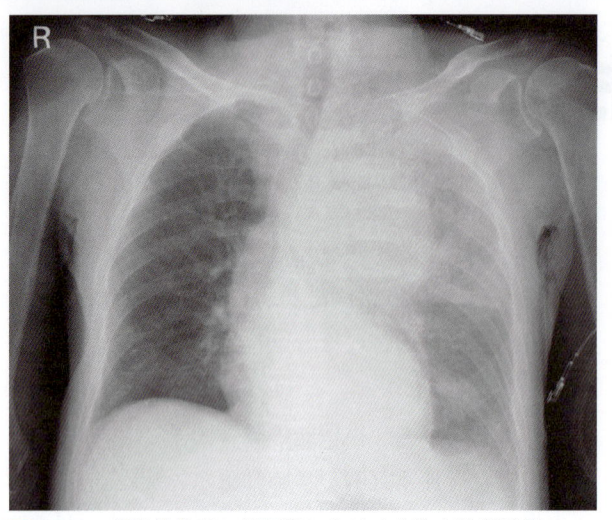

図XII-2 背臥位胸部X線画像における左胸水貯留陰影

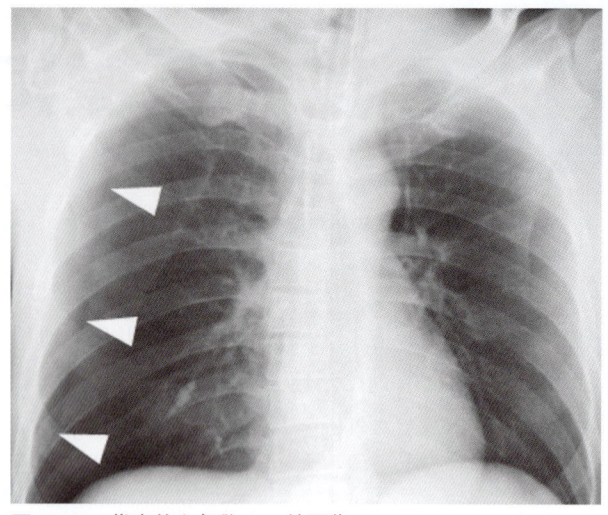

図XII-3 代表的な気胸のX線画像
胸郭内肺実質の縮小と外側縁の虚脱像

表XII-1 背臥位撮影時における気胸の画像所見

1. anteromedial recess
   ・medial stripe sign　　　（心陰影辺縁の異常透亮像）
2. subphrenic (subpulmonic) recess
   ・basilar hyperlucency　（横隔膜近傍の異常透亮像，肺底部の透過性亢進）
   ・double diaphragm sign　（横隔膜の二重輪郭像）
   ・depression of diaphragm　（横隔膜の下方変位）
   ・deep sulcus sign　　　（肋横隔膜角の深い切れ込み）

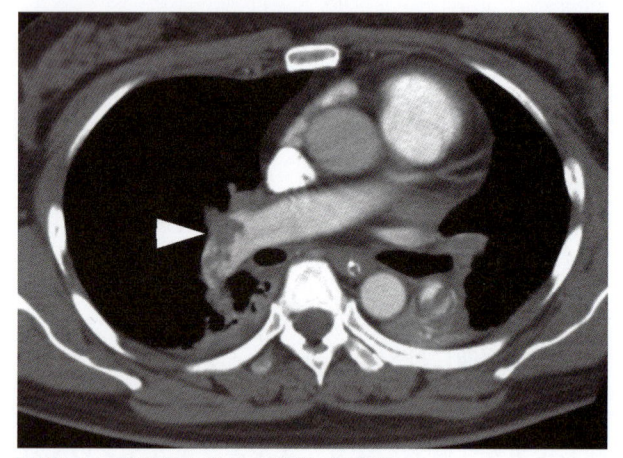

図XII-4 肺動脈血栓症の造影CT画像
矢印：血栓

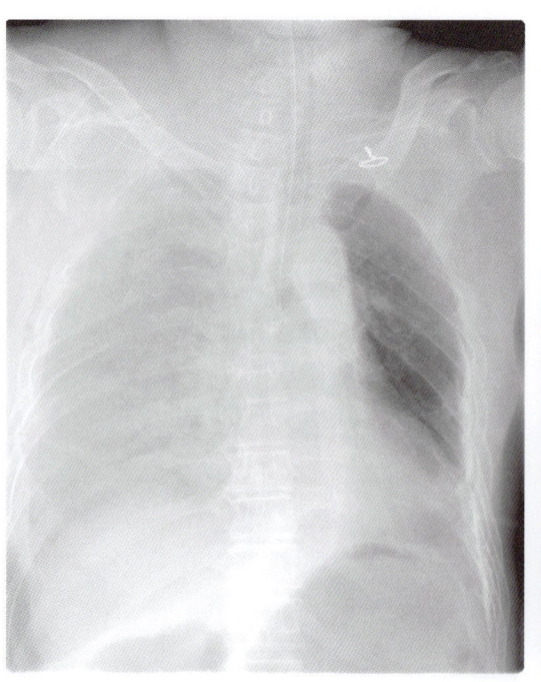

図XII-5 ショック状態を呈する胸部X線画像
左：右胸郭内大量血胸，右：縦隔陰影の狭小化

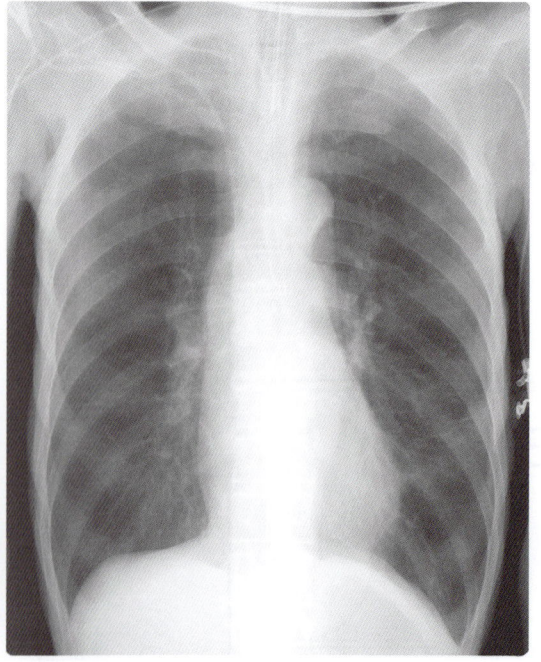

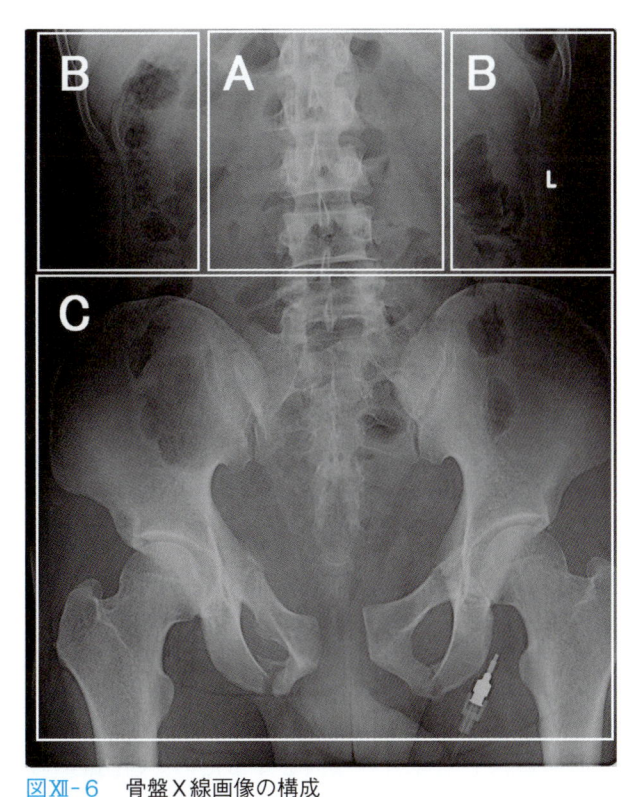

図XII-6　骨盤X線画像の構成
A：central-medial zone, B：lateral zone, C：pelvic zone

表XII-2　骨盤X線画像における出血所見

出血の原因	不安定型骨盤骨折
	腰椎横突起骨折
	仙腸関節脱臼・骨折
	（恥骨・坐骨・腸骨骨折）
出血の徴候	骨盤腔内の透過性低下
	腸腰筋陰影の膨隆・消失
	腎陰影の消失
	膀胱の偏位

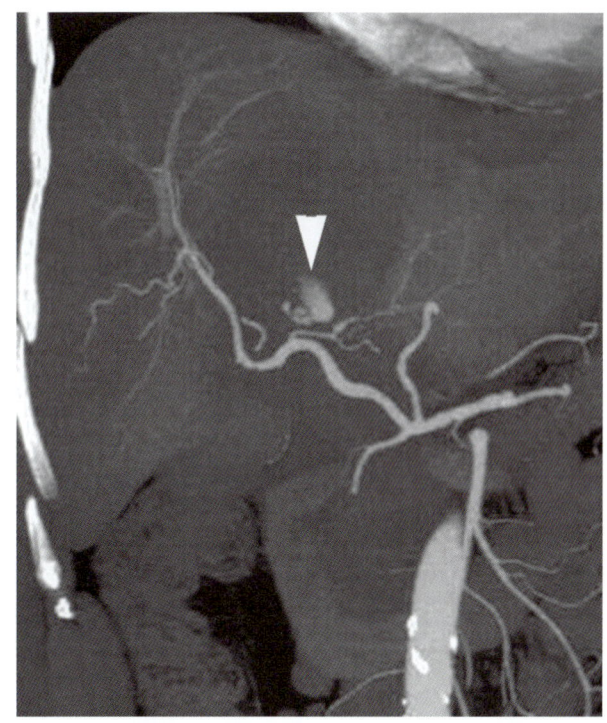

図XII-7　動脈相の造影CT撮影から構築した右肝動脈からの造影剤血管外漏出像（矢印）

指標としても利用される。一般にショック状態の患者に対する画像診断の適応は少なく，胸部X線撮影や外傷患者であれば外傷患者に特化した超音波検査であるFAST（focused assessment with sonography for trauma）と骨盤X線撮影が実施されるにとどまる。出血が原因となる低容量性ショックの情報として，胸部X線画像では大量血胸や縦隔陰影の狭小化がある（図XII-5）。FASTでは，心嚢内およびモリソン窩，脾周囲，胸腔内，ダグラス窩への液体貯留像を検索する。骨盤X線撮影は，後腹膜領域への出血兆候と出血の原因を検索するために行う検査である。この後腹膜への血腫形成にかかわる情報はFASTを用いても感度が低く，CTが最も感度は高くなるが搬入初期に検査をすることは不可能であるため骨盤X線撮影が採用されている。撮影範囲と解剖学的領域は図XII-6に示す領域であり，観察する項目を表XII-2に示す。

2. 末梢血液検査と画像検査

赤血球数およびヘマトクリット値，ヘモグロビン値は，出血の情報として重要である。Primary surveyでも出血の存在は判断可能であるが，続くCT撮影では，出血が活動性かどうかに加え，出血部位の同定も可能となる（図XII-7）。外傷以外では，肝癌患者の腫瘍栄養血管の破裂による大量出血でも同様である。

白血球数の上昇は，炎症所見として有用な情報となる。外傷患者の白血球数上昇や腹壁の筋性防御反応は，腹膜炎症状として消化管もしくは臓器損傷の可能性を示唆する情報となる。この場合に行われる画像検査は，単純および造影CT撮影であり，消化管穿孔があれば消化管内のガスが腹腔内に漏出し，free air（遊離ガス像）として描出される。臓器損傷がある場合には，実質臓器の造影むらにより血管損傷および臓器損傷の存在を検出することができる。

各所の炎症反応として白血球数は上昇するが，内因性疾患の場合には一般的にCRP値の上昇とあわ

XII. 救急医療における画像検査

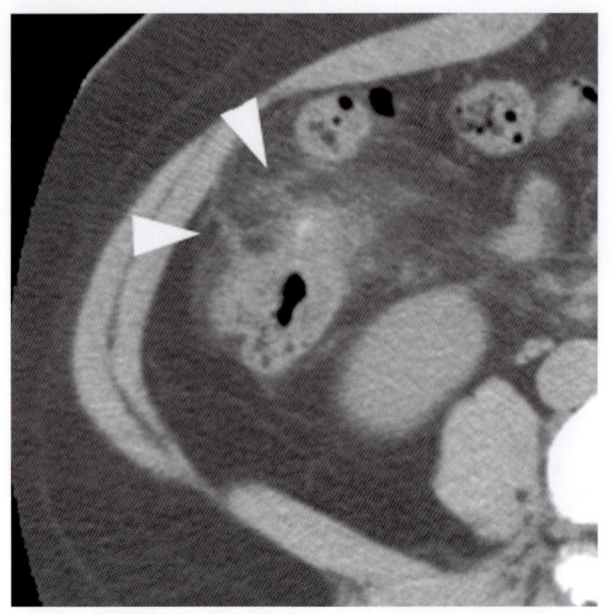

図XII-8　腸管周囲の炎症所見
矢印：dirty fat sign

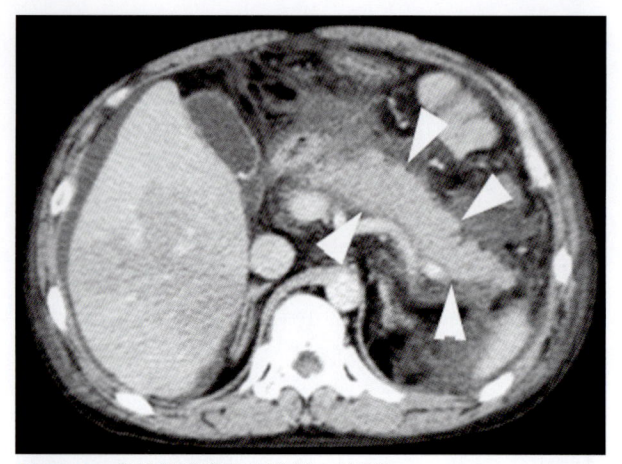

図XII-9　急性膵炎患者の造影CT画像

せて判断される。腹部の炎症所見を検索する場合には，単純CT撮影が用いられて，脂肪組織の炎症反応を検索する。急性膵炎や虫垂炎，憩室炎，腎盂腎炎などでは，臓器周辺の脂肪組織に網状陰影（dirty fat sign）が観察される（図XII-8）。あわせて造影CT撮影を行うことにより，実質臓器におけるviabilityの判断や血液循環障害の有無（ASO，NOMIなど）を検索する。腸閉塞（イレウス）患者の場合，その重症度は単純性イレウスであるか絞扼性イレウスであるかが重要となる。絞扼性イレウスの場合，白血球数とCRPの上昇をみることから判断の補助となり，確定には造影CT撮影での腸管の虚血所見で判断する。

3．電解質検査と画像検査

電解質検査データの異常と関連のある画像検査は，循環器疾患と腎機能不全，頭部外傷による下垂体損傷などである。とくに下垂体後葉の損傷による抗利尿ホルモン（ADH）の代謝異常は，高ナトリウム血症を呈するため，頭部外傷患者のCT撮影による経過観察では注意を要する項目となる。

4．生化学検査と画像検査

生化学検査の結果は，各種画像検査を行う際には不可欠な情報である。各臓器特定の検査項目とその異常値は，臓器損傷の重要な情報であり，無用な被曝を防ぐ適正な放射線検査には不可欠な情報である。

1）血　糖

血糖値は意識障害の原因となるため，CT撮影の適応判断にも関係する。膵炎や甲状腺機能障害によっても異常値となるため，撮影の対象部位となる場合がある。急性膵炎の重症度評価は，膵実質の造影範囲をもって，正常部位と壊死部位とを判断するため，造影検査が必須となる（図XII-9）。

2）尿素窒素，クレアチニン

尿素窒素（BUN）の異常値は，急性腎不全，出血，脱水，尿路結石，尿道損傷などの病態を示唆する。クレアチニンは造影剤の投与判断にも用いられ，2mg/dLでは造影剤の投与を控えて造影剤性腎症の発症を防ぐのが一般的である。

3）ビリルビン

ビリルビンは，肝炎などの肝細胞性障害や胆汁のうっ滞により上昇する。画像検査にかかわる項目として，黄疸などの胆汁のうっ滞所見にかかわる検査の適応判断として利用されている。MR胆管膵管撮影（magnetic resonance cholangiopancreatography；MRCP）など胆汁のうっ滞所見をそのまま画像化する検査や，DIC（drip infusion cholangiography）およびDIC-CTなど胆汁の排泄機能をみる検査もある。一般に薬理作用から判断し，ビリルビン値が3.0mg/dLを超す場合にはビリスコピンDICの投与対象とはならない。

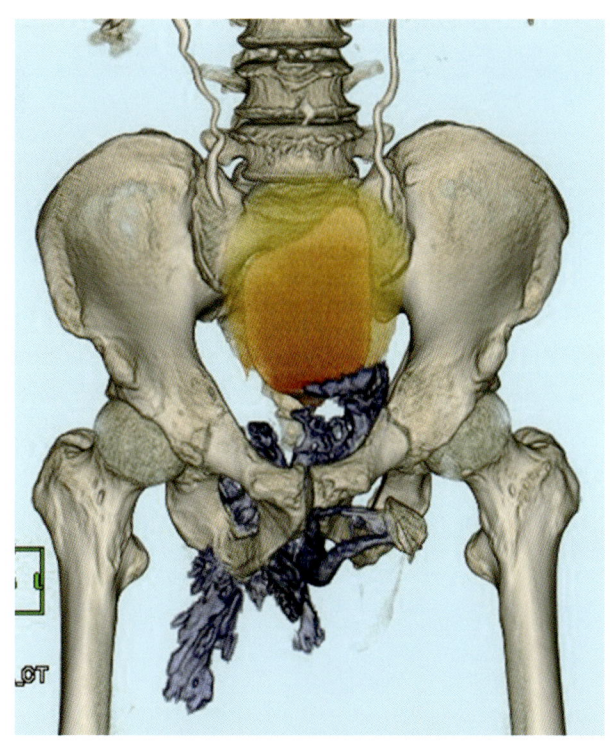

図XII-10　膀胱損傷患者の排泄相画像による3D再構築画像
青色：膀胱外尿漏

4）血清トランスアミナーゼ（AST，ALT）

外傷患者では，この値が高値の場合には肝外傷を強く疑い検査を進めることになる。胆管炎や腹膜炎でも上昇するため，内因性疾患の場合，病変を検索する部位は肝臓にとらわれない姿勢が必要となる。

5）アミラーゼ

アミラーゼの増加は，膵炎，膵損傷に特異的ではなく，外傷全般，腸閉塞などでも上昇する。他の所見とあわせて総合的に判断する必要がある。

6）乳酸脱水素酵素（LDH）

炎症所見が他にある場合には感染症を，それ以外では進行癌を検索する。本値は運動や外傷患者でも上昇する。

7）検尿・妊娠検査

検尿の検査結果は，尿路結石の存在や腎癌，腎および尿路損傷を疑う所見である。尿路結石は単純X線撮影でも描出は可能であるが，近年では単純CT撮影を用いる場合が多い。腎癌を認めた場合には，肺や肺周辺リンパ節のCT撮影と骨シンチグラフィーを行う。外傷による腎損傷の存在は，血尿や尿潜血所見からうかがうことができるが，その損傷程度は尿検査で推測できないとされている。結石の検査では，造影CT撮影を行うと同等のCT値となり検出不可能となるが，尿路損傷および尿漏の診断には造影検査が不可欠である。CTで経静脈的に注入する造影剤は，腎排泄するものであるため，尿路系の損傷は造影剤の排泄相撮影（注入後3～5分後）が必要となる（図XII-10）。不安定型骨盤骨折および会陰部損傷，外尿道口に出血をみる患者に対し行う尿道および膀胱損傷の検索は，逆行性尿道造影を用いることが一般的である。

文　献

1) 日本救急医学会監修，日本救急医学会専門医認定委員会編：救急診療指針．改訂第4版，へるす出版，2011．

（坂下　惠治）

XIII. 多職種連携

救急医療の現場では，適切かつ迅速な診断と治療の判断・措置が必要となることから，多職種の医療スタッフが連携して患者治療に参画している。救急搬送される患者の多くは症状の変化が激しく多角的な患者の管理が不可欠であり，多職種の専門性のもとに患者情報を医療チームで共有しつつ協働し，有効かつ安全な医療を提供することが求められる。

1. 看護師との連携

救急診療の特徴として，一般診療に比べ診療開始時における患者情報が少ないことがある。救急診療では，現状への対応と患者情報の収集が同時に進行される。看護師はフィジカルアセスメントや状況アセスメントを通して情報を収集し，さらに身体情報を得るための血液検査や画像検査などによるデータが収集されていく。一般診療であれば，必要な全情報が収集される。それらが統合的に活用され診断された後に治療が開始されるが，救急病態に対しては，それを待たずに治療が開始され，順次もたらされる情報を追加しながら診療が実施される。ということは，診療初期にどのようなデータが収集されるかにより，治療内容が大きく影響されることになる。ゆえに，データを正確かつ迅速に提示することが，質の高い救急診療に必要な要件となっている。

このような身体データ収集を行うためには，救急患者の来院時から速やかにスタートできる検査システムのあり方が重要になる。

実際の検査の様子を例示する。まず，患者IDが確認された後に検査オーダーを医師が発行する。その後，検体が採取され，検査部へ検体が搬送される。そして，検査結果を待つという流れがある（施設によって多様である）。この過程では，患者処置に対応するスタッフ（多くの場合は看護師）が，検体検査のためにその場を離れる時間が生じる。検査部からの電話問い合わせのために患者処置から離れる。異常値の結果を電子カルテ報告の他に電話でも連絡が入り，患者処置から離れる。このような患者の状態や処置の進行を共有できていたなら，不要であったと思われる作業に患者処置の時間を割いたケースや，もしその場に臨床検査技師がいたら，その場でアドバイスをもらい，迅速に検査結果を出せたケースなどがある。診療開始当初には予測していなかった検査項目や，現状の病態や救急隊の情報から欲しい情報が変更され，検査項目が変更になることもある。このような状況に対応するためには，臨床検査技師と救急診療の状況を共有できる情報連携が必要になる。

臨床検査技師と看護師の連携として，患者の状態，診療の状況を共有できるシステムを構築することで，相互の専門性が発揮できる関係が構築できるものと考えられる。

（浅香えみ子）

2. 薬剤師との連携

救急医療の現場において薬剤師は，刻一刻と変化する患者の全身状態を洞察し，医師と協働して最善と考える薬物療法を設計し救急医療チームに提供している。とくに，治療上多種多様な薬剤が使用され，持続的血液ろ過装置（CHDF：continuous hemo diaffiltration）や脳低温療法などを用いた特有な治療がなされることもあり，そのために薬物の体内動態も変化しており，多職種の専門性が発揮される。

確実に効果をあげ副作用が極力現れない薬物療法を実現するには，血漿中薬物濃度（薬物血中濃度）と臨床検査値が指標となる。薬物血中濃度の測定を薬剤師が実施している施設もあるが，臨床検査技師は，日常的に測定機器の精度を管理しているので結果の信頼性は高い。しかし，薬物動態の変動が激しい患者の場合，予期せぬ異常値が検出され誤った判断に至ることもある。臨床検査技師，医師，薬剤師，看護師などの医療スタッフ間で患者の状態，治療方針，検査データに関する情報が共有されれば，いっ

そう正確かつ迅速に検査結果を評価できるようになる。急性薬物中毒患者を例に考えると，あらかじめ患者情報のみならず被疑薬の推定服用量や薬物動態に関する情報を臨床検査技師と共有できれば，症例に応じて臨床検査技師が「検査異常値」に対応できる。また，検査結果に影響する薬物が投与されていることもあり，臨床検査技師との情報共有により検査項目の検討や結果に対する評価の正確性が高まる。このような臨床検査技師との協働は，薬物療法を担う薬剤師にとっても，有意義なことである。

臨床検査技師の救急医療現場への積極的な参入によって，多職種とともに患者を診ることで適切な検体の採取，検査方法の選択，結果の妥当性のリアルタイムでの判断が可能となるので，的確な診断と有用な治療による患者の早期回復へつながると期待する。

(峯村　純子)

3. 診療放射線技師との連携

患者搬送依頼の一報に始まる救急医療は，患者の容態による時間的制約から，救急担当医，看護師，臨床検査技師をはじめ診療放射線技師，薬剤師など多職種の協働が必要となる。一般的にいわれるところの救急医療におけるチーム医療とは，複数の職種が情報を共有し，独自の専門的技能をもって同時に平行して救急診療に介入することをいうが，その基盤にあるのが情報と目的の共有である。救急診療は人命を救うために行われる，最新の救急医学と先端の医療技術を駆使した医療であり，多職種の連携が患者の生命予後を左右するといって過言ではない。

1) 搬入初期の連携

患者搬入と同時に開始される診療では，初期の段階では放射線検査は比較的適応が少なく，血液ガス分析検査や血液生化学検査が優先して実施される。意識障害患者を例にとると，その原因検索に血液ガス分析検査による血糖値や，血液生化学検査による肝機能検査結果などは，意識障害の原因となるデータを早期に提供してくれる。放射線診療は，その結果をもとにして，頭蓋内の占拠性病変や脳循環障害，全身の循環障害など意識障害の原因を各種放射線機器を用いて検索する。それぞれの分野の検査が連携して，効率よく意識障害の原因を検索していくことになる。

放射線診療では，人体の各臓器におけるX線吸収差を画像の濃淡として描出する。蘇生処置が行われた以降に救急患者の予後を分ける可能性のある画像情報は，特定の部位に対する階調度撮影を行った画像となっている。例えば，血管の形態的異常を検出するために行うCT Angiographyや，外傷による活動性出血を証明するための腹部造影撮影などである。これらの撮影は，造影剤を血管内に注入することにより全身の血管を描出し，その形状の変化や破綻部位を特定するために行う検査である。救急放射線診療では，造影剤を用いた検査が必要不可欠であり，その排泄にかかわる腎機能（一部肝機能）の検査結果の情報など，検査部門との情報共有は必須となっている。一般に，放射線診療は大型機器が主流であることや，放射線管理区域における業務となるため，各職種間の交流は比較的少ない環境であるが，救急診療の場合にはチームとして機能するため，できる限り情報を共有し，安全な診療と精度の向上に向けた協働をすべきである。

2) 救急診療における多職種連携

救急診療における多職種の連携は，各職種が必要とする知識や技術の高度化とともに必然的に発生したと考える。放射線画像の爆発的な情報量の増大は，救急医が限られた時間でそれらの情報を確認することを不可能にしている。したがって，安全に検査を遂行する技術は当然ながら，その画像の中にある異常所見をもとに医師が判断しやすく，診断および処置に有効な画像を作成するのが救急撮影認定技師に科せられた職務と捉えている。

救急医療における多職種の連携は，個別の救急患者に対し，その診療情報を共有し，それぞれの職種が互いに尊重しつつ独立した技術をもって介入することであり，それが高度化されることによって適切なチーム医療を実現するものと考える。

(坂下　惠治)

4. 臨床工学技士との連携

平成22年4月，厚生労働省より「医療スタッフの協働・連携によるチーム医療の推進について」が通

知された．これは，医療の質の向上，高度化，複雑化に伴う業務量の増大に対応することを目的に，各職種の医療スタッフがそれぞれの専門性を発揮し，連携・補完する「チーム医療」の推進を目指したものである．とくに，救急医療では医師，看護師の慢性的人員不足があり，各職種の医療スタッフが参加することで，医療の質の向上に加え業務支援による人員不足の軽減効果も期待できる．

救急初期診療における臨床検査の目的は，意識障害症例における血糖測定，ショック症例における血液ガス分析，胸痛症例における心筋マーカーの測定など，診断・病態把握・原因検索であり，臨床検査技師の役割は検査結果を正確かつ迅速に報告することにある．また，検査項目の感度・特異性などの情報を医師に提供することも，検査結果を解釈するうえで重要な役割である．

一方，臨床工学技士の業務および役割は，おもに血液浄化，補助循環，人工呼吸器などの生命維持装置の操作と，医療機器がいつでも安全に使えるための保守管理である．これらの生命維持装置の使用に際しては，病態に適したセッティングが必要であり，検査結果を含む患者情報により決定される．

一般的に検査結果はカルテを通じて入手するが，重症症例では先に述べた検査項目の特性などより詳細な検査情報に基づいたセッティングが必要な場合もある．また，安全性を担保するうえでも検査情報は必須である．肝炎ウイルスやHIVなどの感染症情報は医療スタッフの安全性を，呼吸不全の原因が結核菌感染症など空気感染の可能性がある場合では閉鎖式呼吸回路を使用し，院内感染の防止に務めなければならない．

このように，生命維持装置のもつ性能を最大限に活用し，より高い安全性を確保するために検査情報は必要不可欠であり，それには臨床検査技師との協働は必須であり，日常的に顔が見える関係づくりが必要である．

（山内　尚也）

5. 救急救命士との連携

救急患者（傷病者）の搬送先選択には，患者の病態に応じた診療内容が整備された病院であることが重要である．とくに夜間・休日においては，何科の医師が当直か？　空きベッド状況は？　CTなど画像検査は可能か？　救急検査は可能か？　などの情報を収集し，他の救急隊と情報を共有し円滑な患者搬送に務めている．

患者搬送時に，救急隊と臨床検査技師とが直接的な患者情報の申し送りを行うことはないが，臨床検査が適切かつ迅速に行われるために，患者情報は不可欠である．臨床検査技師にとって何が必要な情報かを，救急隊から医師・看護師を通じて臨床検査技師に伝えられるシステムが構築されていることが重要である．

1）救急隊が医師に連絡する患者情報

救命救急センターなどの三次救急病院への搬送を必要とするロード＆ゴー（外因性，内因性問わず）患者の搬送では，救急隊は，MIST（表XIII-1）の情報のみで収容依頼を実施する．MISTは，患者接触時の情報であるため患者情報の一端にすぎない．したがって，病院搬送途上に二報目を連絡する．二報目は，SAMPLE（表XIII-2）やGUMBA（表XIII-3）を報告する．これらは，病院到着後に医師に申し送る際の情報でもある．

表XIII-1　MIST

M：Mechanism	受傷機転
I：Injury	受傷部位
S：Sign	症状やVSサインなどやロード＆ゴーの理由
T：Treatment Time	行った処置と到着予定時間

表XIII-2　SAMPLE

S：Sign&Symptoms	徴候と症状
A：Allergies	アレルギー
M：Medication	内服薬
P：Past medical history	病歴（関連する既住症）
L：Last oral intake	最終食事摂取時刻
E：Event preceding the incident	外傷や疾患のきっかけとなった出来事

表XIII-3　GUMBA

G	原因（事故・発症のいきさつ）
U	訴え（主訴）
M	めし（最終食事摂取時刻）
B	病気・病歴（服用薬品を含む）
A	アレルギー

2）救急隊が知り得る患者の生活環境

患者の意識がなく既往歴などが不明な場合，救急隊が患者宅で知ることのできる情報として前述のもの以外に次のようなものがある。①患者の居室内の環境情報，②患者の食生活状況，③薬物による自損（自殺企図）患者の場合の薬物摂取情報とその他の情報（飲酒あり，なし），④患者と家族の関係などである。これらの情報は，現在救急隊がすすんで医師に提供しているわけではないが，患者の生活状況がわかることで，病態と検査結果が乖離する場合などの原因解明の一助となるのではないかと考える。

3）患者を中心とした，情報の共有の重要性

救急医療は複数の医療スタッフがそれぞれの専門性を活かして行われるチーム医療であり，それぞれの専門性を十分発揮するためには，情報共有が不可欠である。患者のさまざまな情報を救急隊から受けることで，病態把握の一助となる。救急検査の標準化を進めるうえで情報共有は必須条件である。

（関根　和弘）

6. 院内チームとの連携

医療現場におけるさまざまな職種のスタッフが，おのおのの高い専門性を活かして目的と情報を共有し，業務分担および連携し合い，患者が満足できる医療を提供する「チーム医療」が多くの施設で実施されている。ここでは，いくつかの代表的なチーム医療について解説する。

1）ICT：infection control team （感染制御チーム）

（1）活動内容

①医療関連感染サーベイランス，②耐性菌サーベイランス，③アウトブレイクの防止と発生時の早期発見および制圧，④感染予防に関する情報発信，教育と共有などを行い，医療関連感染防止対策の実践部隊として活動する。

（2）構成メンバー

インフェクションコントロールドクター（ICD：infection control doctor），看護師または感染管理認定看護師（ICN：infection control nurse），薬剤師または感染制御専門薬剤師（BCICPS：board certified infection control pharmacy specialist），臨床検査技師または感染制御認定臨床微生物検査技師（ICMT：infection control microbiological technologist）を基本として，その他に臨床工学技士，診療放射線技師，歯科衛生士，事務担当者などで構成されている。

（3）臨床検査技師のかかわり

院内巡視で使用する耐性菌検出状況リストなど細菌検査結果報告を（1回／週）行う。また，主要な菌検出状況を病棟，病室，ベッド位置で確認できる病床マップを作成し，情報提供および監視を行いラウンド時の感染管理評価について助言を行う。臨床検査技師の医療関連感染制御に果たす役割は大きく，活躍が期待できるチーム医療である。

2）NST：nutrition support team （栄養サポートチーム）

（1）活動内容

①栄養評価，②栄養管理，③栄養管理指導，④栄養管理に伴う合併症の予防，⑤栄養管理に関するコンサルテーション，⑥栄養管理に関する情報提供などを行い，栄養状況の改善，早期退院，褥瘡予防の支援活動を行う。

（2）構成メンバー

医師，管理栄養士，看護師，薬剤師，臨床検査技師などの職種から構成され，認定資格である栄養サポートチーム（NST）専門療法士を取得しているケースが多い。

（3）臨床検査技師のかかわり

血清アルブミン値（Alb），血清トランスサイレチン値（TTR），トランスフェリン値（TRF），レチノール結合蛋白値（RBP），血清総コレステロール値（T-cho），リンパ球数など栄養管理を実施するうえで評価に必要な検査データから病態を把握し，ラウンドにて栄養評価の助言，追加検査提言を行うなど，治療促進に必要な情報を提供する。

3）RST：respiratory support team（呼吸療法サポートチーム）

（1）活動内容
　呼吸療法認定士を中心にして，人工呼吸管理中の患者の安全確保・人工呼吸器からの早期離脱を図る．また，疾患により安楽な呼吸ができない患者のサポートなどの活動を行う．

（2）構成メンバー
　医師，看護師，理学療法士，臨床工学技士，薬剤師，臨床検査技師，管理栄養士，歯科衛生士などで構成され，認定資格として3学会合同呼吸療法認定士がある．

（3）臨床検査技師のかかわり
　感染管理の視点から，人工呼吸器の汚染についてチェックし機器管理のサポートを行う．また，心肺リハビリチームとしてADL（activities of daily living，日常生活動作）評価を行う．結果として，人工呼吸器関連の肺炎の減少に繋がる活動が期待されている．

4）糖尿病療養指導チーム

（1）活動内容
　糖尿病治療に取り組む患者に対して，糖尿病管理能力を引き出し治療および心理的サポートを行いQOL（quality of life，生活の質）を向上させる．

（2）構成メンバー
　医師，管理栄養士，看護師，薬剤師，理学療法士，臨床検査技師（糖尿病療法指導士）などで構成されている．

（3）臨床検査技師のかかわり
　糖尿病に関する検査データからみた病態の把握および助言，SMBG（自己血糖測定器）の指導および管理・メンテナンスを行う．糖尿病教室へ講師として参加し検査データの見方など情報提供を行う．

5）RRS：rapid response system（院内救急対応システム）

（1）活動内容
　患者のバイタルサイン，意識レベル変化などあらかじめ定められている院内コール基準に基づき，病棟などから応援を要請された場合，心肺停止に陥る最悪の事態を回避するため，容体急変を迅速に察知し対応するシステムである．

（2）構成メンバー
　医師を中心とするMET（medical emergency team），医師を除く看護師などのメディカルスタッフで構成されるRRT（rapid response team），集中治療室以外の病棟の回診を行い，重症患者のスクリーニングを行う，呼吸療法サポートチームに準ずるチームCCOT（critical care outreach team）の3つのチームで構成されている．

（3）臨床検査技師のかかわり
　RRTに所属し検査データやバイタルサインあるいは意識レベルの変化に伴い，医師の包括的指示のもと，追加検査採血，腹部および心臓超音波検査を実施して，METへ引き継ぐ情報収集を行う．現在RRSを立ち上げている医療機関は少なく，臨床検査技師の役割も不明確である．しかし，臨床検査技師の活躍が期待されるチームである．

　本項では，代表的なチーム医療について解説を行ったが，多数のチーム医療に臨床検査技師が参画している．どのチームにも共通して臨床検査技師に求められているものは，チームの一員として専門知識および技術を活かし検査結果を臨床適応する判断能力および医学的知識，医療安全の面からコミュニケーション能力である．

　　　　　　　　　　　　（野村　俊郎，大塚　喜人）

Appendix

1 疫学

1. 死因別にみた死亡状況

主要死因別にみた人口10万人に対する死亡率（図A-1）と年齢調整死亡率（図A-2）の年次推移を示す。昭和20年代後半以降，結核による死亡が大きく減少して，わが国の死因構造の中心が感染症から生活習慣病に大きく変化している。平成23年の死亡数・死亡率（人口10万対）を死因別順位別にみると，第1位：悪性新生物（35万7,185人），第2位：心疾患（19万4,761人），第3位：肺炎（12万4,652人），第4位：脳血管疾患（12万3,784人）となっている。肺炎は昭和50年に不慮の事故にかわって第4位となり，平成23年には脳血管疾患にかわり第3位となった。平成23年の全死亡者に占める割合は9.9%となっている。

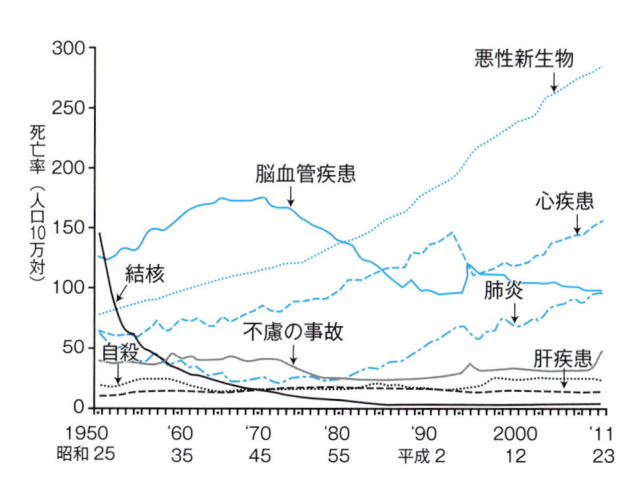

2. 年齢階級別にみた死因順位

死因構造は年齢によって異なる。乳児（0歳），幼児（1〜4歳）では先天奇形，変形及び染色体異常，不慮の事故，周産期に特異的な呼吸障害が多く，学童期（5〜14歳）では不慮の事故，悪性新生物が多い。青少年（15〜29歳）では自殺と不慮の事故が多く，外因死の割合が大きい。30〜40歳代では自殺と悪

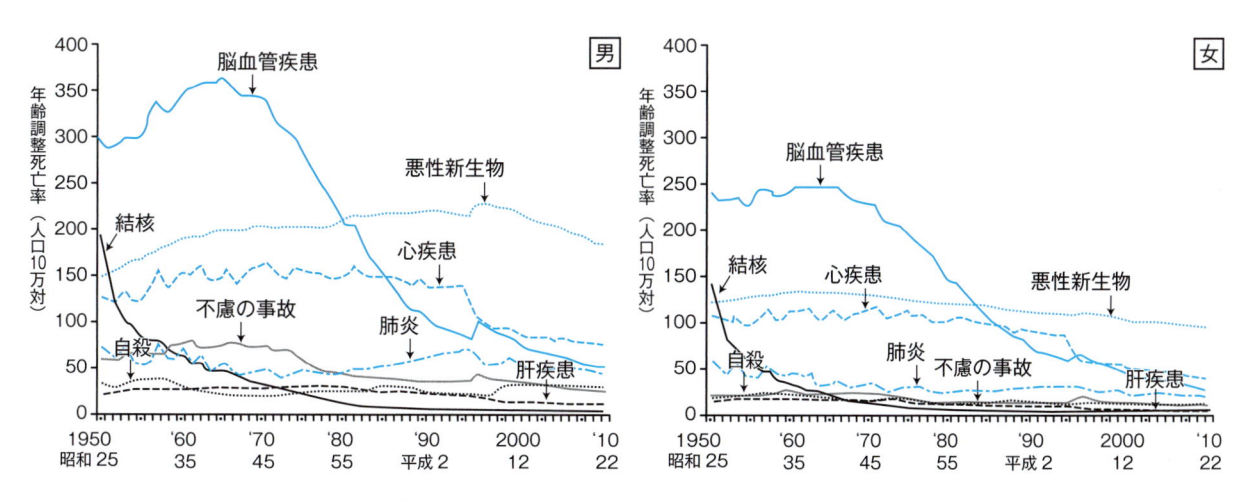

〔厚生労働統計協会編：国民衛生の動向 2012/2013. 厚生の指標 2012；59(9)：54. より引用〕

図A-1　主要死因別にみた死亡率（人口10万対）の推移

〔厚生労働統計協会編：国民衛生の動向 2012/2013. 厚生の指標 2012；59(9)：54. より引用〕

図A-2　性・主要死因別にみた年齢調整死亡率（人口10万対）の推移

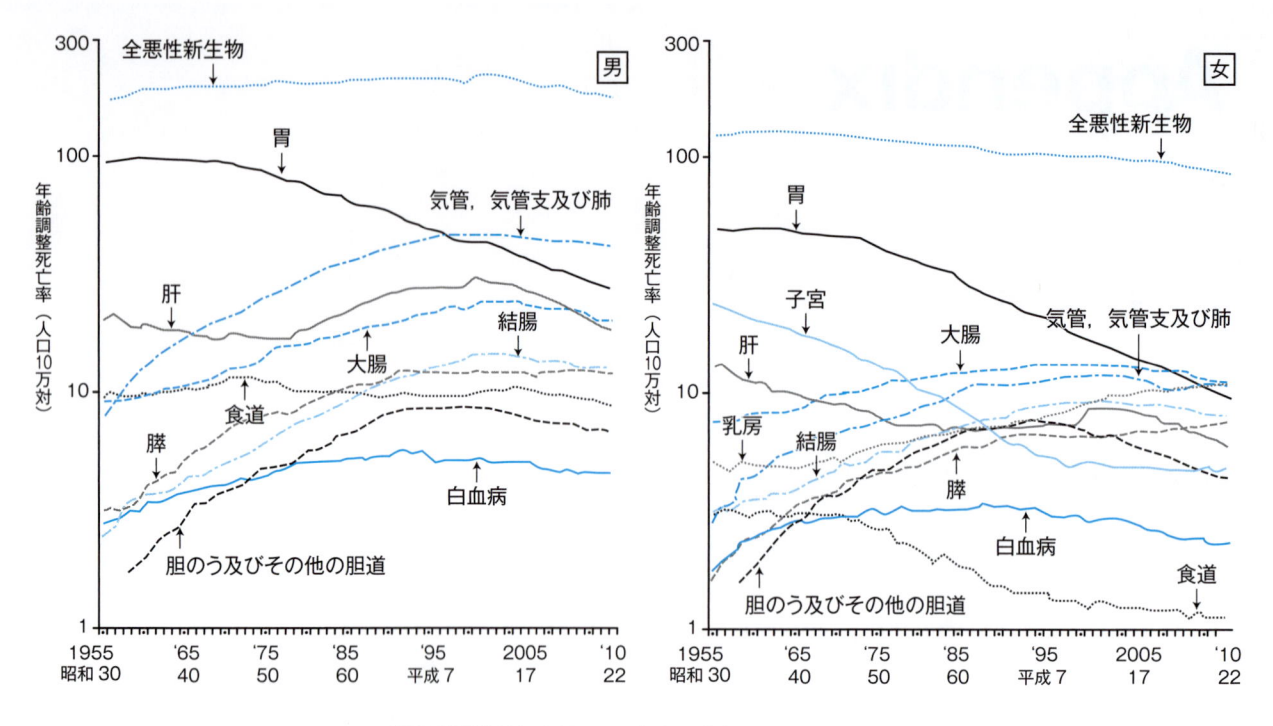

Appendix

〔厚生労働統計協会編：国民衛生の動向 2012/2013. 厚生の指標 2012；59（8）：56. より引用〕

図A-3　部位別にみた悪性新生物の年齢調整死亡率（人口10万対）の推移

性新生物，50歳代は悪性新生物，心疾患が多い。55歳以上では悪性新生物，心疾患，脳血管疾患，さらに肺炎が大きな割合を占めている。

3. 主要死因

現在のわが国における主要死因は，悪性新生物，心疾患，肺炎，さらに不慮の事故と自殺を含めた外因死である。

1）悪性新生物

悪性新生物の死亡数は，平成22年は前年に比べ9,394人増加，35万3,499人となっている。悪性新生物の年齢調整死亡率（図A-3）をみると，胃癌は男女とも昭和40年代から低下傾向にある。これは食生活をはじめとする日本人の生活様式の変化，医療技術の進歩による早期発見・治療などが要因として考えられる。大腸癌は，男女とも昭和30年代から上昇していたが近年は横ばいとなっている。肺癌は，男女とも平成10年頃まで大きく上昇していたが，近年は減少傾向となっている。乳癌は，平成22年における死亡数は1万2,455人である。子宮癌での死亡率は，昭和30年代と比較すると5分の1まで減少したが，近年は横ばい傾向にある。これは，生活面での衛生環境の改善による子宮頸癌の減少や早期発見，早期治療が要因として考えられる。

2）心疾患

平成22年の死亡数は18万9,360人で，全死亡数の15.8％を占めており，死因順位は2位となっている。

3）脳血管疾患

平成22年の死亡数は，前年に比べ1,111人増加し12万3,461人で，死亡総数の10.3％を占め，死因順位は第3位である。脳血管疾患の中でも，脳内出血による死亡率は昭和35年以降低下している。一方，脳梗塞による死亡率は，昭和55年頃まで上昇したがその後は横ばいである。男女ともに脳血管疾患での死亡率は低下傾向である。

4）肺　炎

明治，大正，昭和初期には，肺炎は死因の第1位を占め，死亡率（人口10万対）は100～400であった。昭和30年代に入って急速に低下したが，昭和55年ごろより再び上昇傾向にある。昭和では乳幼児と中高年で死亡率が高かったが，平成22年では高齢者で死亡率が高く，とくに80歳以上で顕著であった。

228

5）外因死

不慮の事故や自殺，他殺などのいわゆる外因死の死亡数は，平成22年は7万5,965人で死亡総数の6.3%を占めている。年齢階級別でみると，15～24歳で70.6%，25～34歳で59.3%と青少年死亡の主因となっている。

平成22年の不慮の事故による死亡数は4万732人で死因順位6位となっており，死亡総数の3.4%を占めている。不慮の事故を年齢階級別でみると，乳児期に高く，学童期に低く，青年期では交通事故の増加により高くなっている。その後，30歳代後半から上昇傾向を示し，75歳以上では著しく高率となっている。種類別割合でみると，窒息が最も多く，次いで転倒・転落・交通事故・溺死および溺水となっている。

(津田　喜裕)

2　届出を必要とするもの

1. 感染症

感染症発生動向調査（1999年4月施行の「感染症の予防及び感染症の患者に対する医療に関する法律」に基づく）は，感染症の発生状況の把握と分析を行い，その結果を公表することで，感染症の発生及びまん延の防止を目的としている。

届出は，すべての医師が届出を行う全数把握疾患と，指定した医療機関のみが届出を行う定点観測疾患がある。表A-1に届出対象疾患を示すが，届出基準，届出様式などは随時変更されることがあるので，最寄りの保健所に確認されたい。

2. 麻薬・向精神薬

医師は麻薬中毒者であると診断したときは，麻薬

表A-1　感染症法に定められた届出対象疾患

1類感染症：直ちに届出
(1) エボラ出血熱 (2) クリミア・コンゴ出血熱 (3) 痘そう (4) 南米出血熱 (5) ペスト (6) マールブルグ病 (7) ラッサ熱
2類感染症：直ちに届出
(1) 急性灰白髄炎 (2) 結核 (3) ジフテリア (4) 重症急性呼吸器症候群（病原体がコロナウイルス属SARSコロナウイルスであるものに限る）(5) 鳥インフルエンザ（H5N1）
3類感染症：直ちに届出
(1) コレラ (2) 細菌性赤痢 (3) 腸管出血性大腸菌感染症 (4) 腸チフス (5) パラチフス
4類感染症：直ちに届出
(1) E型肝炎 (2) ウエストナイル熱 (3) A型肝炎 (4) エキノコックス症 (5) 黄熱 (6) オウム病 (7) オムスク出血熱 (8) 回帰熱 (9) キャサヌル森林病 (10) Q熱 (11) 狂犬病 (12) コクシジオイデス症 (13) サル痘 (14) 腎症候性出血熱 (15) 西部ウマ脳炎 (16) ダニ媒介脳炎 (17) 炭疽 (18) チクングニア熱 (19) つつが虫病 (20) デング熱 (21) 東部ウマ脳炎 (22) 鳥インフルエンザ（鳥インフルエンザ（H5N1）を除く）(23) ニパウイルス感染症 (24) 日本紅斑熱 (25) 日本脳炎 (26) ハンタウイルス肺症候群 (27) Bウイルス病 (28) 鼻疽 (29) ブルセラ病 (30) ベネズエラウマ脳炎 (31) ヘンドラウイルス感染症 (32) 発しんチフス (33) ボツリヌス症 (34) マラリア (35) 野兎病 (36) ライム病 (37) リッサウイルス感染症 (38) リフトバレー熱 (39) 類鼻疽 (40) レジオネラ症 (41) レプトスピラ症 (42) ロッキー山紅斑熱 (43) 重症熱性血小板減少症候群（病原体がフレボウイルス属SFTSウイルスであるものに限る）（※平成25年3月4日より追加）
5類感染症の一部：7日以内に（麻しん・風しんはできるだけ早く）届出
(1) アメーバ赤痢 (2) ウイルス性肝炎（E型肝炎及びA型肝炎を除く）(3) 急性脳炎（ウエストナイル脳炎，西部ウマ脳炎，ダニ媒介脳炎，東部ウマ脳炎，日本脳炎，ベネズエラウマ脳炎及びリフトバレー熱を除く）(4) クリプトスポリジウム症 (5) クロイツフェルト・ヤコブ病 (6) 劇症型溶血性レンサ球菌感染症 (7) 後天性免疫不全症候群 (8) ジアルジア症 (9) 髄膜炎菌性髄膜炎（平成25年3月まで）(10) 先天性風しん症候群 (11) 梅毒 (12) 破傷風 (13) バンコマイシン耐性黄色ブドウ球菌感染症 (14) バンコマイシン耐性腸球菌感染症 (15) 風しん (16) 麻しん (17) 侵襲性インフルエンザ菌感染症（平成25年4月より追加）(18) 侵襲性髄膜炎菌感染症（平成25年4月より追加）(19) 侵襲性肺炎球菌感染症（平成25年4月より追加）
指定感染症：直ちに届出
(1) 鳥インフルエンザ（H7N9）

Appendix

表A-2 日本において麻薬及び向精神薬取締法で麻薬に指定されているもの

ヘロイン, コカイン, LSD（リゼルグ酸ジエチルアミド, 通称エル, 紙）, MDMA（3,4-メチレンジオキシメタンフェタミン, 通称エクスタシー, X（エックス）, バツ, 罰, 玉）, MDEA（通称イブ）, マジックマッシュルーム（成分：シロシビン, シロシン, 通称MM（エムエム））, 2C-B（4-ブロモ-2,5-ジメトキシフェネチルアミン, 通称イル, 電池）, GHB（ガンマヒドロキシ酪酸）, BZP（1-ベンジルピペラジン）, 5-MeO-DIPT（5-メトキシ-N,N-ジイソプロピルトリプタミン, 通称ゴメオ, フォクシー）, AMT（3-（2-アミノプロピル）インドール）, 2C-T-7, 2C-I・2C-T-2・2C-T-4（知事指定薬物から麻薬に変更）, ケタミン（ケタラール）, モルヒネ, ジヒドロコデイン, フェンタニル, ペチジン, オキシメテバノール, その他（麻薬及び向精神薬取締法の別表第一）,（麻薬, 麻薬原料植物, 向精神薬及び麻薬向精神薬原料を指定する政令）

表A-3 日本において麻薬及び向精神薬取締法で向精神薬として規制されているもの

ベンゾジアゼピン（セルシン, ホリゾンなど）, バルビツール酸系（フェノバールなど）, メチルフェニデート（リタリン）, モダフィニル（モディオダール）

表A-4 日本においてその他法令で規制されているもの
- アヘン（あへん法・刑法）
- 大麻（マリファナ）（大麻取締法）
- 覚せい剤（アンフェタミン・メタンフェタミン〔ヒロポン〕）（覚せい剤取締法）

及び向精神薬取締法第58条により，すみやかに知事へ届出する義務を負う（表A-2～A-4）。覚せい剤保持者や中毒者を届け出る義務はないが，明らかな不法行為のため，刑事訴訟法第239条により，官吏・公吏（公務員）は通報する義務を負う。したがって，国公立大学病院の医師などは通報義務があるため注意が必要である。また，私立病院の場合，髪の毛の提供などを非公式に警察側から依頼されることがあるが，これは裁判所からの令状がない限り行わないほうが無難である。しかし，法律上，患者の頭皮から病院の床に落ちた髪の毛は病院の所有物とみなされるため，提供を行ったとしても法的な問題はないものと考えられている。

（津田　喜裕）

3 乱用薬物

わが国における乱用薬物の使用は約10年前から拡大傾向を示しており，痩せ薬・性的快楽・興味本位・遊び半分などの使用を含め，一般人や大学生，少年少女を含む低年齢層にまで広がってきている。

これらの乱用薬物は薬事法の規制を逃れるため，既存の化学構造に若干の手を加え，新たに合成された化学物質が主体である。いわゆるデザイナー・ドラッグ（脱法ドラッグ）としてインターネットによる通信販売が大半を占めるため規制も困難で，国境を越え広まっている。デザイナー・ドラッグは，乱用する者が現れてはじめてその性質や人体への影響について調査研究が始まる。しかし法律で規制される頃には，再び新しいデザイナー・ドラッグが現れる。

なお，デザイナー・ドラッグの多くは，麻薬，覚醒剤，幻覚剤とは区別される興奮剤である。

> **メモ：デザイナー・ドラッグ**
> 現存する麻薬の分子構造を組み変えたり，同じような機序を目的とした医薬品設計を行い，現行法では対処できなくなっている薬物を指し，類似麻薬とも呼ばれる。1980年代のMDMAの流行により汎用される言葉となった。

1. 合成カンナビノイド

「ハーブ」と呼ばれる製品に使用されるのが合成カンナビノイドで，大麻中に含まれるデルタ9-テトラヒドロカンナビノール（THC）に似た働きをする化合物である。合成カンナビノイドは，大麻のTHCと比べてはるかに強力な作用をもつことが多く，大麻とは異なる危険性を有する。ヨーロッパでは「ハーバル・インセンス」，アメリカでは「合成大麻」「ニセ大麻」と呼ばれている。

2. 中枢神経興奮物質

覚醒剤やコカインに似た作用をもたらす中枢神経興奮物質で，欧米では「ハーブ」と並んでデザイナー・ドラッグを代表するもので，「ハーブソルト」と呼ばれ出回っている。

このタイプの乱用薬物には，強力な精神作用とともに体温や血圧を上昇させる作用が含まれるものも多く，海外では死亡事故も多数報告されている。わが国では，リキッド・アロマと称して製品販売されている。

3. 幻覚性物質

幻覚性作用物質で，LSDやマジックマッシュルームのような幻覚作用をもたらす。わが国では，フレグランス・パウダーとして販売されている。

（津田　喜裕）

4 欧文略語一覧

略　語	原　語	日本語
ACS	acute coronary syndrome	急性冠症候群
ACTH	adrenocorticotropic hormone	副腎皮質刺激ホルモン
ADH	antidiuretic hormone	抗利尿ホルモン
ADL	activities of daily living	日常生活動作
ADP	adenosine diphosphate	アデノシン二リン酸
AED	automated external defibrillator	自動体外式除細動器
AF	atrial fibrillation	心房細動
AFL	atrial flutter	心房粗動
AHA	American Heart Association	アメリカ心臓協会
Ai	autopsy imaging	死亡時画像診断
AIDS	acquired immunodeficiency syndrome	後天性免疫不全症候群（エイズ）
AIS	abbreviated injury scale	
AKI	acute kidney injury	急性腎傷害
ALI	acute lung injury	急性肺傷害
ALP	alkaline phosphatase	アルカリホスファターゼ
ALS	advanced life support	二次救命処置
ALT	alanine aminotransferase	アラニンアミノトランスフェラーゼ
aPTT	activated partial thromboplastin time	活性化部分トロンボプラスチン時間
ARDS	acute respiratory distress syndrome	急性呼吸促迫症候群
AST	aspartate aminotransferase	アスパラギン酸アミノトランスフェラーゼ
AT	atrial tachycardia	心房頻拍
ATP	adenosine triphosphate	アデノシン三リン酸
BE	base excess	過剰塩基
BI	burn index	熱傷指数
BLS	basic life support	一次救命処置
BMI	body mass index	体格指数
BSE	bovine spongiform encephalopathy	ウシ海綿状脳症
BUN	blood urea nitrogen	血液尿素窒素
CaO_2	arterial oxygen content	動脈血酸素含量
CAPD	continuous ambulatory peritoneal dialysis	持続携行式腹膜透析
CCU	coronary care unit	冠疾患集中治療室
CDC	Centers for Disease Control and Prevention	米国疾病対策センター
CEA	carcinoembryonic antigen	癌胎児性抗原
CHDF	continuous hemodiafiltration	持続的血液濾過透析
CHF	continuous hemofiltration	持続的血液濾過
CK	creatine kinase	クレアチンキナーゼ
CKD	chronic kidney disease	慢性腎臓病

Appendix

略　語	原　語	日本語
CK-MB	isozyme of creatine kinase with muscle and brain subunits	クレアチンキナーゼMBアイソエンザイム
CO	carbon monoxide	一酸化炭素
CO	cardiac output	心拍出量
COPD	chronic obstructive pulmonary disease	慢性閉塞性肺疾患
CPA	cardiopulmonary arrest	心肺停止
CPCR	cardiopulmonary cerebral resuscitation	心肺脳蘇生
CPK	creatine phosphokinase	クレアチンホスホキナーゼ
CPR	cardiopulmonary resuscitation	心肺蘇生（法）
CRH	corticotropin-releasing hormone	副腎皮質刺激ホルモン放出ホルモン
CRP	C-reactive protein	C反応性蛋白
CRT	capillary refill time	毛細血管再充満時間
CT	computed tomography	コンピュータ断層撮影
CTZ	chemoreceptor trigger zone	化学受容器引き金帯
DIC	disseminated intravascular coagulation	播種性血管内凝固症候群
DM	diabetes mellitus	糖尿病
DMAT	disaster medical assistance team	災害派遣医療チーム
DNA	deoxyribonucleic acid	デオキシリボ核酸
DNAR, DNR	do not attempt resuscitation, do not resuscitate	蘇生拒否
DSA	digital subtraction angiography	デジタルサブトラクション血管造影
EBM	evidenced based medicine	根拠に基づいた医療
ECG	electrocardiogram	心電図
ECM	extracellular matrix	細胞外基質
ECMO	extracorporeal membrane oxygenation	膜型人工肺
ECS	emergency coma scale	エマージェンシーコーマスケール
$ETCO_2$	end-tidal CO_2	呼気終末二酸化炭素分圧
FDP	fibrin-fibrinogen degradation products	フィブリン・フィブリノゲン分解産物
F_iO_2	fractional concentration of O_2 in the inspiratory gas	吸入酸素濃度
FSH	follicle-stimulating hormone	卵胞刺激ホルモン
GCS	Glasgow coma scale	グラスゴーコーマスケール
GCSE	generalized convulsive status epilepticus	全身痙攣重積状態
GH	growth hormone	成長ホルモン
GHRH	growth hormone releasing hormone	成長ホルモン放出ホルモン
GnRH	gonadotropin-releasing hormone	性腺刺激ホルモン放出ホルモン
HACCP	hazard analysis and critical control point	総合衛生管理製造過程
Hb	hemoglobin	ヘモグロビン
HbA_{1c}	major component of adult hemoglobin	ヘモグロビンA_{1c}
HBV	hepatitis B virus	B型肝炎ウイルス
HCV	hepatitis C virus	C型肝炎ウイルス
HIV	human immunodeficiency virus	ヒト免疫不全ウイルス
HOT	home oxygen therapy	在宅酸素療法
HR	heart rate	心拍数
HUS	hemolytic uremic syndrome	溶血性尿毒症症候群
HZV	herpes zoster virus	帯状疱疹ウイルス
IABP	intra-aortic balloon pumping	大動脈内バルーンパンピング
ICD	implantable cardioverter defibrillator	植込み型除細動器
ICP	intracranial pressure	頭蓋内圧
ICU	intensive care unit	集中治療室
IDDM	insulin-dependent diabetes mellitus	インスリン依存型糖尿病
ILCOR	International Liaison Committee on Resuscitation	国際蘇生連絡委員会
ISS	injury severity score	
ITP	idiopathic thrombocytopenic purpura	特発性血小板減少性紫斑病
IVR	interventional radiology	インターベンショナルラジオロジー

略　語	原　語	日本語
JATEC™	Japan Advanced Trauma Evaluation and Care	外傷初期診療ガイドライン
JCS	Japan coma scale	ジャパンコーマスケール（3-3-9度方式）
JPTEC™	Japan Prehospital Trauma Evaluation and Care	外傷病院前救護ガイドライン
JRC	Japan Resuscitation Council	日本蘇生協議会
JTAS	Japan Triage and Acuity Scale	緊急度判定支援システム
JTDB	Japan Trauma Data Bank	日本外傷データバンク
LDH	lactate dehydrogenase	乳酸脱水素酵素，乳酸デヒドロゲナーゼ
LH	luteinizing hormone	黄体形成（化）ホルモン
LHRH	luteinizing hormone-releasing hormone	性腺刺激ホルモン放出ホルモン
LSD	Lysergsäure Diäthylamid	リゼルギン酸ジエチルアミド
MAT	multifocal atrial tachycardia	多源性心房頻拍
MC	medical control	メディカルコントロール
MCH	mean corpuscular hemoglobin	平均赤血球ヘモグロビン量
MCHC	mean corpuscular hemoglobin concentration	平均赤血球ヘモグロビン濃度
MCV	mean corpuscular volume	平均赤血球容積
MRI	magnetic resonance imaging	磁気共鳴画像法
MRSA	methycillin-resistant *Staphylococcus aureus*	メチシリン耐性黄色ブドウ球菌
NICU	neonatal intensive care unit	新生児集中治療室
NIDDM	non-insulin-dependent diabetes mellitus	インスリン非依存型糖尿病
NPPV	non-invasive positive pressure ventilation	非侵襲的陽圧人工呼吸法
NSAIDs	nonsteroidal anti-inflammatory drugs	非ステロイド系抗炎症薬
NTDB	National Trauma Data Bank	米国外傷データバンク
ODP	one dose package	一包化調剤
OPC	overall performance categories	全身機能カテゴリー
OTC	over the counter	OTC薬＝一般用医薬品
P_ACO_2	alveolar CO_2 tension	肺胞気二酸化炭素分圧
$PaCO_2$	arterial CO_2 tension	動脈血二酸化炭素分圧
PAD	public access defibrillation	市民による除細動
P_AO_2	alveolar O_2 tension	肺胞気酸素分圧
PaO_2	arterial O_2 tension	動脈血酸素分圧
PAT	pediatric assessment triangle	小児の病態の初期評価における3要素
PBI	prognostic burn index	熱傷予後指数
PBLS	pediatric basic life support	小児一次救命処置
PCAS	post cardiac arrest syndrome	心停止後症候群
PCB	polychlorinated biphenyl	ポリ塩化ビフェニル
PCEC	prehospital coma evaluation and care	意識障害病院前救護
PCI	percutaneous coronary intervention	経皮的冠インターベンション
PCPS	percutaneous cardiopulmonary support	経皮的心肺補助装置
PEA	pulseless electrical activity	無脈性電気活動
PG	prostaglandin	プロスタグランジン
PRSP	penicillin-resistant *Streptococcus pneumoniae*	ペニシリン耐性肺炎球菌
PSLS	prehospital stroke life support	脳卒中病院前救護
PSVT	paroxysmal supraventricular tachycardia	発作性上室頻拍
PT	prothrombin time	プロトロンビン時間
PTD	preventable trauma death	防ぎえた外傷死
PTP	press through package	
PTSD	post-traumatic stress disorder	心的外傷後ストレス障害
$P\bar{v}CO_2$	mixed venous CO_2 tension	混合静脈血二酸化炭素分圧
QOL	quality of life	生活の質，生命の質
RI	radioisotope	ラジオアイソトープ
RNA	ribonucleic acid	リボ核酸
SaO_2	atrial O_2 saturation	動脈血酸素飽和度

Appendix

略語	原語	日本語
SARS	severe acute respiratory syndrome	重症急性呼吸器症候群（サーズ）
SBS	shaken baby syndrome	揺さぶられ症候群
SCU	staging care unit	広域搬送の拠点（ステージングケアユニット）
SIADH	syndrome of inappropriate secretion of antidiuretic hormone	ADH不適合分泌症候群
SIDS	sudden infant death syndrome	乳（幼）児突然死症候群
SIRS	systemic inflammatory response syndrome	全身性炎症反応症候群（サーズ）
SLE	systemic lupus erythematosus	全身性エリテマトーデス
SNRI	serotonin-norepinephrine reuptake inhibitors	セロトニン・ノルアドレナリン再取り込み阻害薬
SO_2	oxygen saturation	酸素飽和度
SpO_2	pulse oximeter O_2 saturation	（パルスオキシメータで測定した）動脈血酸素飽和度
SSRI	selective serotonin reuptake inhibitors	選択的セロトニン再取り込み阻害薬
SSS	sick sinus syndrome	洞機能不全症候群
SSSS	staphylococcal scalded skin syndrome	ブドウ球菌性熱傷様皮膚症候群
START	simple triage and rapid treatment	
STD	sexually transmitted disease	性感染症
STEMI	ST elevation myocardial infarction	ST上昇型心筋梗塞
SV	stroke volume	1回拍出量
TAE	transcatheter arterial embolization	経カテーテル動脈塞栓術
TEN	toxic epidermal necrolysis	中毒性表皮壊死融解症
TIA	transient ischemic attack	一過性脳虚血発作
t-PA	tissue plasminogen activator	組織プラスミノゲンアクチベータ
TRH	thyrotropin-releasing hormone	甲状腺刺激ホルモン放出ホルモン
TSH	thyroid-stimulating hormone	甲状腺刺激ホルモン
TSS	toxic shock syndrome	トキシックショック症候群
TTP	thrombotic thrombocytopenic purpura	血栓性血小板減少性紫斑病
VF	ventricular fibrillation	心室細動
VPC	ventricular premature contraction/constriction	心室性期外収縮
VRE	vancomycin-resistant *Enterococcus*	バンコマイシン耐性腸球菌
VRSA	vancomycin-resistant *Saphylococcus aureus*	バンコマイシン耐性黄色ブドウ球菌
VT	ventricular tachycardia	心室頻拍
WHO	World Health Organization	世界保健機関

索 引

A
A-aDO$_2$ 166
abbreviated injury scale
　→AIS
ABCDEアプローチ法 11, 118
ABCDアプローチ法 11
ABCアプローチ 15
ABLS 116
ACT 184, 202
activated clotting time
　→ACT
activities of daily living
　→ADL
acute myocardial infarction
　→AMI
acute respiratory distress syndrome
　→ARDS
ADL 17, 83, 225
Advanced Burn Life Support
　→ABLS
advanced life support
　→ALS
AED 3, 9
AF 155
AFL 155
AIS 115
AIUEOTIPS 21, 148
alarmins 123
ALS 10
AMI 156
APTT 184
ARDS 96
AT 184
atrial fibrillation
　→AF
atrial flutter
　→AFL
atrioventricular block
　→AV block

automated external defibrillator
　→AED
AV block 155

B
BALF 45
base excess
　→BE
basic life support
　→BLS
BE 167
BLS 9
bronchoalveolar lavage fluid
　→BALF
Broselow Pediatric Resuscitation Tape 142

C
Canadian Triage and Acuity Scale
　→CTAS
CaO$_2$ 166
Carpenterの分類 20
CARS 124
Child-Pugh分類 48
chronic obstructive pulmonary disease
　→COPD
compensatory anti-inflammatory response syndrome
　→CARS
contre-coup injury 118
COPD 92
coup injury 118
CSCATTT 138
CTAS 7

D
D-dimer 121, 184
damage-associated molecular patterns
　→DAMPs

DAMPs 79, 123, 129
diagnostic peritoneal lavage
　→DPL
DIC 80, 111, 121, 185
disaster medical assistance team
　→DMAT
disseminated intravascular coagulation
　→DIC
DMAT 140
DPL 120

E
EBM 2
ECG 154
electrocardiogram
　→ECG
electronystagmogram
　→ENG
emergency room
　→ER
ENG 25
ER 6
evidence-based medicine
　→EBM

F
FAST 119, 161, 217
FDP 184
Fib 184
FNST 62
focused assessment with sonography for trauma
　→FAST
free air 54, 163, 217

G
GCS 19
GCSE 26
generalized convulsive status epilepticus
　→GCSE

Glasgow Coma Scale
　→GCS
GUMBA　223

H
HCO$_3^-$　167
HELLP症候群　186
hemolytic uremic syndrome
　→HUS
heparin-induced thrombocytopenia
　→HIT
HIT　186
HUS　185

I
IABP　16, 77
ICT　224
idiopathic thrombocytopenic purpura
　→ITP
infection control team
　→ICT
injury severity score
　→ISS
INSTANT-VIEW™M-I　207
intra-aortic balloon pumping
　→IABP
ISS　116
ITP　113

J
Japan Advanced Trauma Evaluation and Care
　→JATEC
Japan Coma Scale
　→JCS
Japan Triage and Acuity Scale
　→JTAS
Japan Prehospital Trauma Evaluation and Care
　→JPTEC
JATEC　116, 118, 152
JCS　19
JPTEC　118

JTAS　7, 11, 38

L
LA　168
lactic acid
　→LA

M
magnetic resonance cholangio-pancreatography
　→MRCP
Mallory-Weiss症候群　101
manual muscle testing
　→MMT
Meckel憩室炎　98
MIST　223
MMT　31
MODS　127, 185
MOF　80
Monitect®-9　207
MRCP　218
MR胆管膵管撮影　218
multiple organ dysfunction syndrome
　→MODS
multiple organ failure
　→MOF

N
NCSE　26
non cavitary hemorrhage　149
non-responder　119
nonconvulsive status epilepticus
　→NCSE
NST　224
nutrition support team
　→NST

P
PaCO$_2$　166, 167
PAMPs　79, 123
PaO$_2$　165
paroxysmal supraventricular tachycardia
　→PSVT

pathogen-associated molecular patterns
　→PAMPs
pattern recognition receptors
　→PRRs
PCEC　20
PCPS　16, 77
PE　186
PEEP　16
percutaneous cardiopulmonary support
　→PCPS
P/F比　166
pH　167
PIC　184
POCT　13, 202
POCコーディネーター　203
point of care testing
　→POCT
POMR　1
positive end-expiratory pressure
　→PEEP
PQ間隔　154
Prehospital Coma Evaluation and Care
　→PCEC
preventable trauma death　118
primary survey　11, 118, 152
problem-oriented medical record
　→POMR
PRRs　123
PSVT　155
PT　184
pulmonary embolism
　→PE
P波　154

Q
QOL　202, 225
QRS波　154
QT間隔　154
quality of life
　→QOL

237

索 引

R

rapid response system
　→RRS
rapid response team
　→RRT
respiratory support team
　→RST
RRS　18, 225
RRT　18, 225
RST　225

S

SAMPLE　223
SaO$_2$　165
secondary survey　119
sensitivity　176
sepsis　122, 124
sepsis-induced hypotension　126
sepsis-induced tissue hypoperfusion　127
septic shock　126, 128
severe sepsis　126, 128
sick sinus syndrome
　→SSS
SIRS　70, 72, 122, 124, 185
SLE　110
SLRテスト　62
specificity　176
SpO$_2$　165
SSS　155
Stevens-Johnson症候群　73
ST部分　154
systemic inflammatory response syndrome
　→SIRS
systemic lupus erythematosis
　→SLE
S状結腸軸捻転　98

T

t-PA　83, 85
TAE　54, 69
TAT　184

therapeutic turn around time
　→TTAT
thrombotic microangiopathy
　→TMA
thrombotic thrombocytopenic purpura
　→TTP
TIA　85
TMA　113, 185
toll-like receptor　79, 123, 129
transcatheter arterial embolization
　→TAE
transient ischemic attack
　→TIA
TTAT　153
TTP　185
T波　154

V

ventricular fibrillation
　→VF
ventricular tachycardia
　→VT
VF　29, 156
*Vibrio vulnificus*感染症　73
VT　156

W

Wernicke脳症　21

あ

悪性新生物　228
アシデミア　167
アスピリン中毒　135
アセトアミノフェン中毒　135
アテローム血栓性梗塞　85
アナフィラキシー　92
アナフィラクトイド紫斑　73
アニオンギャップ　133, 167
アニサキス症　98
アモキサピン中毒　135
アルカレミア　167
アンチトロンビン　184

アンフェタミン類中毒　135

い

胃潰瘍　163
胃カメラ
　→上部消化管内視鏡
意識障害　19
意識障害病院前救護　20
一次救急　6
一過性脳虚血発作　85
一酸化炭素中毒　21, 135
違法ドラッグ　207
医療資源　1
医療ソーシャルワーカー　18
イレウス
　→腸閉塞
院内救急対応システム　225
院内トリアージ　7, 11

う

ウインドウ期間　176
運動障害　30

え

栄養サポートチーム　224
壊死性筋膜炎　131
壊死性軟部組織感染症　131
炎症　79
炎症性腸疾患　102
エンドトキシン　79, 123, 131, 201

お

応急手当　3
嘔吐　55
　精神的——　55
　中枢性——　55
　反射性——　55
悪心　55
オピオイド中毒　135
温度刺激検査　25

か

外因性疾患　115

外傷　115
　　鋭的——　115
　　ダッシュボード——　118
　　多発——　115
　　鈍的——　115
　　ハンドル——　118
　　フロントガラス——　118
外傷死の三徴　14, 119
疥癬　74
咳嗽　42
　　乾性——　42
　　急性——　42
　　湿性——　42
　　遷延性——　42
　　慢性——　42
介達損傷　117
喀痰　42
蚊咬傷　74
過呼吸症候群　93
ガス壊疽　131
風邪症候群　92
喀血　42
褐色細胞腫クリーゼ　109
活性化全血凝固時間　183, 202
活性化部分トロンボプラスチン時間　184
下部消化管内視鏡　49
カロリックテスト　25
寛解導入療法　111
感覚　30
　　——消失　30
　　深部——　32
　　表在——　32
　　複合——　32
感覚障害　30
　　延髄・橋下部障害　32
　　視床障害　32
　　脊髄後根障害　32
　　脊髄障害　32
　　多発神経障害　32
　　単一末梢神経障害　32
　　頭頂葉障害　32
看護師　221

患者情報　152
肝腫瘍破裂　100
眼振検査　25
肝性脳症　21
感染症検査　196
感染制御チーム　224
感染性心内膜炎　88, 157
間代性発作　26
感度　176
肝膿瘍　100, 162
管理栄養士　18

き

気管支鏡的止血術　43
気管支喘息　94
気管支肺胞洗浄液　45
気胸　96
　　緊張性——　96
　　自然——　96
基準範囲　175
ぎっくり腰
　　→腰背部捻挫
気道確保　20
救急医学　1
救急医療　1, 13, 137
　　——機関　2
　　——情報　2
　　——体制　3
救急医療情報センター　4
救急患者　1
救急救命士　4, 17, 223
救急検査　151
救急指定病院　5
救急診療　1
救急隊　17, 223
急性アルコール中毒　21, 209
急性胃粘膜病変　99, 162
急性肝炎　100
急性冠症候群　34, 88, 148
急性気管支炎　94
急性呼吸窮迫症候群　96
急性出血性直腸潰瘍　101
急性腎盂腎炎　105

急性心筋炎　157
急性心筋梗塞　88, 156, 157
急性心膜炎　157
急性膵炎　99, 161
急性精巣上体炎　105
急性前立腺炎　105
急性大動脈解離　34, 91, 158
急性胆管炎　99, 161
急性胆嚢炎　99, 161
急性虫垂炎　97, 161
急性脳循環不全　27
急性肺血栓塞栓症　186
急性白血病　111
急性副腎不全　109
救命救急センター　6
　　高度——　6
救命処置　2
　　一次——　9
　　二次——　6, 9
救命手当　3
救命の連鎖　8
鏡検　197
凝固・線溶系検査　183, 202
胸骨圧迫　9
狭心症　88
胸水　173
強直性間代性発作　26
強直性脊椎炎　60
強直性発作　26
胸痛　34
胸部X線撮影　215
虚血性心疾患　34
虚血性大腸炎　98, 163
緊急検査　151
緊急度　1, 11, 152
緊急度判定支援システム　7, 11, 38
筋性防御　51

く

くも膜下出血　22, 23, 86
グラム染色　197
グルホシネート含有除草剤中毒　135

索引

け
経カテーテル動脈塞栓術　54, 69
経皮的心肺補助装置　16, 77
痙攣　22, 26
　　——後昏睡　28
　　——重積　27
下血　46
血液ガス分析　164
血液型不適合　143
血液灌流法　136
結核　200
血管炎症候群　110
血管拡張症　101
血球貪食症候群　112
血漿交換療法　185
血小板　182
欠伸発作　26
血清クレアチニン値　149
血栓性血小板減少性紫斑病　185
血栓性疾患　114
血栓性微小血管障害症　113, 185
血尿　68
血友病　113
下痢　55
　　感染性——　55
　　浸透圧性——　55
　　腸管蠕動異常性——　55
幻覚性物質　231
言語聴覚士　18

こ
高エネルギー事故　117
高カルシウム血症性クリーゼ　108
高血圧緊急症　87
　　偽性——　87
高血糖緊急症　107
交差適合試験　191, 194
抗酸菌染色　199
甲状腺クリーゼ　107
高浸透圧高血糖症候群　107
合成カンナビノイド　208, 230
高二酸化炭素血症　21
高齢化率　147

高齢者救急　147
呼気終末陽圧　16
呼吸音　40
呼吸困難　38
呼吸性アシドーシス　166
呼吸性アルカローシス　166
呼吸療法サポートチーム　225
骨シンチグラフィー　63, 219
骨盤X線撮影　217
根本治療　13

さ
災害　137
　　局地——　137
　　広域——　137
　　自然——　137
　　人為——　137
　　代償性——　137
　　単純——　137
　　特殊——　137
　　非代償性——　137
　　複合——　137
災害医療　137
災害拠点病院　140
災害派遣医療チーム　140
サイトカイン　80, 121
　　炎症性——　80, 82, 122
　　——ストーム　80, 96
作業療法士　17
酸塩基平衡障害　166
三環系抗うつ薬中毒　135
三叉神経障害　32
三次救急　6
酸素解離曲線　165
酸素分圧　165
　　動脈血中——　165
酸素飽和度　165
　　経皮的——　165
　　動脈血中——　165

し
シアン化合物中毒　135
子癇　27

止血法　3
失神　19
自動血球分析装置　182
自動体外式除細動器　3
ジフェンヒドラミン中毒　135
社会福祉士　18
重症度　1, 11
重心動揺検査　25
重炭酸イオン　167
集中治療　15
十二指腸潰瘍　163
受傷機転　117
腫脹　72, 74
出血　190
　　危機的——　190
　　大量——　190
出血性胃・十二指腸潰瘍　101
循環器用薬中毒　135
消化管穿孔　97
　　下部——　97
　　上部——　97
消化性潰瘍　99
猩紅熱　74
小児救急　141
上部消化管内視鏡　49
食道・胃静脈瘤破裂　101
食道裂傷
　　→Mallory-Weiss症候群
植物状態　210
ショック　75
　　アナフィラキシー——　77
　　血液分布異常性——　77
　　出血性——　190
　　循環血液量減少性——　75
　　心外閉塞・拘束性——　77
　　神経原性——　77
　　心原性——　77, 90
　　敗血症性——　77, 126, 201
徐脈性不整脈　155
シルエットサイン　215
心因性非てんかん発作　28
心筋マーカー　34, 202
人工呼吸　9

腎梗塞　103
心疾患　228
心室細動　29, 156
心室頻拍　156
侵襲　121
新鮮凍結血漿　193
迅速検査　200, 204
診断閾値　175
診断学的腹腔洗浄　120
心タンポナーデ　157
心電図　154
浸透圧　133
　血清──　133, 209
　　──ギャップ　133
　理論的血清──　133, 209
心囊液　173
心肺蘇生法　3
心拍数　154
深部静脈血栓症　158
心不全　90
　右心不全　90
　左心不全　77, 90
心房細動　89, 155
心房粗動　155
蕁麻疹　73
診療情報管理士　18
診療放射線技師　17, 222

す
髄液検査　171
水痘　74
髄膜炎　21, 23
頭痛　23
　一次性──　24
　二次性──　24

せ
精索捻転症　106
正常洞調律　154
精神疾患　22
生体反応　121
生理的変動　175, 176
脊髄腔造影検査　63

赤血球　182
切迫するD　119
穿刺液検査　172
全身痙攣重積状態　26
全身性エリテマトーデス　73, 110
全身性炎症反応症候群　70, 72, 122, 185
喘鳴　43

そ
臓器機能補助　15
造血幹細胞移植　111
測定技術変動　175
組織プラスミノゲンアクチベータ　83

た
体温異常　22
代謝性アシドーシス　166
代謝性アルカローシス　166
代償性抗炎症反応症候群　124
帯状疱疹　74
大腸カメラ
　→下部消化管内視鏡
大腸憩室炎　98, 163
大腸憩室出血　101
大動脈内バルーンパンピング　16, 77
たこつぼ心筋障害　157
多臓器障害　185
多臓器不全　80
立ちくらみ　23, 24
脱力発作　26
ダメージコントロール　14

ち
チアノーゼ　39
チーム医療　17
中枢神経興奮物質　231
中毒性表皮壊死融解症　73
腸炎　102
　感染性──　102

　放射線性──　102
腸管虚血　97
腸間膜動脈閉塞症　97
聴性脳幹反応　144
腸チフス　74, 132
腸閉塞　97, 163
聴力検査　25
直達損傷　117
治療閾値　175

つ
椎間板ヘルニア　60
ツツガムシ病　74

て
手足口病　74
低血糖性昏睡　21, 107
低酸素血症　21
低体温症　117
　偶発性──　117
デザイナー・ドラッグ　230
電解質異常　21, 27, 168
てんかん　22, 26
　症候性──　27
　特発性──　27
電気眼振図検査　25
デング熱　132
電撃性紫斑病　131
伝染性紅斑　74
電話救急相談事業　11

と
動悸　36
凍傷　116
疼痛　72, 74
糖尿病ケトアシドーシス　107
糖尿病性昏睡　21
糖尿病療養指導チーム　225
頭部外傷　22
洞不全症候群　155
動脈血中酸素含量　166
動脈血中二酸化炭素分圧　166
特異度　176

索引

特殊感染症 129
ドクターカー 5
ドクターヘリ 5
特発性血小板減少性紫斑病 113
吐血 46
徒手筋力テスト 31
トッド麻痺 28
突発性難聴 23
突発性発疹 74
塗抹標本 197
トライエージ®DOA 21, 57, 133, 134, 150, 206
トラウマバイパス 118
トリアージ 4, 138
　START式—— 11, 139
　コール—— 4
　——タグ 139
　フィールド—— 4
トロンビン・アンチトロンビン複合体 184
鈍麻 30

な
内因性疾患 79

に
二次救急 6
乳酸 168
尿沈渣 69, 170
尿定性検査 170
尿毒症 21
尿閉 64, 104
尿路結石 103, 161

ね
熱傷 116
　——指数 116
　——深達度 116
　——予後指数 116
熱性痙攣 27
熱中症 117
粘液水腫性昏睡 108

の
脳血管疾患 228
脳血管障害 84
脳血栓 85
脳梗塞 22, 85
脳死 210
脳出血 23
脳腫瘍 23
脳塞栓 85
脳卒中 84
脳動脈解離 23
脳動脈瘤 86
脳内出血 85
　視床出血 85
　小脳出血 86
　脳幹出血 86
　被殻出血 85

は
肺炎 94, 228
　間質性—— 95
　感染性—— 95
　気管支—— 95
　大葉性—— 95
　非定型—— 95
敗血症 22, 124
　重症—— 126
肺血栓塞栓症 156
バイタルサイン 81
肺動脈血栓塞栓症 157
背部痛 59
肺胞気-動脈血酸素分圧較差 166
培養検査 200
播種性血管内凝固症候群 80, 111, 121, 185
破傷風 130
パターン認識受容体 123
ハチ刺傷 74
白血球 182
発熱 70
パニック値 153, 175
馬尾症候群 60
パラコート中毒 135, 206

パラチフス 132
パルスオキシメータ 16, 40
バルビツール酸類中毒 135
搬送 2
反跳痛 51

ひ
ピークフロー測定 41
非痙攣性てんかん重積状態 26
脾梗塞 100
ヒ素中毒 135
脾破裂 100
皮膚筋炎 73
病原体検査 196
病態変動 175
貧血 150

ふ
フィブリノゲン 184
フィブリノゲン・フィブリン分解産物 184
風疹 74
副腎クリーゼ
　→急性副腎不全
腹水 173
腹痛 50
腹部大動脈瘤 162
腹膜刺激症状 51
不整脈 89
　頻脈性—— 155
防ぎ得る外傷死 118
ブドウ球菌性熱傷様皮膚症候群 73
プラスミン・α_2プラスミンインヒビター複合体 184
不慮の事故 229
ブルガダ症候群 157
プレセプシン 200
プロカルシトニン 200
プロトロンビン時間 184

へ
ペーシング 36
β-D-グルカン 201

ベーチェット病　73
ヘパリン起因性血小板減少症　186
便潜血　174
ベンゾジアゼピン類中毒　135

ほ
膀胱タンポナーデ　104
房室ブロック　155
法的脳死判定　210
乏尿　64
　腎後性——　64, 65
　腎性——　64, 65
　腎前性——　64, 65
発作性上室性頻拍　89, 155
発疹　72, 73
発疹チフス　74
発赤　72, 74

ま
マイクロスピッツ　142
麻疹　74
麻痺　30
　運動——　30
　横隔膜——　31
　外転神経——　31
　仮性球——　31
　滑車神経——　31
　完全——　31
　顔面神経——　31
　球——　31
　脛骨神経——　32
　交叉性片——　30
　三叉神経——　31
　四肢——　30
　視神経——　32
　尺骨神経——　32
　嗅神経——　32
　正中神経——　32
　単——　30
　聴神経——　32
　対——　30
　動眼神経——　31
　橈骨神経——　32
　反回神経——　31
　腓骨神経——　32
　不全——　31
　閉鎖神経——　32
　片——　30
　腕神経叢——　32
マラリア　132
慢性硬膜下血腫　23
慢性閉塞性肺疾患　92

み
ミオクローヌス発作　26

む
ムカデ咬傷　74
無顆粒球症　111
無呼吸テスト　212
無尿　64, 104
ムンプス精巣炎　105

め
メタノール中毒　135
めまい　23
　回転性——　23, 24
　中枢性——　24
　浮動性——　23, 24

も
もうろう状態　28
モニタリング　15
問題指向型診療録　1

や
薬剤感受性検査　200
薬剤師　17, 221
薬剤性過敏症症候群　73
薬毒物検査　204
薬物過量摂取　21
薬物血中濃度　221
薬物中毒　27

ゆ
有機リン系農薬　204
有機リン中毒　135
輸血　190
　緊急——　191
　大量——　191
　——拒否　194
　——療法　190
輸入感染症　132

よ
溶血性尿毒症症候群　185
腰痛　59
腰背部捻挫　60
予防医学的閾値　175

ら
ラクナ梗塞　85

り
理学療法士　17
リガンド　123
リチウム中毒　135
硫化水素中毒　135, 208
りんご病
　→伝染性紅斑
臨床検査　151
臨床工学技士　17, 222
臨床心理士　18
臨床判断値　175

ろ
ロード&ゴー　20, 118, 223

JCOPY	〈(社)出版者著作権管理機構 委託出版物〉

本書の無断複写は著作権法上での例外を除き禁じられています。
複写される場合は，そのつど事前に，下記の許諾を得てください．
(社)出版者著作権管理機構
TEL. 03-5244-5088　FAX. 03-5244-5089　e-mail：info@jcopy.or.jp

救急検査指針
救急検査認定技師テキスト

定価（本体価格 4,500 円＋税）

2013 年 8 月 30 日　　第 1 版第 1 刷発行
2014 年 6 月 10 日　　第 1 版第 2 刷発行
2016 年 6 月 25 日　　第 1 版第 3 刷発行
2019 年 6 月 5 日　　 第 1 版第 4 刷発行

監　修／日本救急検査技師認定機構
　　　　一般社団法人 日本臨床救急医学会
編　集／日本救急検査技師認定機構テキスト編集委員会
発行者／佐藤　枢
発行所／株式会社　へるす出版
　　　　〒164-0001　東京都中野区中野 2-2-3
　　　　電話　03-3384-8035〈販売〉　03-3384-8155〈編集〉
　　　　振替　00180-7-175971
　　　　http://www.herusu-shuppan.co.jp
印刷所／広研印刷株式会社

©2013 Printed in Japan　　　　　　　　　　　　　　　〈検印省略〉
乱丁，落丁の際はお取り替えいたします．
ISBN978-4-89269-813-2